ROBERT FLOETEMEYER

DELACROIX' BILD DES MENSCHEN

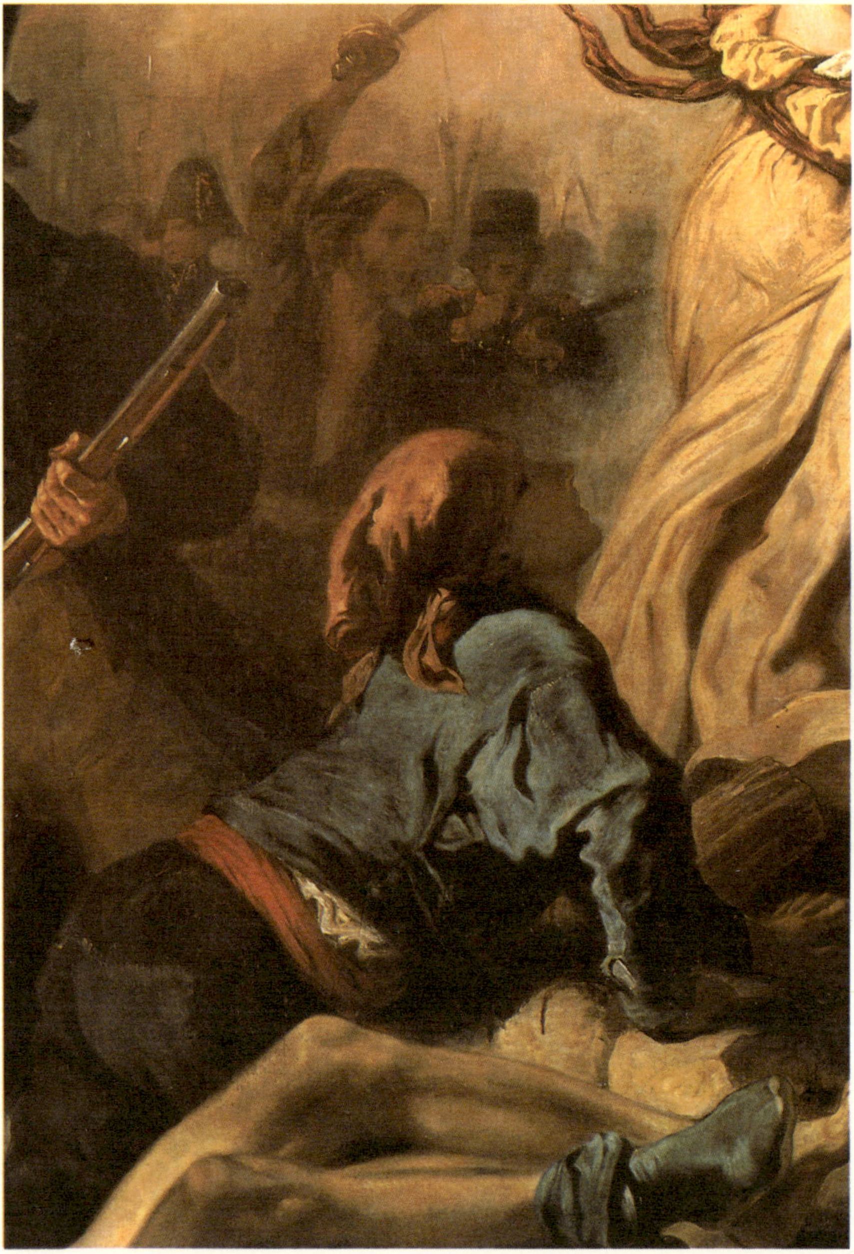

»La Liberté guidant le peuple« (Detail des sterbenden Arbeiters)

ROBERT FLOETEMEYER

DELACROIX' BILD DES MENSCHEN

Erkundungen vor dem Hintergrund der Kunst des Rubens

VERLAG PHILIPP VON ZABERN · MAINZ/RHEIN

280 Seiten mit farbigem Frontispiz und 52 Seiten mit 72 Abbildungen

Gedruckt mit Unterstützung des Präsidenten der Universität des Saarlandes,
der Freunde der Universität des Saarlandes und der
Geschwister Boehringer Ingelheim Stiftung für Geisteswissenschaften

Frontispiz: E. Delacroix, *La Liberté guidant le peuple*
(Detail des sterbenden Arbeiters), Paris, Musée du Louvre

Die Deutsche Bibliothek – CIP-Einheitsaufnahme

Floetemeyer, Robert:
Delacroix' Bild des Menschen : Erkundungen vor
dem Hintergrund der Kunst des Rubens / Robert Floetemeyer. –
Mainz/Rhein : von Zabern, 1998
ISBN 3-8053-2329-8

ISBN 3-8053-2329-8

Printed in Germany by Philipp von Zabern
Printed on fade resistant and archival quality paper (PH 7 neutral) · tcf

Für Christel

DANK

Der vorliegende Text ist die überarbeitete Fassung einer im August 1995 an der Universität Saarbrücken vorgelegten Dissertation. Der Verfasser dankt allen, die zur Entstehung dieser Arbeit beigetragen haben. An erster Stelle und herzlich seinem Doktorvater, Professor Lorenz Dittmann, der trotz ihres langsamen Wachstums immer mit anregender Kritik zur Seite stand, der außerdem für die materielle Grundlage gesorgt hat. Für Ermutigung im rechten Augenblick sei Prof. Reinhard Liess (Osnabrück) und Dr. Christa Schwinn (Saarbrücken) gedankt. Dr. Wolfram Morath (Salzburg) verdanke ich zahlreiche weiterführende Hinweise. Prof. Christian Lenz (München) war mir bei der Finanzierung des Druckes behilflich, hat zudem im Verlauf eines Seminars vor Originalen im Louvre meine Bewunderung für die Kunst Delacroix' geweckt. Dankbar erinnere ich mich an die Hilfsbereitschaft und Aufgeschlossenheit der Fachkollegen in Frankreich, von denen ich Mme. Arlette Sérullaz (Paris), Prof. Jean-Pierre Guillerm (Lille) und Prof. Hubert Damisch (Paris) besonders erwähnen möchte.

Das Studium der Werke in den französischen Museen hat ein großzügiges Reisestipendium des *Deutschen Akademischen Austauschdienstes* möglich gemacht. Die *Freunde der Universität des Saarlandes*, der *Präsident der Universität des Saarlandes*, die *Geschwister Boehringer Ingelheim Stiftung für Geisteswissenschaften* haben einen Großteil der Druckkosten getragen.

Der Kollegin, von der diese Arbeit am meisten empfangen hat, ist sie gewidmet.

INHALTSÜBERSICHT

PRÄLIMINARIEN

Tradition

Autoren zu "Delacroix und Rubens" - Delacroix selbst über sein Rubenserlebnis (13) / Ordnung der Quellen - Die Absicht (15)

Vergeistigung

Modernitätskritik (17) / "L'étalon effrayé" (1828) - Rubens' Münchner Jagden (17) / Vereinzelung mittels Gebärde und Farbe (20) / "Méphistophélès dans les airs" (1826) (23) / "Chevalier arabe attaqué par une panthère" (1854) - Rubens (23) / "La tension des nerfs" (25)

Erlebnis

Castagnary und spätere Kritiker - Baudelaire und Goethe (28) / Der Idealist und die Wirklichkeit - Präzisierung der Absicht (30) / Begriffsbestimmung: Erlebnis (31)

Verinnerlichung

"Blick nach Innen"? (34) / Hegels "absolute Innerlichkeit" und die Malerei (34) / Martin Gosebruch (38) / Caspar David Friedrich ("Der Mönch am Meer") und Delacroix, Innerlichkeit und Verinnerlichung - Jean Paul (40) / Verbindlichkeit (43)

DIE THEMEN

1. "LE 28. JUILLET - LA LIBERTE GUIDANT LE PEUPLE"

a) Eine "positive Ikone der bürgerlichen Revolution"?

Kunst und Politik (47) / "Les Trois Glorieuses" (49) / Die Geschichte der Deutung der "Liberté" bis zum Centfrancs-Schein (51) / Erster Eindruck (54) / Die Figurenkomposition (54) / Eine Figurenkadenz, die in den Tod führt - Rubens ("Der Krieg") und Bruegel ("Der Sturz der Blinden") (58) / Das Kolorit und die Trikolore - Ludwig Börne (63) / Alfred Rethel ("Der Tod reitet über die Barrikade") - Delacroix' Äußerungen zur Revolution (65) / Delacroix' künstlerische Stellungnahme zur Revolution ("Scènes des massacres de Scio", "L'assassinat de l'évêque de Liège", "Boissy d'Anglas") (67) / Revolution und Geist (69)

b) Der Sinn des Bildes: la condition humaine

Die weibliche Hauptfigur - Eine Vorzeichnung - "Médée" (73) / Der sterbende Arbeiter und die Fahne (75) / Delacroix' "tragisches Wissen" - Georg Büchner ("Dantons Tod") (77) / "La mort du doge Marino Faliero" (1826) (80) / Tradition - Rubens' "Victoria" ("Die Apotheose Heinrichs IV. und Huldigung vor Maria als Regentin") (86) / Allegorische Gestalten (89) / Ausblick (92)

2. *"PORTRAIT D'ALFRED BRUYAS" (1853)*

"L'Homme au gant du XIXe siècle" - Historisches (94) / Das Passive als das Schwache (97) / Das Passive als das Leidende - Vergeistigung (98) / Eine "Selbstangleichung"? - Delacroix' Selbstbildnisse (101) / Ein vergeistigendes und vergeistigtes Kolorit (103) / Die "sacrifices" - Rembrandt ("Porträt des Nicolaes Bruyningh") (106) / Rubens' "Porträt des Hendrik van Thulden" (1615/17) (109) / Theodor Hetzer (112) / Delacroix' und Rubens' Vorzeichnung (113) / "Aufhebung der architektonischen Ordnung vom Zentrum her" (R. Liess) - Farbe und Vereinzelung (115) / Schluß (117)

3. *"LE TASSE DANS LA MAISON DES FOUS" (1836)*

a) Künstlereinsamkeit

Vorbemerkungen (119) / Dichtung und Wahrheit (120) / Die Entwicklung des Bildgedankens (Vorzeichnungen und die frühere gemalte Fassung) (122) / Beschreibung (125) / "Hésiode" (um 1845) - Die Muse Einsamkeit (130) / Dieselbe Einsamkeit im wechselnden ikonographischen Gewand: "La mort de Sardanapale" (1827) (134) / "Michelange dans son atelier" (1849) - "Le triomphe du génie" (1849) (137) / Rubens' Feier des Menschenauges: "Juno und Argus", "Die Anbetung der Könige" - Pieter Bruegel - Psychische Differenzierung und Figurenkomposition (142)

b) Kunst und Natur

"Der Boden, auf welchem die Kunst wächst..." (149) / Gestaltung und Erlebnis (157) / "L'éducation de la Sainte Vierge" (1842) - Rubens ("Die Erzichung Mariens") (161) / "Le Christ au jardin des oliviers" (1827) (169) / "Sur »Le Tasse en prison«" von Charles Baudelaire (170) / Die Delacroix-Strophe in Baudelaires "Les Phares" (177) / Baudelaires Rubens-Strophe (180) / Baudelaire und Delacroix: Zweimal Kunst und Natur (183) / Zum Literarischen in der Kunst Delacroix' - "Milton dictant" (1827) (190)

4. *"ADAM ET EVE CHASSES DU PARADIS" (1844)*

Vorbemerkungen (196) / "Da wurden ihrer beider Augen aufgethan..." (1 Moses 3.7) (197) / Baudelaire zu Delacroix' Bild der Frau - "Le lever" (1850) - "Das Pelzchen" von Rubens (201) / "Andromède enchaînée" (1852) und Rubens' späte "Andromeda" (208) / "Médée furieuse" und andere femmes fatales (213) / Fazit - Delacroix' Eva (216) - Rubens' Skizze "Die Vertreibung aus dem Paradies" - Max Beckmann (219)

5. *"LA MORT DE SENEQUE" (UM 1841)*

Vorbemerkungen (223) / Literatur zu Rubens' Bild "Der Tod des Seneca" - Rubens' "Entdeckung Philopoimens" und Delacroix' "Nature Morte au homard" (224) / Vergleich - "La mort de Marc Aurèle" (1844) (229) / Vom Tod in der Malerei - Rembrandt - Seele und Leib (235) / Deutung (239) / Auseinander-Setzung: Delacroix und Rubens (242)

ANHANG

Übersetzung der integrierten französischsprachigen Zitate (249)
Liste der abgekürzt zitierten Literatur (260)
Liste der Abbildungen (277)
Abbildungen

DIE IM TEXT ABGEKÜRZT ZITIERTEN AUSGABEN

DdH., S. 91: Hinweis auf Farbreproduktion in: Alain Daguerre de Hureaux: Delacroix. Das Gesamtwerk (frz. 1993). Stuttgart 1994

J. 23.2.61: Eugène Delacroix: Journal 1822 - 1863. Préface de Hubert Damisch, introduction et notes par André Joubin. Paris 1981 (Einbändige Neuausgabe (Plon) der dreibändigen Ausgabe von Joubin, 1931-32)

Cor. II, 75: Correspondance générale de Eugène Delacroix. Publiée par André Joubin. Paris (Plon) 1935. Tome I-V (I: *1804 - 1837*. II: *1838 - 1849*. III: *1850 - 1857*. IV: 1858-1863. V: *Supplément et tables*)

Oeuvres lit. I, S. 5: Eugène Delacroix: Oeuvres littéraires. Publié par Elie Faure. Paris 1923. Tome I: *Études esthétiques*. Tome II: *Artistes célèbres*

R14: L'oeuvre complet de Eugène Delacroix. Peintures, dessins, gravures, lithographies. Catalogué et reproduit par Alfred Robaut, commenté par Ernest Chesneau. Paris 1885

M26: Maurice Sérullaz: Mémorial de l'exposition Eugène Delacroix organisée au Musée du Louvre à l'occasion du centenaire de la mort de l'artiste. Paris 1963

S228: Maurice Sérullaz, Arlette Sérullaz, Louis-Antoine Prat, Claudine Ganeval: Musée du Louvre. Inventaire Général des Dessins Ecole Française. Dessins d'Eugène Delacroix. Tome I + II. Paris 1984

J24-60:	Lee Johnson: The paintings of Eugène Delacroix. A critical catalogue. Oxford 1981 - 1989. Vol. I - VI (I + II: *1816 - 1831*. III + IV: *1832 - 1863*. V + VI: *The public décorations and their sketches*) Angabe: Katalognummer - Tafelnummer
KdK. 50:	P. P. Rubens. Des Meisters Gemälde in 538 Abbildungen. Hrsg. von Rudolf Oldenbourg, mit einer Einleitung von Adolf Rosenberg. Berlin 1921[4] (Klassiker der Kunst, Band 5)
CRLB. XVIII, 12:	Corpus Rubenianum Ludwig Burchard. An illustrated catalogue raisonnée of the work of Peter Paul Rubens based on the material assembled by the late Dr. Ludwig Burchard in twenty-six parts. Brüssel 1968ff.
(12)	Hinweis auf eine Abbildung im Anhang

PRÄLIMINARIEN

"Il est convenu que pour avoir fait le peu que j'ai fait, il a fallu déployer mille fois plus d'énergie que ces Raphael et ces Rubens..."
Eugène Delacroix (Journal, 28. August 1854)

TRADITION

Autoren zu "Delacroix und Rubens" - Delacroix selbst über sein Rubenserlebnis

Mit der BARQUE DE DANTE tritt Eugène Delacroix erstmals vor das Pariser Publikum. Baron Gros, ein nur halbgetreuer Schüler Davids, ist von diesem Bild begeistert und faßt seinen Eindruck in das Wort vom "Rubens châtié", vom geläuterten Rubens. Adolphe Thiers, späterer Minister und ausdauernder Förderer Delacroix', spürt etwas von einer "fécondité de Rubens" und mit ihr die Ankunft eines großen Malers. Beider Lob entscheidet über die Haltung der Mehrheit, der Salon von 1822 begrüßt den jungen Meister emphatisch. Aber dieser fast einstimmige Zuspruch hält nicht lange vor. Schon die SCENES DES MASSACRES DE SCIO, Delacroix' Hauptwerk aus dem Jahre 1824, erscheinen demselben Gros nur noch als ein "massacre de la peinture", die Präsentation von LA MORT DE SARDANAPALE gerät, obwohl auf den ersten Blick Rubens' Nachwirkung wohl nirgends in der Kunst dieses Jahrhunderts lebendiger erscheint, zum Skandal des Salon von 1828.[1] Seitdem ist die Meinung zur Malerei Delacroix' gespalten, so konsequent wie bei kaum einem zweiten Künstler. Den Zusammenhang mit Rubens aber hat die Kritik doch von Anfang an gesehen und, wo sie maßgeblich geblieben ist, auch zu verstehen versucht:

Dem Klassizisten war 1822 die anfängliche "Läuterung" im Zeichen der Linie eben doch wichtiger gewesen als eine an Rubens reichende Verlebendigung des Geistigen im Bilde. Delacroix hat dies erkannt und hat - bewundernswerte Unbeirrbarkeit des Vierundzwanzigjährigen - die Einladung in Gros' Atelierschule und damit die glänzende Laufbahn eines Ingres freundlich abgelehnt. Doch dann würdigt Charles Baudelaire an Delacroix den aufrichtigen Maler: "il ne nous a pas menti comme quelques idoles ingrates que nous avons portés dans nos panthéons." Später feiert er den universellen Maler, der noch einmal alle Fächer beherrscht, der noch einmal die Höhe der Religion erklimmt und dabei all den "pompe" eines

---

1 Gros zitiert nach *Delacroix* (Autobiographie), S. 267 und M46, S. 31. Thiers zitiert nach *Baudelaire* 1846, S. 112.

Rubens zu bewegen vermag. Im 'kunstgeschichtlichen' Teil seines Gedichtes LES PHARES aber spannt er zwischen der ersten Strophe, die Rubens gewidmet ist, und der letzten, Delacroix vorbehaltenen, die tiefempfundene Kluft auf, die ihre Charaktere trennt - und zieht den Näheren vielleicht doch zu nahe an sich heran: "Delacroix, lac de sang...". Für Julius Meier-Graefe ist Delacroix unter den "nachgeborenen Rubensschülern [...] der einzige, der Raum für den Riesen hat in seiner Empfindung, in seinem Schöpfervermögen". Auch er fügt hinzu, daß die Ähnlichkeit zwischen manchen Bildern "keinem tiefer blickenden Auge anders als oberflächlich erscheint". Lucien Rudrauf, Autor der eindringlichsten Vergleichung von Delacroix und Rubens unter dem Aspekt der Religiosität, nimmt, wie vor ihm schon einmal Van Gogh, mit der Darstellung eines bisher unbekannten Schmerzes in der Kunst des ersteren vor allem Trennendes wahr. Dagegen sieht Kurt Badt Delacroix in einer wesentlichen Hinsicht mit Rubens eng verbunden, in dem Streben nämlich, "die Idee der Unendlichkeit des flutenden, alles erfüllenden Lebens mit seinem Drängen nach Verbindung und Verwandlung" vorwiegend mit der Farbe im Bild zu fassen. Auch für Martin Gosebruch steht der Zusammenhang im Vordergrund. Nicht daß ihm das 19. Jahrhundert an Delacroix entgangen wäre: "Auf das Aufgelöste zu treffen, macht in der Tat gegenüber Rubens den Unterschied aus." Aber im unnachgiebigen Festhalten am Rangkriterium thematisch ein-mannigfaltiger Erfindung, getragen von der durch Gestus und Gebärde sprechenden Figur, steht bei Gosebruch über aller Erkundung des Neuen die Verwunderung, daß überhaupt noch "im 19. Jht. jemand Rubens begegnen konnte." Schließlich Wilhelm Messerer: Seine an wegweisenden Beobachtungen reiche Studie zu Delacroix' Bildthematik enthält die schroffe Bemerkung, "zu dem zugleich Erhitzten, Aufgepeitschten, auch wohl schlaffen und nervös Differenzierten in dieser späten Kunst [sei] kein stärkerer Gegensatz denkbar [...] als ihr wichtigstes Vorbild", als die Kunst des Rubens eben. Im Nachhinein noch bestätigen solche Urteile, die sich vor allem in den oberflächlicheren Studien häufen, Delacroix' bittere Erfahrung, gerade die Tradition gebe "der Kritik scharfe Waffen gegen jede Originalität in die Hand" (Journal 1834, Suppl.). Behutsamkeit also auf dem hier gewählten Umweg systematischer Vergleichung![2]

---

[2] *Baudelaire* 1845, S. 9 und 1855, S. 238. *Meier-Graefe* 1922, S. 33. *Rudrauf* 1956, S. 283. *Badt* 1962, S. 82. *Gosebruch* in einem Brief an den Autor vom 18. Juni 1989 und in *Gosebruch* 1979, S. 5. *Messerer* 1968, S. 328.

Damit sind, abgesehen zunächst von der Farb- und Rubensforschung, einige der für diese Arbeit grundlegenden Autoren genannt. Aus ihren Stellungnahmen heraus kristallisieren sich bereits zwei Konstanten, die für meine Aufgabenstellung entscheidend sind: Delacroix' Rückwendung zur Kunst des Rubens eignet eine Intensität, die über das aus anderen Bezirken des kunstgeschichtlichen Zusammenhanges uns vertraute Maß hinauszugehen scheint. Seine Briefe aus Belgien liefern hierfür erstaunliche Belege. So schreibt er im August 1850 an einen Freund:

> "crois en mon amour pour ce furibond. C'est par ici qu'il faut voir l'éclair et le tonnerre à la fois [...]. Ne me trouves-tu pas redevenue jeune? Ce ne sont pas les eaux c'est Rubens qui m'a fait ce miracle."[3]
>
> "glaube Du an meine Liebe zu diesem Gewaltigen. Man muß hierherkommen, um den Donner und den Blitz gleichzeitig zu erleben [...]. Merkst du, daß ich jünger geworden bin? Es ist nicht das [Heil]Wasser, es ist Rubens, der dieses Wunder an mir vollbracht hat."

So ungewöhnlich es für die Epoche erscheinen mag, diese ins Vitale reichende Bindung hat keine Unterbrechung des Prozesses lebendiger Tradition, keinen historistisch ausgedörrten "neuen Rubens" zuwege gebracht. Bereits Goethes Urteil, die Betroffenheit des Zeitgenossen Baudelaire, später die Vorliebe Van Goghs für Delacroix lassen auf eine Verschiedenheit beider Ausdruckswelten schließen, die Existentielles betrifft.

Ordnung der Quellen - Die Absicht

Die primären Quellen sind zahlreich und fügen sich in folgende allgemeine Ordnung: Da sind als offenkundigste Zeugnisse des Rubensstudiums die 'treuen' Kopien, etwa die Federzeichnung in Dijon nach einer stürzenden Amazone aus der Münchner AMAZONENSCHLACHT, auch die maßgetreue Kopie in Öl nach dem WUNDER DES HEILIGEN BENEDIKT in Brüssel. Auf der nächsten Stufe schöpferischer Aneignung stehen Bilder, die sich kompositionell eng, im Gestaltungsdetail und im Gehalt aber widersprechend an eine Erfindung des Rubens halten. Beispielhaft hierfür ist das Pendentif LA MORT DE SENEQUE in der Bibliothek des Palais Bourbon, das von Ru-

[3] Zitiert nach *Nizza* 1986, S. 116.

bens' Münchner Bild herkommt *(61, 62)*. Schließlich bleiben, auf einer Stufe vor den vollkommen eigenständigen, dem Vergleich keinesfalls entzogenen Erfindungen, die hochbewegten und meist großen Kompositionen zu nennen, die gegenständlich unabhängig und doch für den ersten Eindruck rubensnah sind. LA LIBERTE GUIDANT LE PEUPLE (Louvre) *(8)*, LA BATAILLE DE TAILLEBOURGH (Versailles), die große CHASSE AUX LIONS (Bordeaux) gehören in diese Gruppe.

Ein Leitfaden für die Betrachtung der Bilder werden, nach dem Vorbild von Badt und Strauss, Delacroix' eigene Gedanken sein. Sie sind in Aufsätzen, Briefen und im Tagebuch festgehalten. In seinem das métier und allgemeine Fragen zur Kunst betreffenden Gehalt geht das "Journal" über das meiste hinaus, was an Kunstliteratur aus dieser Zeit überliefert ist; eine Deutung des eigenen Schaffens enthält es allerdings noch nicht. Alles von Delacroix Geschriebene ist von Beginn an bis ins Todesjahr von Bemerkungen zur Rubens-Kunst durchsetzt. Auch hier ist zu unterscheiden, zwischen Passagen ungeteilter Bewunderung, wie in dem zitierten Brief, und dem analytischen Zugang andererseits, beispielsweise die ausführlichen Notizen zur Farbkomposition des COUP DE LANCE, die Delacroix während seiner zweiten Reise zu Rubens in Belgien, von einer Leiter vor dem Original aus, angefertigt hat. An anderer Stelle notiert er sich, über einen Kupferstich gebeugt, auch Kritik am Werk des mächtigen Vorgängers und entwickelt selbstvergewissernd die für einen Vergleich aufschlußreiche Theorie der "sacrifices".

Mit diesen Angaben ist ein weites Forschungsfeld umrissen, das eine Umgrenzung des Vorhabens nahelegt: Nicht beabsichtigt ist die Katalogisierung aller Zeugnisse von Delacroix' Auseinandersetzung mit der Kunst des Rubens. White, Sérullaz, und vor allem Johnson haben in diesem Bereich, auch im Biographischen, gründliche und für mein Ziel vollkommen ausreichende Arbeit geleistet.[4] Auch die Absicht, an exemplarischen Werken die Begegnung schlaglichtartig zu beleuchten, hat sich im Laufe der Realisierung zugespitzt. Der Aufbau der vorliegenden Untersuchung ist darauf gerichtet, auf dem Weg zu einem Begriff von Delacroix' Bild des Menschen den Sinn dieses kunstgeschichtlichen Zusammenhanges zu erschließen, und zwar im Hinblick auf die Themen, die Figuren und - in diesem Buch erst andeutungsweise - die Farbe.

---

4 *B. White* 1967. *Sérullaz* 1963 (Mémorial) und 1989. *Johnson* 1981 - 89.

VERGEISTIGUNG

Modernitätskritik

Eine Vergleichung von Bildern, die dies- und jenseits von 1800 entstanden sind, kommt nicht um die Modernitätskritik herum, die dieses Datum zur kopernikanischen Wendemarke der Kunstgeschichte erhoben hat - schon gar nicht, wenn es um einen Künstler wie Delacroix geht, der ein scharfes Bewußtsein für die Bedingungen seines Schaffens entwickelt und diese, wie wir sehen werden, wiederholt zum Thema seiner Bilder gemacht hat. Die Modernität beschäftigt schon lange die Kunstwissenschaft, und die Philosophie noch länger, so daß die vorliegende Arbeit im Begrifflichen nichts aufregend Neues mehr hinzuzufügen hat. Trotzdem, glaube ich, kann der Kunsthistoriker noch seinen unverzichtbaren Beitrag leisten. Er muß nur dem ihm eigentümlichen Instrumentarium und seinen Augen trauen. Er muß sich vom Sog der 'Zeitgeist'-Deutungen befreien, seien sie nun bejahend (z.B. die von W. Hofmann) oder kritisch (z.B. die von H. Sedlmayr) gemeint, um die Gestalt in ihrer Ganzheit zu erkennen, die Delacroix seiner Zeitbedrängnis *entgegen*zustellen vermocht hat. Da man anschauende Kunstgeschichte besser praktisch als von ihr redend pflegt, will ich meine Haltung zur Literatur und die Voraussetzungen Delacroix'scher Traditionsarbeit am Beispiel eines berühmten Aquarells erläutern.

"L'étalon effrayé" (1828) - Rubens' Münchner Jagden

Das Aquarell L'ETALON EFFRAYE ist spätestens im Jahre 1828, also drei Jahre vor der Marokko-Reise, entstanden *(1)*.[5] Delacroix zeigt einen vereinzelten weißen Hengst im Zustand größter Aufgeregtheit. Die feingliedrige Figur hebt sich scharf vom dunklen Grund einer Gewitterlandschaft ab. Die obere Hälfte des Bildes nimmt ein aufgewühlter Wolkenhimmel

---

5 Aus dem Besitz des Baron Schwiter, dann Sammlung Chéramy, heute im Szépmüvészeti Múzeum Budapest. 23,5 x 32 cm. Rechts unten signiert: "Eug Delacroix". R101/M70. *Frankfurt* 1987, I.6. Die beste Farbreproduktion in dem Band: Von Delacroix bis Picasso. Zeichnungen aus der Sammlung des Museums der schönen Künste in Budapest. Hrsg. v. Déves *Pataky*. Budapest 1958, T. 7. *Petrová* 1989, Farbtaf. 29.

ein. Nicht zu entscheiden ist, ob die über der horizontalen Mittelachse bewegten, blauen Formen als ferne Bergrücken oder als nahe Meereswogen anzusehen sind; der spärlich mit Gras bewachsene Dünenboden im Vordergrund spricht für eine Küstenlandschaft.[6] Der Wildhengst steigt, nach rechts gerichtet, über extrem weit ausgreifenden Hinterläufen auf; ein Vorderlauf ist hoch hinauf, der andere eng an den Leib herangezogen. Aus einem in der gestreckten Flanke ansetzenden Schwung, der den ganzen Leib erfaßt, biegt sich der Hals sehr stark zurück, so daß der Kopf, in schräger Lage, wieder über der Leibesmitte steht. Das Pferd vollzieht dabei auch eine Drehung aus der Seiten- in die Vorderansicht und bietet dem Betrachter seine Brust- und Halspartie in lichter, verletzlicher Blöße dar. Als Movens, das Natur und Tier in einem Erregungsgrad zusammenbringt, erscheint zunächst der Blitz links oben, der durch die Lücke in der Rundung der Gestalt, zwischen Schweif und Ohr hindurch, dem Pferd gleichsam in den Nacken fahren kann.

Alle Autoren sind sich einig, daß Delacroix hier ein wundervolles Pferdebild geschaffen hat; aber befriedigt es, wenn beispielsweise Stolte schreibt, "das ganze Wesen solcher Pferdenatur [sei] dargestellt"? Ist nicht mehr dargestellt, geht nicht Delacroix' Vision einer erschreckten Kreatur über den Pferdekennerblick der Stubbs und Géricault hinaus?[7] Es fällt doch auf, daß mit der beschriebenen Leibesüberdehnung der Kopf, eigentlich das Auge, zum Angelpunkt aller Bewegung wird. Mit zartem Rosa sind die Sinnesorgane ausgezeichnet und heben, gleichwohl sie der Natur des Rassepferdes abgeschaut sind, den Ausdruck endgültig über das Tierische hinaus in den Bereich des menschlichen Affekts: "'verzeichnete' Kreatur" nennt Busch ein vergleichbares Phänomen. In der näheren Umgebung war für diese Art von Übertreibung, die sich in der ausdrucksvollen Mitte zwischen Realistik und Phantastik hält, kaum ein Vorbild zu finden.[8] Aber vor van der Leeuws, Soutmans und Bolswerts Stichen nach den

---

6 Was links und rechts des Pferdes zunächst wie helle Schaumkronen in mittlerer Entfernung aussieht, sind bei genauem Hinsehen Wasserflecken.

7 *Stolte* 1978, S. 211. Ebenso: P. *Schmandt* in *Frankfurt* 1989, S. 177 und R. *Pieper*: Das Tier in der Kunst. München 1910, S. 150. - Vergleiche G. Stubbs "Vom Löwen erschreckter Schimmel" (1777). *Frankfurt* 1987, S. 195 und Th. Géricaults "Vom Blitz erschrecktes Pferd" (London). *Bazin* 1989, 924.

8 *Busch* 1973, S. 55 (zu den Pferden in dem Blatt "Faust und Mephistopheles am Hochgericht" aus der lithographierten Illustrationen-Folge zu Goethes Faust. Abb. 44. *Goethe/Delacroix* 1997, S. 58.). - Eine Ausnahme bilden die von Delacroix selbst ihrer "noblesse" und ihrer "passion" halber hervorgehobenen Pferde von Gros (*Oeuvres lit.* II, S. 174), die aber

Münchner Jagdbildern des Rubens hat Delacroix die "belle exagération des cheveaux et des hommes" bewundern können (J. 23.1.47). In der NILPFERDJAGD (*KdK.* 114) *(2)* etwa macht sich das Pferd genau auf der Mittelachse die Kampfwut seines Reiters zu eigen und beißt in die Haut des Beutetieres.[9] Rubens entwirft das Bild des Lebens in Gestalt eines lange unentschiedenen Kampfes zwischen Kräften der wilden Natur und der Kultur. Deutlicher als in seiner LÖWENJAGD (*KdK.* 154) *(3)* zeichnet sich der Triumph der Reiter ab, eben weil sie hoch zu Roß sind, weil sie das Pferd und den Hund zu zähmen wußten. Erst mit diesen Kampfgenossen schließt sich der Kranz der Angreifer um das Nilpferd so eng zusammen; jedem Mann ist das sein Handeln mittragende oder sein Leiden 'kommentierende' Tier zugeordnet. In Delacroix' Jagdbildern haben sich die Gewichte merklich verschoben, wie wir später sehen werden, aber die Freiheit des Rubens als Erfinder, "son vis poetica", hat ihn begeistert (J. 8.6.50). Über die Vorbildlichkeit des engagierten Tieres hinaus sind formale Ähnlichkeiten zu dem Pferd ganz rechts in Rubens' Bild festzustellen: das Aufsteigen mit unterschiedlich hochgezogenen Vorderläufen, der zurückgeworfene Kopf mit fliegender Mähne, die breit dargebotene Brustpartie. Eine so beherrschend ins Bild gesetzte einzelne Tierfigur war allerdings in Rubens' Werk, abgesehen von gezeichneten Naturstudien, gar nicht zu finden.

In die Phantasiebestimmtheit von Delacroix' Pferdedarstellung fügt sich die Lichtgestaltung, die ja, in Übereinstimmung mit der Schattenbildung am Boden, aber im Widerspruch zu dem Blitz links oben, die größte Helligkeit auf der Brust des Pferdes sammelt. - Licht von zwei Seiten, das erinnert uns an Goethe, wie er seinem Sekretär gerade an einem Rubens-Stich erläutert, es sei eben dieses Doppellicht, "wodurch Rubens sich groß erweiset und an den Tag legt, daß er mit freiem Geiste *über* der Natur steht und sie seinen höheren Zwecken gemäß traktiert."[10] Delacroix selbst notiert für sein Wörterbuch der Kunst:

> "Toute exagération doit être dans le sens de la nature et de l'idée."

---

die des Rubens in ihrer Vorbildlichkeit nicht zu ersetzen vermochten, weil sie sich doch schon mehr der realen Pferdenatur als einem poetischen Darstellungszusammenhang verpflichtet zeigen.

9 Zu Bolswerts Stich nach der "Löwenjagd" siehe *Köln* 1977. II, S. 53 und *CRLB. XVIII*, Abb. 80. Soutmans Stich nach Rubens' "Nilpferdjagd" *CRLB. XVIII*, Abb. 49, der Stich van der Leeuws in *Aachen* 1995, Nr. 25.

10 *Eckermann* 1835, S. 535 (18. April 1827. Hervorhebung von Eckermann).

> "Jede Übertreibung muß sowohl im Einklang mit der Natur als auch im Sinne der Idee geschehen." (J. 13.1.57)

Dann stellt sich also die Frage, welchem Sinn gemäß *er* die Natur "traktieren" darf, warum zur überspannten Gebärde auch noch dieses unreale Licht? Lützeler, der in dem Budapester Blatt am meisten wahrgenommen hat, schreibt: "Der Hengst flieht vor einem Blitz. Doch vor ihm zuckt ein zweiter Blitz auf. [...] So ist er zwischen Flucht und Beharrung in eine Klammer des Entsetzens gebannt."[11] Dies aber, zwei Blitze aus genau entgegengesetzter Richtung malen, hieße nicht die Natur übersteigen, sondern in Widerspruch zu ihr geraten; das hat weder Rubens, noch Goethe und auch Delacroix noch nicht gewollt. Dessen Unbehagen bei der Poe-Lektüre ist in dieser positiven Haltung zur Natur begründet.[12]

Vereinzelung mittels Gebärde und Farbe

Das Ausdrucksmoment, das den Hengst von einem Rubens-Pferd entfernt, ist die Vergeistigung in der Gestalt vollkommener Vereinzelung. Delacroix hat das Pferd weit in den Vordergrund gerückt und hat dahinter jeden Gegenstand vermieden, der nach Plastizität und Lebendigkeit mit ihm vergleichbar wäre. Hinzu kommt, daß mit einer fast die ganze Breite durchschwingenden Kurve ein Bruch im Boden bezeichnet ist, der den Ort des Pferdes, ein schmaler und beleuchteter Dünenstreifen, aus dem Landschaftszusammenhang ausgrenzt. So steht die Figur mehr vor als in der Landschaft. Hier liegt keine künstlerische Schwäche vor, wie es neben der plänedurchgreifenden Körperlichkeit einer Rubens-Skizze zunächst erscheinen mag. Mit diesen Mitteln ist vielmehr das Einzelne bewußt in bedeutsame Vereinzelung gestellt.

Die Farbe wirkt in diesem Sinn. Es gibt in diesem Aquarell kein Auftauchen der Figur aus einem bergenden Dunkelgrund, wie Strauss es vor älterer Malerei beschreibt. Fast bis in die Spitzen der auffliegenden Mähne ist darauf geachtet, daß man den Körper rundherum in ungetrübter Helle vom Farbgrund unterscheiden kann. Das hat manchen Autor dazu verleitet, von Silhouettenhaftigkeit zu sprechen. Aber noch stellt sich die Natur in die-

---

11 H. *Lützeler*: Wozu eigentlich Kunst? Bergisch Gladbach 1980, S. 84. Farbabb. S. 220.

12 Delacroix notiert bezüglich Poes: "cette continuité dans [...] l'impossible rendu probable est pour nous un travers d'esprit." J. 6.4.56.

sem Pferd, der plastische, aus sich bewegte Leib, modernistischem In-die-Fläche-Sehen entgegen. Die Verbindung von Figur und Grund ist über die Stimmung, die aus dem gekonnt nervösen Farbauftrag lebt, hergestellt, über die Korrespondenz weißlicher Lichtflecken im blauen Himmel mit blaugrauen Schattenfeldern auf dem hellen Pferdeleib zum Beispiel. Tatsächlich ist das Weiß des nur dünn, oft gar nicht mit Farbe bedeckten Papiers das tragende Element. Da Weiß aber, als Papierton, wie im nahen Pferd (an der Kuppe ist die Vorzeichnung zu erkennen), oder aufgetragen, wie im fernen Blitz, als lichter Farbwert neben andere tritt, liegt kein dynamisches Hervortreten, keine Farbgenese vor, sondern Verkettung durch von einer belebten Farbmaterie gestreute Töne. Dem entspricht, daß der Ockerton des Bodens als ins Gold spielende Modellierung im Pferd wiederkehrt und daß sich das Grün in der Atmosphäre zu spiegeln scheint.

Wie die Gestaltung des Ortes und der Farbe, so dient die Figurenbildung der Vereinzelung. Der Hengst sprengt ja nicht ungehemmt davon, wie beispielsweise DAS DURCHGEHENDE PFERD von Courbet *(4)*.[13] Da der Kopf so weit zurückgeworfen ist und die ausgreifenden Glieder, selbst der aufsprühende Schweif, wieder an den Leib herangenommen sind, fügt sich die Figur annähernd in einen Kreis; das komprimiert die wilde Bewegung zu zielloser und darin isolierender Bewegtheit, das nimmt dem Hengst jedes faßbare Gegenüber.[14] Selbst den Bezug zum Blitz drängt diese Gebärde in den Hintergrund, sobald man sie in ihrer Verstrickung wahrgenommen hat. Indem nun das in Frage stehende starke Licht von vorn den Blitz auch noch als Lichtquelle unscheinbar macht, rückt die Ursache des Aufruhrs ins Innere des Pferdes: Die Phantasie hebt augenblickliches Erschreckt-*Werden* in dem nach Form und Sinn komplexeren Moment eines absoluten, in sich aber schon wieder stabilen Erregt-*Seins* auf. - Nun hat Delacroix ja auch vielfigurige Kompositionen geschaffen, aber selbst im großen Handlungszusammenhang der BATAILLE DE TAILLEBOURGH, in dem uns der Hengst wiederbegegnet, behält er etwas von seinem diskreten Charakter bei, und nicht nur er.

---

13 Um 1860. 193 x 228 cm. Neue Pinakothek. Abb. in: Erläuterungen zu den ausgest. Werken. Hrsg. v. E. *Steingräber*. München 1982², S. 60; *München* 1996, Nr. B37, Farbabb. S. 156. (Daß es Courbet "auf [...] die beobachtete Bewegungsenergie angekommen" sei, kann ich angesichts der völlig artungemäßen 'Gangart' dieses Pferdes nicht nachvollziehen.)

14 Man sollte dieses Kreisens um die eigene Mitte wegen nicht - wie *Lankheit* (1965, S. 131, Farbabb. S. 9) - von "rasendem Aufbäumen" reden.

Es ist schwierig, den Sinn einer bei aller Ungebundenheit so befangenen Gestalt in Worte zu fassen. Messerer beobachtet vor anderen Bildern "Formen der Qual", "Bewegungen, die nicht von der Stelle kommen", und spricht treffend von der darin vollzogenen "Integration der Stille". Aber das "Grundthema" der Kunst Delacroix' ist damit nicht formuliert. Zu früh springt der Autor aus feinster Wahrnehmung der Form in die Verifizierung einer "autonomen Bildbewegung", verläßt also die von ihm selbst gewiesene Richtung auf das Erkennen objektiv gestalteten Gehaltes.[15] Die zierlichen Glieder, das makellos helle Fell und das Licht, das besonders den Hals des Pferdes zart und verletzlich erscheinen läßt, bewirken eine deutliche Verfeinerung des Wesens. Man braucht nur an den Grauschimmel in Rubens' LEUKIPPIDENRAUB (*KdK.* 131) zu denken, der von empfindlicher Rasse ist und den man doch, neben Delacroix' Hengst, beinahe als Kaltblüter empfindet. Was Delacroix vor Rubens' Pferdebildern an "éclat des yeux" und "mouvement des naseaux" beobachtet hat, das erfährt in seinem Bild nochmals eine Steigerung (*Oeuvres lit. II*, S. 174). Es trifft zu, für beide Meister sind Pferde die "Gefäße, die [sie] mit [ihrer] Leidenschaft" erfüllen.[16] Aber hier wird erstmals greifbar, daß Rubens' Leidenschaft nicht die von Delacroix sein kann. Indem Delacroix den edel geformten Kopf mit arbeitenden Sinnen in das Zentrum kreisender Körperbewegung setzt, steigert er jenen Ausdruck seelisch-geistiger Verfeinerung. Außerdem schimmert das Rosa, mit dem er die sensiblen Nüstern hervorgehoben hat, in feinstem Auftrag am ganzen Leib des Pferdes. Das Zünglein an der Waage ist, wie wir es noch oft erleben werden, der Blick. Furchtbar verdreht, weil er der Kopfbewegung entgegen nach Orientierung sucht, drückt er konzentriert den Konflikt aus, der die ganze Figur auf einer Stelle hält. Erst mit dem Blick wird anschaulich, daß die Seele in diesem Körper wie gefangen kreist und ihn in diese Spannung zur Außenwelt setzt. Von unbegrenzter Freiheit, von "ungezügeltem Triebleben", aber auch davon, daß die Figur ganz "mittig" sei, kann also nicht ohne weiteres die Rede sein.[17] Der Hengst verkörpert vielmehr Leidenschaft. Er verkörpert eine Leidenschaft, die insofern mit neuer Intensität empfunden ist, als Delacroix sie uns tatsächlich als Leiden vor Augen stellt, als seeli-

---

15 *Messerer* 1968, S. 328, 333, 326.

16 *Pieper*: a. a. O. (Fußn. 7), S. 150.

17 *Lankheit* 1965, S. 131. *Stolte* 1978, S. 212.

sche "Krankheit ohne Hoffnung auf Heilung" (Goethe). Nach der Betrachtung der Figurenbilder wird dieses Leiden besser zu verstehen sein.

"Méphistophélès dans les airs" (1826)

Ein Blick auf die berühmte Lithographie MEPHISTOPHELES DANS LES AIRS von 1826 *(6)* genügt, um zu erkennen, daß man die in einer Tierdarstellung beobachteten Phänomene in Delacroix' Bildern mit menschlichen Figuren wiederfinden und so als Prinzipien der Gestaltung bestätigen kann. Es ist das erste Blatt aus der Illustrationen-Folge zu Goethes FAUST.[18] Wieder herrscht die einzelne, kraftvolle und zugleich agile Figur. Wieder schwebt der Teufel in bestechender Körperlichkeit *vor* der schemenhaften Stadt, die aber über ihre spitzen Formen auf sein Profil bezogen bleibt. Verbindung schafft außerdem die belebte Farbmaterie, hier das überall von der Steintextur durchflimmerte Hell-Dunkel, dessen Zeichnung im Bereich des Himmels etwas von der Unverwechselbarkeit eines Fingerabdruckes hat. Das Zurückholen der Glieder auf einen annähernd gleichbleibenden Radius vollendet die in der Figur-Grund-Beziehung angebahnte Vereinzelung. Es wirkt diesmal nicht als Befangenheit, weil Delacroix mit ihr die machtgenießende Selbstbezogenheit des Teufels und sein müheloses Voranschweben anschaulich macht. Im Zentrum steht das vom Hell-Dunkel akzentuierte Gegenüber von sprechendem Handgestus und stechendem Blick, so daß alle Bewegtheit wieder in den Ausdruck einer außergewöhnlichen, hier boshaften, geistigen Wachheit mündet. Im Vergleich mit der Daedalus-Figur in Rubens' Brüsseler Skizze,[19] der Delacroix' Teufel verpflichtet ist, ließen sich diese Gestaltungsprinzipien noch eindrücklicher herausarbeiten. Ich will aber zu einem zweiten Beispiel übergehen.

"Chevalier arabe attaqué par une panthère" (1854) - Rubens

In Cambridge gibt es eine faszinierende Bleistiftzeichnung, die einen VON EINEM PANTHER ANGEGRIFFENEN REITER zeigt *(7)*. Von Delacroix' Zeich-

---

18 27 x 23 cm. *Frankfurt* 1989, E3. *Busch* 1973, Abb. 35. *DdH.*, S. 6. *Goethe/Delacroix* 1997, S. 29 u. 76.

19 *Busch* 1973, S. 53f., Abb. 34 (*Held* 1980, 198). Busch weist außerdem auf die Beziehung dieses Blattes zu Goyas "Caprichos" hin. Ebd., Abb. 42.

nungsstil wird später ausführlicher zu sprechen sein. Hier interessiert zunächst, daß er die Figur des säbelschwingenden Jägers in der Erinnerung an den geharnischten Reiter aus Rubens' Münchner LÖWENJAGD *(3)* geschaffen hat, vermittelt durch Bolswerts die Seiten nicht verkehrenden Kupferstich. Stellen wir die Zeichnung neben den Stich:[20] Die Rubenssche allseitige Bindungsfähigkeit ist aufgelöst. Rubens' Figuren fügen sich, in ihrem Handeln und kompositionell, zu einem Kreislauf aufeinander wirkender Kräfte, dessen Durchbrechung an prominenter Stelle, mit dem erhobenen Schwertarm, erst angedeutet ist. Delacroix stellt uns drei Einzelleben vor Augen. Bei ihm erfährt auch die kräftepotenzierende Übereinstimmung von Ritter und Pferd, die Rubens uns inmitten zweier sich antwortender Variationen zeigt, ihre Auflösung in zwei Affekte: Die Blicke von Reiter und Pferd überkreuzen sich jetzt, auch im Ausdruck weichen sie, hier Kampfesrausch, da der Schrecken, voneinander ab. Es ist die Handschriftlichkeit von Delacroix' Linie, die dafür sorgt, daß die Darstellung nicht auseinanderfällt; die Erregung der zeichnenden Hand teilt sich einem die Körperverhältnisse viel freier umschreibenden Linienspiel mit und gerinnt, wieder im Zentrum, im auffallend ausgearbeiteten Menschengesicht, zum Ausdruck eines in sich selbst verhangenen, die Beute kaum streifenden Erregtseins. Der Kämpfer von Rubens, an dem Delacroix sich begeistert hat, erscheint daneben gelassen, eher konzentriert. Delacroix bringt also den Figurenbau des Rubens ins Fließen und setzt im selben Schritt seine Gestalten in ihrem seelischen Erleben auseinander.[21] Es gibt in Rubens' Zeichnungen zu den Münchner Jagden kein Beispiel, das hiermit vergleichbar wäre. Sie zeigen nur im Detail eben die Festigkeit und

---

20 Von 1854. Bleistift. 24 x 20,4 cm. Fogg Art Museum, Cambridge. M465 ("Chevalier arabe attaqué par une panthère" betitelt). *Tübingen* 1986, 156. *Haverkamp-Begemann* 1988, Nr. 58. H.-B. bildet den Stich Soutmans nach Rubens' "Nilpferdjagd" als Vorbild ab. Dafür spricht aber nur der orientalische Charakter des entsprechenden Reiters. Der Gebärde nach steht der Behelmte in der "Löwenjagd" Delacroix' Jäger näher - gekannt hat er beide Werke des Rubens.

21 Dieser Eindruck bestätigt sich beim Blick auf Delacroix' Gemälde "Chasse au tigre" von 1854 im Louvre (R1081/J194-12. *DdH.*, S. 202), als dessen Vorstufe man die Zeichnung in Cambridge ansehen kann. - George P. Mras hat an einer Zeichnung (Princeton) nach Rubens' "Amazonenschlacht" ähnliche Beobachtungen gemacht: Rubens' Konfiguration zweier stürzender Kriegerinnen erscheine hier fast "as two separate studies." *Mras* 1960, S. 62, Fig. 3. Nur spricht Mras weiterhin von "Delacroix' baroque imagination" (S. 58). *Johnson* (1975, Fußn. 16), dessen Kennerblick man vertrauen darf, bezweifelt, ohne ins Detail zu gehen, die Echtheit dieser Zeichnung, die ich nur aus Reproduktionen kenne. Seine Ablehnung der Amazonenzeichnung in Dijon kann ich bis jetzt nicht nachvollziehen.

Abgestimmtheit im Leiblichen, die reine Sachlichkeit im Einsatz der künstlerischen Mittel, die seinen Gemälden eigen ist.
Der Vergleich der Zeichnung in Cambridge lehrt, daß sich die vereinzelnde Vergeistigung bereits in Delacroix' erstem Aneignungsschritt durchsetzt, und zwar auf jeder Ebene: Zum einen ergreift sie, im Sinne einer Subjektivierung, von den graphischen Mitteln Besitz, wobei aber in den Kommentaren häufig die objektivierenden, gestaltfestigenden Momente, hier die Differenzierung des Gesichtsausdrucks, die dargestellte Muskelkraft, auch eine gewisse Verankerung der Figur im Format (der Fuß), unterschlagen werden. Zum andern führt die Vergeistigung eben zur Individualisierung der dargestellten Wesen. In Rubens' Bild dagegen garantiert gerade die Unteilbarkeit des Tuns von Reiter *und* Pferd - Liess spricht angesichts des Madrider GEORG (*KdK*. 22) sogar von "Verwachsenheit" - die Herstellung einer menschlichen, und über den Menschen hinausweisenden, Ordnung.[22]

"La tension des nerfs"

Die Vergeistigung hat im Werk Delacroix' ihre Geschichte, insofern sie im Lauf der Zeit immer deutlicher von einem Moment des primär mit Figuren dargestellten Themas zu einem der malerischen Mittel, also vor allem der Farbe, wird. Der vorliegende Nachvollzug dieses Wandels hat sein Hauptziel vorerst erreicht, wenn er dazu beiträgt, das Menschenbild, wie es sich schon in Delacroix' Jäger manifestiert, etwas besser zu begreifen. Und Genauigkeit in der Unterscheidung tut Not, denn immerhin schreibt Evers zur LÖWENJAGD von Rubens: "Es ist nicht der Existenzkampf [...], der hier gefeiert wird, sondern es ist der Kampf als etwas Menschliches, als Geist. [...] Es ist der Kampf als Haltung ritterlicher Menschen."[23] Was ist dann der allgegenwärtige Kampf bei Delacroix?
Vergeistigung wird im folgenden Leitbegriff allen Vergleichens sein. Er ist so allgemein gewählt, damit er die Einheit im Wandel ohne Vereinseitigungen an dessen Erscheinungsformen fassen kann. Er soll Raum für ergänzende Bestimmungen lassen. Er ist, wie oben angedeutet, nicht voll-

---

22 *Liess* 1977, S. 94.

23 *Evers* 1942, S. 173.

kommen neu: "Il n'exprime point la force par la grosseur des muscles mais par la tension des nerfs", ist bei Baudelaire über Delacroix zu lesen. Klossowski nennt ihn einen "Rubens spiritualisé". Badt spricht in seinem Cézanne-Buch einmal von "Delacroix' Geisterscheinungen." Und schon früh hat Georg Simmel die im Ausdruck des Seelischen begründete "Bewegtheitstendenz" der modernen Kunst im allgemeinen festgestellt. "Rodin erlöst uns", schreibt er in diesem Zusammenhang, "weil er gerade das vollkommenste Bild dieses in der Leidenschaft der Bewegtheit aufgehenden Lebens zeichnet."[24] Diese Bestimmung reicht nah an die Kunst von Delacroix heran und träfe sie, wäre sie denn auf sie gemünzt, doch nicht ganz. Denn ein in der Leidenschaft der Bewegtheit tatsächlich "aufgehendes" Leben hat Delacroix, wie in der Beschreibung des "Etalon effrayé" als eines leidenden Wesens bereits spürbar werden sollte, gerade nicht gezeichnet; das bleibt auszuarbeiten. Der Gegenbegriff zur Delacroix'schen Vergeistigung ist, vorwegnehmend gesagt, nicht geistlose Körperlichkeit - der Courbet sich zuweilen angenähert hat - sondern die anschauliche Einheit in der Bewegung von Körper und Seele: in positiver, weil aus unerhörter Körperkraft bewältigter Spannungsgeladenheit bei Michelangelo; in positiver, weil in festlichen Lebensreichtum sich entfaltender Spannungslosigkeit bei Rubens. Bei beiden herrscht der Ausdruck geistiger Erfüllung. Bei Delacroix aber tritt - anschaulich - geistiges, die Sinne spannendes, den Körper oft überspannendes Grübeln oder Streben an die Stelle jenes Gebunden- und Zentriertseins. Dieses Ausdruckswollen führt ihn zu immer neuen Bildern des melancholischen Denkers, des religiösen Ekstatikers, zur exzentrischen Figur, aber auch zur 'handschriftlichen' Linie seiner Zeichnung und schließlich zur vergeistigten Farbmaterie seiner letzten Bilder.

Hier geht es also, mag mancher denken, nur noch um Nuancen. Das stimmt. Die Wissenschaft der Kunstgeschichte ist dem leidig-notwendigen Progreß der Differenzierung nicht enthoben. Aber das Bedeutsame im Wandel von Rubens zu Delacroix wohnt eben auch im Detail. Außerdem ist die Vergeistigung niemals in ihrer Konsequenz beschrieben worden, mit der sie durchs Stoffliche (auch sog. Literarische) hindurch die Themen, den Figurenstil, die Farbgebung erfaßt, und zwar als Komplement des nach Baudelaire immer wieder beschworenen Delacroix'schen blutro-

---

24 *Baudelaire* 1846, S. 129. *Klossowski* 1902, S. 24. *Badt* 1956. *Simmel* 1911, S. 202, 203.

ten "molochisme". Und nirgends finde ich sie bisher als ein Moment zur Sprache gebracht, das seine Wurzeln trotz aller Traditionsarbeit im Erleben hat.

ERLEBNIS

Castagnary und spätere Kritiker - Baudelaire und Goethe

Oben steht, die Meinung zur Kunst Delacroix' sei spätestens seit seinem zweiten Salonbeitrag konsequent gespalten. Die Liebhaber seiner Bilder sind zu Wort gekommen, bleibt also darzulegen, was die andere Seite vorgebracht hat. Bevor die Untersuchung ihren eigenen Gang nimmt, müssen die Kritiker zum Zuge kommen, weil mein Vorhaben sich über weite Strecken im Widerspruch zu ihrer Auffassung entwickelt hat. Burckhardts Abneigung gegen Delacroix und die Mehrzahl der malenden Zeitgenossen ist allgemein bekannt. Schon etwas ausführlicher ist die von Castagnary begründet. Er schreibt:

> "Eugène Delacroix a vécu dans l'imaginaire. Quant à sa époque, - c'est-à-dire à ce point précis de l'espace et du temps qui pour le peintre est le vrai, le sensible, le réel, le seul côté par où la vie universelle tombe dans l'art de la peinture, - il ne voulut point le connaître."[25]
>
> "Gelebt hat Eugène Delacroix im Imaginären. Was seine Epoche betrifft, das heißt also was genau den Punkt in Raum und Zeit betrifft, der für den Maler das Wahre, das Sensible, das Reale ist, die einzige Seite, von der aus die Ganzheit des Lebens in seine Kunst eindringt, so wollte er davon nichts wissen."

Damit ist erstmals das Vorurteil vom lebensabgewandten Idealisten formuliert, das die folgende Literatur mit erstaunlicher Beharrlichkeit am Leben hält. So erteilt als nächster M. J. Friedlaender den seltsamen Rat: "Man sollte auch sonst die Reden der Maler nicht allzu ernst nehmen. Delacroix spricht mit Vorliebe von Natur. Nicht Wesen und Charakter offenbaren sich in solchen Äußerungen, eher Neigung und Wunsch, so in die Ge-

---

[25] Burckhardt schreibt im Jahre 1870 an M. Alioth: "Seit Eugène Delacroix muß man bei vielen Malern [...] eine persönliche Beleidigung des Schönheitssinns einstecken". Jacob *Burckhardt:* Briefe. Hrsg. v. Max Burckhardt. Berlin 1965, S. 416. Liess hat zu belegen versucht, m. E. in wichtigen Punkten überzeugend, daß wir die "Erinnerungen aus Rubens" im Grunde demselben unnachgiebigen "Schönheitssinn" zu verdanken haben ("den jungen Rubens aus des alten Burckhardts Umarmung zu lösen"). *Liess* 1977, S. 275ff. Castagnary zitiert nach *Régamey* 1931, S. 209. Auch E. Chesneau behauptet 1861, "daß Herr Delacroix ganz und gar unfähig ist, das zeitgenössische Leben wiederzugeben"; zitiert nach *de Hureaux* 1994, S. 95.

schichte einzugehen." Dann gesteht Sedlmayr allein Daumier die "titanische Leistung" zu, "daß er mitten in einer entgötterten Zeit, aus seinem eigenen Innern das Bild des großen Menschen hat wiedererstehen lassen. Nicht in einem Rückgriff auf Hochrenaissance und Barock wie sein Zeitgenosse und Gegenpol Delacroix, sondern aus eigenster innerer Erfahrung; ihm sind Anlehnungen an Antike und Barock nur Hilfen zur Verwirklichung seines eigenen Glaubens." Und er behauptet weiter: "Bei Delacroix gibt es die Größe des Menschen nur durch ein Absehen von seinem Elend." Das wird sich rasch widerlegen lassen. Hofmann konstruiert das Problem, zwischen dem "Künstler, der seine Themen aus der Umwelt bezieht", und dem "gegenwartsflüchtigen Idealisten [...], der seiner Epoche den Rücken kehrt", ein "gemeinsames Band der Zeitgenossenschaft" finden zu müssen. Er stellt Delacroix als Repräsentant der zweiten Haltung bedenkenlos mit C. D. Friedrich in eine Reihe, und den Géricault, Daumier, Courbet entgegen. Germain Bazin nennt Delacroix nach hohem Lob doch den "peintre le plus littéraire", dessen Wille zur Wiederbelebung des Historienbildes und dessen "culte des grands hommes" sich zwischen Künstler und Wirklichkeit gestellt haben, "pour éloigner encore le temps où le siècle de la nature se reconnaîtra enfin en celle-ci"; das sieht er erst im Werk von Courbet verwirklicht. Um die Kontinuität dieser Auffassung bis in unsere Tage zu belegen, schließlich die Aussagen Lamblins. Er meint, Delacroix habe seine Sprache "que rarement utilisé pour rendre l'actualité", und zwar aufgrund seiner "philosophie pessimiste de l'histoire", die ihn davon abgehalten habe, "de donner forme et sens à des moments extraits d'une actualité historique, qui lui paraît [...] marquer la fin d'une civilisation."[26]

Diese und ähnliche, nicht genannte Urteile haben eines gemeinsam: Der Blick dringt nicht durch den bei Delacroix tatsächlich meist literarischen oder historischen Stoff hindurch bis auf die figural und farbig individuelle Gestaltung. In der ist aber erst verwirklicht, was wir, in Unterscheidung von Inhalt oder Gegenstand, den Gehalt, auch das Thema des Kunstwerks nennen dürfen. Erst dessen Wahrnehmung erlaubt Aussagen über den Grad der Naturnähe und Lebensbetroffenheit einer Kunst. Ich stelle diesen

26 M. J. *Friedlaender*: Die Landschaft (1947). In: Über die Malerei. Hrsg. v. Hugo Perls. München 1963, S. 111. H. *Sedlmayr:* Daumier oder "Größe und Elend des Menschen" (1948). In: Epochen und Werke. Band III. Mittenwald 1982, S. 266ff. *Hofmann* 1960, S. 19f. *Bazin*: München 1964/5, S. 15. B. *Lamblin:* Peinture et Temps. Paris 1987², S. 329ff.

Autoren zunächst ganz lapidar die Aussagen der hellsichtigsten Zeitgenossen entgegen: Für Baudelaire ist Delacroix der "vrai peintre du XIXe siècle", und zwar, im Unterschied zu Sedlmayr, gerade weil er den "douleur morale" des modernen Menschen am eindringlichsten veranschaulicht hat. Goethe, der beim Blick auf die Illustrationen zu seinem "Faust" gestehen muß, "daß Herr Delacroix meine eigene Vorstellung [...] übertroffen hat", kommt zu der erstaunlichen Feststellung:

> "Man sieht ihm an, daß er das Leben recht durchgemacht hat...".[27]

Der Idealist und die Wirklichkeit - Präzisierung der Absicht

Delacroix selbst hat dieser Halbierung seiner Wirkung Vorschub geleistet, unbeabsichtigt, eben mit seiner für einen Künstler auch gedanklich merkwürdig profunden, schriftlich geführten Auseinandersetzung mit Kunst und künstlerischer Tradition; ständig schiebt diese sich heute zwischen das einzelne Bild und den Betrachterblick. Die Metapher von der Natur als "dictionnaire" für die Phantasie des Malers hat hier vor allem Schaden angerichtet.[28] Wenn Beckmann - dem Rang der Vorstellungskraft im eigenen Werk entspechend - einer Malerin rät, die Formen der Natur auswendig zu lernen, damit sie sie verwerten könne "wie die Noten in einem Musikstück", wenn Klee "dereinst auf dem Farbklavier der nebeneinander stehenden Aquarelltöpfe frei phantasieren können" wollte, so hat das für die Bewertung ihres Naturgefühls seitens der Wissenschaft nicht annähernd so ungünstige Folgen gehabt. Obwohl letzterer die Entdeckung vorausschickt: "Wichtiger als die Natur und ihr Studium ist die Einstellung auf den Inhalt des Malkastens."[29] Bei Delacroix rügen die Kritiker, meist ohne lange Anschauungsumwege, Natur-, Lebens-, Epochenferne, komplementär dazu, weil Hamlet und Rubens eine große Rolle spielen, Büchernähe und Traditionsverfallenheit. Voraussetzung hierfür ist, neben der genannten Fixierung auf's Stoffliche im Bilde: die Abspaltung des schaffenden

---

27 *Baudelaire* 1846, S. 127. *Eckermann* 1835, S. 160.

28 *Baudelaire* 1859, S. 326 und 1863, S. 427. Delacroix, der dies Wort nur an einer Stelle benutzt (*Oeuvres lit.* I, S. 58), spricht ansonsten von "peindre de mémoire" (J. 15.10.53).

29 Max *Beckmann:* Drei Briefe an eine Malerin. In: Die Realität der Träume in den Bildern. Schriften und Gespräche. 1911-1950. Hrsg. v. Rudolph Pillep. München/Zürich 1919, S. 70 (dritter Brief). *Klee* (Tagebücher), S. 300 (März 1910).

Idealisten von seiner Lebenswirklichkeit.[30] Auf der anderen Seite bewundern die, die ihn heute mögen, fast immer ein bißchen zu sehr den Aufbruch des Romantisch-Leidenschaftlichen zur farbigen Abstraktion; auch hier also Verkennung objektiven Gehaltes. Einmal der letzte, vielleicht etwas müde Große, einmal der große, vom Ballast der Überlieferung noch nicht ganz befreite Erste; so manifestiert sich der besondere historische Ort der Kunst Delacroix', ihr Changieren auf der Grenze der Phantasieepoche, schon in dieser dauernden Bewertungsdiskrepanz.

Wenn die Beschreibung eines neuen und lebendigen Charakters in der Kunst gelingt, ist ja der Vorwurf des Historisierens schon entkräftet. Wir stehen dann vor der Aufgabe, den Bezug der Bilder zur Wirklichkeit zu prüfen, die diesen Charakter mitbegründet haben kann. Dabei wird die Parallellektüre des Journal bestätigen, "daß ein Künstler in seinem Tagebuch den Existenzgrund seiner Kunst zu benennen vermag."[31]

Begriffsbestimmung: Erlebnis

Der Begriff Erlebnis hat seine bei Dilthey einsetzende Geschichte, die hier fehlender Kompetenz halber erst gar nicht behandelt wird; dafür die folgenden, grobgeschnitzten, künftig aber verbindlichen Unterscheidungen. Das *Erlebnis* des Künstlers ist ein im Kunstwerk bereits aufgehobener "geistiger Ertrag"[32] und zwar aus seinem *Erleben der Wirklichkeit*. Auch wenn man heute mit so einfachen Worten kaum noch von so kompliziert Zusammengesetztem, oder, wie manche sagen, gar nicht mehr Vorhandenem, sprechen sollte: unter Wirklichkeitserleben denke ich mir etwas umfassenderes als *Erfahrung der Realität*. Diese ist eingeschlossen, zunächst als Erfahrung der gestalthaft wahrnehmbaren *elementaren Natur*, die ja

---

30 Das zieht sich, mit anderer Rechtfertigung, aber doch mit gelind herabsetzendem Unterton, bis in ein Gedicht von Gottfried *Benn* hinein: "...Ansichten reden drum herum, / wenn Delacroix Theorien entwickelte, / wurde er unruhig, er seinerseits konnte / die Notturnos nicht begründen." (Chopin, 1948). - Valéry schreibt: "Die Natur - für Delacroix ist sie ein Nachschlagebuch, für Corot das Modell", und rechnet Delacroix bei aller Achtung doch den Künstlern zu, "deren Ehrgeiz sich darin erschöpft, jegliche vergangene Größe aufzusaugen". *Valéry* 1932, S. 79 u. 77. - V. d. Osten sieht in seiner Kunst einen "breit angelegte[n] Historismus". *V. d. Osten* 1965, S. 388. Dementgegen *Verf.* 1992, S. 111ff.

31 H. *Lützeler*: Kunsterfahrung und Kunstwissenschaft. Freiburg/München 1975. I, S. 473.

32 Diese Formulierung übernehme ich von Hans-Georg *Gadamer:* Wahrheit und Methode. Grundzüge einer philosophischen Hermeneutik (1960). Tübingen 1986^5, S. 67.

tatsächlich als menschliche, tierische, landschaftliche Delacroix' Skizzenbücher füllt. Ergänzend, von ihm selbst aber zunehmend als Gegenwelt empfunden (J. 19.1.47), tritt die *Erfahrung der geschichtlich gewachsenen gesellschaftlichen Realität* hinzu. Wenige Jahre vor Delacroix' Geburt ereignen sich in Frankreich weltgeschichtliche Veränderungen, an denen Verwandte unmittelbar beteiligt sind, in deren langgereiften geistigen Grundlagen eine Hälfte seiner Denkkultur verwurzelt ist, deren politische Folgen schließlich in großen Wellen durch seine Jahrhunderthälfte laufen; fast immer hat Delacroix sich im Zentrum des Geschehens, in Paris, aufgehalten. Nach den wenigen gegenständlich eindeutigen Antworten auf die spektakulären Ereignisse der Zeit, etwa auf die Julitage, braucht man in seinem Schaffen nicht lange zu suchen. Verborgener und nachhaltiger wirken sich die Bedingungen der gewandelten sozialen Existenz des Künstlers im Kunstwerk aus, zumal sie als psychische Bedingungen bedeutsam werden und nicht nur erlitten, sondern produktiv bewältigt werden. Hier, wie schon in der Begegnung mit der Natur, liegt ein Übergang aus dem Bereich konkreter Lebenserfahrung in eine nurmehr dem Geist zugängliche, sich über reale Gestalt und Handlung hinaus ausdehnende Wirklichkeit. Sie beschäftigt gleichermaßen Delacroix' Erlebensfähigkeit und erst seine hier angesiedelte, ebenfalls im Journal dokumentierte Bewußtseinsarbeit, sein kompromißloses *Ausloten der geistig-geistlichen Situation* (um das indifferente Wort Spiritualität zu vermeiden) vermittelt selbst einem Bild wie LA LIBERTE GUIDANT LE PEUPLE seinen tiefsten Sinn. Die Synthese von praktischer Erfahrung und geistigem Erleben zur großen Klarheit symbolischer Gestalt fordert vom Künstler dieser Zeit den Einsatz restlos aller Kräfte. Das ist die Aussage in seiner hier als Motto vorangestellten Vergleichung des eigenen Verdienstes.

Eine solche Aufspaltung von Delacroix' Erlebenswelt in Realität und geistige Wirklichkeit ist künstlich. Aber sie wird nötig, sobald man den oben zitierten Behauptungen mit Analyse entgegentreten und überhaupt erst einmal zeigen will, daß dem Gehalt seiner Bilder nicht nur Museumsstudien, sondern ein so komplex beschaffenes, von äußerem Druck und innerem Gegendruck geformtes Erlebnis zugrundeliegt. Die bisherigen Unterscheidungen, die das Problem der späten Mimesis umkreisen, müssen im Laufe der Untersuchung an Substanz gewinnen, einige Mißverständnisse lassen sich gleich ausräumen: Ich will Delacroix' Kunst nicht als historische Quelle lesen. Es geht auch nicht darum, den beliebten Topos "Kunst als

Ausdruck der Zeit" so ohne weiteres zu übernehmen; schließlich neigt Delacroix keine Minute zu gestaltungsmüd abbildender Affirmation des disparaten Hier und Jetzt, die heute (neben der "Meisterschaft im Anstoß erregen" (Valéry)) fast immer als Signum des Avantgardismus angesehen wird. Auch will ich nicht psychologisierend seine Kunst biographisch nehmen; es gilt nicht die Kunst vom Leben herkommend aufzulösen, sondern *in* der Kunst das Leben zu verstehen. Primäre Quelle bleiben daher die Bilder, im Mittelpunkt der Aufmerksamkeit steht das Resultat des verwandelnden Gestaltungsaktes, die Form. Erst dann werden die sekundären Quellen wichtig. (Es stimmt nicht, daß diese "uns oft erst den Zugang zum gemalten und graphischen Oeuvre" eröffnen.)[33] Nur so wird sich auch Delacroix' Hinwendung zu Rubens nicht mehr als Flucht, sondern als Voraussetzung für einen echten, spät erkämpften Idealismus verständlich machen lassen. Was ich damit meine, steht im Gegensatz zu Castagnarys oben zitierter Auffassung des "imaginaire". Die Grundlagen sind noch von Gottfried Benn umschrieben worden (auch wenn dessen Ausdrucksziele schon ganz andere waren):

> "Der große Dichter ist ein großer Realist, sehr nahe allen Wirklichkeiten - er belädt sich mit allen Wirklichkeiten. [...] Hinter einem modernen Gedicht stehen die Probleme der Zeit, der Kunst, der inneren Grundlagen unserer Existenz. [...] Aber Lyrik wird daraus nur, wenn es in eine Form gerät...".[34]

---

33 *Herding* 1989, S. 259. Herding betreibt allerdings selbst keine Auflösung ins Biographische.

34 Benn zitiert nach Gert *Haffmans*: Gottfried Benn oder Die Verteidigung des Elfenbeinturms. In: Ders. (Hrsg.): Gottfried Benn. Ausgewählte Gedichte. Zürich 1973, S. 110.

VERINNERLICHUNG

"Blick nach Innen"?

"Der wahre Inhalt des Romantischen ist die absolute Innerlichkeit, die entsprechende Form die geistige Subjektivität". So lautet die Bestimmung in Hegels Ästhetik (II.3), der sich verschiedene kunsthistorische Deutungen angeschlossen haben.[35] Noch im Jahre 1986 stellt von Simson sich von diesem Zitat ausgehend die Frage, "ob 'Innerlichkeit', im Unterschied zu allen vorausgehenden Epochen, nicht [...] Wesensmerkmal" der Malerei des 19. Jahrhunderts sei.[36] Zu den vier deutschen Malern, deren Kunst der Autor als "Blick nach Innen" deutet, zählt neben Leibl auch Caspar David Friedrich, und es sieht fast so aus, als ob die Kunst des zeitgenössischen Franzosen, die wir schon beim Vergleich des erregten Pferdes *(1)* als vergeistigte erfahren haben, ebenfalls unter diesem Stichwort zu begreifen wäre. Das Gemüthafte, Innere, Geistige spielt in seinen Bildern tatsächlich eine viel größere Rolle als in denen des Rubens, aber dennoch: Der wahre Inhalt der Kunst Delacroix' ist nicht "die absolute Innerlichkeit" - zur Verwirklichung derselben hätte er das barocke Vorbild nicht gebraucht! Meine Rechtfertigung dieser Behauptung will ich beginnen, indem ich zusammenfasse, wie Hegel "das Romantische" in den letztlich nichtästhetischen Zusammenhang seines großen Geschichtsmodelles einbaut, und zwar immer noch zugunsten einer Schärfung meines eigenen Begriffes von (gestalterischer) Vergeistigung. Die Vorstellung eines spannungsreichen Prozesses der Ver-innerlichung wird an die Stelle treten, die von Simson mit Hegels determinierter "Innerlichkeit" besetzt.

Hegels "absolute Innerlichkeit" und die Malerei

Dem *Romantischen* ging das *Klassische* voraus. Die hier gegebene *Vollendung der Kunst erreichte gerade dadurch ihren Gipfel, daß sich das Gei-*

35 *Hegel* 1970, 14, S. 129. Die folgende Zitatencollage aus den Seiten 127 bis 142 (Vom Romantischen überhaupt). Hegels Wortlaut der Übersicht halber im folgenden nur kursiv gesetzt, ohne Auslassungszeichen.

36 *von Simson* 1986, S. 8.

stige vollständig durch seine äußere Erscheinung hindurchzog, das Natürliche in dieser schönen Einigung idealisierte und zur gemäßen Realität des Geistes [...] machte. Aber: Es gibt *Höheres als die schöne Erscheinung des Geistes in seiner unmittelbaren [...] sinnlichen Gestalt.* So drängte es diesen wieder *aus seiner Versöhnung im Leiblichen*, aus der *gediegenen Totalität des Ideals* hinaus in die *gedoppelte Totalität des in sich selber seienden Subjektiven und der äußeren Erscheinung.* Erst diese Trennung von der Körperwelt ermöglichte dem Geist, *die tiefere Versöhnung in seinem eigenen Elemente* zu erreichen, nämlich im *Inneren*, in der *geistigen Welt der Empfindung, des Gemüts, überhaupt der Innerlichkeit.* Eben diese Stufe des Geistigen *macht das Grundprinzip der romantischen Kunst aus.* Der Geist läßt mit der äußeren Realität auch die ideale sinnliche Schönheit *als ein ihm nicht adäquates Dasein* unter sich. Seine Erfüllung ist nun die *geistige Schönheit des an und für sich Inneren.* Und so ist der wahre Inhalt der Kunst nun auch *die absolute Innerlichkeit.*
Es leuchtet ein, daß die Stufe des zu sich gekommenen Geistes *die absolute Negativität von allem Besonderen* und zugleich, für den Denker eines höchsten Allgemeinen, für Hegel, das Positive schlechthin bedeutet. Aber was bedeutet sie für einen Maler wie Delacroix, für den in alles Besondere der Natur verliebten, zu lebendiger Gestaltung berufenen Augenmenschen? Was bliebe zu tun, wenn auch für ihn *die Schönheit in dem bisherigen Sinne etwas Untergeordnetes* würde gegenüber der *geistigen Schönheit des an und für sich Inneren*? Hegel hat das Problem ausgesprochen: *Die absolute Subjektivität als solche jedoch würde der Kunst entfliehen und nur dem Denken zugänglich sein.* Da er es nicht von der Seite der Schaffenden aus durchdenken wollte, birgt seine philosophische Auflösung des Dilemmas wenig Trost:

> *Doch gerade auf dieser höchsten Stufe [der Dichtkunst] steigt nun die Kunst auch über sich selbst hinaus, indem sie das Element versöhnter Versinnlichung des Geistes verläßt und aus der Poesie der Vorstellung in die Prosa des Denkens hinübertritt.*[37]

Nach Hegel bieten sich aber letzte Möglichkeiten bildlicher Gestaltung, *weil sich das wahrhaft Absolute* aufschließt. Es *gewinnt dadurch eine Seite, nach welcher es auch für die Kunst erfaßbar und darstellbar wird.* Nur

37 *Hegel* 1970. Band 13, S. 123 (Einleitung).

muß die Kunst nun in der menschlichen Gestalt *die Zurücknahme des Innern in sich [...] zur Anschauung bringen,* nicht mehr, wie im Klassischen, *die Versenkung des Innern in die Leiblichkeit.* Die menschliche Gestalt (und alle dargestellte Äußerlichkeit überhaupt) ist also nicht mehr die höchst vollendete und doch vorläufige Form des eben noch in der Erhebung zu sich selbst begriffenen Geistes, sondern sie ist nun *Erscheinung* des Absoluten. Im Innern des Menschen allein gelangen *die ewigen Momente der absoluten Wahrheit, die nur als Geist wirklich ist, zum Dasein* und so erlangt die Kunst eigentlich erst jetzt das volle Recht, *die menschliche Gestalt [...] zum Ausdruck des Absoluten zu verwenden.*

Auf der romantischen Stufe des *Hinausgehens der Kunst über sich selbst, doch [...] in der Form der Kunst selber,*[38] erscheint die *Wirklichkeit der absoluten Subjektivität* in dreierlei Gestalt: als das Göttliche in sich habende menschliche Gestalt mit erstmals tatsächlich beseeltem Blick (Christus); als erstmals in voller Bedeutung aufgefaßter Schmerz, da dem Menschen der Nachvollzug der schmerzensreichen *Zerreißung* des Geistes, also die *Erhebung* aus dem endlich gebundenen Dasein ins Absolute, aufgegeben ist; schließlich als Mensch, der *in seinem eigenen menschlichen Kreise* stehenbleibt, so daß hier *das Endliche als solches den Inhalt* ausmacht.

In unserem Zusammenhang ist von besonderer Bedeutung, daß für Hegel die Selbstoffenbarung des Geistes die Aufspaltung in *zwei Welten* des Romantischen mit sich gebracht hat, in *ein geistiges Reich* und ein *Reich des Äußerlichen.* Letzteres erlangt insofern eine neue Bedeutung, als das Gemüt sich aufschließt und *die ganze Breite der Natur als Umgebung und Lokal des Geistes in sich hineinzuziehen* vermag, bis auf *gewöhnlichste Hausgeräte herunter.* Es bleibt aber der zufällige und nichtige *Gegenschein* des *Insichseins der Seele* und dieses, da es die Verschmelzung nicht mehr braucht, versöhnt sich schließlich auch im Bilde nur noch mit sich selbst. Dies *auf die Spitze hinausgetrieben* führt zur *äußerlichkeitslosen Äußerung,* zu einem *Tönen als solches, ohne Gegenständlichkeit und Gestalt, ein Schweben über den Wassern.* Die bildende Kunst befindet sich am Ende des *Romantischen* im Zustand der *Innigkeit.*

Die späte romantische Malerei kann also nicht mehr *offenbarende Belehrung* sein. Auf das Geistige vermag sie mit ihrem dargestellten Äußeren nur noch hinzuweisen und erst durch Auflösung ihrer selbst ins zunächst

---

38 *Hegel* 1970. Band 13, S. 113 (Einleitung).

Musikalisch-Lyrische vermag sie sich ihm tatsächlich anzunähern. Mit ungeheurer Konsequenz erwartet Hegel auch von der Kunst das Opfer, welches als qualvolles Sich-Erheben aus dem Sinnlichen selbst Thema ihrer menschlichen Gestalten war - ein Verbrennen zugunsten maximaler Annäherung an den *einen Lichtpunkte des Absoluten*.

Die Unanwendbarkeit der Hegel'schen Begriffe liegt damit auf der Hand. Wer sich zu recht auf ihn berufen will, muß seine "Innerlichkeit" schon als "absolute" gelten lassen, und als solche, mit ihrer zunehmenden Naturverschlossenheit, besitzt sie vor einem Bild von Leibl oder Delacroix keine Deutungskraft. Ein philosophisches Urteil kann ich mir nicht erlauben, nur eines ist sicher: Hegels quasireligiöser Erfüllungspunkt - und ähnliche Resultate höherer Spekulation - waren nicht geeignet, die großen Maler des 19. Jahrhunderts in ihrem Suchen nach geistigen und gestalterischen Lösungen zu beruhigen. Delacroix, der nie an der Wandelbarkeit und Unverzichtbarkeit des geistig und zugleich sinnlich Schönen ("le vrai-beau") gezweifelt hat, hat sich bestimmt nicht als "Geschäftsführer des Weltgeistes" aufgefaßt;[39] das hieße ja sein eigenes Grab als Maler schaufeln. Insofern also die Griechen *noch* keine, Hegels Nachfahren keine große Malerei *mehr* haben dürfen, erscheint sein Entwurf aus kunsthistorischer Sicht als Vergewaltigung des 'Anfangs' und des 'Endes'.

Und doch hat Hegel, sozusagen unterwegs, wertvolle Einsichten im Feld der Kunst gewonnen, zum Licht etwa und zum Blick als Gegenstand der Malerei. Vor allem hat er die unerbittlich unumkehrbare Tendenz menschlichen Wahrnehmens zur Abstraktion zur Sprache gebracht, den Preis zunehmender Entfremdung von der Natur, den die Reifung des Denkens unter anderem fordert. Die Anstrengungen, die es gekostet hat, dies noch einmal positiv zu deuten, stehen auf einem anderen Blatt. Daß seinem am Ende schwer nachvollziehbaren Gedankenflug Erfahrungen zugrundeliegen, beleuchten Schopenhauers verwandte Aussagen über die Romantik.[40] Delacroix selbst sieht als Ergebnis des "marche nécessaire" der Kunst ein zumindest vergleichbares, umfassendes "raffinement" (J. 9. und 16.4.56).

---

39 Hegel zitiert nach Ernst H. *Gombrich*: Hegel und die Kunstgeschichte. Eine Rede (1977). In: Günther Busch u. J. Hellmut Freund (Hrsg.): Gedanke und Gewissen. Essays aus hundert Jahren S. Fischer Verlag. Frankfurt/M. 1986, S. 502.

40 Bei *von Simson* 1986, S. 8 das Zitat: (die Natur "nur noch als ein Accidenz seines Wesens").

Hier liegt die kunsthistorische Herausforderung, denn mit bloßer Anwendung philosophischer Resultate ist - wie meistens - nichts zu erreichen. Man muß die Rechnung mit dem Wirt machen, das heißt zunächst einsehen, daß zur "Prosa des Denkens" fortzuschreiten für einen Maler keine Erfüllung bedeuten kann. Auch wenn er jener Tendenz letztlich unterworfen ist, so muß er doch innerhalb des Bereiches der "Poesie der Vorstellung", also ausdrucksvoll gestaltend mit ihr zurandekommen. Man kann, vorausgreifend gesagt, an einem Meister wie Delacroix das eiserne Gesetz der Abstraktion erst richtig kennenlernen, gerade weil er ihm figürlich-farbig gestaltend auch etwas entgegenzustellen vermocht hat; dann erst rücken die künstlerische Leistung und mit ihr die schnellen Urteile ins rechte Licht.

Martin Gosebruch

Diesen Aspekt berücksichtigt selbst Gosebruch nicht genug. Die Vereinigung von "Unmittelbarkeit und Reflektion" sei notwendige Voraussetzung für das Hervorbringen und für das Erkennen von Kunst; damit spricht er mit Hegels Worten Grundtatsachen aus.[41] Nun wird aber dies Vereinenkönnen, von Gefühl und Denken auch, im Blick auf Kunst des 19. Jahrhunderts zu einem Rangkriterium gefeilt: "Den Nazarenern fehlte es eben an Unmittelbarkeit", Constable an Reflektion, und es sei selbst bei Cézanne zu fragen, ob er "die Unmittelbarkeit seiner Jugend durch das mittlere und späte Werk im Ganzen aufgehoben habe."[42] Mit diesen Begriffen sind, obgleich ihre Anwendung hier etwas hölzern klingt und man zu Früh und Spät bei Cézanne auch anders stehen kann, durchaus Werkzeuge zur qualitativen Unterscheidung vorgebracht. Aber im Sinne Hegels sind sie nicht gedacht. Hegel hätte doch gerade in der Kunst Kandinskys, deren Mangel an aufgehobener Unmittelbarkeit Gosebruch viel zu streng beurteilt,[43] die Einlösung seines Gedankens von der *Aufhebung* der Malerei in die *äußerlichkeitslose Äußerung* begrüßen können. Gosebruch reflektiert

---

41 *Gosebruch* 1978.

42 *Gosebruch* 1978, S. 172 und 175.

43 Vgl. Martin *Gosebruch*: Die Aufgeschlossenheit für die Moderne - eine höhere Art des Verstehens von Kunst? In: Zeitschrift für praktische Psychologie. Band V. 1969, S. 76: "links oben eine Quallenform, steigend, rechts unten Vogelartig-Seehundhaftes, sackend".

nicht ausreichend die Lebenswirklichkeit, in die bestimmte Künstler sich nach seinem Dafürhalten hätten mehr entäußern sollen: "Unmittelbarkeit ist für Hegel [und für Gosebruch] das Vorgefundene, Gegebene, Zufällige; Vermittlung bedeutet, dies durch 'Verarbeitung' zum Resultat aufzuheben." Wie hätten demnach Kandinsky oder Beckmann bei ihrem "Vorgefundenen" zum gleichen strukturellen "Resultat" wie Giotto kommen sollen? Methodische Besinnung auf das *Erleben* des Künstlers ist hier gefragt, das "mille fois plus d'énergie" unseres Mottos will als Hinweis auf Triebkräfte der Stilgeschichte ernstgenommen sein.
Mir scheint, Gosebruch habe sich der tieferen Einsicht in das große Abstraktionsgesetz letztlich versperrt, dessen Gewalt und objektive Bedeutsamkeit Hegel eingesehen und in optimistischen Determinismus umgebogen hat (und dem der Geistes*wissenschaftler* ja selbst unterworfen ist). So haftet seinen Kriterien, so aufschlußreich vor Giotto und Michelangelo sie sind, wenn er sie zur Modernitätskritik einsetzt, doch ein Moment des Gestrigen an, das sich kein lebendig schaffender Künstler erlauben kann. Für die Würdigung modernen Kunstschaffens - unterscheidend auch oberhalb des von ihm unermüdlich und wortmächtig bloßgestellten Kunstbetriebes[44] - bietet das Beharren etwa auf "Ein-Mannigfaltigem" eine äußerst schmale Basis. Aus diesem Grunde befriedigt nun auch sein Delacroix-Lob nicht immer. Oft braucht er den Franzosen dort, wo es um die Aufrechterhaltung allerhöchster Normen geht: "Delacroix war der einzige vor Cézanne [im 19. Jahrhundert], der Unmittelbarkeit und Reflektion vereinend Bilder von bedeutender Thematik schuf". Die Leistung Delacroix' ist damit beschrieben und doch ist schon sie, wenn es bei solchen Hervorhebungen bleibt, in einem wesentlichen Teil nicht mehr verstanden. Denn dieses Werk trägt auch Spuren eines Kämpfens um neue Formen, welche Körperwelt und Geist, Inhalt und Gestalt, aber auch Vollendung, ästhetische Verbindlichkeit mit einem bisher ungekannten Maß an Selbstausdruck (expression) vereinen können. Mit dem Wort vom "Aufgelösten", Messerer sprach von "Schlaffheit", sind diese selbst Ausdruck tragenden Dissonanzen nicht abgetan - mit Delacroix "endet" nicht nur eine Künstler-Reihe.[45] Es bleibt aber dabei: das Verdienst, diesen Maler in den Mittelpunkt der

44 Exemplarisch seine Streitschrift "Ein Nein zur Documenta". In: Neue Rundschau 83. 1972. 4. Heft, S. 634 - 649.

45 Martin *Gosebruch*: a. a. O. (Fußn. 2) und: Figur und Gestus in der Kunst des Giotto. In: Giotto di Bondone. Persönlichkeit und Werk. Band 3. Konstanz 1970, S. 14.

Aufmerksamkeit gestellt und seine Werke wirklich angeschaut zu haben, teilt Gosebruch mit wenigen Autoren.

C. D. Friedrich und Delacroix, Innerlichkeit und Verinnerlichung

Jean Paul

Zurück zur Differenzierung der Inhalte des Romantischen: Das Besondere, das ich künftig unter "Verinnerlichung" begreife, unterscheidend von romantischer Innerlichkeit, will ich erläutern, indem ich kurz Delacroix' ETALON EFFRAYE *(1)* neben den MÖNCH AM MEER *(5)* von Friedrich halte.[46] Auf's Motivische hin betrachtet sind die Bilder sich nicht fremd: Beidemal ein vereinzeltes, in seinem Tun letztlich auf sich zurückgeworfenes Lebewesen vor einer weiten, in Blau bewegten Meer-und-Himmel-Landschaft. Versucht man unter diesen Aspekten ein Vorbild aus früheren Epochen zu finden, so rücken sie noch näher zueinander; - sie rücken auseinander, sobald man das Hauptgewicht auf naturerfahrene, sich selbst aussprechende Gestaltung legt.

In Friedrichs Absicht liegt, nach seinen eigenen Worten, die Gegenüberstellung des "thöricht" nachdenkenden Menschen und des für diesen "Unerforschlichen", das eben "nur im Glauben gesehen und erkannt" werden kann.[47] Nun setzt er sich dabei aber nichts geringeres als die *Sichtbarmachung des Unendlichen selbst* zum Ziel und räumt zu diesem Zweck sein Bildfeld leer; ganz zum Schluß hat er, wie Börsch-Supan nachweisen konnte,[48] noch zwei bereits ausgeführte Segelschiffe übermalt und so die blaue Tiefe und Unbegrenztheit seiner Landschaft ins menschlich Inkommensurable übersteigert. Sein Mönch erscheint, wie Brentano sich erlaubt zu sagen, in solcher Umgebung nur noch als ein "brauner Fleck".[49] Eben

---

46 "Der Mönch am Meer": Öl auf Lwd. 110 cm x 171,5 cm. 1808/09. Berlin, Verwaltung der Staatlichen Schlösser und Gärten, Schloß Charlottenburg. Helmut *Börsch-Supan*, Karl Wilhelm *Jähnig*: Caspar David Friedrich. Gemälde, Druckgraphik und bildmäßige Zeichnungen. München 1973. Kat. Nr. 168.

47 Zu Friedrichs Kommentar zum "Mönch am Meer" vgl. H. *Börsch-Supan* in: Berlin 1810. Bildende Kunst. Aufbruch unter dem Druck der Zeit. In: Kleist-Jb. 1987, S. 74.

48 *Börsch-Supan* 1965, S. 67.

49 In seinem später von Kleist für die Publikation in den "Abendblättern" eigenmächtig weggekürzten Teil der "Empfindungen vor Friedrichs Seelandschaft". S. *Hinz* (Hrsg.): Caspar David Friedrich in Briefen und Bekenntnissen. Berlin 1974², S. 217.

hier liegt der Bruch zu älteren Bildern, da diese uns Übermenschliches allein durch plastisch lebendige Gestalten hindurch - also symbolisch in Goethes Sinne - empfinden lassen. Friedrichs puristische Bildstruktur gerät so betrachtet zu einer Bestätigung von Hegels "Innigkeit", in die die Malerei, wir erinnern uns, der Körperlichkeit sich entledigend, einem "Schweben über den Wassern" gleich, sich schließlich verselbständigen mußte. Das mannigfaltige "äußerlich Erscheinende vermag [hier tatsächlich] die Innerlichkeit nicht mehr auszudrücken" - mit dem einen, die Geltung der Hegel'schen Begriffe auch wieder beschneidenden Unterschied, daß Friedrich sein Innerstes ganz christlich meint.[50]

Dagegen ließe sich nichts einwenden, wenn diese Kunst, annähernd wenigstens, im Sinne des Malers verstanden worden wäre. Es liegt aber ein merkwürdiges Kontinuum einander im Grundsätzlichen widersprechender Deutungen vor: So sieht Sedlmayr in ihr das "Leiden an der Gottverlassenheit" allegorisiert. Andere sehen "stets die Hoffnung auf Erlösung, auf das ewige Leben" in ihrem Zentrum. Aus der Widersprüchlichkeit der künstlerischen Absichten, die Hofmann konstatiert, wird bei Bialostocki schließlich "Pansymbolismus, wo alles alles bedeuten kann." Ganz am Anfang steht wohl die respektlose Bemerkung von Goethe, daß eine solche Komposition ohne allzugroßen Verlust "auf den Kopf gesehen werden" kann.[51] Am aufschlußreichsten scheint mir das Verhalten Kleists zu sein. Seine "Empfindungen vor Friedrichs Seelandschaft" von 1810, meist etwas voreilig als kongeniale Bildbeschreibung gelesen, führen uns, genau besehen, in funkelnden Metaphern den unerschrockenen, hier noch imaginierten Schritt weit aus dem Schutzkreis der Kunst heraus an den Rand des Lebens vor Augen.[52] Wenn nun auch die eindrucksvollste Antwort auf sein Bild dessen erklärtem religiösen Ausdrucksziel so sehr entgegenlaufen

---

50 *Hegel* 1970, S. 140. Als Beleg für Friedrichs religiöse Einstellung seine Bemerkung zu Förster vor dem Bild "Schwäne im Schilf" (Frankfurt): "Das Göttliche ist überall, auch im Sandkorn; da habe ich es einmal im Schilfe dargestellt." *Hinz*: a. a. O. (Fußn. 49), S. 211.

51 *Sedlmayr* 1948, S. 116. - E. *Steingräber*: 2000 Jahre Europäische Landschaftsmalerei. München 1985, S. 309, T. 145. Ähnlich H. *Börsch-Supan*: Caspar David Friedrich. München 1990⁴, S. 82ff. - W. *Hofmann*: Zu Friedrichs geschichtlicher Stellung. In: Ders. (Hrsg.): Katalog der Ausstellung "Kunst um 1800. Caspar David Friedrich" (Hamburger Kunsthalle 1974). München 1974, S. 69. - Jan *Bialostocki*: Rezension von *Hofmann* 1974. In: Kunstchronik 1975/April, S. 121. Goethe im Jahre 1815 zu Sulpiz Boisserée, wörtlich zit. n. Richard *Benz*: Goethe und die romantische Kunst. München 1940, S. 142.

52 *Hinz*: a. a. O. (Fußn. 49), S. 213. Zu dem Versuch einer Neudeutung von Kleists "Empfindungen" siehe *Verf.* 1993.

kann, dann muß mit Friedrichs malerischer Realisation etwas im Argen liegen. Er stellt uns - das ist nun meine Erklärung - erstmals vor die willkürliche Identifizierung radikaler Reduktion von Gestaltungsmannigfaltigkeit mit Konzentration auf universelle Bedeutung, die uns heute, in der Zeit des längst aufgelösten Kunstbegriffes, fast selbstverständlich geworden ist.[53] Da das karge Bild sich nicht mehr selbst ausspricht, wird, was es insgesamt bedeuten soll, eben allegorisch angeknüpft, in uns mittlerweile vertrauter Weise: "Dies war die Beschreibung, nun kommen die Gedanken:" lautet der Satz, mit dem Friedrich den Beschreibungs- und den Deutungsteil seines bereits erwähnten Kommentars zum MÖNCH AM MEER verbinden muß, gleichsam als Spiegel seiner Disjunktion von Form und Inhalt. Erst diese Entzweiung macht es möglich, daß die aus heutiger Sicht meist als "kühn" empfundene Leere dieses Landschaftsbildes (R. Rosenblum), die für Friedrich auf das Allerhöchste zielt, daß sie für Kleist, der sie in Unkenntnis jeden Kommentars zunächst nur 'wörtlich' nimmt, ein Tor zum Nichts werden kann. Kritisch betrachtet kann Innerlichkeit also auch Indifferenz des Ausdrucks, Verunsicherung des Deutens heißen. Jene babylonische Verwirrung resultierte demnach aus fortgeschrittener Abstraktion im Sinne programmatischen Naturverzichts: "Schließe dein leibliches Auge...", beginnt denn auch Friedrichs merkwürdigstes Malerbekenntnis.[54]

Ich möchte ihn einen "poetischen Nihilisten" nennen. Nach Jean Paul ist das ein Maler, der "lieber ichsüchtig die Welt und das All vernichtet, um sich nur freien *Spiel*-Raum im Nichts auszuleeren", der "von der Nachahmung und dem Studium der Natur verächtlich sprechen muß" und sich - bei "Versäumung aller Wirklichkeit" - gerade "in der höchsten Höhe ins kraft- und formlos Leere verlieren" muß:

> "...als wäre nicht das Größte gerade wirklich, das Unendliche?"[55]

Spätestens die Stelle, an der Jean Paul - den man wohl nicht als klassizistischen Greis abtun kann - vom Malen des "Äthers in den Äther mit Äther" spricht, von der Flucht ins "Lyrische, [...] worin ein Farbkleks schon sich selber zeichnet und umreißet", zeigt, daß er dasselbe Problem wie Hegel

---

53 Der Bildhauer Alfred Hrdlicka nennt dies treffend "die Kriterien der Abstraktion simplifizieren". *Hrdlicka* 1987, S. 151.

54 *Hinz*: a. a. O. (Fußn. 49), S. 92.

55 *Jean Paul* 1804, S. 31ff. (Über die Poesie überhaupt, §2. Hervorh. von Jean Paul)

meint. Nur wertet er die "Innigkeit" nicht aus der Sicht des Metaphysikers sondern aus der des Schaffenden.
Um zu Delacroix zurückzukehren: Er verkörpert zu den "poetischen Nihilisten" nicht die Gegenseite, denn da stehen für den Dichter die "poetischen Materialisten", die sich, nun umgekehrt, von der "Erdscholle" nicht mehr zum Geist erheben können. Delacroix verbietet sich, wie in seinem Aquarell zu sehen war, die Äthermalerei, holt die Figur heran, zeigt sie von vorne und komplex bewegt. Außerdem verwirklicht er sie in einer Farbmaterie, die selbst schon lebt und etwas von der Idee, mit seinem Wort: von der "pensée" des Bildes, vorträgt. Sein "peindre de mémoire" (J. 15.10.53) ist also kein romantisches Augenschließen, Delacroix' Vergeistigung ist nicht Innerlichkeit sondern das Ergebnis andauernder Arbeit der Ver-innerlichung; der 'Umweg' durch Natur und Lebenswirklichkeit - und durch die Tradition -, dessen Spuren ich in Friedrichs Bild bis in die peinture hinein vermisse, bereichert seine Bilder um die physisch beherrschte, ausdrucksfähige Gestalt.

Verbindlichkeit

Die Aburteilung des deutschen Romantikers und derer, die auf seinem Weg fortgeschritten sind, wäre kein sinnvolles Anliegen. Es geht vielmehr um kritische Gerechtigkeit. Für einen tieferen Einblick in den Stil von Delacroix scheinen mir die Hinweise, die ich unter dem Stichwort Verinnerlichung gegebenen habe, die Voraussetzung zu sein; die Tendenz der Literatur zu dem besprochenen Pferdebild bestätigt mich indirekt hierin: Ein "übergegenständliches Schriftzeichen" will Lankheit im ETALON *(1)* erkennen. Clark nennt ihn "an extraordinary arabesque". Lützeler sieht in ihm die Not der Kreatur wie in einer "Formel" zusammengefaßt. Als "ornamentale Hieroglyphe" beschreibt Busch den Teufel *(6)*, den ich zum Vergleich herangezogen habe, und Messerer sieht, wo Delacroix Figuren malt, letztlich "farbige Silhouetten".[56] Die Reihe der Bestimmungen, in denen, einmal mehr, einmal weniger, unter der Hervorhebung der 'formalen' (ihrem Selbstgenügen tatsächlich nähergebrachten) Eigenarten die Wahrnehmung des im Plastisch-Lebendigen verwirklichten Gehaltes lei-

---

56 *Lankheit* 1965, S. 131. *Clark* 1968, S.207. *Lützeler*: a. a. O. (Fußn. 11), S. 84. *Busch* 1973, S. 54. *Messerer* 1968, S. 325.

det, ließe sich erweitern. Was fehlt, ist ein Sensorium für Delacroix' *Ethos der Verbindlichkeit*, wie ich es nennen möchte, das dem Drang zu spontanem Selbstausdruck im Medium der gelösten Farbe da Grenzen setzt, wo das Verständlichsein Einbußen erleidet:

> "Je me suis dit cent fois que la peinture, matériellement parlant, n'était qu'un pont jeté entre l'esprit du peintre et celui du spectateur." (J. 25.1.57)
>
> "Hundertmal habe ich es mir gesagt, daß die Malerei, die eine materielle Sprache spricht, nichts anderes ist als eine Brücke zwischen dem Geist des Malers und dem des Betrachters."

Aber das Kommunikative ist nicht der einzige Grund, vielleicht war der als Gegenüber vielbeschworene "esprit des autres" (J. 15.5.24) bereits schaffensnotwendige Fiktion. Aus solcher Selbstverpflichtung zum Fertigmachen spricht auch die Hingabe des Künstlers an das Objekt, an das abgeschlossene Werk als Eigenwert, im Bewußtsein für dessen Gefährdung durch den Primat des reinen Ausdrucks.[57]

Was mir aber in den 'expressionistischen' Beschreibungen vor allem fehlt, das ist die Anerkennung von Delacroix' Vermögen, der Natur verpflichtete und aus sich selbst heraus bewegte Wesen zu gestalten. Das zu betonen ist wichtig, weil nur damit die figurale Bewältigung der religiösen Frage, die tatsächliche Vergegenwärtigung des Leidens am Unendlichen, die schon im Budapester Aquarell zu spüren ist, noch einmal möglich werden konnte. Wer seine Figurenbildung aufmerksam betrachtet, kann erkennen, daß Delacroix nicht Arabesken, sondern neue Charaktere der Bewegtheit und mit diesen ein neues Bild des Menschen geschaffen hat.

---

57 "Sans cesse, [formuliert *Roger-Marx* (1930, S. 1) erstmals mit angemessenem Nachdruck], aussi bien dans les *Essais sur les artistes célèbres* que dans le *Journal* ou la *Correspondance*, nous le voyons mettre toute son intelligence à canaliser ses forces, à tendre vers un but unique": "Finir".

DIE THEMEN

"Man muß, wie ich gesagt habe, zu den einzelnen Persönlichkeiten kommen."
Peter Paul Rubens (1. August 1637, an F. Junius)

1. LE 28. JUILLET - LA LIBERTE GUIDANT LE PEUPLE"

a) Eine "positive Ikone der bürgerlichen Revolution" ?

Kunst und Politik

"Prononcer le nom de Delacroix, c'est évoquer le plus souvent LA LIBERTE SUR LES BARRICADES", schreibt Gaudibert. Tatsächlich ist das große, im Salon von 1831 erstmals ausgestellte Revolutionsbild *(8)* das einzige Gemälde von Delacroix, "das wirkliche Popularität erlangt hat."[1] Nur Leonardos GIOCONDA kann sich, was die Häufigkeit der Erwähnung, der Reproduktion, des Mißbrauchs betrifft, mit ihm messen. Diese Louvre-Bilder teilen ein trauriges Schicksal, denn die Geschichte ihrer Wirkung ist über weite Strecken die der Auflösung des Bewußtseins für ihre künstlerische Individualität.[2] Den Tiefpunkt der 'Wirkung' von Delacroix' Bild kann man mit einem Zitat von 1973 festlegen:

> "his picture is as good as one has a right to expect from a piece of revolutionary propaganda [...]. It remains an acceptable illustration of the marseillaise."[3]
>
> "sein Bild ist so gut wie man es eben von einem Stück revolutionärer Propaganda erwarten kann [...]. Es bleibt eine annehmbare Illustration der Marseillaise."

...eine Charakteristik also, die selbst vor Rudes recht aggressivem MARSEILLAISE-Relief (1836) kaum Geltung hätte. Im Kreis ernster Kunstbetrachtung löst sich auch ganz selten nur ein Autor von der politisch belasteten Auslegung, die Charles Blanc erstmals festgeschrieben hat:

---

[1] *Gaudibert* 1963, S. 4. *Lankheit* 1965, S. 133. "Le 28. Juillet - La Liberté guidant le peuple", Salon de 1831, No. 511, Paris, Louvre, in Rot signiert rechts auf einem Balken: Eug. Delacroix 1830, Öl auf Lwd., 260 x 325 cm. R326/M124/J144-126. *DdH.*, S. 93.

[2] Ich erinnere mich an einen Vortrag in Würzburg (1986), in dem André *Chastel* mit einer beeindruckenden Foto- und Zitatencollage das "Verschwinden" der "Gioconda" hinter ihrer enormen Popularität demonstriert hat. Für die "Liberté" hat Busch bereits ähnliches ausgesprochen. *Busch* 1960, S. 3.

[3] K. *Clark*: The Romantic Rebellion. Romantic versus Classic Art. London 1973, S. 208.

> "sa sympathie pour le mouvement populaire se traduisit par la BARRICADE."[4]
>
> "seine Sympathie für die Volksbewegung übertrug sich in die *Barrikade*."

Nun sahen sich aber die Zeitgenossen wie später die Kenner seiner Tagebuchnotizen rasch mit Delacroix' tiefem Unbehagen angesichts der Pariser Straßenkämpfe konfrontiert, weshalb man kurzerhand das Bild von 1830, das bleiben sollte, was man darin zu sehen wünschte, zur Frucht einer momentanen Bekehrung, zur "exception", zu einem "Tribut an die Ereignisse der Gegenwart" gemacht hat, im Anschluß an den dubiosen Nachruf von Dumas. Ein Autor diagnostiziert schließlich sogar "Mitläufertum" und anschließenden "Verrat".[5]

Ich kann hoffentlich eine gegensätzliche Auffassung plausibel machen. Das Bild, kurz vor Delacroix' Abfahrt nach Marokko, kurz vor dem Erlebnis einer von ihm bis dahin nur erahnten Form existentieller Freiheit entstanden, hat in der Entfaltung seines Stils einen festen Platz. Es wird sich zur BARQUE DE DANTE und noch zu seiner letzten, religiösen Komposition in ein inneres Verhältnis setzen lassen. Die Richtung, die meine Überlegungen nehmen werden, ist angedeutet, wenn ich den ERSCHRECKTEN HENGST in Erinnerung rufe *(1)*. Schon dieses kleine Aquarell zeigt (nachdrücklicher als Menzels Holzschnitt mit einem entlaufenen Pferd)[6] die reale Freiheit als einen nicht mehr über jede Fragwürdigkeit hinausgehobenen Wert; wir werden vor dem monumentalen Barrikadenbild mit einer vergleichbaren Versenkung in die Bedingungen des Menschenlebens zu rechnen haben. Denen, die jetzt schon seitens des Künstlers - oder des Deuters - die Reaktion am Werk vermuten,[7] gebe ich die Ansicht eines in politischen Dingen keinesfalls Gleichgültigen zu bedenken:

---

4 *Blanc* 1864, S. 23.

5 Der Nachruf von Alexandre Dumas aus dem Jahre 1864 abgedruckt bei *Huyghe* 1964, S. 117: "...oh! ma foi, il n'y tint plus. L'enthousiasme prit place de la peur et il glorifia ce peuple qui, d'abord, l'avait effrayé." *Blanc* 1864, S. 23. *Gysin* 1929, S. 29. (Ebenso *Rudrauf* 1942, S. 40f. und *Lankheit* 1965, S. 134.) *Weiss* 1975, I, S. 343: "den Zylinder schief auf dem Kopf, repräsentierte [Delacroix in seinem eigenen Bild] die Klasse, die mitten im Kampf nach ihren eigenen Vorteilen Ausschau hielt [...], er, der Mitläufer...". Auch *Hadjinicolaou* (1991, S. 50) sucht nach Hinweisen, die "bestätigen, daß Delacroix im Jahre 1830-31 noch liberal war."

6 Illustration am Beginn des Kapitels "Versuch zur Flucht" von Franz *Kugler*: Geschichte Friedrichs des Großen (1840). Leipzig 1936 (Gedenkausgabe), S. 59 (Bartsch 482).

7 ...wie Warnke, der auf dem Kunsthistorikertag im Jahre 1970 (Köln) anläßlich G. *Buschs* (1960) Aussagen zum kompositionellen Schema des Bildes "Neutralisierung des Aufruhrs",

"Allerdings nehme ich an, daß es zwei Welten gibt! - Die Welt des Geistes und die der politischen Realität! - Beide sind streng gesonderte Funktionen der Lebensmanifestation, die sich wohl manchmal berühren - aber im Prinzip grundverschieden sind."[8]

"Les Trois Glorieuses"

Bei der Entstehung der LIBERTE hat mehr als eine flüchtige Berührung dieser beiden Welten stattgefunden; für den ersten Blick bezieht sie sich mit zeitgenössischer Kleidung, mit einer präzisen Angabe des Ortes und mit der über den Tumult hinausgehobenen dreifarbigen Fahne ausdrücklich auf ein Ereignis der französischen Revolutionsgeschichte. Dessen Datum steht sogar im Titel. Um so mehr Aufmerksamkeit gebührt also der Frage, ob Delacroix das Augenblickliche aufgehoben und erfindend den Prinzipien der Kunst zu ihrem Recht verholfen hat. Oder liegt hier, wie meistens in der Historienmalerei seiner Epoche, "die Wichtigkeit des Gegenstandes [...] außerhalb der Kunst"?[9] Das unterstellt die Literatur, die ständig ein im engeren Sinne "politisches Gemälde", ein Tendenzbild also, feiert. Um das Verhältnis von Kunst und Politik in diesem Bild zu klären, sei kurz die Geschichte der "Trois Glorieuses" erinnert.[10]

Es sind die vier "Juli-Ordonnanzen" des restaurativen Bourbonen Königs Charles X. und seines "antiparlamentarischen Kampfministeriums" unter

---

Umdeutung "in ein Bild der Reaktion" befürchtete (weil diese Art der Kunstbetrachtung *seiner* Weltanschauung widerspricht). Martin *Warnke*: Weltanschauliche Motive in der kunstgeschichtlichen Populärliteratur. In: Ders. (Hrsg.): Das Kunstwerk zwischen Wissenschaft und Weltanschauung. Gütersloh 1970, S. 94.

8 Max *Beckmann*: Über meine Malerei. Rede, gehalten in der Ausstellung "Twentieth Century German Art" in den New Burlington Galleries am 21. Juli 1938. Abgedruckt in: Max *Beckmann*: Die Realität der Träume in den Bildern. Schriften und Gespräche, 1911 bis 1950. Hrsg. v. Rudolf Pillep. München 1990, S. 48.

9 Jacob *Burckhardt*: Aesthetik der bildenden Kunst (Vorlesung). Hrsg. v. Irmgard Siebert. Darmstadt 1992, S. 161.

10 z. B. *Hofmann* 1960, S. 114: "demokratisches Manifest". *Gaudibert* 1963, S. 21: "dominante «idéologique»". *Clark*: a. a. O. (Fußn. 3), S. 208: "political picture". *Hofmann* 1975, S. 69: "message politique". Dolf *Oehler*: Pariser Bilder I. Frankfurt/M. 1979, S. 192: "Odium des ästhetischen Linksradikalismus". *Hadjinicolaou* 1979, S. 3: "peinture politique". M. *Le Bris*: Romantik in Wort und Bild. Genf 1981, S. 149: "tausend Scherben von Ideologie und Phantasma." *Lamblin* 1987, S. 333: "peinture «engagée»". George *Steiner*: Von realer Gegenwart. München 1990, S. 222: "ein offen historisches, ja propagandistisches Gemälde", usw.

Polignac,[11] drastische Beschneidungen der demokratischen Grundrechte als Antwort auf ein Erstarken der Opposition, die das Volk innerhalb von Stunden auf die Barrikaden treiben. Bereits am zweiten Tag, eben am 28. Juli 1830, halten Arbeiter, Studenten und napoleonische Veterane das Hôtel de Ville besetzt. Der verhaßte König muß die Stadt in Richtung England verlassen, während man sein weißes Lilien-Banner durch die Straßen schleift. In den Tuillerien und auf den Türmen von Notre Dame wird die Trikolore gehißt, das Zeichen der Freiheit in Gleichheit und Brüderlichkeit aus der großen Revolution, für viele zugleich Erinnerung an große Tage unter Napoleon. Dies alles geschieht unter einer strahlenden, von Heine schon besungenen "Julisonne", der das Ereignis seinen Namen mitverdankt. An die Regierung kommt mit der geschickten Unterstützung von Thiers und Lafayette Louis Philippe, der künftig weniger den Juli-Helden als dem Großkapital zugetane sogenannte Bürgerkönig; er wird nicht durch seine Politik, wohl aber in den Karikaturen Daumiers unsterblich werden. (Man spricht heute von der "monarchischen Lösung der revolutionären Krise".)[12] Mit der Ernennung Louis Philippes finden trotzdem das Ancien Régime und die Idee des Gottesgnadentums endgültig ihr Ende, aber, wie wir wissen, noch lange nicht das Schlachten in den von Haussmann bald darauf verbreiterten Boulevards ("L'embellissement stratégique"). Dennoch, "mit dieser Niederlage wurde der gesamte europäische Absolutismus geschlagen". So beurteilt stellvertretend für viele Benedetto Croce die Julirevolution, und in seinem Überblick erlangen "jene Straßenkämpfe von Paris die Bedeutung einer Weltkriegsschlacht: den ängstlich nach rückwärts Blickenden erschienen sie wie [...] dunkle Wolken am politischen Horizont Europas, durch die mit einem Schlage die Sonne hervorbricht: die »Julisonne«." - Das im Dezember desselben Jahres bereits vollendete Gemälde verrät mir, daß Delacroix, der Augenzeuge von 1830 und von 1848, anders gedacht hat.[13]

---

11 *Langewiesche* 1993, S. 47.

12 *Langewiesche* 1993, S. 49.

13 Benedetto *Croce*: Geschichte Europas im neunzehnten Jahrhundert (1932). Memmingen 1968, S. 90. - Delacroix' Brief vom 6.12.30 an Guillemardet: "j'ai fini, ou peu s'en manque, mon tableau". *Cor. I*, 261.

Die Geschichte der Deutung der "Liberté" bis zum Centfrancs-Schein

Die wohlmeinenden Besprechungen der LIBERTE stehen von Heines Salon-Kritik an (1831) bis zu Traegers Aufsatz (1992) fast ausschließlich im Zeichen des von Croce repräsentierten Optimismus'. Heine "ahnt darin die wirkliche Physiognomie der Julitage", der "heiligen Julitage von Paris", obgleich er zugeben muß: daß die Hauptfigur die Freiheit "bedeuten solle, ist nicht ganz bestimmt ausgedrückt". Für Stolte wird sie dann doch die an Delacroix' Engel in Saint Sulpice gemahnende "Apotheose der Freiheit schlechthin", für Traeger "l'ancien cri «Vive la Liberté!»" verkörpern. Gysin sieht ungebrochenes "Vorwärtsstürmen". In den Augen Gaudiberts führt die Freiheit "das Volk sicheren Schrittes in den großerzigen Kampf". Auch Busch zufolge "stürmt das Volk auf den Beschauer zu", mit einer "wahre[n] Gallionsfigur" an seiner Spitze, gleich dem "Bug des «Schiffes der Freiheit»". Diese Sicht finde ich bei Messerer, der von "gezieltem Dahinstürmen" spricht, bestätigt. Lankheit sieht eine "moderne Nike" und dieser nach, über die Barrikade hinweg, "stürmen die Kämpfer aus der Tiefe des Raumes hervor." Hiernach ist überhaupt kein Halten mehr: So scheint das Bild für Huyghe "bereit, sich über den Betrachter zu werfen". "Das Leben bündelt den ungestümen Lebenswillen der Menschen und lenkt ihn in eine Art Bresche der Erleuchtung" (troué de clarté). Kemp spricht von der Nutzung der "vierten Richtung". Lamblin fühlt sich der "Avantgarde der Aufständischen", die auf dem Weg "zum Sieg" ist, gegenüber und fürchtet gleichfalls zu unterliegen, denn er hat den Eindruck, "sie werden uns im nächsten Augenblick überrollen". Gemeinsam ist diesen Kommentaren der entdifferenzierende Blick, der aus Delacroix' komplexer Komposition eine "Pathosformel" macht. Courthion faßt in ihrem Geist zusammen: "Geschossen hat Delacroix auf seine Weise, indem er den Vorgang malte". Er stützt sich dabei wohl auf dessen Brief an seinen Bruder:

> "J'ai entrepris un sujet moderne, une barricade [...] et si je n'ai pas vaincu pour la patrie au moins peindrais-je pour elle...".[14]

---

14 Heine zitiert nach *Zürich* 1987, S. 38. *Stolte* 1978, S. 180ff. *Traeger* 1992, S. 24. *Gysin* 1929, S. 30. *Gaudibert* 1963, S. 8. *Busch* 1960, S. 5 u. 7. *Messerer* 1977, S. 182. *Lankheit* 1965, S. 133. *Huyghe* 1964, S. 121. Wolfgang *Kemp*: Der Anteil des Betrachters. Rezeptionsästhetische Studien zur Malerei des 19. Jahrhunderts. Mittenwald 1983, S. 53. *Lamblin*

> "Ich habe mir einen modernen Gegenstand vorgenommen, eine Barrikade [...] und wenn ich schon nicht gesiegt habe für das Vaterland, so werde ich zumindest für es malen".

Vielleicht kann man diese Bemerkung anders, ironisch deuten. "Das Durcheinander von Pflastersteinen, Brettern und Toten vor der "Freiheit" macht ihr Vorwärtsstürmen eigentlich unmöglich", bemerkt Zeitler, und mit einem Seitenblick auf Alfred Rethels TOTENTANZ *(15)* wagt er die Bemerkung: "dann hätte [Delacroix' Bild] einen ganz anderen Sinn, als man ihm bisher zugeschrieben hat."[15]

Die politische Geschichte des Bildes hat dazu beigetragen, daß man es als "positive Ikone der bürgerlichen Revolution" schließlich hat einfrieren können.[16] Schon im Salon des folgenden Herbstes ist es, ob bejubelt oder abgelehnt, die Sensation. Für einen "panier de pomme" läßt Louis Philippe es denn auch kaufen. Aber das Gemälde wird ihm - mit dem Aufstand, den es zu verherrlichen scheint, und mit den von ihm geweckten Emotionen - allmählich unheimlich und den sich nun durchsetzenden wirtschaftlichen Bestrebungen hinderlich. Er läßt es in den Museumskeller bringen. Während des Aufstandes von '48 findet es in Lithographien (M. Mouilleron) Verbreitung. Das Bild gelangt zurück ins Musée du Luxembourg und geht kurz darauf auf eine Reise nach Lyon, wo es zu Propagandazwecken ausgestellt werden soll. Bevor es ankommt ist erneut ein Kurswechsel vollzogen, Verhaftungen sind an der Tagesordnung und nur mit Mühe erhält Delacroix sein Bild zurück. Zu seiner Präsentation auf der Exposition Universelle im Jahre 1855 bedarf es der Erlaubnis des Regierungschefs. Erst 1874 gelangt es endgültig in den Louvre. Sérullaz weist darauf hin, daß die Liberté, "devenu un symbole", für ein Plakat anläßlich der Wiedereröffnung dieses Museums im Jahre 1945 verwendet wird.[17]

Seitdem führt Delacroix' Liberté auf Büchern, Briefmarken, Geldscheinen, Werbe- und Wahlplakaten, auf den Titelseiten von "Time" und "Der Spiegel", in politischen Flugblättern und Collagen ihr Eigenleben. Mittlerweile auch auf Telefonkarten. Ich stimme Hofmann zu, daß sich in einem

---

1987, S. 335. *Courthion* 1961, S. 73. Der Brief an den General Delacroix vom 18. Oktober 1830 zitiert nach M124.

15 *Zeitler* 1966, S. 95.

16 Georg *Bussmann*: "Die Moral von der Geschicht". In: Kunstforum. Band 104. 1989, 11/12, S. 136. (Anläßlich einer Adaption der "Liberté" durch die Künstlergruppe Irvin.) - Zur Geschichte des Bildes die gründliche Untersuchung *Adhémar* 1954.

17 *Sérullaz* 1989, S. 135.

vielseitigen Nachleben die Kraft einer Erfindung bekunden kann.[18] Wie aber, wenn in diesem Fall der Ruhm auf einem Mißverständnis gründet? Auffällig ist doch, daß man Delacroix' Komposition in engagierten Graphiken wiederholt und überdeutlich in Führerin und Geführte auseinandergelegt findet, daß seine Hauptfigur für jene Werbezwecke so gut wie immer aus dem Zusammenhang der Bildkomposition herausgeschnitten wird.[19] Den Graphikern braucht man das nicht zu verübeln. Der wissenschaftliche Betrachter aber, oder überhaupt der Betrachter von Kunst, hat weiterführende Aufgaben, denen auch Hofmanns Studie nicht entspricht. Auch sie liefert keine Argumente, die zur Unterscheidung von den gleichzeitig entstandenen Geschichtsillustrationen taugen. Nur gespürt hat man es immer: Den Beflissenen (und meist Vergessenen), die mit dem Pinsel oder mit dem Meißel in der Hand zur Stelle waren, um dem je Aktuellen den im Salon erwünschten Ausdruck zu verleihen, ist Delacroix nicht zuzurechnen. Daumier hat diese Kollegen in seinem Blatt PROJET DE STATUE DE LA PAIX auf's Korn genommen.[20] Auf eine Ebene oberhalb von LE 28. JUILLET etwa in der Version von Jean Victor Schnetz *(10)*, damals Direktor der Académie de France in Rom, müssen wir übrigens auch kommen, weil ein Vergleich mit Rubens möglich werden soll.[21]

---

18 *Hofmann* 1975, S. 69. Hofmanns Mißverstehen setzt meines Erachtens ein, wo er Delacroix' Begriff der "moule consacré" in den Plural setzt und zum Synonym für "formules préférées" macht (S. 63), zu Formeln der Figurenbewegung, die erst sein Sehen zu solchen werden läßt. Die Gestalten, die er unter solchen "moules" für seine "filiation iconographique" im Geiste erbarmungsloser Säkularisierung sammelt, unterscheiden sich genau betrachtet wesentlich: beispielsweise Delacroix' "Vierge du Sacré-Coeur", seine "Liberté" und die "Hispania" in Tizians Allegorie der Religion (Prado). Delacroix schreibt am 26.3.54: "Il y a un *moule consacré* dans lequel on jette les idées bonnes ou mauvaises...". (Hervorh. v. D.) Hofmann übersieht neben dem Singular die Ironie in diesem Wort; der Maler spricht von einem Muster "que la mode consacre", von einer geheiligten Konvention, die den Reiz des Neuen, Leichtverständlichen hat, die dafür jedoch, das "sentiment vrai", die ganz ungetrübte Sprache der Leidenschaft verdrängend, das Werk der Zeitlichkeit preisgibt - "Quel est la musique qui résiste...?" - Selbst die großen Künstler tragen hiervon "unwillkürlich die Spuren", und nur die Allergrößten vermochten, "durch ein wahrhaft seltenes Wunder", davon unberührt zu bleiben. Delacroix ist in dieser Hierarchie sicherlich nicht der Maler mit dem flüssigsten "Vokabular".

19 Als Beispiel das Bild von E.-F. Calvo "Die Erhebung von Paris" (1944) abgebildet bei *Hadjinicolaou* 1991, S. 43.

20 Honoré Daumier: "Projet de Statue de la Paix pour l'Exposition Universelle". 1867. Lithographie. Abgebildet in: Daumier. Das lithographische Werk. Hrsg. von K. *Schrenk*. München 1977. Band II, S. 1113.

21 J. V. Schnetz: "Prise de l'Hôtel de Ville". 1830. Öl auf Lwd., 4,85 x 5 m. Paris, Petit Palais.

Erster Eindruck

Wer mit der glorreichen Geschichte der Juli-Tage, wie Heine und Croce sie geschrieben haben, und mit der von diesem Geschichtsbild getragenen Deutung im Bewußtsein vor Delacroix' Gemälde tritt, der muß sich wundern: Er steht einer düsteren, keiner sonnigen Welt gegenüber, in der, obgleich Bewegtheit herrscht, die dominierenden Figuren auf der Stelle stehen und jedes nach Sinn und Richtung geeinte Streben vermissen lassen, in der auch die Farben der großen Fahne hoch *über* ihren Köpfen sich nur allmählich zu einem bestimmenden Akkord zusammenschließen wollen. (Die meisten Reproduktionen verfälschen diese, von Heine bereits beklagte, verhaltene Wirkung.) Erst wenn das Auge auf den tragenden, aus Braun, Grau, Ocker und Grün gemischten Ton herabgestimmt ist, beginnt das Bild, anders als nebenan Géricaults RADEAU DE LA MEDUSE, aufzublühen. Es bleibt aber ein Schwelen. - Wie wenig die vorgestellten Charakterisierungen die Eigenart dieser Figurenkomposition treffen, zeigt schon der Vergleich mit dem HEMICYCLE D'ATTILA im Palais Bourbon, wo tatsächlich zu sehen ist, daß Anführer und Meute "descendent des montagnes comme un torrent."[22]

Die Figurenkomposition

Da es die eine Menschenwoge mit "Gallionsfigur" nicht gibt, wie läßt sich das Bild anders lesen? - Was ich sehe ist, daß die titelgebende Hauptfigur, begleitet von wenigen Kämpfenden, aus einer nach rechts stoßenden Horde ausgeschert und damit aus dem Mittelgrund auch in unmittelbare Nähe vorgedrungen ist. Der Schmied am linken Bildrand, die Figur im braunen Lederschurtz mit offenem Hemd, die einen Säbel erhoben hält, macht die dynamische Beziehung zwischen den geschiedenen Plänen sinnfällig. Noch ist sein Schritt nach links, dem Elan der meisten also entgegengerichtet, so daß er sich den Vorderen mit einer Drehung im Oberkörper eben erst zugesellt. Hinter seinem Rücken ist die Masse der bewaffneten Aufständischen, der "faiseurs de révolution", wie Delacroix sie einmal nennt, dar-

---

22 Delacroix' Einführung (Le Constitutionnel, 31.1.48) in das Programm seiner Malereien im Palais Bourbon zitiert nach *Sérullaz* 1963, S. 332; dort T. 59ff. (ebenso Mémorial, S. 275). *DdH.*, S. 267.

gestellt. Sie rollt, einer Meute von Piraten gleich, fast 'bildflächenparallel' hinter der Barrikade vorbei, hinein in die blutige Auseinandersetzung mit dem Gegner. Der Zusammenprall ist nicht gezeigt, aber man sieht in einiger Entfernung, am rechten Bildrand, die feuerspeiende, nach links gerichtete Phalanx der Soldaten; die Opfer beider Seiten bilden das optische Fundament des Ganzen, die Schwelle am Eingang zur Bildwelt.
Der tatsächlich tragende Grund der Vordergrundsfiguren ist die aus Balken und Pflastersteinen gehäufte Barrikade, die ein Drittel der Bildhöhe auf ganzer Breite in Anspruch nimmt. Mit den Toten bildet sie einen ausgeprägt horizontalen Akzent, dem die frontale, hochaufgerichtete und übergroße Liberté-Figur entgegengesetzt ist. (Das kompositionelle Grundmuster, das wir aus der BARQUE DE DANTE kennen.) Sie erscheint, im Sprung auf den Grat der Barrikade, den linken nackten Fuß vorgesetzt, aus der Mittelachse in die Bewegungsrichtung geneigt. In einer energischen Gebärde mit durchgestrecktem rechtem Arm stößt sie die Trikolore etwas zurück und so weit hinauf, daß diese, nun präzise auf der Mitte, vom oberen Bildrand überschnitten wird. Der verschattete Arm ist fast orthogonal verkürzt. So fest wie diese Faust sich um die Fahnenstange schließt, so fest umgreift die andere (zu der es eine gezeichnete Studie gibt)[23] den Schaft nicht einer "Flinte", wie Heine schreibt, sondern einer mannshohen Muskete mit aufgepflanztem Bajonett. Kein Zweifel, daß beide Gegenstände gleich bedeutsame Attribute ihres Wesens sind, weshalb sie mit der "donna vestita di bianco", der Freiheit in Ripas Allegorien-Buch, nicht mehr viel gemeinsam hat. Aus dem Zepter ist eine Waffe geworden, die nah an den Körper herangezogen ist; sie steht der Figur, wenn man beider Neigung und die Rhythmik der Konture auf Kolbenhöhe ins Auge faßt, wie angegossen. Die Liberté (ich nenne sie nur noch aus Gewohnheit so) wendet den Blick über die Schulter zurück, so daß ein beleuchtetes und - wie am Virgil von 1822 - antikisch geprägtes Profil zu sehen ist. In dieses Antlitz ist nur ein Hauch von menschlicher Anteilnahme, wenig Kampfermunterung oder Siegessicherheit gemischt, wohl aber, mit den herabgezogenen, halb geöffneten Lippen, mit den geröteten Wangen und einem sengenden Blick, etwas von Kampfesfuror. Die übrige Erscheinung verstärkt den Eindruck: der kraftvolle, in antikischer Nacktheit und Unversehrbarkeit aus dem Kleid hervordrängende Oberkörper, der ausgreifende Schritt,

---

[23] *Sérullaz* 1971, Nr. 10.

die weitschwingende, antike Viktorien beschwörende Faltung des Stoffes. Sie trägt die Mütze der Freiheitskämpfer. Mit deren stark abgedunkeltem Rot ist aber die jakobinische Bedeutung zugunsten der antik-phrygischen, die aktuelle zugunsten der mythischen zurückgedrängt. Kaum eine Reproduktion vermittelt die Wandlung des ledergelben Kleides nach unten ins zunehmend steinfarbige Fahle, wodurch diese Figur mit der Todeszone eng verbunden ist. Zugleich verdichtet sich die helle Pulverwolke hinter ihrem Haupt fast zu einem Glorienschein. Wieder also die große, schon zwischen Waffe und Fahne wirksame Spannung, die nur an einem "être surnaturel" glaubhaft zu machen war und die erst in ihrem Verhältnis zur dargestellten Menschennatur verständlich wird. Übrigens ist anzunehmen, daß zur Ausgestaltung ihrer Haltung der BORGHESE-FECHTER (seit 1811 im Louvre) *(11)*, den Delacroix nachweislich gut gekannt hat, mit seiner vergleichbar vehementen Gebärde beigetragen hat, weniger das ständig zitierte, etwas triviale Barbier-Gedicht.[24] (Die berühmte NIKE lag bis 1866 noch im Boden von Samothrake.)
Das Geschehen im Vordergrund bietet sich komplementär gestuft als *Hemmung physischer und Steigerung geistiger Bewegtheit* dar, zunehmend sich lösend von dem besinnungslosen Vorwärtsstürmen im Mittelgrund. Am reinsten begegnet uns dies in dem jungen Mann mit schief sitzendem Zylinder und schwarzem Frack, mit dem Delacroix durchaus eine Identifikationsfigur, aber kein Selbstporträt geschaffen hat.[25] Der Bürger ist mit leicht zurückgeneigtem Oberkörper in die Knie gegangen. Wer ihm ins Gesicht schaut, muß erkennen, daß ihn der Schrecken packt. Er selbst packt, als wolle er sich daran halten, sein kurzes Jagdgewehr mit beiden Fäusten. Mit aufgerissenen Augen schaut er in die Richtung, in der wir den Gegner annehmen müssen, und er reflektiert förmlich, daß dieser für ihn den Tod bedeutet. Er "trauert" nicht, wie Busch meint, noch "meditiert" er, zu beidem fehlt ihm die Freiheit.[26] Seine Lähmung kommt auch

---

24 z. B. bei *Friedlaender* 1930, S. 131, *Hamilton* 1954, S. 60. *Busch* 1960, S. 12. *Paris* 1982, S. 46. In den "Iambes" von 1830 besingt A. Barbier die Freiheit: "C'est une forte femme aux puissantes mamelles...". - Agasias von Ephesos: "Der Fechter". 1. Jht. v. C. Marmor. H: 1,99 m. Paris, Musée du Louvre. W. *Fuchs*: Die Skulptur der Griechen. München 1983[3], S. 146. *Haskell/Penny* 1982, Nr. 43.

25 So auch Toussaint (*Paris* 1982, S. 47): "Il ne lui ressemble pas...", und *Joubin* (1936, S. 354): "Non, l'homme de la barricade ce n'est pas Delacroix; il ne lui ressemble ni physiquement ni moralement. Mais c'est une transposition de Villot, le révolutionnaire...".

26 *Busch* 1960, S. 15.

darin zum Ausdruck, daß er den Gewehrlauf aus der Schußrichtung genommen hat. Ich kann Busch, der allerdings erstmals retardierende Momente in der Komposition wahrgenommen und mit einer "romantischen Paradoxie" erklärt hat, auch darin nicht folgen, daß zwischen der Liberté "und ihm [dem Bürger] die eigentliche, die beherrschende Spannung des Bildes" aufgebaut sei. (Busch spricht vom "meditierenden, dem Geschick 'lauschenden' Täter".)[27] Er schaut unter tiefgezogener Krempe an ihr, sie an ihm vorbei. Zwischen beider Blick verläuft der ausgestreckte Arm, und da das Licht von links oben ihr Gesicht noch trifft, ist anzunehmen, daß sie hinter ihrem Arm vorbeisehen kann. Eigentlich kann ihr Blick nur den Geheimnisvollen treffen, der, mit glühenden Augen den Betrachter messend, zwischen Schmied und Bürger auftaucht und dem Verdammten ähnlich sieht, der sich zwischen Virgil und Phlegias von hinten an die Barke klammert. Aus der allgemeinen Fixierung auf ein feindliches Gegenüber sind dieser Dämonische und die merkwürdig isolierte Führerin herausgenommen und erscheinen so verbunden im Wissen um Unvermeidliches.

Was der Bürger in ganzer Schwere eben begreift, wird dem Schmied, dessen Schwung noch nicht ganz gebrochen ist, erst in der nächsten Sekunde bewußt. Sein Kopf ist bereits herumgedreht, so daß der noch ungläubige Blick unter hochgezogener Braue den des Vordermanns begleiten kann An dem Verblutenden, der vor dem Bürger halb am Boden liegt, hat sich das Unheil vollzogen. Delacroix zeigt keine patriotischen Allüren, die die Gipfeltruppe von Schnetz *(10)* so unerträglich machen. Er läßt aus seinen Gestalten echte Anteilnahme am menschlichen Leiden sprechen, nicht aber ohne ihnen dessen Ursprung, die dunkleren Winkel der Menschennatur, ins Gesicht zu malen. Das gilt in besonderem Maße für den Burschen am linken Bildrand. Mit seinem von der Gewalt mehr faszinierten als erschreckten Blick drängt er "rattenhaft", wie Busch es treffend nennt, in die vorderste Reihe.[28] Auf das fast erstürmte Rathaus starrt dieser kleine Mörder sicher nicht.

Auch 'opfert' Delacroix keine Kinder, um, wie es seit der Revolutionskunst üblich geworden ist, den Ausdruck des Triumphes abzurunden. Man findet eine solche Kinderfigur in dem erwähnten Bild von Schnetz. Aber ist der mit Pistolen fuchtelnde Knabe im Schatten der Liberté tatsächlich

---

27 *Busch* 1960, S. 15.

28 *Busch* 1960, S. 5.

"l'éternelle symbole de l'adolescent sacrifié à une noble cause"? Ist er gezeigt als einer, "der bedenkenlos in die Tat hineinstürmt", als "enfant-héros", das, so Traeger, mit der Liberté als "ange gardien" sogar die Führung übernimmt?[29] In Wirklichkeit betrifft die Auseinanderlegung von Handlung und Reflexion auch ihn. Auch er steht schon mehr als daß er stürmt. Er hat einen Fuß weit vor- und auf den Balken hochgesetzt, das Hauptgewicht lagert auf dem fast durchgestreckten hinteren Bein. In seinem Gesicht verdunkelt sich Begeisterung in unbestimmten Schrecken, sein Blick wirkt suchend, er scheint mit aufgerissenem Mund eben zu verstummen. Daß er nicht in die Richtung des Feindes blickt, betont noch die Gefährdung; er ist, wie Peter Weiss beobachtet hat, "völlig schutzlos dem Gegner preisgegeben".[30] Mit einer viel zu großen Patronentasche sieht er aus wie eine bittere Parodie des Schmieds; der Parallelrhythmus der weißen Schultergurte fordert den Vergleich. Die Anwesenheit dieses gamin auf der Barrikade ist verirrtes Spiel und nichts im Bild verhindert unsere Annahme, daß er enden wird wie der, der vor seinen Füßen liegt und dem er die Tasche abgenommen haben kann. Diese unheroischen und nicht nur rührenden Kindergestalten ergeben Delacroix' Absage an den Barra-Kult um das selbstvergessene Retter-Kind, den Robespierre initiiert und David zu malen aufgetragen hat. Das Bild in Avignon *(12)* mit dem am Boden liegenden Knaben, der sich noch im Sterben die Kokarde an die Wunde preßt, hätte die entsprechende Ikone werden sollen - wäre für den Maler nicht mit dem Tod des Auftraggebers und einer neuen politischen Lage der Anlaß zur Vollendung hinfällig gewesen.[31]

Eine Figurenkadenz, die in den Tod führt - Rubens und Bruegel

So gut wie immer ist diese Komposition, der Fortschrittsdeutung durchaus gemäß, als eine Pyramide beschrieben worden, die ihren Gipfel in der triumphalen Fahne hat. Entsprechende Linien, wenn man sie nur nicht zu

---

29 Toussaint in *Paris* 1982, S. 47. *Busch* 1960, S. 15. *Traeger* 1992, S. 20 u. 21.

30 *Weiss* 1975. I, S. 342.

31 J. L. David: "La mort de Joseph Barra", 1794, Avignon, Musée Calvet, 118 x 155 cm. *Schnapper* 1981, Abb. 95. Hier auch die Episode um den Heldentod des Dreizehnjährigen in der Vendée (S. 164). Derselben Geisteshaltung verpflichtet ist das Bild "La mort de Joseph Barra, 1793" von J. J. Weerts. Paris, Musée d'Orsay.

planimetrisch nimmt, lassen sich tatsächlich ziehen, am deutlichsten vom Degen in der linken unteren Ecke über das Jagdgewehr, den Säbel, bis in die Fahnenstange.[32] Es gibt aber eine Ordnung, die dem leiddurchmischten Sinn des Bildes, soweit er bis hier erarbeitet ist, mehr entspricht. Sie offenbart sich, wenn man das Erleben der Figuren, die Körperhaltungen, aus denen es spricht, wichtig nimmt. Dann wird eine Kadenz, die in den Tod führt, zum beherrschenden Kompositionselement. Wir müssen die Anordnung unter diesem Aspekt noch einmal lesen: Der Schmied, eben zu den Hauptfiguren sich gesellend und kurz vor der Erkenntnis seiner Lage, macht den Anfang eines großen Fallens in der vorderen Schicht, das sich nach rechts unten, über eine kurze Strecke auch von hinten bis in den vordersten Grund, bis zu dem toten Kürassier im Panzer erstreckt. Der Bürger kniet bereits, verhält sich, wenn auch geistig angespannt, viel ruhiger als der Schmied. Indem er sich der Kadenz leicht entgegenneigt, wird deren Sog nur besser fühlbar. Vor ihm kauert der Sterbende, der sich, gleichfalls nach rechts gewendet, gerade noch halten kann. Auf diesen folgt der lang hingestreckte Tote in Uniform, der bei mir immer den Gedanken an einen großen, sich neigenden Uhrzeiger weckt. Und wie ein Riegel, wie ein Keil ist schließlich der Kürassier, der noch im Sterben liegt, von rechts ins Bild hineingefallen und der Kadenz entgegengeschoben. (Ein weiterer Hinweis darauf, daß wir uns die rechte Seite als die des Gegners zu denken haben.) Dieser Figurenbau erlaubt den wichtigen Schluß, daß Delacroix gerade keinen "momentanen Ausschnitt" aus einer vorbeiziehenden Menschenmasse zeigt,[33] sondern eine in sich abgeschlossene und, wie ich noch ausführen werde, tragische Bildgestalt.

Auch im unteren Bildbereich kommt es darauf an, die Sterbenden und Toten richtig anzuschauen. In den Beschreibungen gibt es sie entweder kaum, oder sie werden mit Phrasen einer unreflektierten, von der kritischen Geschichtsforschung eingeholten Revolutionsbegeisterung zugedeckt. Vom "symbole du guerrier héroisé par son sacrifice" spricht Toussaint, obwohl doch solche Charakterisierungen auf das Bild von Schnetz *(10)*, der im Vordergrund den unbefleckten Heldentod ausbreitet, viel besser passen.[34]

---

32 Die "Liberté" zuletzt bei *Hadjinicolaou* (1991) mit den entsprechenden Strukturlinien abgebildet auf Seite 79.

33 *Lankheit* 1965, S. 133.

34 *Paris* 1982, S. 50. - Bei *de Tolnay* (1962, Fußn. 14) werden sie zu einer "sorte de bordure". Genauer hingeschaut und die Schere an der entscheidenden Stelle angesetzt haben die

Wenn sie weiter ausführt, daß Delacroix im Halbentblößten den alten Figurentypus des toten Hektor aufgegriffen habe, so bleibt dringend zu ergänzen, daß, wenn es sich denn so verhalten sollte, er die "académie", die Formel demonstrativ mit einem entgegengesetzten Ausdruck versehen hat: Mit einer geplünderten, in ihrem Ausgezogensein scharf beleuchteten Leiche zeigt er, daß hier *kein* "klassischer Tod" stattgefunden hat.[35] Der Kopf des Mannes, der wohl von einem Pflasterstein (wie ihn der Bursche über ihm ergreift) getroffen wurde, liegt mit klaffender Wunde in einer Lache eigenen, geronnenen Blutes. Das gleiche gilt für den Kürassier auf der gegenüberliegenden Seite, der dunkel vor sich hinstarrt und die hell behandschuhten Hände ins Straßenpflaster krallt *(9)*. Selbst das gähnend schwarze Loch seines herabgefallenen Hutes scheint den Sinn solchen Sterbens zu verneinen. Delacroix stellt den Tod in einer ernüchternden Weise dar, die man in Bildern vor Goya und Géricault vergeblich sucht. Aber er ist nicht nekrophil, er beläßt es, wie sich herausstellen wird, nicht dabei. Gleichwohl sind seine Toten auch nicht "reconcilié dans la mort", wie Blanc behauptet. Eben darin unterscheiden sie sich von den etwas sentimental geratenen Gefallenen in Baron Gros' BATAILLE D'EYLAU, einem weiteren Monumentalbild, von dem Delacroix manche Anregung empfangen hat.[36] Es gibt bei ihm, im Unterschied zur Situation des nackten Toten etwa in Rubens' NIEDERLAGE DES SANHERIB (*KdK*. 156), erst recht keine kreisende Bildbewegung, in die sie versöhnlich aufgenommen wären. Auch sein grelles Licht hat nichts Verklärendes; dem Entblößten scheint es noch den letzten Rest von Würde nehmen zu wollen. In ihrer Lage, den Kopf je im äußersten Bildbereich und nur die zerschundenen Füße auf der Mitte kreuzend, sind sie auch jetzt noch einsam.[37] - Über alldem schwebt, in ihrem Sinn nun doch in bestem Verstande fragwürdig geworden, die großartige Fahne.

Die Kompositionsform, die ich in diesem Bild nachzuweisen suche, hat Tradition. Das schönste Beispiel ist Rubens' Spätwerk DER KRIEG, von

vom geschäftlichen Nutzen ihres Produktes lebenden Werbegraphiker; Präziseres neuerdings auch bei *de Hureaux* (1994, S. 91), der trotzdem nicht von der üblichen Deutung abweicht ("Glorifizierung der Freiheit", S. 94).

35 Vgl. von J. L. David "La mort de Hector", Montpellier, Musée Fabre.

36 *Blanc* 1864, S. 23. Antoine-Jean Gros: "La Bataille d'Eylau (1807)", 1808, Paris, Musée du Louvre, Öl auf Lwd., 5,21 x 7,84 m.

37 Théophile Gautier hat das wahrgenommen (1831): "Wie sind die Kadaver im Vordergrund mit schrecklicher Wahrheit hingeworfen [...]!" Zitiert nach *Busch* 1960, S. 26.

1638 *(13)*. Seine Deutung verdanken wir Hubala, der von dem berühmten Brief an Justus Sustermans ausgeht und zu folgender Beobachtung gelangt:

> "Die Darstellung bildet eine einzige fallende Kadenz, die sich von links nach rechts vorne in den Figuren verkörpert: Festgefügt und aufrecht steht die Tempelarchitektur, Europa wankt, Venus folgt hingerissen Mars, den die schrägaufbrausende Furie vorwärtszieht; an die nackte Erde ducken sich Harmonie und Karitas, hingestürzt finden wir den Baumeister."[38]

Weder quellenkundlich noch bildvergleichend läßt sich beweisen, daß Delacroix dieses Rubenswerk gekannt hat.[39] Das gibt in einem solchen Falle auch nicht den Ausschlag; ein kunsthistorischer Zusammenhang wird nicht erst interessant, wenn er als genetischer festzumachen ist. Die hier vorliegende Ähnlichkeit der Bildanlage rührt daher, daß sich die Meister der nachmittelalterlichen Malereiepoche als Figurengestalter mit Grundtatsachen des Lebens befaßt und darin zu vergleichbaren Formungen gefunden haben. Deshalb können wir den STURZ DER BLINDEN von Bruegel (1563) *(14)* an den Anfang dieser Bilderreihe stellen, in der die Frage nach dem Grund von Gewalt und menschlichem Leiden die Gestalt eines großen Fallens angenommen hat;[40] da immer auch die Unausweichlichkeit des Geschehenden im Mittelpunkt steht, ist es stets ein Fallen nach rechts. In verschiedenem Maße aber wollten die drei hier vereinten Künstler die Ursache des Übels ins Innere des Menschen legen. Hubalas Beschreibung jener strahlenden Venusgestalt, ihres halb widerstrebenden, halb nachgiebigen Verhaltens neben Mars, führt zu der Einsicht, daß Rubens uns die "eigene Natur mit unbarmherziger Klarheit zeigt", daß er sichtbar macht, "daß der Krieg, nicht nur der Frieden, in der sozialen Natur des Menschen verankert ist".[41] Andererseits hat Rubens Götter zu Akteuren gemacht, die die

38 *Hubala* 1970, S. 280. Rubens' Brief vom 12. März 1638 ebd., S. 279 und in *Zoff* 1918, S. 461. - P. P. Rubens: "Der Krieg", Florenz, Palatina (Palazzo Pitti), Öl auf Lwd., 2,06 x 3,42 m. *KdK*. 428.

39 Die Beschreibung eines nicht näher bestimmten Stichs in der Tagebucheintragung vom 25.1.57 ("les arts, les monuments détruits...") könnte sich auf dieses Rubenswerk beziehen. "Italie" und "Eloquence" im "Hémicycle d'Attila", die vor dem Hunnenkönig niederstürzen, könnten von hier angeregt sein.

40 Pieter Bruegel: "Der Sturz der Blinden", 1563, Neapel, Gall. Naz. di Capodimonte, Öl auf Lwd., 86 x 154 cm.

41 *Hubala* 1970, S. 282.

Furie Alekto führt, gleichfalls ein übermenschlich-mythisches Wesen also. In der Vergegenwärtigung einer solchen Schicksalsmacht liegt noch etwas echt Antikes. In diesem Punkt ist Delacroix, der ja auch "glühende Leidenschaften" ursächlich beteiligt, spürbar psychologischer, realistischer, auch pessimistischer geworden; eben das prägt seine allegorische Gestalt, deren Dasein zwischen Antike und Gegenwart zu deuten bleibt.
Zuvor möchte ich den Finger auf den entscheidenden Unterschied im Kompositionellen legen: Selbst im Sturz sind Bruegels Bettler eins, indem sie sich tatsächlich aneinander halten, indem sie über eine Stufenfolge von sich öffnenden Gesichtern und Mänteln zu einem "Überfiguralen" verbunden sind.[42] Rubens hat Venus und Mars als unzertrennliches "Gattenpaar" aufgefaßt, die Anordnung dieser beiden und der Furie "erinnert an eine Waage",[43] Harmonie, Karitas und Baumeister ergeben zusammengesehen eine ähnliche Dreiergestalt, und so fort. Was ich damit sagen möchte: Wir stehen in beiden Fällen einer echten *Kon*figuration gegenüber, einer auch in Konflikt und Verderben noch sich behauptenden figuralen Gemeinsamkeit. Bei Delacroix verhält es sich anders. Das Ideal, das in der Fahne sein Symbol hat und das alle Figuren an diesen Ort geführt hat, besitzt nicht die Macht, sie in ihrem Streben zu einer Figurenfamilie zusammenzuschweißen. Nur dies haben sie gemeinsam: jeder erlebt und leidet bis in den Tod ganz für sich allein. Das machen die Individualisierung jeder einzelnen Gebärde und die Versenkung in die einzelne Geistigkeit, die sich in Form einer neuen Intensität und Mannigfaltigkeit des Blickens niederschlägt. - Vereinzelung, Vergeistigung, Hemmung der Zielstrebigkeit, das sind Grundzüge Delacroix'scher Gestaltungsweise, die uns in seinem Aquarell mit dem ERSCHRECKTEN HENGST *(1)* erstmals begegnet sind. Einmal in ihrer stets thematischen Relevanz erkannt, lassen sie Bestimmungen wie "das neue Barock von Delacroix" sinnlos erscheinen.[44]

---

42 Diese Beobachtung übernehme ich von Wilhelm *Messerer*: Das Relief der Kreuzabnahme an den Externsteinen und das Figurale in der heutigen Kunstgeschichtsschreibung. In: Frank N. Steigerwald (Hrsg.): Martin Gosebruch zu Ehren. Fs. anläßlich seines 65. Geburtstages. München 1984, S. 90.

43 J. Burckhardt zitiert nach *Hubala* 1970, S. 284; *Hubala* 1970, S. 282.

44 *Friedlaender* 1930, S. 148. Entsprechend zu G. P. Mras s. o. Präliminarien, Fußn. 21.

Das Kolorit und die Trikolore - Ludwig Börne

Auch in diesem Werk, das dem Thema gemäß zu großen Teilen aus dunkel unbunten Tönen entwickelt ist, erweist Delacroix sich als Farbenmeister, der die Buntqualitäten um so gezielter einsetzt. An dieser Stelle sei angemerkt, daß der breite und virtuose Pinselduktus eine rasche Malweise verrät. Ein zerknitterter grünlich-weißer Hemdärmel im linken unteren Eck besitzt malerisch die délicatesse eines Leinentuchs von Manet. Auch die blaue Jacke des Sterbenden erscheint auf den ersten Blick wie alla prima-Malerei. Tatsächlich hat Delacroix die Komposition in freier brauner Pinselzeichnung auf einem unterschiedlich hellen Malgrund festgelegt und dann farbig ausgeführt. Bis zu sechs Schichten einschließlich der obersten, modellierenden Lasur konnten nachgewiesen werden.[45] Diese feine Malerei macht uns den Anblick des Entblößten erst erträglich, nur durch sie kann er der Überzeugung entsprechen, die Delacroix in einem Mozart-Brief wiedergefunden hat, daß nämlich Kunst immer Kunst zu bleiben hat, "même dans les situations les plus horribles" (J. 12.12.56).
Aber was soll der stahlblaue Strumpf genau auf der Mittelachse, den dieser Tote trägt? Sicher ist er eine Hommage an Géricault, der auf seinem Floß einen nackten Toten mit ähnlich aufgekrempeltem, das Entkleidetsein unterstreichendem Strumpf zeigt (unten links, neben dem Rückenakt, für den Delacroix selbst posiert hat). Die Faszination, die dieses Werk mit seiner kraftvollen, vom klassizistischen Kanon sich lösenden Figurenzeichnung auf Delacroix ausgeübt hat, ist bekannt, läßt sich mit weiteren Anleihen beweisen.[46] Schon der farbige Strumpf bezeugt aber, daß Delacroix die Asphaltmalerei des Jugendfreundes hinter sich gelassen hat.
Zunächst haben der blaue Strumpf und jenes angestrahlte weiße Hemd in der Farbrechnung ihren Platz, die wohl Gegengewichte für die Fahne und den blau-weiß-rot durchwobenen Himmel gefordert hat. An dem Sterbenden zu Füßen der Hauptfigur erscheinen die Farben der Trikolore wieder und zwar, wie Dittmann beobachtet hat, "stärker gebrochen und in umgekehrter Qualität." Wenn man von dieser Beobachtung aus ins Einzelne

---

45 Zur Maltechnik der Restaurierungsbericht von Lola Faillant-Dumas und Jean-Paul Rioux in *Paris* 1982, S. 69 - 72.

46 Die formalen Anleihen aufgelistet bei *Rudrauf* 1937. Seine These, die Liberté-Komposition sei eine Transposition des Floßes, in dem Sinne, daß etwa Géricaults Segelmast sich in den ausgestreckten Arm von Delacroix' Hauptfigur verwandelt habe, lehne ich ab.

geht, wird klar, daß mit den Figuren die Trikolore schrittweise zu Boden fällt:[47] Zuerst begegnet sie uns links, etwas zurückgesetzt, in der um einen Gewehrlauf gebundenen Lumpenfahne. Dann taucht sie in kleinsten Mengen an der Mütze des Schmiedes, schon viel auffälliger an seinem Hüfttuch auf. Rötliches reflektiert die Unterseite des Gewehrlaufs, den der Bürger hält. Es folgt der Sterbende, der die Farben in einer Verteilung am Leib trägt, die man sich nicht mehr umgekehrt vorstellen kann; es dominiert das dunkle Blau der Jacke. Deutlich spricht sich Gebrochensein in seinem Kopftuch aus, das, in einem bleichen Rosaton gehalten, wie ausgeblutet wirkt. Tatsächlich tropft ja Blut aus seiner Brust auf den darunterliegenden Stein. Dann begegnet uns die Trikolore in der Jacke des schräg liegenden Toten wieder. Dieses Blau ist, dem tieferen Punkt in der Kadenz entsprechend, noch um eine deutliche Nuance verblaßt. Auch hier wird spärliches Rot am Kragen von dem dunkleren einer Brustwunde ergänzt. An dem Kürassier fehlen Helligkeiten, bis auf den Panzer, der metallisch glänzt. Nicht zufällig dominiert am Ende ein tiefes Schwarz. Es ist der hinterfragte Strumpf, der die figurale und farbige Pause unterhalb der Liberté-Figur überbrücken hilft und so auf den Zusammenhang von Figuren- und Farbordnung aufmerksam macht. Über ihn ist außerdem der etwas abseits liegende Tote in die Kadenz miteinbezogen. Wenn man dies wahrgenommen hat, befreit sich das bleu-blanc-rouge endgültig aus seiner nationalen Bindung und wird zum sinntragenden Element einer rein künstlerischen, anschaulichen Ordnung. Die Fahne selbst scheint übrigens mit ihrem Schwung aus langem, in sich bewegtem Rot über ein kürzeres Weiß in schließlich tiefdunkel zurückschnellendes Blau etwas von der Bewegung der Figurenwelt in sich aufgenommen zu haben, die aus stürmischem Voran über innehaltendes Erkennen in den Tod führt. Fast gleichzeitig ist die Trikolore noch einmal so bildhaft wahrgenommen worden. Von Ludwig Börne, der, erfüllt von freudigen Erwartungen, am siebten September 1830 auf seiner Reise nach Paris die Grenze erreicht. Schon von weitem sieht er die Fahne:

> "ganz unbeschreiblich hat mich das aufgeregt. [...] Die Fahne stand mitten auf der Brücke, mit der Stange in Frankreichs Erde wurzelnd, aber ein Teil des Tuches flatterte in deutscher Luft. [...] Es

---

47 *Dittmann* 1987, S. 287.

> war nur der rote Farbenstreif der Fahne, der in unser Mutterland hineinflatterte. Das wird auch die einzige Farbe sein, die uns zuteil wird werden von Frankreichs Freiheit. Not, Blut, Blut - ach! und nicht Blut auf dem Schlachtfelde."

Ein Monat später wird sein Blick auf das politische Geschehen in Frankreich sich dem von Delacroix genähert haben, für kurze Zeit zumindest.[48]

Alfred Rethel - Delacroix' Äußerungen zur Revolution

Die bisherigen Ausführungen kommen, wenn sie überzeugen, einer Demontage der Revolutionsikone gleich. Da es um die berühmteste geht, erscheint es ratsam, sich von außerhalb des Bildes abzusichern. Alfred Rethels Holzschnittfolge AUCH EIN TOTENTANZ von 1849 schließt mit dem Blatt DER TOD REITET ÜBER DIE BARRIKADE *(15)*.[49] Sein Sterbender am rechten Bildrand, der sich blutend zu dem fahnenschwingenden Reiter emporreckt, geht mit Sicherheit auf Delacroix' sterbenden Arbeiter zurück. Der daneben mit dem Gesicht nach unten am Boden liegt stammt von einer bereits erwähnten Figur aus Géricaults RADEAU DE LA MEDUSE ab. Ich nehme es als Bestätigung meiner Sicht, daß der Deutsche sich in seiner pessimistischen Schilderung der Revolutionsereignisse auf diese Bilder bezieht. Andererseits wird deutlich, wie groß hinsichtlich Form und Gehalt die Spannung ist, die bei Delacroix zwischen der Figurenkadenz und der erhabenen Trikolore besteht.
Auch schriftliche Quellen belegen, daß die oft unterstellte Entwicklung vom Republikaner zum Konservativen nicht stattgefunden hat. In einem Brief an Balzac berichtet Delacroix von einer Jugendfreundschaft: "j'ai eu un ami comme Lambert", erinnert er sich, "nous fondions des républiques, mais j'étais moins enthousiaste que lui" (*Cor. I*, 345). In den Julitagen habe er als "simple promeneur" die gleiche Chance, von einer Gewehrkugel getroffen zu werden, gehabt wie jene "héros improvisés", jene "faiseurs de révolution", die hoffentlich bald Ruhe geben werden; das schreibt er, während die LIBERTE entsteht, an seinen Verwandten Ver-

48 Ludwig *Börne*: Briefe aus Paris (1834). Wiesbaden 1986, S. 5.

49 Alfred Rethel: "Der Tod reitet über die Barrikade". 1849. Holzschnitt, 22 x 32 cm. Aus der Folge "Auch ein Totentanz aus dem Jahre 1848". *Lankheit* 1965, Fig. 45.

niac.[50] Nach dem Aufstand von 1848, im Verlauf desselben Werke von ihm verloren gehen, richtet er an George Sand diese "réflexions rétrogrades": "Vous dites fort bien que dans des temps que ceux-ci l'esprit ne raisonne pas et que les coups de fusils ou de baionnettes deviennent les seuls arguments qui aient cours." Er sei, trotz Rousseau, der doch nur das Feuer des häuslichen Herdes erfahren habe, schließlich zu der Einsicht gekommen, daß diese Freiheit,

> "achetée à coups de batailles n'est vraiment pas de la liberté."
> "daß diese mit Gewalt erworbene Freiheit keine wahre Freiheit ist." (*Cor. II*, 349)

An der Exposition Universelle im Jahre 1855 will er andererseits nur teilnehmen, wenn auch die LIBERTE GUIDANT LE PEUPLE ausgestellt wird.[51] Kann man dies nicht als Hinweis darauf gelten lassen, daß er selbst etwas anderes als eine Revolutionsverherrlichung darin gesehen hat? Zu diesem Zeitpunkt war die letzte Weltverbesserungsvision doch längst begraben: "J'ai enterré l'homme d'autrefois [...]. Moi, je suis froid comme un marbre", lesen wir in einem Brief von 1848 an Soulier (*Cor. II*, 347).
Wem Briefstellen nicht ausreichen, der sei daran erinnert, daß Delacroix mit dem Exilhof korrespondiert hat (*Cor. I*, 258), daß er im Juni des Jahres 1848 in Champrosay dazu beigetragen hat, aus der Hauptstadt flüchtende Aufständische ("ces gredins", *Cor. II*, 352) abzufangen und in Ketten zu schlagen, daß er Umgang mit einem Mann wie Adolphe Thiers gepflegt hat (J. 24.6.56), dessen üblen Initiativen als Innenminister Daumier mit der Lithographie "Rue Transnonain, le 15 avril 1834" ein Denkmal gesetzt hat.[52] Kurz, die politische Biographie von Delacroix, seine "petite politique de peintre", wie er selber sagt (*Cor. II*, 363), bietet neben der eines Daumier oder Courbet (oder neben der des Zeitgenossen Georg Büchner gar) wenig Interessantes. Ja, linksorientierte Betrachter müssen ihn, wie es geschehen ist, sogar unsympathisch finden. Wer auf einem revolutionären Seitensprung um 1830 besteht, den treiben spätestens diese Fak-

---

50 Brief an Verniac (13. 8. 30). - Vgl. hierzu die Ausführungen bei *Matsche* 1984, Kap. I.

51 *Adhémar* 1954, S. 91.

52 Hierzu *Lejeune* 1945, S. 28. Übrigens fällt mit den Auskünften eines namentlich nicht genannten M. C. B. (Monsieur Charles Blanc?) ein Schatten auf Delacroix' Neigung zu Thiers: "...Ce serait, si j'arrivais à être convaincu de tout cela, une des plus grandes déceptions qu'il pût m'être réservé d'éprouver." J. 5.3.57. Man muß aber anerkennen, daß Thiers die wichtigsten Aufträge zu Wandmalereien vermittelt hat. Siehe *Delacroix* (Autobiographie), S. 271.

ten in die Enge. Wie Rudrauf, der sich heraushilft, indem er aus dem Barrikadenbild einen "Triumph der künstlerischen Romantik" macht. Oder wie Gaudibert, der es als Ausdruck von Delacroix' "Kaiserreich-Fanatismus" nimmt, und die Trikolore als Zeichen seiner "Bindung an das napoleonische Ideal". Der Maler hat ja wirklich einmal in der Kaiser-Vita den Stoff für eine "peinture du siècle" sehen wollen (J. 9.5.24), aber nur für kurze Zeit.[53] Auch bezüglich der Realität des Kaiserreiches hat er sich keinen Illusionen hingegeben, von "évennements terribles", "spectacles sanglants" ist im Aufsatz über Baron Gros die Rede (*Oeuvres lit. II*, S. 166), und so blieb die Ausführung solcher Werke anderen überlassen. Die dritte Möglichkeit war schließlich, in der Veranschaulichung des "Losbrechen[s] der entfesselten Instinkte" Delacroix' Hauptanliegen zu sehen.[54]

Delacroix' künstlerische Stellungnahme zur Revolution

Wenden wir uns seinen Bildern zu, denn sie liefern immer noch die zwingendsten Argumente. Sechs Jahre vor der LIBERTE ist das Bild vom griechischen Freiheitskampf entstanden *(16)*.[55] In ihm ist wie nie zuvor das stumme Leiden der Menschen im Angesicht des Todes und - wie nur ganz selten bei Delacroix' - ihre Versöhnung zum Thema gemacht. Schon hier ordnen die Gestalten sich, wenn auch erst andeutungsweise, zu einer nach rechts gerichteten, die Aufspaltung in zwei Gruppen übergreifenden Kadenz. An dem gelassenen Gesichtsausdruck des Türken, der im Schatten seine Pistole lädt, auch des Reiters, der im nächsten Augenblick zum tödlichen Säbelhieb ausholen wird, läßt sich Delacroix' Auffassung der Geschichte in ihrer ganzen Nüchternheit festmachen:

> "Nous pouvons demain embrasser le despotisme [...]. Ce que je veux dire ici, c'est que, contrairement à ces idées baroques de pro-

---

53 *Rudrauf* 1942, S. 40. (Ebenso *Blanc* 1864, S. 23, *Florisoone* 1939 (siehe *Busch* 1960, S. 21) und *Lamblin* 1987, S. 336.) *Gaudibert* 1963, S. 11 u. 12. Eine Bemerkung in Delacroix' autobiographischer Notiz scheint diesen Autoren recht zu geben: "Il fallut une révolution comme celle de 1830 pour donner cours à d'autres idées." (Im Zusammenhang mit dem Skandal um den "Sardanapale" und der sich drastisch verschlechternden Auftragslage (*Oeuvres lit. II*, S. 226).)

54 *Hofmann* 1960, S. 114.

55 "Scènes des massacres de Scio", Salon de 1824, Paris, Musée du Louvre, Öl auf Lwd., 4,17 x 3,54 m. R91/M46/J105-89. *DdH.*, S. 55.

grès continu que Saint-Simon et autres ont mises à la mode, l'humanité va au hasard, quoi qu'on ait pu dire." (J. 22.3.50)

"Schon morgen können wir wieder den Despotismus umarmen [...]. Was ich sagen will, im Widerspruch zu diesen barocken Ideen vom ständigen Fortschritt, die Saint-Simon und andere in Mode gebracht haben, ist, daß die Menschheit dem Zufall unterworfen ist."

Welche Schönheit dabei allein in dem Porträt des aufgeregten Pferdes, wieviel romantisch vertieftes Griechentum in dem trauernden Mädchen im blauen Kleid! In den folgenden Jahren bis zur Afrikareise ist eine ganze Reihe von Bildern zu revolutionären Ereignissen entstanden und solche, die sich damit vergleichen lassen. L'ASSASSINAT DE L'EVEQUE DE LIEGE *(17)*, in demselben Salon wie die LIBERTE ausgestellt, ist die funkelnde Darstellung eines schauerlichen Kollektivmordes.[56] Die Menge der Beteiligten ist mit Leidenschaft, aber nicht mit Sympathie gezeichnet. Nur eine Gestalt im Vordergrund versucht mit ausgestrecktem Arm Einhalt zu gebieten, wendet sich vergeblich an de la Marck, den vom befohlenen Mord selbst Faszinierten jenseits der Tafel. (Auch in diesem Bild gibt es die Figur des stoischen Schlächters.) Ähnlich der Hauptfigur in Goyas ERSCHIEßUNG im Prado (1814) ist mit der Haltung des Bischofs eine Passionsandeutung gegeben. Später wird Delacroix an Christus tatsächlich das Leiden des Einsamen gegenüber einer Mehrzahl von Unempfindlichen hervorheben. In Gestalt und Gehalt verwandt ist der Modello BOISSY D'ANGLAS A LA CONVENTION von 1831 *(18)*.[57] Obwohl im Rahmen eines Wettbewerbes um die Ausstattung eben des Saales entstanden, in dem das Ereignis während der großen Revolution sich zugetragen hat, ist er recht unrepublikanisch ausgefallen: Das wütende Volk hat einen Abgeordneten bereits geköpft und bedroht nun den zweiten, jenen d'Anglas eben, der auf der Rednertribüne ganz rechts im Bilde dem Ansturm beherzt entgegentritt und so sein Leben rettet. Über ihm hängen die Trikoloren, in denen mit einem ins Weiß hinauflodernden Rot noch einmal die Verwandlung des Zeichens ins Bildhafte gelungen ist. Auch hier thematisiert Delacroix also die Gefährdung des aufrechten Individuums durch eine von Affekten beherrschte Menschenmenge. Zwielichtige, waffenstarrende Gestalten er-

---

[56] "L'assassinat de l'évêque de Liège". 1829, Salon de 1831, Paris, Musée du Louvre, Öl auf Lwd., 90 x 116 cm. R292/J135-117/M136. *DdH.*, S. 134 u. 135.

[57] "Boissy d'Anglas à la convention", 1831, Bordeaux, Musée des Beaux-Arts, Öl auf Lwd., 79 x 104 cm. R353/J147-130/M142. *DdH.*, S. 99.

gießen sich aus der dunklen Tiefe des Raumes wie eine Flutwelle, die sich an ihrem Ziel aber wie an einem Felsen bricht. Wer eine Lupe vor die linke untere Bildecke hält, schwankt, ob er die Entfesselung des Lebens bestaunen oder Baudelaire rechtgeben soll, der Delacroix charakterisiert hat als einen "haisseur des multitudes". Niemanden wird es überraschen, daß das Bild von der Jury abgelehnt worden ist und daß Proudhon dem Künstler Mangel an Sympathie für das Volk vorgeworfen hat.[58] Das Bild ist im Hinblick auf die LIBERTE interessant, weil es demselben Paradox unterliegt, nämlich Delacroix' Abneigung gegen Menschen entfesselnde, Menschen verschlingende Revolutionen auszudrücken, obwohl seine Imagination an solchen Gegenständen 'ein gefundenes Fressen' hat. (Ganz ähnlich ist es dem frühen Beckmann ergangen.) Solche Ereignisse sind ihm dann doch, wie derselbe Brief verrät, in dem er sein Empfinden mit Marmor vergleicht, auch Manifestationen des im Wandel und selbst in Katastrophen sich erneuernden Lebens: "Que nous sommes vieux et que cela va nous rendre vieux! J'ai vu des enthousiastes, et ceux-la étaient jeunes." (*Cor. II*, 348) Dieses Paradox ist nicht aufzulösen. Je konsequenter man die verstreuten Journal-Passagen zu Geschichte, Revolution, sozialem Fortschritt zusammenfassen will, um so mehr lassen auch sie eine die historische Realität erklärende Logik vermissen. Gerade darin tritt aber zutage, daß sie in einem anderen Punkte konvergieren: in den Notwendigkeiten der Künstlerexistenz nämlich und in den ihr von solchen Zeiten auferlegten Verzichten; Delacroix spricht einmal von "génies [...] qui viennent trop tard" (J. 19.2.50).

Revolution und Geist

Die Aufstände waren Delacroix, wie aus den Briefen hervorgeht, aufgrund ihrer gegen alles sich richtenden Gewalttätigkeit verhaßt. Ihre Zielsetzungen blieben ihm rätselhaft, und die neue Gesellschaft der "marchands enrichis", die sie heraufführten, war ihm unsympathisch (J. 29.5.53). Aus größerer zeitlicher Distanz, von der Warte vorläufig gesicherter Demokratie aus betrachtet, erscheint nicht mehr die "rage stupide de démolition"

58 *Baudelaire* 1863, S. 437. Zu Proudhon siehe J89, S. 157. Gerne wüßte man, an welchen Motiven in diesem Bild *Hadjinocolaou* seine Einschätzung als "Plädoyer zugunsten der Aufständischen" festmacht (1991, S. 50).

(J. 13.5.53) als das alle Vorgänge antreibende Element, und doch kann man sich fragen, ob die Revolution mit ihren Auswüchsen nicht die Restaurationen im 19. Jahrhundert verhärtet, Erwerbsstreben und Unterdrückungswut des Großbürgertums radikalisiert und damit eine langangebahnte Entwicklung zu gesellschaftlichen, tatsächlich alle Schichten berücksichtigenden Reformen eher verzögert hat. Börne ist gerade zwei Monate in Paris, als er seiner Freundin von einer neuen "Geldaristokratie" berichten muß: "Es ist dieses so sehr gegen den Geist der Freiheit, daß man die letzte Revolution als ganz fruchtlos ansehen kann." Dies wird "zur Plünderung und zu Greueln führen, gegen welche die der frühern Revolution nur Scherz und Spiel werden gewesen sein." Auch Daumiers Selbstmörder im Mantel aus Pfandleihscheinen bringt zum Ausdruck, daß man den HEROS DE JUILLET um die Frucht seines Kampfes betrogen hat.[59] Aber Delacroix' Blick dringt durch die anhaltende soziale Misere seines Jahrhunderts hindurch, mit der er sich, wie man zugeben muß, nicht sehr eingehend beschäftigt hat,[60] auf grundsätzliche Phänomene:

> "La Révolution a achevé de nous fixer à la glèbe de l'intérêt et de la jouissance physique. Ella a aboli toute espèce de croyance: au lieu de cet appui naturel que cherche une créature aussi faible que l'homme dans une force surnaturelle, elle lui a présenté des mots abstraits: la raison, la justice, l'égalité, le droit. Une association de brigands se régit aussi bien par ces mots-là que peut le faire une société moralement organisée (J. 22.5.47).
>
> "Die Revolution hat uns vollends an die Scholle der Interessen und physischen Genüsse gefesselt. Sie hat jeden Glauben abgeschafft: an die Stelle jenes natürlichen Halts, den ein so schwaches Wesen wie der Mensch in einer übernatürlichen Macht sucht, hat sie ihm abstrakte Wörter gesetzt: die Vernunft, die Gerechtigkeit, die Gleichheit, das Recht. Eine Truppe von Banditen regiert sich ebensogut mit diesen Wörtern wie eine moralisch organisierte Gesellschaft."

Auch Saint-Simonisten und ähnlich motivierte Zeitgenossen werden aus diesem Blickwinkel zu "philantropes de profession [...] qui croient avoir supprimé tous les maux, parce qu'ils en détournent la vue." (J. 29.6.54) Die vom ungehemmten technischen Fortschritt und von der maschinellen

---

59 *Börne*: a. a. O. (Fußn. 48), S. 66ff. Honoré Daumier: "Un Héros de Juillet". 1831. Lithographie. Abgebildet in *Lejeune* 1945, T. 1.

60 ...im Unterschied zu Balzac. Man vergleiche das Sittengemälde am Beginn der (Delacroix gewidmeten) Erzählung "La fille aux yeux d'or" von 1835.

Landwirtschaft träumen, als Voraussetzungen eines unaufhaltsamen "progrès social", werden in Wahrheit den seit jeher hart arbeitenden Menschen mit ihrer Arbeit die Würde rauben: "O faiseurs de feuilletons, écrivassiers, faiseurs de projets! Au lieu de transformer le genre humain en un vil troupeau, laissez-lui son véritable héritage, l'attachement, le dévouement au sol!" (J. 16.5.54) Ob Delacroix mit solchen Worten den ganzen Zustand der alten Gesellschaft trifft, wie er sich zur Hungersnot von 1829 verhält, wieviel von seinen Prognosen Wirklichkeit geworden ist, das soll jeder für sich beurteilen. Hier wird jedenfalls klar, daß Hofmanns Versuch, in der Liberté den simonistischen "weibliche[n] Messias einer auf das Diesseits gerichteten Beglückungsreligion" zu sehen,[61] im Denken Delacroix' nicht den geringsten Rückhalt hat; in seinem Bild zieht jene "abscheuliche Herde" bereits hinter der Hauptfigur vorbei.
Hat Delacroix schreibend auch manche Einsicht in die Probleme des Großstadtlebens gewonnen, so fügt sich doch vieles in die stets mit Vergangenheitsverklärung gepaarte Fortschrittsschelte, die in seinen Kreisen üblich war. Aber: Die oben zitierten Gedanken zur Revolution verraten uns, daß seinem Pessimismus eine besondere seelische Spannung zugrundeliegt, die geistlicher Natur ist. Es vertragen sich die neuen, abstrakten Ideale nicht mit seiner Vorstellung von der Bestimmung des Menschen, der seine Leidenschaften niemals beherrschen wird (J. 22.5.53), der Seinesgleichen immer bekämpfen wird (J. 17.11.52), der für das Auf-sich-gestellt-Sein in absoluter Aufgeklärtheit demnach gar nicht geschaffen ist. Er träumt von Epochen, "dans lesquelles les croyances aux puissances supérieures ont conservé toute leur force" (J. 22.5.47). In der Zeit der "charmantes allégories du Moyen Age et de la Renaissance" habe die Seele sich ständig den Trivialitäten und den von keiner Technik gemilderten Übeln des Lebens entwinden müssen und können - kraft Imagination. Er läßt durchblicken, daß nach seiner Auffassung die Kunst wesentlich dazu beigetragen hat, dieses Leben zu poetisieren; sie bot den Menschen die Möglich

61 Werner *Hofmann* (Hrsg.): Goya. Das Zeitalter der Revolutionen. Katalog der Ausstellung in der Kunsthalle Hamburg, 17. 10. 1980 - 4. 1. 1981. München 1980, Nr. 538 (W. H.). - Das Nostalgische, die Ungereimtheiten in Delacroix' Sozialkonservativismus beleuchtet Anton *Cechovs* Replik auf vergleichbare Gedanken bei Tolstoi: "Ich habe Bauernblut in mir, und mir kann man mit Bauerntugenden nicht imponieren. Von Jugend an habe ich an den Fortschritt geglaubt [...]. Nüchterne Überlegung und Gerechtigkeit sagen mir, daß in der Elektrizität und im Dampf mehr Liebe zum Menschen liegt als in der Keuschheit und im Fasten". (1894) Zitiert nach Rudolf Marx (Hrsg.): Klassische Erzählungen Rußlands. Darmstadt 1958, S. 388.

keit wenigstens von einem "bien-être inconnu" zu träumen. Heute herrsche genau das Gegenteil: "on ne cherche plus à nous amuser qu'avec le spectacle de nos misères dont nous devrions être avides de détourner les yeux." Zwischen diesen Zeilen steht nichts Geringeres, als daß die Kunst eine metaphysische Aufgabe und er als (Phantasie-)Künstler *und Idealist* in seiner Zeit im Grunde keine mehr hat. Dieses hohen Anspruches wegen, den an die Malerei zu stellen er niemals aufgeben wollte, konnte ihm Meissoniers minutiös gemaltes Barrikadenbild, in dem nichts als Tod ist, nur mißfallen,[62] es sei hassenswert, "horrible de vérité" (J. 5.3.49).

62 Ernest Meissonier: "La Barricade", Salon de 1850/51, Paris, Musée du Louvre, Öl auf Lwd., 29 x 22 cm. Peter Weiss stellt dieses Bild über Delacroix' "Liberté", nicht weil er ihm die komplexere künstlerische Struktur zuerkannt hat, sondern weil es mehr seinen auf Gleichschaltung von Kunst und Politik drängenden Überzeugungen entspricht. *Weiss* 1975. II, S. 40.

b) Der Sinn des Bildes: la condition humaine

Die weibliche Hauptfigur - Eine Vorzeichnung - "Médée"

Meissoniers Gemälde, besitzt, mehr noch als der Holzschnitt von Rethel, die Eindimensionalität des Ausdrucks, die der LIBERTE, nur mit positivem Vorzeichen, häufig angedichtet wird. Allein die Vitalität von Delacroix' Hauptfiguren aber verbietet auch uns, an dem erreichten Punkt der Deutung stehenzubleiben und dieses Bild nun als ebenso einseitige Illustration bourgeoiser Revolutionsablehnung oder eines persönlichen, absoluten Pessimismus' anzuschauen. Wir müssen noch einen Schritt weiterkommen, die Kadenz ist nur ein Teil der Komposition, ihre Todesthematik nur eine Seite des Bildgehaltes.

Erstmals stellt Zeitler den Weg *vor* der Liberté in Frage; die Hindernisse, die er nennt, sind um das weit vorgestellte Bein des Pistolenschwingers zu ergänzen. Wir kommen dem Kern der Erfindung noch näher, wenn wir erkennen, daß eine Brechung der Zielstrebigkeit wiederum in der Figur selbst angelegt ist: Zur Vorwärtsneigung des Körpers nämlich und zu dem Wehen ihres Gewandes steht die Frontalstellung und starke Einwärtsknickung ihres vorderen Beines in einem gewissen Widerspruch, zumal sie mit der Verdeckung des anderen Beines und mit der Rückwendung des Kopfes bekräftigt ist. Das ergibt nicht die Haltung eines Menschen, der vorwärtsstürmt, "marchant à grands pas", wie es in dem schon erwähnten Gedicht heißt. Daß Delacroix in solchen Dingen genauer unterscheidet als seine eiligen Betrachter, lehrt der Blick auf den König Jean, der in der fast gleichzeitigen BATAILLE DE POITIERS (J141-123, *DdH.*, S. 101) über sein gestürztes Pferd tatsächlich hinwegsetzt. Auch die immer wieder herangezogene ARCOLE-Zeichnung scheidet, mit verschiedenen anderen Graphiken, als Vorstufe aus diesen Gründen aus.[63]

---

63 Ihrer spröden Linie, des stereotypen Pathos ihrer Figuren und der tendenziösen Aussage halber ist sie eh' abzuschreiben; stellenweise aber immer noch als Werk Delacroix' besprochen (z. B. bei *Hamilton* 1954, Abb. 18, *Gaehtgens* 1988, S. 124; *Traeger* 1992, Abb. 7), obwohl schon früh für Delacroix abgelehnt und mittlerweile A. Raffet zugeschrieben (Harvard, Fogg Museum). - Nicht von Delacroix zu sein scheint mir weiterhin die trotz ihrer auffälligen Schwächen (z. B. der 'hölzerne' Tote links unten, der völlig kraftlose Arm der weiblichen Hauptfigur) wieder zugeschriebene Ölskizze mit einer "Liberté" oder "Grèce" (*Toussaint* 1982, Nr. 21; *DdH.*, S. 88 (sw); Farbabb. in *Zürich* 1987, S. 325). Zu deren

In der bekanntesten Vorzeichnung zur Liberté *(19)* erscheint ihre Haltung noch zugespitzter: Die retardierende Wirkung des gewinkelten Beines wird hier vom Gewand kaum gemildert und deutlicher als in der Ausführung ist der Einklang mit dem Blick zurück gegeben. Die katzenhaft geschmeidige Gestalt wirkt mehr in sich selbst bewegt als auf ein Ziel gerichtet.[64] (Die Nähe zur Gebärde des ETALON EFFRAYE *(1)* ist nicht zu übersehen.) Auch ist der Kopf geneigt und der Blick, aus dem Entsetzen spricht, zu Boden gesenkt. Er verläuft hier vor dem Arm und scheint die Figur auf der Stelle festzuhalten, wohl angesichts der leidenden Menschen; damit ist sie diesen enger verbunden als im Gemälde. (Der schöne Kopf in einer Zeichnung aus Pariser Privatbesitz hält hinsichtlich des Mitleidens die Mitte zwischen Vorzeichnung und Gemälde.)[65] Der durchgestreckte Arm, die geschlossenen Fäuste aber sind in auffallender Prägnanz herausgezeichnet. So steht die Figur bereits unter der Spannung, deren Pole Fahne und Muskete bezeichnen, die die endgültige Liberté allerdings gelassener vorträgt. In einer früheren Kompositionsskizze ist außerdem zu beobachten, wie Delacroix mit der Stellung des nackten Fußes experimentiert, um ihn in der Endfassung fest aufzusetzen und spürbar aus der Laufrichtung herauszudrehen.[66] Angesichts dieses ambivalenten Schreitmotives kann man den Kritiker von 1831 verstehen, der schreibt, es sei "Bewegung aber kein Schwung der Begeisterung" in der Figur. Nur seine Schlußfolgerung, es habe "der Maler die Idee der Freiheit nicht gefaßt", bleibt zu überdenken; möglicherweise hat Delacroix diese Idee gar nicht darstellen wollen.[67]

Ablehnung und Wiederzuschreibung (ohne stilkritische Argumente) erst *Johnson* 1975, S. 68, dann *Johnson* 1981-89. Band VI, Nr. 143a-72. - Die Figur des stürmenden Königs Jean bei *Maltese* 1965, Farbtafel (Detail) XI. *DdH.*, S. 101.

64 "La Liberté guidant le peuple", 1830, Paris, Louvre, Bleistift, weiß gehöht, 32,4 x 22,8 cm. S156. M125. *Graber* 1949, Abb. 23. *Tübingen* 1986, Abb. 107. *Petrová* 1989, T. 44.

65 *Sérullaz* 1971, Nr. 8. Bleistift auf Papier. 16,4 x 11,2 cm. Paris, Privatbesitz. - Der Wandel vom Engagierteren in der Zeichnung zum Passiveren im Gemälde ist auch an der Dante-Figur zu beobachten; man vergleiche die Studie S54 mit dem Gemälde im Louvre.

66 *Paris* 1982, Nr. 17, Paris, Musée du Louvre, Bleistift, 19,2 x 30,2 cm. Die Zeichnung gehört unbezweifelbar in die Entwurfsarbeit zur "Liberté" und nicht, wie Toussaint meint, in die der "Grèce". (In meinem Sinne bereits *Sérullaz* 1971, Nr. 4.) Dieser Irrtum liegt noch bei einigen anderen Katalognummern vor, die die These vom besonders engen Zusammenhang der beiden Bilder stützen sollen, bes. bei Blatt Nr. 17, das dann auch bei *Athanassoglou-Kallmyer* (1997, S 258, Abb 105) - entgegen allen anschaulichen Gegebenheiten - als "Vorzeichnung zu *Das sterbende Griechenland*" auftaucht (s.u. Fußn. 105).

67 F. A. *Maercker*: Über einige Gemälde der diesjährigen Kunstausstellung zu Paris. Vorlesung, gehalten im Berliner wissenschaftlichen Kunstverein. Berlin 1831, S. 24.

Ein kleiner Umweg führt zur Klarheit: Es gibt eine schon recht fortgeschrittene Studie zur MEDEE FURIEUSE *(20)*, ein Blatt, das der früheren Zeichnung zur Liberté, was die Freiheit der Linie und Intensität des Ausdrucks betrifft, nicht nachsteht.[68] Die Übereinstimmung, die uns weiterführt, liegt in der Hemmung der Vorwärtsbewegung nach rechts, das heißt in der Drehung und Winkelung des vorderen Beines in Verbindung mit dem entschieden zurückgewandten Blick. In der Medea ist dieser dynamische Kontrapost bis zur Kollision der Knie vorangetrieben. Er macht so den Moment sinnfällig, in dem die betrogene Frau sich von Jason endgültig lossagt und flüchtet, um, rächend, die Kinder zu ermorden; man erkennt den Dolch zwischen dem Oval ihres Oberschenkels und dem Knie des größeren Kindes. Der Konflikt im Innern der Gattin und Mutter wird sichtbar, eine Sekunde des Innehaltens *zwischen* den Höhepunkten eines dramatischen, unheilvollen Geschehens. Die Wahl dieses Moments ist charakteristisch für Delacroix, der Vergeistigung des Figurenausdrucks anstrebt und hier zudem eine Art "Psychologisierung des Mythos" einleitet. Psychische Zerissenheit, das Moment gedankenschwerer Verlangsamung in größter körperlicher Bewegtheit lebt unübersehbar bereits in der gezeichneten Liberté, ist auch in die ausgeführte Figur eingegangen, gedämpft hier, oder besser: überhöht, aber immer noch so deutlich, daß wir mehr, will sagen Getrübteres, aber auch mehr dem Leben Verbundenes an ihr zu fassen bekommen als das abstrakte Ideal der Freiheit in sozialer Gleichheit. Die gemalte Liberté ist, soviel wissen wir nun, zur übermenschlichen Verkörperung eines Konflikts geworden, den in der Zeichnung noch sie selbst erleidet.

Der sterbende Arbeiter und die Fahne

Im Gemälde sind es die Menschen, die ihn erleiden, und der sterbende Arbeiter wird unter diesem Aspekt ihr Protagonist *(Titelbild)*. Überhaupt will mir scheinen, daß jede intensive Erkundung der Darstellung zu dieser Figur zurückkehren muß, die nach Haltung und Farbigkeit der Liberté am

68 "Médée furieuse", 1838, Lille, Musée des Beaux-Arts, Bleistift auf Papier, 22 x 15,5 cm. M253. - Beachtenswert außerdem die innerhalb des Entwurfsprozesses frühe Zeichnung in Pariser Privatbesitz (Bleistift, 23 x 34,5 cm. *Sérullaz* 1971, Abb. 8. *Toussaint* 1982, Nr. 14; hier erneut in zu enge Beziehung zur "Grèce" gebracht), die die Liberté eindeutiger als spätere Fassungen in der Haltung einer Anführerin zeigt.

engsten verbunden ist. Das Gewicht des ermatteten Körpers zieht den Verletzten zu Boden, seine ganze innere Kraft drängt in demselben Moment aber aus schmerzhaft weit zurückgebogenem Haupt auf Erhebung zur Fahne. Ich kann in dieser geteilten Gebärde keine "Verzückung" erkennen, weil zwischen all den aufgerissenen Augen ausgerechnet diese Figur keinen Blick mehr hat. Schon in der Vorzeichnung ist er dunkel umflort und im Gemälde tritt das 'Ausgeblutetsein' des Kopftuchs hinzu.[69] Er ist auch kein von der Liberté im nächsten Augenblick "Erweckter".[70] Zuwenig Stützkraft besitzt die weit vorgelagerte Hand, zu mächtig gestaltet Delacroix den Sog der Kadenz ins Dunkle. Was ihm mit dieser Gestalt gelingt, ist Steigerung und gleichzeitig Differenzierung des dargestellten Lebens in körperliches und geistiges, im Moment des Sterbens.

Was bedeutet demnach die Fahne? Alles auf der farbigen Mittelachse aufeinander Bezogene deutet auf Distanz. Das gilt für die Differenz im Rot von Kopftuch und Fahnenende, die den Kontrast von Beleuchtetsein und Leuchten beinhaltet. Die Überschneidung vom oberen Bildrand entrückt die Trikolorc dem nach ihr Strebenden für unseren Blick noch weiter als sie es tatsächlich ist. Außerdem nimmt die Liberté von dem, der vor ihren Füßen zusammenbricht, keine Notiz, wodurch der durchgestreckte Arm, der die Fahne so hoch hinaufstößt, ihr den Ausdruck von Unerbittlichkeit vermittelt. Man mag auch vor diesem Figurenpaar nur widerwillig von Konfiguration sprechen, auch hier herrscht Vereinzelung, trotz der alle Formen durchziehenden Rhythmik, des Zusammenhangs der Haltung des Sterbenden zum Beispiel mit der aufsteigenden Faltenbahn im gelben Kleid, deren Spiegelung im Schwingen des weißen Schultergurtes, trotz ihres farbigen Zusammenstimmens: So ergänzt das Gelb des Kleides oben wie unten Blau und Rot zur primären Trias und bindet beide in die von Ocker durchwobene Bildwelt ein. Erhabenheit, Unerreichbarkeit sind also die wesentlichen Eigenschaften der Trikolore, sobald man sie im Verhältnis zu den fallenden Menschen sieht. Noch einmal: Der Schmied verliert eben den Rest seines Elans, dem Arbeiter ist eine letzte, vielleicht bittere Erkenntnis vergönnt, der Kürassier liegt in völliger Abgeschiedenheit, während die weibliche Hauptfigur von all dem unberührt bleibt und neben

---

69 *Busch* 1960, S. 14. Die Zeichnung mit dem Kopf des Arbeiters (17,6 x 22,6 cm. Paris, privat) abgebildet bei *Sérullaz* 1971, S. 62, Abb. 20.

70 *Traeger* 1992, S. 23.

dem Symbol für die Idee auch das Instrument zur Vernichtung des Lebens in ihrer Hand hält. Man kann sie angesichts dieser Doppelnatur eigentlich nicht mehr als Liberté bezeichnen, auch wenn der Bildtitel im Salonbeiheft von Delacroix selbst herstammt. In meinen Augen ist sie "la condition humaine", verkörpert sie den ewigen Widerstreit von Idee und Wirklichkeit, von Erkenntnis und Handeln. Wir verdanken sie dem Wissen, "daß alle Dinge ihren Widerspruch in sich tragen, [...daß nichts] losgelöst ist aus dem Lebensgesetz tragischer Dialektik", um noch einmal mit Worten Benns zu sprechen. Da dies eben auch Delacroix' Wissen ist, gibt es von ihm keine "Epiphanie der Freiheit", sondern 'nur' ein Bild verzweifelten Kämpfens um sie.[71] Und so wie er dies zeigt, liegt darin nichts Brutales. Escholier nennt die Figur des sterbenden Arbeiters überraschend "la plus belle figure de cette vaste composition", er sagt sogar: "il n'est pas [...] de figure plus noble dans tout l'oeuvre de Delacroix."[72]

Delacroix' "tragisches Wissen" - Georg Büchner

Die Komposition von Delacroix' Barrikadenbild ist so beschaffen, daß wir sie mit vollem Recht tragisch nennen dürfen, sie unterliegt nach verschiedenen Gesichtspunkten, die ich nur aus dem Zusammenhang des jeweiligen Denkgebäudes herausreißen und aufzählen kann, tragischen Prinzipien: Das Gegenüber von Fahne und Arbeiter, die zu vergleichen die Farbe verlangt, vergegenwärtigt einen "unausgleichbaren Gegensatz", da gibt es kein Anzeichen künftigen Zusammenkommens. (Goethe) Wird nicht mit der Einbindung des am meisten Erkennenden (des sterbenden Arbeiters) -

71 Gottfried *Benn*: Gebührt Carleton ein Denkmal? In: Ders.: Sämtliche Werke, hrsg. v. G. Schuster. Stuttgart 1987. Band 3, S. 412. *Traeger* 1992, im Titel dieses Aufsatzes. Traeger versucht mit Hilfe zahlreicher Vergleichsbeispiele, weniger durch Wahrnehmung der Gestalten im Kompositionszusammenhang, Delacroix' Hauptfigur als Fanal und Erscheinung zu deuten. In meinen Augen zeigt diese Studie, daß mehr oder weniger plausible Details der formalen und ikonographischen Genese noch keine Nuancen der Deutung sind. - J. Lassaigne (1950) schreibt von einer "wunderbaren Verschmelzung der Wirklichkeit mit dem erträumten Ideal", die "dieser *symbolischen* Gestalt [...] eine tiefere innere Wahrheit" verleihe, und trifft damit die Eigenart des Bildes m.E. genauer; zitiert nach *Busch* 1960, S. 29 (Hervorhebung von mir).

72 Damit widerspreche ich Messerer, der die sog. "Liberté" Kunstwerken zuzählt, die "zum Teil brutal" sind, "weil sie Unbedingtes meinen" (z. B. auch Davids von Pathos triefender "Weihe der Adlerfeldzeichen", 1810). Das "gezielte Dahinstürmen" - das es eben nicht gibt - würde durch den Blickwechsel zwischen Liberté und Bürger - den es auch nicht gibt - "weniger gebremst als bereichert." *Messerer* 1977, S. 182. - *Escholier* 1926, Bd. I, S. 270f.

und mit ihm der drei Hauptfarben - in die Kadenz "durch die Vernichtung die Idee als existierend offenbart"? (Solger) Die Erkenntnis, die wir ihm zugeschrieben haben, könnte es nicht die sein, "daß die Welt, das Leben, kein wahres Genügen gewähren könne"? Selbst die "Erhebung", die diese Erkenntnis im Tragischen begleitet, bietet sich uns dar, wenn wir den gezeigten Moment als letzte Steigerung seines Daseins begreifen. (Schopenhauer) Eine Bestimmung, die mir weniger auf die antiken Dramen (die Genaueres von höheren Mächten zu berichten wissen) als auf Delacroix' moderne Figurencharaktere zugeschnitten scheint, ist die von Simmel: Tragisch sei, "daß die gegen ein Wesen gerichteten vernichtenden Kräfte aus den tiefsten Schichten eben dieses Wesens selbst entspringen".[73] Delacroix zeigt ja den Menschen als größten Feind des Menschen in seinem Kampf um Freiheit und die weibliche Hauptfigur als Verkörperung eben dieses den Gang seiner Geschichte blutrot färbenden Wesens.
Damit steht er nicht allein: "Ich gewöhne mich an Blut", schreibt sein Zeitgenosse Georg Büchner (1813 - 1837). Er hat zuvor die politische Entwicklung, die dem Maler unterstellt wird, wirklich durchgemacht. In einer frühen Rede auf Cato singt er noch das Lob der mutigen Männer, die es vermochten, dem "hinrollenden Zeitrade [...] kühn in die Speichen" zu greifen.[74] Dasselbe Ereignis, dem wir Delacroix' Barrikadenbild verdanken, der Pariser Juli-Aufstand, hat Büchners Studium der großen Revolution und in der Folge sein Umdenken verursacht. Ein Fazit seiner politischen Erfahrungen, nach dem "Hessischen Landboten" und kurz vor der Flucht, ist der berühmte Brief von 1834 an die Braut.[75] Darin schreibt er vom "gräßlichen Fatalismus der Geschichte", er finde "in den menschlichen Verhältnissen eine unabwendbare Gewalt". Die Bewunderung der Großen, die jetzt "Paradegäule und Ecksteher der Geschichte" heißen, ist ihm gründlich verdorben. In dieser Stimmung entstand das Drama DANTONS TOD. Schon in der ersten Szene ahnt Büchners resignierter Revolutionär Dinge, die man auch aus dem Blick jenes Dämonischen in Delacroix' Bild lesen zu können glaubt. Überzeugend spricht Mayer von der "tief verneinenden, hoffnungslosen Substanz des Dramas". Szondis Analy-

---

[73] Alle Autoren zitiert nach Peter *Szondi*: Versuch über das Tragische (1961). In: Ders.: Schriften. Band 1. Frankfurt/M. 1978, S. 151 - 260.

[74] Georg *Büchner*: Rede zur Verteidigung des Kato von Utika (1830). In: Ders.: Werke und Briefe, hrsg. v. K. Pörnbacher u. a. München 1990², S. 27.

[75] Ebd. (Werke und Briefe) S. 288. Aus demselben Brief das Zitat am Beginn des Absatzes.

se endet mit der Sentenz: "Dantons Tod ist das Leben Dantons."[76] Hier liegt aber auch ein Problem. Büchners aus schneidenden Aphorismen, politischen und philosophischen Reden zusammengesetztem Drama fehlt die Dynamis zum Handeln, wage ich zu behaupten, - im Unterschied selbst zu der verhaltenen Komposition von Delacroix. Da es zudem eine Weltsicht ohne jedes Licht am Horizont ausbreitet - etwa wenn Danton, der in Robespierre keinen ernstzunehmenden Gegenspieler hat, das Leben eine nur "verwickeltere, organisiertere Fäulnis" nennt -, kann man fragen (ohne werten zu wollen), ob es überhaupt tragisch sei. Denn es gibt "keine transzendenzlose Tragik." (Jaspers)[77]
So weit geht Delacroix' Skepsis nicht. Wenn wir die obere Hälfte des Bildes noch einmal ins Auge fassen, die symmetrische, zum Zentrum hin zunehmend aufgehellte Formierung der Pulverwolke und des Himmels, so sehen wir, daß er die Enthebung der Fahne fast zur Sakralisierung vorantreibt. Zu diesem Zweck hat er ihr Rot aus dem unten herrschenden Beleuchtungslicht herausgehoben. Sein Arbeiter, der mit seinem leidenschaftlichen Streben dem Phlegma Dantons widerspricht, erklärt die Fahne vollends zum Symbol von Transzendenz; deshalb auch mit ihrer Überschneidung die Weitung der Bildwelt nach oben. Die Konfrontation des dargestellten Menschen mit so Erhabenem als Achse des Geschehens macht aus dem profanen Revolutionsgemälde ein zum Religiösen zumindest hinführendes Bild. Da sein innerster Gehalt sich in der Situation eben dieses Menschen realisiert, bestätigt es bereits, was Dittmann zur modernen Kunst sagt:[78]

> "in der Kunst des 20. Jahrhunderts [gründen] religiöse Erfahrung wie künstlerische Originalität in der *Tiefe des Existenziellen*, nicht in fraglos geteilten, das geistige Klima insgesamt bestimmenden Werten, wie in früheren Jahrhunderten."

Dieser ausdrucksvoll überspannte Figurencharakter lebt in Delacroix' religiösen Bildern weiter; nicht nur DANTE, auch der Kölner UNGLÄUBIGE

[76] Hans *Mayer*: Georg Büchner und seine Zeit (1946). Frankfurt/M. 1972, S. 397. *Szondi*: a. a. O. (Fußn. 73), S. 260.

[77] *Büchner*: a. a. O. (Fußn. 74), S. 119 (III,7). K. *Jaspers*: Von der Wahrheit (1947). München 1991, S. 925 (Tragisches Wissen). A. *Lesky* schreibt: "Echte Tragik ist stets an einen Geschehensablauf von starker Dynamik gebunden." In: Die griechische Tragödie (1937). Stuttgart 1984^5, S. 22.

[78] *Dittmann* 1989, S. 80 (Hervorhebung von mir).

THOMAS (1853) und TOBIAS in Winterthur (1863) sind Suchende, sind *anschaulich* Verwandte des anonym leidenden Arbeiters. Aus diesem Grunde kann es der Kunstwissenschaft, wie ich einleitend angedeutet habe, nicht um Einpassung dieses Oeuvres in die allgemeine Säkularisierung gehen.[79] Es gilt vielmehr das Widerständige, das Fragen in den Figuren zu verstehen, ihren "douleur morale", wie Baudelaire sagt. Erst dann verstehen wir Delacroix' vielbeschworene Leidenschaft und damit sein Bild des Menschen.

Was Freiheit für den Menschen noch sein könne, ist die Frage, der thematische Kern von LA LIBERTE GUIDANT LE PEUPLE; das Revolutionäre an diesem Bild ist in meinen Augen, daß dies eine offene Frage bleibt.

"La mort du doge Marino Faliero" (1826)

Spätestens mit der Rede vom metaphysischen Gehalt des Bildes und seiner Tragik dürfte für manchen ein neuer Gipfel erreicht sein in der Geschichte wissenschaftlicher Entschärfung des Inbildes der Revolte. Hadjinicolaou hat diese Geschichte gründlich dargelegt, aus ideologisch unmißverständlicher Sicht, doch ohne Rückhalt in einem kunsthistorischen, ebenso gründlich am Werk erprobten Standpunkt.[80] Ich glaube weiterhin nicht an den just bis zum Salon von 1831 radikalen Delacroix. Thematisch entsprechende Werke, schriftliche Bekenntnisse haben zu keiner Zeit einen malenden Revolutionär zum Vorschein gebracht. Da nun unter Etiketten wie "restaurativ", "konservativ", "reaktionär" von den Bildwelten auch nicht viel begriffen ist, sei zur Bestimmung von Delacroix' Standort ein weiteres Bild befragt; in LA MORT DU DOGE MARINO FALIERO *(21)* sehe ich seine konkreteste Aussage in Sachen Politik. Das Gemälde, dessen Erfindung sozusagen etwas vom Überbau des Geschehens in der sog. LIBERTE preisgibt, ist vier Jahre zuvor entstanden, unter dem Eindruck der Englandreise und

---

79 *Hofmann*: a. a. O. (Fußn. 61), S. 539: Delacroix' Liberté sei "die verjüngte, vitalisierte Gottesmutter, vom Himmel auf die Erde herabgestiegen." Noch problematischer an anderer Stelle, in Bezug auf Delacroix' frühe Allegorie der Religion (R35/M6/J153-135. *DdH.*, S. 40): "Le drapeau et le fusil, substitués à la croix et au coeur du Sauveur indiquent la démarche de la sécularisation."(*Hofmann* 1975, S. 65) Solche Ergebnisse bezeugen vor allem fortgeschrittene Säkularisation der Wissenschaft und damit Ferne von der Geisteswelt Delacroix', die sich bei genauerem Hinsehen auch im Spirituellen als komplexer und vor allem tiefsinniger erweist.

80 *Hadjinicolaou* 1991.

in Auseinandersetzung mit Byrons Tragödie desselben Gegenstandes.[81] Auf der Suche nach Einsichten vor diesem frühen Meisterwerk kehrt man seltsamerweise bald aus der ins Unüberschaubare gewachsenen Literatur zu Gysins Dissertation von 1929 zurück, und vor allem zu einigen schönen Seiten von Günter Busch. Schon Gysin deutet Züge an, "die abweichen von der landläufigen Auffassung des Delacroix als eines tobenden Romantikers".[82] Dem liegt wohl die Beobachtung zugrunde, daß der Maler, trotz der im Pariser Salon aufkommenden Lust am dargestellten sensationellen Augenblick, einen Moment *nach* dem dramatischen Höhepunkt dargestellt hat. Busch legt dar: zwei Szenen des Dramas sind zu einer einzigen zusammengefaßt, die erniedrigende Entkleidung des verurteilten Dogen auf der großen Treppe nämlich und die Darbietung des blutigen Schwertes vor dem Volk, dem man erst nach der Enthauptung die Tore zum Innenhof geöffnet hat.[83] Byrons schaurig rollenden Kopf hat Delacroix glücklich ersetzt, indem er die Enthauptung (historisch richtig) am Fuße der mächtigen Treppe hat stattfinden lassen und dennoch, mit dem prachtvollen, nun leeren Dogenmantel, einem wahren "Riesenreptil", dessen Saum "ein wenig in die blendend weiße Generalpause der Treppenleere hineinschleift", den Sturz des Dogen zu suggerieren vermag: "von oben, wo die anderen, seine Richter stehen, bis hier unten an die Schwelle des Bildes".[84] Den "Held" der Darstellung erkennt Busch jedoch in dem Henker rechts im Vordergrund, der die Ärmel noch hochgekrempelt, der sein blutiges Schwert aber schon dem Richter, senkrecht über ihm, ausgehändigt hat:

---

81 "La mort du doge Marino Faliero": Exposition pour les Grecs 1826 (*Cor. I*, 179), Salon de 1827, London, Wallace Collection, signiert unten links: Eug Delacroix fbat, Öl auf Lwd., 1,46 x 1,14 m. R160/J112-98. Farbabb. in *Prideaux* 1971, S. 73 und *DdH.*, S. 140. - Lord Byrons Drama ist im Jahre 1821 erschienen.

82 *Gysin* 1929, S. 18.

83 *Busch*, 1961, S. 62. - *Stolte* (1978, S. 288, Fußn. 163) weist mit sicheren Daten nach, daß die Darstellung des Ortes nicht von Boningtons "Le palais des doges" (Ottawa, 1826) angeregt sein kann. Für ein Vorausgehen Delacroix' spricht in diesem Fall, daß Bonington, obwohl er den Dogenpalast auf seinen Reisen gesehen hat und in der Regel das Gesehene dann auch treu in seinen Bildern wiedergibt (z. B. in "L'enterrement du Titien"), diesmal eine Phantasiearchitektur von eher römischer Monumentalität bevorzugt: mit der Fortführung der großen Treppe ins Palastinnere nämlich, den überhöhten Pfeilern, den massiven Podesten, die je einen sphinxartigen schwarzen Markuslöwen, aber nicht Sansovinos "Giganten" tragen. Bonington zeigt sich hier beeindruckt von dem hohen Pathos Delacroix'scher Erfindung.

84 *Busch* 1963, S. 63.

> "Entspannt - doch nicht gelöst - in den Gliedern nach der körperlichen und geistigen Konzentration, die sein Amt von ihm forderte, tut er wie im Traum einen halben Schritt nach rechts aus dem Bilde heraus. [...] Die Hand, die das Schwert führte, hängt lose herab, ohne doch schon geöffnet zu sein. Um ihn ist Einsamkeit und Stille. [...] Mit reinen Mitteln der Bildkunst hat Delacroix in diesem Bilde zum ersten Male verwirklicht, was er später immer wieder in seiner Kunst gesucht und gefunden hat: ein Bild der Melancholie mitten im Geschehen, die Melancholie des Täters im Angesicht seiner Tat."

Wohl wissend, daß die Beschreibung, metaphorisch genommen, die Mitte trifft, will ich doch so pedantisch sein und festhalten, daß diese wirklich einzig und allein in einem Bild von Delacroix vorstellbare Figur gerade nicht "im Angesicht" ihrer Tat melancholisch ist.[85] Auch kann ich nicht sehen, daß man oben "noch nicht Herr geworden [ist] dieses Mantels der Macht." Die Nobilität nimmt hier alles sehr gelassen hin, im Gegensatz zu dem von unten hereindrängenden Volk. Die Beobachtungen Buschs lassen sich, wie ich glaube, präzisieren und etwas mehr aus dem Bereich des sich selbst genügenden Ästhetischen auf die Seite eines bestimmten concetto ziehen.

Die Treppe bleibt nicht leer, nur weil Delacroix "beklemmende Generalpausen" inmitten seiner Kompositionen liebt. Nein, sie trennt, wie Gysin schon bemerkt hat, "Nobili oben und Volk unten". Die religiösen Wandbilder im Halbschatten der Loggia - im rechten Interkolumnium glaube ich eine Anbetung der Könige ausmachen zu können - bereichern nicht nur den farbigen Aspekt des Bildes und sorgen auch nicht nur für Lokalkolorit. Es hat sie an dieser Stelle übrigens nie gegeben. In der sehr klar geschichteten Komposition beanspruchen die Malereien formal und gehaltlich die oberste Zone: Sie vertreten das noch über die höchste menschliche Gewalt Erhabene. Das Christuskind, dessen Segensgestus man gerade noch erkennen kann, trägt ein goldgelbes Gewand und entscheidet damit über den Rang dieser Farbe im ganzen Bild. Das Richtschwert in der erhobenen Hand des selbst in Gold gekleideten Benintende - so heißt zumindest Byrons oberster Richter - schließt nicht zufällig den Kontakt zu diesem

---

85 *Busch* 1963, S. 64. Busch fährt fort: "Das adelt den »Bürger« im Barrikadenbilde des 28. Juli 1830 ebenso wie die Sieger auf der »Eroberung Konstantinopels«".

Farbfeld. Man kann in dieser Hinaufbewegung eine Antwort auf das Hereinzüngeln der mächtigen goldenen Fahnen sehen. Eine von ihnen, die zwischen den beiden Richtern, 'zeigt' auf das Eck in der Brüstung, die von hier mit Wucht hinunter und in den Vordergrund stößt. Faliero ist gleichsam parallel zu ihr aus seinem goldenen Mantel heraus- und herabgestürzt; und golden sind schließlich die Tafeln, auf die der sphinxhafte schwarze Löwe seine Pranke stützt. Die Inschrift soll man lesen: "Pax tibi Marce Evangelista meus". Es ist die in Venedig allgegenwärtige Losung. Dieser Löwe, dessen goldene Flügel sein Herkommen anzudeuten scheinen, ist ein mit der Treppenbrüstung den Aufständischen entgegengeschobener Vorposten des Gesetzes; die Gesetze sind göttlichen Ursprungs, mag die in ihm verkörperte Warnung lauten. Ihnen ist die hierarchische Ordnung des menschlichen Zusammenlebens verpflichtet, und wer gegen sie verstößt, gleichgültig auf welchem Rang er steht, wird stürzen. Delacroix hat dafür das großartige Bild des fast nur noch in Weiß gekleideten Dogen gefunden, unter dem das große blutgetränkte Tuch die Marmorstufen hinaufsteigt, einer Flut vergleichbar so düster wie dieser Löwe am rechten und der Scherge am linken Rand.

Nun zeigt sich, wie vollkommen der Maler den Sinn der realen Architektur, die er nie sehen konnte, begriffen und bildlich wiedergegeben hat: "Diese Prachttreppe, von Antonio Rizzi seit 1483 [...] ausgeführt, diente als monumentale Bühne beim feierlichen Akt der Dogenkrönung [...]. Die Bildwerke der Fassade [des Arco Foscari genau gegenüber] verweisen [...] auf die hierarchische Ordnung der Welt [...]. Der Segen des heiligen Markus [in einem Relieftondo in der obersten Zone des Bogens] gilt dem Dogen, ihm wird die Bindung weltlicher Macht an überirdische Maßstäbe vor Augen gestellt".[86] (Der Anachronismus, daß die Enthauptung Falieros im Jahre 1355 auf Rizzis Treppe von 1483 vor sich geht, ist Byron unterlaufen, ändert aber am Grundsätzlichen nichts.)[87] Das Relief mit dem anbe-

86 Erich *Hubala*: Reclams Kunstführer Venedig. Stuttgart 1985^3, S. 44ff.

87 Hier sei angemerkt, daß Byron diese frühe Krise im Stadtstaat Venedig demokratisch verklärt. Zorzi stellt klar, daß der historische Falier kein "Märtyrer der unterdrückten Klassen war". "Die Wahrheit war, daß das Volk, das echte Volk, sehr wohl wußte, daß es nichts Gutes hätte erwarten können von einer Verschwörung, die Marino Falier [...] mit der Unterstützung des Bürgertums zum Herrn von Venedig gemacht hätte." (Alvise *Zorzi*: Venedig. Die Geschichte der Löwenrepublik. Frankfurt 1987^2, S. 208 und 215) In dem Stück Byrons, auch im Innenleben seiner Hauptfigur, laufen das Aufbegehren des Volkes und die Haltung der Aristokraten in ihrer Unvereinbarkeit mehr nebeneinander her als daß sie, sich an-

tenden Dogen Foscari, das ursprünglich der Zuschauer sozusagen im Rücken hatte - das Original ist wie das draußen an der Porta della Carta der Revolution zum Opfer gefallen - ein solches Relief hat Delacroix an sein Phantasieportal im Hintergrund versetzt, und noch dort hat er die Proportionen stark zugunsten des Markuslöwen verändert. Dessen Flügel sind außerdem rot hervorgehoben.

So betrachtet ist der FALIERO eine der sog. LIBERTE vorausgehende Apologie der aristokratisch geprägten Gesellschaftsordnung. Dies Resultat widerspricht keineswegs Delacroix' Denken. Ich erinnere an seine Bemerkung zu Balzac (1832), er sei in seiner Jugend beim "Gründen von Republiken" weniger enthusiastisch als sein Freund gewesen. Schon während der Englandreise schienen ihm die Vorzüge dieser Regierungsform ihre Nachteile aufzuwiegen.[88] Entnervt von sachfernen Rangeleien in der Kunstkommission wünscht er sich einen allbefugten "homme de mérite qui les présiderait", wohl wissend, daß dies unrepublikanisch gedacht ist, aber schließlich seien die berühmtesten Republiken, auch Venedig, Aristokratien gewesen (J. 23.3.54). Seine Überzeugung von der absoluten Gültigkeit einer solchen Ordnung kommt zum Ausdruck, wenn im Journal wie in Fragen der Kunst (J. 7.4.49) so auch angesichts beunruhigender gesellschaftlicher Verschiebungen von Verstößen gegen "lois éternelles" die Rede ist (J. 31.8.57). Es ist weiterhin nicht unsere Aufgabe nachzuprüfen, wieviel "bonnes choses" diese Regierungsform dem England des 19. Jahrhunderts, und seinen Kolonien, tatsächlich beschert hat. Wichtig für uns ist die Einsicht, daß dies die Perspektive eines im Grunde unpolitischen *Aristokraten der Kunst* ist, eines der großen Einzelnen, die erstmals unter einem repressiven, sich demokratisch gebenden Kunstbetrieb leiden. Es ist keine Nebensache, daß in dem Londoner Bild die Gestalt Tizians auftaucht, oben, inmitten der Noblen.[89] Wem diese Form des Konservativismus immer noch inakzeptabel erscheint, dem wird auch Goethes Erkenntnis kaum weiterhelfen, jeder echte Künstler sei "als einer anzusehen, der

---

einander reibend oder tatsächlich kollidierend, zu Triebkräften des Dramas würden; das Tragische gewinnt nach meinem Empfinden in dieser Tragödie keine lebendige Gestalt.

88 "Ensuite c'est un fameux gouvernement. La liberté ici n'est pas un vain mot. L'orgueil de leurs nobles et la distinction des rangs sont poussés à un point qui me choque infiniment: mais il en résulte de bonnes choses." (Cor, I, S. 166).

89 *Johnson* teilt mit, daß in dem Heft mit den Skizzen zum "Faliero" eine Zeichnung nach dem entsprechenden Selbstbildnis von Tizian (1550) enthalten ist (J112, S. 101).

ein anerkanntes Heiliges bewahren und mit Ernst und Bedacht fortpflanzen will."[90] Mit diesen Worten scheint mir mehr von der Haltung Delacroix' erfaßt als mit dem von der perpetuellen Säkularisierung. Es sei außerdem angemerkt, daß Delacroix nachweislich gerade den einfacheren Menschen in seiner Umgebung zuvorkommend und charmant begegnet ist, daß also seiner Neigung zu einer hierarchisch so festgelegten Ordnung mehr der Wunsch nach friedlich geregeltem Zusammenleben als rabiates Herrschaftsdenken zugrundelag; Delacroix pflegte keinesfalls den von Büchner verurteilten "verachtenden Aristokratismus" (1834, Brief an die Familie). Außerdem will Delacroix ja nicht ausschließlich bewahren; seinem FALIERO ist die Entstehungszeit anzusehen: Mit gewaltigen Säulen überhöht zwar die Bildarchitektur die Sphäre des menschlichen Lebens, ordnungsmächtig scheidet sie die sozialen Ränge. Um so merkwüdiger, daß nun gerade die dominierende Figur der Exekutive, eben der Henker rechts im Vordergrund, so untätig ist. Immerhin tritt er mit einem Schritt den schon vom Anblick des Enthaupteten eingeschüchterten Männern aus dem Volk in den Weg, die Lücke schließend in der Barriere nach oben; damit ist auch ihnen nachdrücklich ein Ort im Ganzen zugewiesen. Farblich vereinen seine Hosen das Blut des Dogen mit dem Schwarz des Löwen; die goldglänzende Jacke versinnlicht seine Legitimation. Gerade das Zusammenwirken von Gesetz und Vollstreckung scheint, im Gegensatz zu seinem moralisch unbelasteten Helfer am linken Rand, Inhalt seines Nachdenkens zu sein. Er träumt nicht ins Leere, sein Blick geht an den Parteien vorbei und streift zumindest den schwarzen, goldgeflügelten Löwen. Dabei ist er, während in den oberen Rängen manche Figur etwas hölzern bleibt, die lebensvollste, überzeugendste Gestalt. In ihm lebt Delacroix' Zeit, vor allem ihm ist anzusehen, daß dieses Bild entstanden ist, nachdem die alte Ordnung ihren Todesstoß längst erhalten hatte. Mit einem sinnenden Henker hat Delacroix die *Frage* nach der geeigneten Ordnung der Gesellschaft in sein Bild hereingenommen, das andernfalls wirklich nur eine historische hätte illustrieren können. Bezeichnend ist, daß später nie mehr, wohl auch nicht im HELIODORE in Saint-Sulpice, eine Bildarchitektur von solcher Ordnungsmacht auftaucht. Vielmehr wird am PORTRAIT BRUYAS *(24)* die bewußte Auflösung aller architektonischen Bindung bis ins Bild-

---

90 Aus einem Brief Goethes an Zelter vom 18.3.1811, zitiert nach Josef *Pieper*: Überlieferung. Begriff und Anspruch. München 1970, S. 104.

gefüge hinein zu beschreiben sein. Auch kann man sich fragen, ob das tremendum eines im Moment der Rechtssprechung hereinwirkenden Göttlichen tatsächlich fühlbar ist. Das Erhabene in der Darbietung des historischen Geschehens ist mit der Architektur, den kostbaren Gewändern, gemalten Malereien und renaissancistischen Porträt-Zitaten stark ins Kunstschöne gewendet. In der sog. LIBERTE hat Delacroix, nachdem die Gesellschaft sich, vor seinen Augen, mit Naturgewalt vom Ancien Régime endgültig losgerissen hat, zu einer anderen Bildform gefunden. Deren Ausdruckskraft ist gerade darin begründet, daß jeder Anspruch auf ein übergreifendes reales und ideelles Gefüge in Frage gestellt und alles nun im Erleiden der einzelnen Gestalt ausgedrückt ist.

Tradition - Rubens' "Victoria"

Hier bietet sich die Gelegenheit, auf tatsächlich gestaltprägende Vorbilder hinzuweisen: Unter den zeitgenössischen Graphiken, die als Delacroix' Anregungen gehandelt werden, ist die Lithographie von Nicolas Charlet (ALLOCUTION DU 28 JUILLET 1830) die überzeugendste, da "alle Figuranten [...des] späteren Bildes bereits vertreten sind", fast alle.[91] Den ursprünglich bewaffneten BORGHESE-FECHTER *(11)*, den man sich seitenverkehrt vorstellen muß, habe ich genannt. Im Blick auf das Antikische im Zusammenspiel von Körper und Gewand ist an die Frauengestalten im spätklassischen Phigalia-Fries zu denken, nicht zuletzt ihrer Nähe zur MEDEE FURIEUSE wegen.[92] Die feste, füllige und doch bewegliche Beschaffenheit des gelben Kleides, die Aufwerfung des Saumes über dem nackten Fuß besonders, weisen auf den Figurenstil in Rubens' hypäthralen Deckenbildern zurück, wovon die bekanntesten, 1620 entstandenen und später (1718) verbrannten der Antwerpener Jesuitenkirche in Skizzen und Stichen Verbreitung fanden *(22)*.[93] Von Rubens stammt nun auch die Ge-

---

91 *Busch* 1960, S. 10, Abb. 9.

92 Relieffries vom Apollon-Epicurios-Tempel bei Phigalia (Peloponnes) mit dem Kampf der Lapithen und Kentauren und dem Kampf der Griechen und Amazonen. Um 410 v. Chr. London, British Museum. *Fuchs*: a. a. O. (Fußn. 24), S. 446. Diesen Fries kann Delacroix auf seiner Londonreise im Jahre 1825 gesehen haben.

93 Ein herausragendes Beispiel ist die "Heilige Katharina von Alexandrien" in einer Radierung, die Rubens selbst überarbeitet hat. 29,8 x 19,9 cm. *Köln* 1977. II, S. 76, Abb. 82. *Würzburg* 1977, Nr. 2 (um 1620). *CRLB. I*, Abb. 143.

stalt, der ich den größten Anteil an Delacroix' Erfindung zugestehen möchte. Es ist die Victoria aus der APOTHEOSE HEINRICHS IV. UND HULDIGUNG VOR MARIA ALS REGENTIN *(23)*, dem zweiten der drei Breitformate des Medici-Zyklus also.[94] Wie Zeichnungen und farbige Kopien bezeugen, hat Delacroix diese Bilderfolge, zu der Rubens 1621 den Auftrag erhielt, gut gekannt. Die Victoria ist eine ihrer exponiertesten Figuren, sie nimmt nämlich - fast so präzis wie Venus über ihr im Götterhimmel - die Mitte des Gemäldes an der Stirnwand ein, welches die zwei gleich langen Abschnitte der Erzählung an den Seitenwänden kompositionell verbindet: Mit dem Tod Heinrichs links, "umgedeutet in dessen antikisierende Apotheose",[95] endet eine glückliche, mit der Huldigung an Maria rechts im Bilde beginnt eine neue Herrschaft. So erhält der Umbruch im Leben der Fürstin und in der Geschichte Frankreichs mit Rubens' Victoria eine lebendig anteilnehmende Gestalt. Mit ihr wäre erstmals ein gemaltes Vorbild für die sog. Liberté von vergleichbarem künstlerischen Rang benannt.[96]

Einige Gemeinsamkeiten fallen sofort ins Auge: Wir sehen eine weibliche, antikisch halbnackte und mit Waffen vertraute allegorische Gestalt. Übereinstimmungen gibt es auch auch in der Körperhaltung: das Schreitmotiv, das Momente des Stehens beibehält, der Kopf im Profil und der hochgereckte linke Arm, der gerade noch den Blick zurück durchläßt, schließlich der rechte Arm, der die geneigte Waffentrophäe nah am Körper hält. Daß die Victoria die Kompositionshälften formal zusammenbinden soll, ist rasch aufgefaßt. Daß aber ihr steil hinaufstoßender Arm des Königs Entrückung nur kurz begleitet, sich wieder zurücknimmt, um hinter dem Kopf wegtauchend die Orientierung zur Königin einzuleiten, daß auch diese

94 "Apotheose Heinrichs IV. und Huldigung vor Maria als Regentin", Paris, Louvre (ehem. Palais du Luxembourg), 3,94 x 7,27 m, Öl auf Lwd. *KdK.* 253. *C. White* 1988, Farbabb. 186. Die Münchner Ölskizze, *Held* 1980, Nr. 70, T. 71; *An der Heiden* 1984, Farbabb. 25.

95 *von Simson* 1979, S. 24. - Vielleicht hat die Victoria der Trajansäule, die, wenn auch nicht so beredt, auf halber Höhe ebenfalls zwei Folgen bildlicher Erzählung unterscheiden hilft, Rubens auf diese Idee gebracht.

96 Christian *Lenz* hat (ausführlicher als *de Tolnay* 1962, Fußn. 14 und *Huyghe* 1990, S. 121) als Vorbild Rembrandts "Nachtwache" vorgeschlagen (In einem Vortrag im Frühjahr 1993 in Saarbrücken). Gemeinsam ist den Bildern das Vorhandensein von Waffen, die zum Betrachter hin sich öffnende Komposition der nahen Hauptfiguren, allerdings ohne daß sich mir deshalb eine der Historien umfassender erschlösse. Auch ein Vergleich der je anwesenden Kindergestalten bringt keine neue Einsicht. (Die bei Rembrandt, die die rätselhafteren sind, müßte man wohl vergleichend mit den Kindern in Tizians Wiener "Ecce Homo" zu verstehen versuchen.)

Richtung, mit der Streckung des andern Armes entschieden aufgenommen, ebenso entschieden abgebrochen wird, das wirft Fragen auf: Welche innere Stellungnahme spricht sich in einer leiblichen aus, die nach allen Seiten Strebendes und Widerstrebendes in einer an Michelangelo geschulten Verdichtung zeigt? Nur der Flügel breitet sich prachtvoll über die Zäsur zum ausgestreckten Arm der Francia aus und zeigt mit seinen Federn 'wohin die Kugel rollt'. Pax zu Füßen Victorias - ihre Position ist der von Delacroix' sterbendem Arbeiter verwandt - scheint bange, ob sich mit dem Herrscher nicht auch das Kriegsglück entfernt; wohl aus demselben Grunde wendet Victoria sich von ihm und von seiner Prunkrüstung am Boden weinend ab und der Herrscherin nur widerstrebend, fast haareraufend zu. Wieviel Hintersinn eingeflochten ist in die Allegorie der Übergabe, zu deren zentralem Bescheidenheitsmotiv Rubens die geschichtliche Realität in krassem Gegensatz vorfand,[97] ob er auch etwas über verschiedene Aufgaben von Mann und Frau im Staat aussagt, will ich offenlassen. Immerhin taucht oben, hinter dem düster glänzenden Männerhelm (und nun präzise auf der Mittelachse des gesamten Zyklus), Venus auf - als Mutter. (Das Motiv ist erst in der ausgeführten Fassung hinzugekommen.)

Soviel läßt sich sagen: Diese an einem Wendepunkt leuchtend hervortretende Gestalt trauert, sie wirkt in ihrer mehrdeutigen, aus laokoonisch gebeugtem Rumpf entwickelten Gebärde gequält. Da sie den Vordergrund beherrscht, muß ich Liess widersprechen, der seine Aufmerksamkeit nur dem Götterhimmel schenkt, und dem das Bild daher, stellvertretend für eine ganze Epoche in Rubens' Schaffen, "von jedem tragischen Sinne erlöst" erscheint.[98] Weil die beschriebene Körperhaltung eben doch Zwiespalt und Trauer zum Ausdruck bringt - an einer Victoria sogar besonders auffällig, kann sie im Sommer 1830 durchaus das besondere Interesse des Malers Delacroix geweckt haben. - Das Beispiel zeigt, was wir bei jedem weiteren Vergleich erleben werden, daß nämlich Delacroix seine künstlerischen Vorbilder nicht aus rein formalen oder rein inhaltlichen (ikonographischen) Erwägungen, sondern aus einem tiefen Verstehen der Gestalt in ihrem kompositionellen Zusammenhang heraus aufgreift und verwandelt. Sowenig wie die Natur ist ihm Rubens ein "Gebrauchtwarenlager" (auch

---

97 In erfrischender Deutlichkeit zur Qualität der Regierung Maria de' Medicis und zu ihrem Verhältnis zur Macht Harald *Keller* in: Das Nachleben des antiken Bildnisses von der Karolingerzeit bis zur Gegenwart. Freiburg 1970, S.150ff.

98 *Liess* 1977, S. 469.

das ist mit "peindre de mémoire" nicht gemeint), das ihm entlehnte Motiv bleibt, wie wir gesehen haben, kein "Versatzstück".[99] Modernität muß sich nicht unbedingt mit Traditionszersetzung oder Traditionsverzicht beweisen.

Allegorische Gestalten

Delacroix hat sich diesmal also einer Konfiguration des Rubens zugewandt, um das Erscheinungsbild seiner Hauptfigur zu klären, und zwar erst im weiteren Verlauf der Arbeit; die besprochene Vorzeichnung verrät, daß die "première pensée" ihm ganz allein gehört. Für spätere Überlegungen bleibt festzuhalten, daß es für den sterbenden Arbeiter, den ich als Schlüsselfigur beschrieben habe, in der Rubenskunst keine Vorprägung gibt. Delacroix beteiligt den Flamen aber noch in einer anderen Weise. Abschließend muß von der Allegorie die Rede sein. Die Beschreibung hat gezeigt, daß Malerei für Delacroix Gedankenarbeit einschließt, Auseinandersetzung mit Grundtatsachen des menschlichen Daseins. So kann man, was er überspitzend von Rembrandt sagt, in diesem Abschnitt seines Schaffens auf ihn selbst beziehen: "il brille surtout par la pensée" (J. 25.1.57). Aber das Denken ist, wenn die größten Fragen offen bleiben, schwieriger, die Gestalt, in der, was zu erfassen war, lebendig vor Augen treten soll, komplexer geworden. Neben Rubens' Victoria macht sich das zunächst als Verlust von Sinnlichkeit bemerkbar. Beispielsweise wirkt das Inkarnat der sog. Liberté absichtlich wie aus Stein. Es zehrt an ihrem Charme, daß sie mehr die Verkörperung eines Lebensprinzips, fast möchte ich sagen einer Erkenntnis, vorzustellen hat als ein Stück Leben selbst. In der Zeichnung war sie zu Affekten fähig, damit sympathischer, der Natur, dem warmen Pathos von Rubens' Figur noch näher. Herding spricht nicht ganz zu unrecht von "Statuenhaftigkeit".[100] (Zu dieser Figur Ergänzendes unter dem Aspekt der Geschlechterbeziehung im Kapitel über ADAM ET EVE CHASSES DU PARADIS.) Es bedarf aber, um solche Auswirkungen De-

---

99 *Herding* 1989, S. 260.

100 *Herding* 1989, S. 269. - Ich sehe den gleichen Unterschied zwischen der besprochenen Zeichnung zur "Médée" und der klassischsten der ausgeführten Fassungen (Louvre. R1436/ J343-153. *Bortolatto* 1972, Farbt. LXIII), nicht zu dem großartigen Berliner Bild, das im Krieg verlorengegangen ist (R1403. *Badt* 1962, Abb. 11) *(58)*.

lacroix'scher Vergeistigung wahrnehmen zu können, schon des Vergleichs mit Rubens. Neben Zeitgenossen, ich nenne Courbets ATELIER (Paris) und Ingres' JUPITER (Aix en Provence), tritt sofort seine Erfindungsgabe einerseits und andererseits die Vitalität seiner Figuren in den Vordergrund. Vor allem ist angesichts seines im Streben sterbenden Arbeiters festzustellen: Die Intention, eine fragwürdige Transzendenz anschaulich zu machen, verführt Delacroix nicht zu dem Reduktionismus, den wir bei Friedrich beobachtet haben *(5)*, sondern zu einer *Gebärde* der Vergeistigung; mit anderen Worten: sie verkehrt sich nicht in die Abstraktion des Lebens, die Jean Paul als "poetischen Nihilismus" entlarvt hat. Und genau hierbei unterstützt ihn in diesem Bild, wie die folgende Stelle im Aufsatz über den Maler Baron Gros bestätigt, die Vertrautheit mit Rubens' Gebrauch der Allegorie:

> "Emporté par un instinct de son génie, Rubens dédaigne l'histoire toute nue ou ne lui accorde qu'une place secondaire. Dans les magnifiques tableaux où il nous peint la vie [...] de Marie de Medicis [...] les personnages contemporains ne sont le plus souvent que de froids témoins d'une action dont les véritables acteurs sont des êtres surnaturels." (*Oeuvres lit. II*, S. 164)
>
> "Geführt von einem Instinkt seines Genies verschmäht Rubens die nackte Geschichte oder weist ihr nur eine untergeordnete Rolle zu. In den großartigen Bildern, in denen er uns das Leben [...] der Maria de' Medici zeigt [...], sind die zeitgenössischen Personen meistens nur kühle Zeugen eines Geschehens, dessen wirkliche Akteure übernatürliche Wesen sind."

Vor Rubens' Medici-Bildern war zu lernen, wie man die Illustration des historischen Augenblicks vermeidet (um die weder Schnetz, noch Meissonier, noch Gros herumgekommen ist), und zwar mit Allegorien, die man sprechend macht, indem man sie in den Kreislauf der Erfindung bindet. Bekanntlich war die Victoria-Figur des Rubens nicht als Allegorie des Sieges und noch weniger die von Delacroix als Allegorie der Freiheit ausgeschöpft. In dem, was sie der Komposition darüberhinaus hinzuzufügen haben, kommen beide allein mit ihrer Gebärde, will sagen ohne schriftlich fixierte Konventionen aus. Wie Rubens schafft Delacroix nicht Allegorien, sondern *allegorische Gestalten*,[101] mit denen er sich von Allegorie und

---

101 Dafür gibt es weitere Beispiele. So wird in Rubens' Allegorie des "Glücks" die personifizierende Figur, die infolge eines Wechsels der Windrichtung beinah von ihrer Kugel fällt, selbst zum Opfer der von ihr personifizierten Macht (Berlin, SMPK. *Held* 1980, Nr. 189,

Symbol die Vorteile verfügbar macht, inhaltlich komplexe Abstraktion ("was mit reiner Erzählung nicht zu geben war", J. Burckhardt) und Lebendigkeit, Anschaulichkeit. Nur so kann er - übrigens objektiver und geistig weiter als in seinen Schriften - eine dissonante Weltanschauung noch zur Einheit eines großen Kunstwerks bringen. Daß dieses Werk überhaupt Lebenserfahrung formal bewältigt, wird niemand mehr bezweifeln wollen. Es ermöglicht außerdem die Einsicht, daß das Erlebnis eines großen Künstlers dem Zeitgeist im Politischen, im Religiösen und im Gestalterischen entgegenlaufen kann. (Vorausgesetzt, man sucht die entscheidenden Auskünfte den letzten Sinn betreffend nicht außerhalb des Bilderrahmens.)[102]

Probleme hat schließlich die Definition von Delacroix' Allegorie gemacht. Mehrfach hat man sie der "allégorie réelle" zuteilen wollen. Das befriedigt nicht, solange sie über den Begriff mit Courbets ATELIER gleichgesetzt ist.[103] In dessen breiter Selbstbetrachtung von 1855 spielt die Antike keine tragende Rolle und ein Himmel wie der hinter Delacroix' Trikolore war für ihn nicht vorstellbar. Daß die sog. Liberté an verschiedenen Realitätsebenen teilhat, ist zunächst auch kein Unterscheidungskriterium zur Allegorie des Rubens. Denn der zeigt mit der höfischen und mythisch-himmlischen auch zwei Welten, die allerdings durch einen Willen und in einem Glanz der Erscheinung verschmolzen sind. Delacroix bleibt, da er aus seinem Himmel keine Göttin mehr entlassen kann, wie in der DANTEBARKE allein das Antikische als anschaulich überhöhendes Element. Nur hat sich eine Kluft zwischen diesem und den Menschen der Pariser Straße aufgetan, die bestehen bleibt, die sich in keiner höheren Analogie mehr schließen läßt. In Ermangelung eines Begriffes beschreibe ich seine nicht mehr christlich-antike und noch nicht realistische Figur als immanente, das Unendliche aber festhaltende allegorische Gestalt: "pas trop de réalité,

T. 198; *Kelch* 1978, Nr. 798C). Vgl. auch *Hubalas* Ausführungen zu Ikonographie und Darstellung in Dürers Kupferstich "Das große Glück". (1979, S. 141, Abb. 57).

102 Ich denke hierbei an eine folgenreiche Stelle bei Erwin *Panofsky* (Ikonographie und Ikonologie, 1939), an der er das Kunstwerk in seinem Wesentlichen, in seiner geistig umfassendsten Schicht als "Symptom von etwas anderem" beschreibt.

103 *Hofmann* 1960, S. 114. *Herding* 1989, S. 269. (Nach Herdings Erklärung - "daß wir es mit einer allegorischen und einer realen Ebene zu tun haben" - wäre auch Rubens' Gemälde aus dem Medici-Zyklus als "allégorie réelle" anzusehen, denn das Hofleben war zeitweise Rubens' Realität.) - Der Titel von Gustave Courbets vielbesprochenem Bild lautet "Intérieur de mon Atelier, Allégorie réelle déterminant une phase de sept années de ma vie artistique".

pas trop d'allégorie", sagt in anderem Zusammenhang, hier aber zutreffend, Delacroix selbst (*Cor. II*, 24). Er hat sie erschaffen, weil er auch in einem weltanschaulichen Bild nur "Malergedanken" zulassen wollte.[104]

Ausblick

Vielleicht hat die Betrachtung des Gemäldes den Eindruck begründen können, den man im roten Saal des Louvre auf den ersten Blick gewinnt: daß es zwischen BARQUE DE DANTE (1822) und BARQUE DE DON JUAN (1840), gegenüber den SCENES DES MASSACRES DE SCIO (1824) und LA MORT DE SARDANAPALE (1828) kein Ausnahmewerk darstellt. Das Barrikadenbild fügt sich als Komposition aus stürzenden Hauptfiguren in die allen Werken gemeinsame Untergangsthematik, mit dem feinen Unterschied, daß es jene positive Differenz (auch zum Geschichtsbild Büchners) zeigt und nach 'oben' offener als die anderen bleibt. Wenn es im Schaffen Delacroix' diese Perspektive nicht schon gegeben hätte, dann, so behaupte ich, hätte die noch im Dezember 1831 angetretene Reise nach Marokko nicht ihre universelle Wirkung gehabt. Im Süden entdeckt er, wie später van Gogh und Klee, die Farben in einem neuen Licht ein zweitesmal. Genauso wichtig ist aber die Begegnung mit einem einfacheren und schöneren Menschenschlag. Erst diese gelassene, in seinen Augen wirklich freie Lebensform hat ihm Alternativen zu seinem Zivilisationsverdruß und das Ziel seiner Sehnsucht bewußt gemacht.

> "...vous ne pourrez jamais croire à ce que je rapporterai, parce que ce sera bien loin de la vérité et de la noblesse de ces natures",
>
> "...ihr werdet niemals dem glauben können, was ich mitbringen werde, weil es immer noch weit entfernt sein wird von der Wirklichkeit und dem Adel dieser Naturen",

berichtet er nach Hause und stellt kurz vor der Rückkehr die halb belustigte, halb beunruhigte Frage: "Quelles nouvelles révolutions nous préparez-

---

104 "Ich würde wünschen, es wäre so wahr wie Sie sagen: daß ich nur Malergedanken habe; mehr will ich nicht." Brief an Thoré vom Januar '47. *Stein* 1918, II, S. 9. - Weltanschauung ist nach *Schleiermacher* (Pädagogik, 1813) das, "...worin die Totalität aller Eindrücke zu einem vollständigen Ganzen des Bewußtseins bis auf den höchsten Punkt gesteigert, mit eingeschlossen die Totalität der menschlichen Umstände [...], gedacht wird [...], sie setzt die höchste Selbsttätigkeit des menschlichen Geistes voraus." Zitiert nach J. *Hoffmeister*: Wörterbuch der philosophischen Begriffe. Hamburg 1955.

vous avec [...] vos Robespierres de carrefour?" (*Cor. I*, 319 u. 332) Eben weil sich Eindrücke ästhetischer und solche allgemein menschlicher Natur glücklich verbinden, wandelt sich im folgenden nicht 'nur' sein Kolorit. "Inclinations tragiques", wie er selbst sagt (*Cor. II*, 5), beherrschen ihn zu jeder Schaffenszeit, aber der erstaunliche stilistische Unterschied, der zwischen der sog. LIBERTE und dem kleinen, thematisch gar nicht so fernen TOBIE aus dem Todesjahr besteht (Winterthur; *DdH.*, S. 244), verdeutlicht doch eine umfassende *Lichtung von Delacroix' Ausdruckswelt*; auch sie sehe ich symbolisiert in der Erhabenheit und in den ungebrochenen Farben der großen Fahne.[105]

105 Nach Abschluß dieses Kapitels finde ich eine druckfrische "Sozialgeschichte der Malerei", die Neuinterpretationen "von einem sozial- und mentalitätsgeschichtlichen Standpunkt aus" verspricht. Darin ist vom "politischen Engagement", von "der Begeisterung über den Sturz der bourbonischen Regierung", von den "utopischen Freiheitsvorstellungen" Delacroix' die Rede. Folglich muß - als hätte es bisher überhaupt keine eindringlichere Beobachtung gegeben - eine "nikegleiche" Liberté weiterhin "eine mächtige Bewegung an[führen], die begeistert und mitgerissen aus der Tiefe des Bildes auf den Betrachter zu vorwärtsdrängt." Jutta *Held* u. Norbert *Schneider*: Sozialgeschichte der Malerei vom Spätmittelalter bis ins 20. Jahrhundert. Köln 1993, S. 362ff. (Auf Seite 419 dieses Buches eine weitere Adaption von Delacroix' "Liberté", von Wolfgang Mattheuer.) - Auch der historische Exkurs von *Athanassoglou-Kallmyer* (1997) bringt keine neuen Einsichten in die Bildgestalt und ihren Gehalt: Delacroix habe das Jahr 1830 genutzt, um "seine liberalen Sympathien zu verkünden", "seinen »subversiven« künstlerischen Stil offen vorzuführen" (S. 265). Erstere gibt es nicht, wie eine vollständigere Darlegung von Delacroix' politischem Denken rasch erweist, und auch die Einschätzung seines Stils als subversiv läßt sich im Blick auf das Gesamtwerk kaum halten. Eine "ästhetische Revolution" (S. 263) war bei allem Widerstand gegen die akademische Doktrin nicht Delacroix' Anliegen. Daß dem so ist, bekundet sich nicht zuletzt in seiner intensiven Traditionsarbeit. Überhaupt wird jede Untersuchung, die in seinem Bild "das ästhetische Endprodukt" der in diesen Tagen wirksamen Kräfte sehen will (S. 257), Probleme damit haben, seinen überragenden künstlerischen Rang (etwa neben Baron Gros' Allegorie "Die Menscheit flieht Europa", S. 261, Abb. 107), seine Einzigartigkeit und geistige Unabhängigkeit begreifbar zu machen. (Die kritisierte Studie macht außerdem deutlich, daß noch eine kunsthistorische Aufgabe darin liegt, das Verhältnis von Delacroix' Stilwollen und tatsächlich realisiertem Stil zu V. Hugos ästhetischem Programm präzise zu formulieren.)

2. *"PORTRAIT D'ALFRED BRUYAS" (1853)*

"L'Homme au gant du XIXe siècle" - Historisches

Mit der Betrachtung dieses Bildes springen wir an den Beginn des Spätwerks *(24)*. Porträts waren (wie Baudelaire und Lasalle-Bordas festgestellt haben)[106] Delacroix' bevorzugte Aufgabe nicht und die wenigen, die er gemalt hat, bilden nicht die Werkgruppe, in der seine Auseinandersetzung mit Rubens am deutlichsten in Erscheinung tritt. Im Jahre 1853 gelingt ihm aber, während ein Sonderling aus Südfrankreich für ihn 'sitzt', ein Bildnis, das nicht nur im eigenen Werk einen Höhepunkt markiert. Champfleury, der hier nun doch in fortlebender Tradition das Neue spürt, spricht vom "Homme au gant du XIXe siècle". Van Gogh ist wie bei jeder Begegnung mit einem Delacroix tief berührt und teilt seinem Bruder mit:

> "das Bruyas-Porträt von Delacroix gleicht Dir und mir wie ein neuer Bruder."

Man hat also den Typus, in dem Delacroix die Charakteristik aufgehoben hat, das Überindividuelle, das den BRUYAS aufschlußreich macht für eine vergleichende Bestimmung seines Bildes des Menschen, früh erkannt. Ich werde ihm, ohne einen genetischen Zusammenhang vorauszusetzen, Rubens' HENDRIK VAN THULDEN von 1615/17 gegenüberstellen *(25)*.[107]
Das Wichtigste zur dargestellten Person: Alfred Bruyas (1821 - 1869) war der wohlhabende Nachkomme eines Bankiers aus Montpellier, dessen Entschluß, Sammler und "Wohltäter der Künstler" (van Gogh) zu werden, in

---

106 *Baudelaire* 1855, S. 236. Lassalle-Bordes zitiert nach J233, S. 51: "Delacroix éprouvait une grande torture à faire des portraits...".

107 "Portrait d'Alfred Bruyas", dat. u. sign. l. u.: Eug. Delacroix / 1853, Montpellier, Musée Fabre, Öl auf Lwd., 116 x 89 cm. R1209/J239-59. Rechts neben dem Kopf ein reparierter ca. 3 cm langer Riß. (Keine Reproduktion vermittelt einen Eindruck von dem "refinement of the colouring" (Johnson); am brauchbarsten noch *Bortolatto* 1972, Farbabb. LVIII und *DdH.*, S. 26) - Champfleury zitiert nach J239. *Van Gogh, Briefe* IV, S. 221 (Dez. 1888). - P. P. Rubens: "Porträt des Hendrik van Thulden", 1615/17, München, Alte Pinakothek, Öl auf Holz, 123,6 x 105,1 cm. *KdK.* 140. *CRLB. XIX*, 152. Gute Farbabb. in *Barockmalerei (MARC)*, Nr. 14.

Italien reifte. Toussaint sieht in seinem Tuberkuloseleiden die Ursache für eine "permanente Selbstbetrachtung und ein ständiges Studium der Einwirkungen der Gefühle auf seine Physiognomie."[108] Er hat nämlich Künstler jeden Talents insgesamt vierunddreißig Porträts von sich malen lassen. (In dem eines Verdier begegnen wir ihm als Christus mit Dornenkrone.) Bekannt geworden sind nur die Bilder von Delacroix und Courbet, die im selben Jahr entstanden sind.[109] Während Bruyas mit Courbet eine in Briefen und weiteren Bildern dokumentierte Freundschaft pflegte, war die Beziehung zu Delacroix weniger eng als Théophile Silvestre, der Vertraute Bruyas' und selbst von ihm geförderte Kunstschriftsteller, uns glauben machen will.[110] Zu schön um wahr zu sein ist denn auch die von ihm mitgeteilte Anekdote, nach der Delacroix in einer Ausstellung, vor seinem eigenen HAMLET (Louvre, J267-85) von Kunstbanausen eingekreist, auf den beiseite stehenden Bruyas aufmerksam geworden sei. Dieser sei ihm wie "l'incarnation même de cet Hamlet" erschienen, weshalb er ihm auf die Schulter geklopft und ihn aufgefordert habe: "Venez me voir demain; je veux faire votre portrait." Wie dem auch gewesen sei, die Erscheinung Bruyas' hat Delacroix fasziniert und hat seine Einbildungskraft in Bewegung gebracht. Mir scheint, Silvestre habe bereits in der folgenden Charakterisierung die Person Bruyas' mit den Augen des Malers gesehen:

> "M. Bruyas, alors dans ses trente-deux ans, était un de ces types extrêmement fins, délicats et sensibles, qui vous attirent tout de suite par une sorte de charme magnétique et qu'on n'oublie plus. [...] Les traits de son visage, longs, incisifs, aigus, contrastaient par la correction la plus ferme avec la grâce, l'abandon et la langueur de ses mouvements. [...] Son teint blanc, traversé de veines azurées, tout à fait mat, par moments morose, s'illuminait d'une flamme intérieure".

---

108 Katalog der Ausst. "Gustave Courbet". Paris, Grand Palais 1977/78. Hrsg. v. H. *Toussaint*. Paris 1977, Nr. 33.

109 "Portrait d'Alfred Bruyas", datiert und signiert links unten: G. Courbet, 1853, Montpellier, Musée Fabre, Öl auf Lwd., 91 x 72 cm. *Toussaint*: a. a. O. (Fußn. 108). Nr. 33. Farbabb. in: Katalog der Ausst. "Courbet Reconsidered". Broocklyn Museum. Hrsg. v. S. *Faunce* u. L. *Nochlin*. New Haven/London 1988. Nr. 18. (Courbets Bild ist etwas später als das von Delacroix entstanden.)

110 *Silvestre* 1856, Bd. II (Appendices), S. 238, 240. Von Delacroix sind nur drei knapp gehaltene Bitten um Sitzungen erhalten (*Cor. I*, 144, 148, 151). Die entsprechenden Tagebuchstellen berichten nichts Persönliches (J. 16.4. u. 28.4.53).

> "Herr Bruyas war in seinem zweiundreißigsten Jahr einer dieser extrem feinen, delikaten und sensiblen Typen, die einen sofort mit einer Art magnetischem Charme anziehen und die man nie mehr vergißt. Die Züge seines Gesichts, länglich, scharf, spitz, kontrastierten entschieden mit der Grazie, Ungezwungenheit und Wehmut in seinen Bewegungen. [...] Sein weißer, von bläulichen Adern durchzogener Teint, ganz matt, und manchmal mißgestimmt, schien von einer inneren Flamme erleuchtet".[111]

Oberflächlich ist das Bild gut erhalten, aber die Wirkung des vielschichtigen Kolorits ist durch Nachdunkelung beeinträchtigt. Die Darstellung ist demzufolge nicht so leicht zugänglich wie die farblich aufgemischten Reproduktionen vermuten lassen. Es bedarf einer ständigen Anspannung der Wahrnehmungsorgane, damit die Farben hervortreten, damit die Gestalt sich rundet und anfängt zu leben. Abgesehen vom jeweiligen Erhaltungszustand schwebt die physisch-geistige "saillie", an der Delacroix so gelegen war, in seinen späteren Bildern meist in diesem farbgebundenen Entstehen.[112] In direkter Nachbarschaft zu Courbets BRUYAS *(26)* mit seiner akzentuierten Körperlichkeit und Gegenwärtigkeit (Silvestre schreibt "peinture ultra-robuste") erscheint das als Gestaltungsschwäche, aber nur im ersten Augenblick. Man könnte Courbets Darstellungscharakter als konvex bezeichnen, im Verhältnis zum Betrachter, den von Delacroix als konkav, wobei seine Sphäre, in die wir von einem bestimmten Vertrautheitsgrad an gleichsam hineingezogen werden, sich als die komplexere, auf Dauer interessantere erweist. Delacroix' Bildnis eignet, vorausgreifend gesagt, eine Dynamik, die Courbets Bild nur verspricht.

Entschiedener als andere Kunstaufgaben ist das Porträt dialogisch ausgerichtet. Die Vorstellung, die der Maler sich von seinem Modell gemacht hat, teilt sich dem Betrachter vor aller Versenkung ins Detail über das Verhältnis mit, in das der dargestellte Mensch sich zu ihm setzt. So hat Delacroix schon mit der Aufstellung des Sessels weitreichende Entscheidungen getroffen. Nicht anders übrigens als Rubens, der seinen aus mehreren Bildnissen bekannten, mit Löwenköpfen geschmückten Stuhl nur so weit dreht, daß die Armlehne, und mit ihr der Unterarm des Pastor Thulden, stark verkürzt aus der Tiefe hervorstößt. Der Sessel, auf dem Bruyas sitzt, ist weiter in die Seitenansicht nach rechts gedreht, so daß der geschnitzte und gewobene Schmuck der Rückenlehne sichtbar bleibt, die

---

111 *Silvestre* 1856, Band II (Appendices), S. 238.

112 Delacroix hat sich zum Problem der Erhaltung und der Veränderung der Farbwirkung wiederholt geäußert, z. B. im Tagebuch am 29. 7. 54. (Den Zugang erschwert vor Ort zudem die miserable Beleuchtung.)

Armlehne aber, vorbereitet aus einem feinen, geschwungenen Holzprofil und vom umgeschlagenen Cape schließlich verdeckt, über die Mittelachse hinausreicht. Bruyas' aufgelegter Unterarm verläuft daher auf ganzer Länge 'bildflächenparallel', zwischen der Figur und dem Betrachter. Er wirkt, unterstützt von der schalenartig abschließenden Sesselwange, als Schwelle. - Damit haben wir uns bereits die Verfeinerung aller Form und die Distanz bewußt gemacht, die dieses Porträt prägen. Sein drittes wesentliches Merkmal ist - das Wort von seiner Wurzel her verstanden - das Passive.

Das Passive als das Schwache

Es drückt sich unmißverständlich in der Spannungslosigkeit des Körpers aus. Bruyas wirkt vor der hohen Lehne in sich zusammengesunken; alle Kräfte scheinen aus der Biegung seines Rumpfes nach rechts unten wegzusinken. Das ergibt ein Spiel sanft bewegter, fallender Diagonalen: schon das erwähnte Holzprofil, beiderseits die langen Konture des schwarzen Cape und der braunen Jacke, das längliche weiße Taschentuch. Das Durchhängen der goldenen Kette und das Herabfallen des Capesaums bis an den unteren Bildrand betonen ebenfalls die Schwerkraft. Untätig liegen vor allem auf den Lehnen beide Arme, fast schlaff im Schoß beide Hände. Das Tuch wird nur vom Gewicht dreier Finger gehalten, und der Abstand zwischen den Händen ist, als sollte hier ein letzter Rest von Energie versickern, um eine Nuance zu groß. Wie willenlos erscheinen sie neben denen des SIEYES von David; deren Feinheit nimmt uns das Vertrauen in die Tatkraft des Politikers nicht.[113] Man versteht Silvestre, der zudem seine Bewunderung des Bildes mit einer Huldigung an seinen dargestellten Gönner auszusöhnen hatte, wenn er wiederholt einwirft: "Mais Delacroix a trop accusé la faiblesse physique".[114] Die Kleidung mildert diesen Eindruck nicht, da sie weder die Behaglichkeit noch das Plastische von Sieyès' Jacke ausstrahlt, sondern, hochschließend, zugeknöpft und in mehreren dunklen Lagen, für den ersten Blick ein fröstelndes Sich-Zurückziehen

---

113 J. L. David: "Portrait d'Emmanuel-Joseph Sieyès", 1817, Cambridge (Mass.), Fogg Art Museum. *Schnapper* 1981, Farbabb. 181. Wohl eines der schönsten Bilder, die David gemalt hat. Delacroix hat von ihm möglicherweise einige Anregungen für seinen "Bruyas" empfangen. Sieyès (hier schon im Exil) ist der Verfasser der berühmten Schrift "Qu'est-ce que le Tiers Etat?" aus dem Jahre 1789.

114 *Silvestre* 1856, Band II (Appendices), S. 243.

zum Ausdruck bringt - ähnlich die Fingerspitzen, die fast alle in den Halbschatten wegtauchen.
Als äußere der die Figur umgebenden Schalen läßt sich der Sessel begreifen. Auch hier aber, wenn wir das Sitzen genau anschauen, keine echte Behaglichkeit. Bruyas schmiegt sich nicht an die Lehne, er sitzt vielmehr leicht verdreht. Das verleiht zum einen dem Sessel und seinem farbigen Schmuck ein noch größeres anschauliches Gewicht. (Man vergleiche die Möbel in Davids SIEYES und Rubens' THULDEN.) Zum andern ist Bruyas' Oberkörper ein kleines Stück mehr dem Betrachter zugedreht und der Kopf noch etwas weiter. Doch diese behutsame Wendung dem Außen und dem Licht entgegen nimmt der Blick wieder zurück. Er geht zu weit nach links, fällt leicht nach unten, sucht also kein Gegenüber und schon gar nicht den Betrachter. Silvestre findet ihn zu unentschlossen und besteht darauf: "L'original [das heißt Bruyas] n'est pas un rêveur; c'est un réfléchi...".[115]

Das Passive als das Leidende - Vergeistigung

Van Gogh hätte sich aber nicht so betroffen gezeigt, hätte Delacroix allein dem Inbegriff des Verzagtseins Gestalt verliehen. Der Maler gab seinem Bruyas die Züge eines verfeinerten seelisch-geistigen Lebens mit. Erst sie schaffen Ausgleich für die physische Schwächung, so daß eine echte menschliche Haltung in Erscheinung treten kann. "Delacroix exalte l'âme aux dépens du corps", meint wiederum Silvestre (237).
So senken Bruyas' Finger sich mit derselben Empfindsamkeit ins Taschentuch wie die von GEORGE SAND, die sich einer Etüde von Chopin hingibt; ja, sie scheinen den Stoff nicht zu bewegen, sondern seinen Faltungen zu folgen. Dieses Fingerspitzengefühl besitzen Delacroix' Figuren von Anfang an: sein DANTE beispielsweise, sein BARON SCHWITER und die FEMMES D'ALGER, aus der zeitlichen Umgebung der vor Thomas erscheinende CHRISTUS, mit dem Bruyas nicht die herkulische Statur teilt, aber die fein geschnittene Physiognomie und die rötlichen Haare.[116] Sein schöner Kopf,

---

115 *Silvestre* 1856, Band II (Appendices), S. 243.

116 "Portrait de George Sand" (Fragment aus dem ursprünglichen Doppelbildnis "George Sand et Frédéric Chopin"; siehe die Bleistiftskizze im Louvre, S256. M276), 1838, Kopenhagen, Ordrupgaard Museum. R665/J233-52/M275. *Bortolatto* 1972, Farbabb. XL. *DdH.*, S. 24. "Portrait de Baron Schwiter", 1826, London, National Gallery, R190/J82-72/75. *Bortolatto* 1972, Farbabb. XIX. *DdH.*, S. 74. "Les Femmes d'Alger dans leur Apparte-

sein aristokratisches Antlitz verraten den kultivierten, geistig regen, aber leidenden Menschen. Ersteres zeigen ja schon die gewählte Kleidung und der wertvolle Sessel, das sorgsam gescheitelte Haar und der gepflegte Vollbart, der die Regungen der Lippen verbirgt. Über das ganze Gesicht spielt ein warmes (in den Reproduktionen meist zu warmes) Licht, das von links kommt und auf Stirn und Nasenrücken nur zu ganz verhaltenem, weißlichgelbem Glanz aufsteigt, in prägnantem Unterschied zu der wie skulptierten Oberfläche bei Courbet *(26)*. (Bei Delacroix glänzt nur das Haupthaar deutlich.) Insgesamt bewahrt es trotz des herrschenden Beleuchtungslichtes etwas vom Charakter des Eigenleuchtens und macht die Vergeistigung dieses Menschen überzeugend. Es bewirkt, vom aufblitzenden Weiß des Kragens akzentuiert, ein lebendiges und immer farbiges Hell-Dunkel: in nuancierten Hebungen und Senkungen auf den großen Flächen, in feinsten Graten um die Augen, in der lichtabgewandten Hälfte in entschiedenen Segmenten. Hier nun, zwischen einer den Nasenrücken auf ganzer Länge begleitenden senkrechten Schattenbahn und dem glühenden Kontur des Wangenknochens, um jene Druckstelle über der rechten Braue, scheint auch der Schmerz zu wohnen. Er konzentriert sich in den dunklen, abgewandten Augen. Aber auch das Leiden Bruyas' drängt sich nicht auf. Nur durch den feurigen, vom glatteren und fahleren Haupthaar deutlich unterschiedenen Bart scheint die innere Bewegtheit in die Sichtbarkeit zu drängen, durch die vibrierende Farbe. Man kann sich van Goghs Entzücken bei diesem Anblick vorstellen. Delacroix gewinnt in diesem Bild eine Vertiefung im Ausdruck des Seelischen, die zu erreichen Rubens nur selten vergönnt war und die ihn in größere Nähe zu Rembrandt rückt. Hier liegt auch der Grund dafür, daß van Gogh nicht Delacroix und Rubens, sondern Delacroix und Rembrandt fast immer in einem Satz zusammenbringt. Van Gogh war überzeugt davon, daß Delacroix den Modernen ein farbiges Aquivalent für Rembrandts Tonmalerei erobert habe:

> "der eine, Delacroix, macht es mit der Farbe, der andere, Rembrandt, mit Tonwerten, aber sie sind einander ebenbürtig."

Und an anderer Stelle, in einem Brief, in dem von Delacroix' LE TASSE DANS LA MAISON DES FOUS *(31)* die Rede ist:

---

ment", 1834, Paris, Louvre, R482/M201/J356-170. *Bortolatto* 1972, Farbabb. XXXVI. *DdH.*, S. 179. "L'Apparition du Christ à saint Thomas", 1853, Köln, Wallraf-Richartz-Museum, R980/J463-270.

> "Ach, das Bildnis, das Bild mit dem Geist, mit der Seele des Modells, mir scheint, das muß unbedingt kommen."[117]

Man darf wohl ergänzen: das muß unbedingt *wieder*kommen, nachdem es bei Rembrandt und bei Delacroix schon gelungen war. Aber über einen Sachverhalt darf man sich nicht täuschen: Was die Leibhaftigkeit der Figur und ihre Weltverbundenheit betrifft, ist der Unterschied von Delacroix zu Rembrandt nicht kleiner und nicht größer als der von Delacroix zu Rubens.

Es ereignet sich an Bruyas eine zweite, vorsichtige Offenlegung. Inmitten aller 'Kleiderschalen', unterhalb des Riegels der braunen Jacke und umfangen von den Armen erscheint ein Wams aus dunkel bordeauxrotem Samt. In diese unterste, aufgewühlte Schicht ist, wie in ein Schmuckkästchen, oder wie die Perle in der Muschel, Bruyas' goldgefaßter, roter Edelstein (ein Siegel?) an einer goldenen Kette eingebettet, "baigné dans l'huile", wie Silvestre schreibt,[118] in einer virtuos pastosen Malweise, die in ihr Glitzern das reale Licht miteinbezieht. Die Darbietung wird mit eincr oberhalb des Riegels halb verborgenen Brosche aus Gold und grünem Edelstein eingeleitet, mit einer unauffälligeren Gemme am Fingerring erhält sie ihren Schlußakzent. Wenn die Aufgabe des Porträts darin besteht, den Menschen "als einen *erfüllten* dar[zu]stellen, dessen Äußeres seinem Inneren entspricht", so haben wir auch diese Kostbarkeiten als Wesensmerkmale zu verstehen.[119] Die erstaunliche "faiblesse physique" - die "Krankheit" hat Delacroix, soweit ich sehe, nicht gemalt[120] - wird für die Anschauung mit der Feinheit der Erscheinung und mit einem bewegten, wenn auch leiderfüllten Innenleben aufgewogen; die zwei Seiten des Passiven halten sich, und somit die Gestalt, in einem labilen Gleichgewicht. Bruyas wahrt also in einer Weise Haltung, die sich mit der des sterbenden Arbeiters in der sog. LIBERTE durchaus vergleichen läßt *(Titelbild)*, auch diesen Körper hält die Spannung der Seele aufrecht. Das Neue für uns ist, daß auf der Seite des Geistes nun der Sinn für Schönheit in den Vordergrund tritt. Silvestre, der in diesem Bildnis die Betonung der "force mora-

---

117 *Van Gogh, Briefe V*, S. 273 u. 272 (Juli 1888) und Briefe IV, S. 139 (Sept. 1888).

118 *Silvestre* 1856, Band II (Appendices), S. 244.

119 Kurt *Badt*: Eine Wissenschaftslehre der Kunstgeschichte. Köln 1971, S. 87 (Hervorhebung von Badt).

120 *Herding* 1989, S. 270.

le" vermißt,[121] hätte mehr beachten sollen, daß es Delacroix' peinture ist, die Alfred Bruyas' Verlangen nach Geschmeide - und nun seine Liebe zu Kunst und Künstlern von uns hinzugewußt - als sittliches Vermögen feiert, in einer Zeit, in der, so der Maler, das Schöne "ne peut être qu'un accident" (J. 4.2.57).

Eine "Selbstangleichung"? - Delacroix' Selbstbildnisse

Silvestre war es auch, der erstmals alle Züge dieses ja nicht nur schmeichelhaften Porträts, die ihm übertrieben schienen, mit Selbstidentifikation erklären wollte: "«Il ne faut pas, avait-il [Delacroix] commencé par nous dire, que le peintre se montre.» *Il s'est montré.* [...] il n'en saisit que ce qu'il préfère, ce qui s'accorde le mieux avec sa propre personnalité." In seiner modernen Auffassung des Porträts geht er soweit zu sagen: "cette passion de se montrer dans les autres [...] faisait précisément de Delacroix, non pas un portraitiste, mais presque son contraire: un peintre créateur."[122] Natürlich steckt etwas Wahres in der Behauptung, daß der große Künstler in jedem Porträt, das er von einem anderen malt, sich selbst mitreflektiert. Das läßt sich auch bei Rubens zeigen. (Zu dem angeblichen Gegensatz von "portraitiste" und "créateur" später.) Aber die Selbstbildnisse, die Delacroix hinterlassen hat, machen unwahrscheinlich, daß er sich in Monsieur Bruyas, so wie er ihn darstellt, wiedererkannt hat. Im frühen SELBSTBILDNIS ALS RAVENSWOOD (um 1821) sieht er sich als elegante, durchaus zierliche Erscheinung, umgibt sich aber mit einer Triumpharchitektur und ballt die auf der Balustrade liegende Hand zur Faust. Mehr Entschlossenheit als Bruyas aufbringen kann strahlt auch das SELBSTBILDNIS im Louvre aus (um 1837).[123] Die Wendung des Kopfes hat etwas Herausforderndes, der Blick mißt den Betrachter und das entschieden modellierte Gesicht trägt nicht die Züge körperlicher Schwäche. Das später unerläßliche hochschließende Halstuch, das den Kehlkopf schützen

---

121 *Silvestre* 1856, Band II (Appendices), S. 247.

122 *Silvestre* 1856, Band II (Appendices), S. 242 u. 240 (Hervorhebung von mir).

123 "Portrait de Delacroix en Ravenswood", Paris, Louvre, um 1821, R40/J64-58 (auch "Selbstbildnis als Hamlet" genannt). *Zürich* 1987, Farbb. S. 69. *DdH.*, S. 20. - "Portrait d'Eugène Delacroix", Paris, Louvre, um 1837, R295/M243/J230-50. *Bortolatto* 1972, Farbabb. XLIII. *DdH.*, S. 18.

muß, ist allerdings schon da. In diesem Bild entspricht Delacroix dem Künstlertypus, den er im Tagebuch wiederholt beschreibt: als Hervorbringer, der einen starken Willen braucht, diszipliniert und enthaltsam leben muß, und der kühn sein muß: "Sans hardiesse et même sans une hardiesse extrême, il n'y a pas de beautés." (J. 25.1.57) Vielleicht rückt er mit der Verschlossenheit, die dieses Bildnis auch ausdrückt, mit dem Ausdruck enttäuschter Hoffnungen, der schon um den Mund zu spielen scheint, in die Nähe des Bruyas. Im Ganzen aber identifiziert er sich nicht mit dessen nobler Nachgiebigkeit, Delacroix unterscheidet deutlich den Künstler vom Ästheten. (Man kann sich hiervon mit einem Blick auf die Hände seines MILTON *(48)*, die wahre Pranken sind, leicht überzeugen.)[124]

Das letzte SELBSTBILDNIS (nach 1840; *28*), das heute in den Uffizien hängt, verrät schon mehr die Anstrengung, die dieses Arbeitsleben den zunehmend kranken Künstler gekostet hat, ähnlich den späten Fotos, in denen seine erhabene Haltung zuweilen als Pose ins Auge sticht.[125] (Soviel älter als im Louvre-Bildnis ist er hier übrigens nicht, weshalb ich zu einer möglichst frühen Datierung neige.) Was in dem Verhältnis von sehr schmalem, dunklem Rumpf und fast vollansichtigem, erleuchtetem Gesicht deutlich in Erscheinung tritt, ist, unsere bisherigen Erfahrungen bestätigend, daß Delacroix sich Geist und Leib nur im Spannungsverhältnis vorstellen kann, höchstens in einem labilen Gleichgewicht, wie ich oben sagte. Mit BRUYAS verbindet ihn die Isolation vor einem gegenstandslosen, vom Pinsel aber lebendig gehaltenen Grund, die Konzentration auf den seelisch-geistigen Ausdruck im Gesicht und, merkwürdig für einen Mann, der bis zum Schluß dichtes, rabenschwarzes Haar behalten hat, das rötliche, lichteinfangende Haar, das so gut in die koloristische Gesamthaltung paßt. Wesentlich unterscheidend bleibt die geistige Energie, die er sich selbst beimißt, sein zielgerichtet uns nur streifender, den Aktiven charakterisierender Blick, die fast stramme Haltung. Der Schönes schafft braucht außerdem all die schönen Dinge nicht, mit denen sich Bruyas umgibt. Ich kann daher, anders als in Courbets Ergebnis, in dem Typus, den Delacroix

---

124 "Milton dictant le Paradis Perdu à ses filles", Farbabb. in *Zürich* 1987, S. 123. *DdH.*, S. 75. (s. u. Fußn. 297).

125 "Portrait d'Eugène Delacroix", Florenz, Uffizien, nach 1840, R1411/J237-57/M310. *Kindlers* Lexikon der Malerei. Zürich 1965. Band 2. Gute Farbabb. S. 65. Fotos von Delacroix bei *Bortolatto* 1972, S. 83 u. *Bremen* 1964, S. 21. Zu diesem Selbstbildnis weiterführende Beobachtungen bei *Gysin* 1929, S. 101ff.

geschaffen hat, nur sehr bedingt - und physiognomisch garnicht - eine "Selbstangleichung" sehen.[126] Er wird in seinem BRUYAS eben doch mehr vom "original" bewahrt haben als Silvestre in seiner Bewunderung für beide sehen wollte. Das legt auch ein Foto nahe, das ein Unbekannter von Bruyas aufgenommen hat *(27)*, in Anlehnung an Delacroix' Gemälde.[127]

Ein vergeistigendes und vergeistigtes Kolorit

Angesichts des unterschiedlichen Ausdrucks beider Köpfe *(24, 28)* stelle ich mir die Frage, ob es allein die "flamme intérieure" ist, die Bruyas im Bild erleuchtet? Man vermißt in diesem Gesicht doch das Aufblitzen eines Gedankens, etwas, das mit der Geistesgegenwart, die aus Delacroix' Augen spricht, vergleichbar wäre. Worauf ich hinaus will: Wer an dem Punkt der Würdigung, an dem wir angelangt sind, vor das Original tritt, hat sofort den Eindruck, daß von Wesentlichem bisher kaum die Rede war, und es wird ihm der Nachdunkelung wegen vielleicht nur allmählich klar: es ist die Farbe. Ich will nicht den uralten Allgemeinplatz aufwärmen von ihrem Eigenwert, der uns für Nachlässigkeiten in der Zeichnung entschädigt. Die Farbe ist in diesem Werk der reifen Zeit konstitutiv, will sagen, wir erfassen, wenn wir sie ausklammern, etwas von der Erfindung nicht. Das Studium des Kolorits führt zu der Einsicht, daß die Geistigkeit, die Silvestre der Person Bruyas zuschreibt, dem Dargestellten nur zu einem Teil ins Gesicht geschrieben steht, zu einem anderen Teil aber, als vergeistigende *und vergeistigte* peinture, Delacroix' Eigentum bleibt. Hier lockert sich tatsächlich die Grenze zwischen Objekt- und Selbstdarstellung, was immer noch nicht identisch ist mit "Selbstangleichung".
Nur einige Andeutungen: Bruyas' Bart (*DdH.*, S. 26) besteht aus feinen rotbraunen, orangen, selbst schwarzen Pinselzügen, zwischen die einzelne Fäden in reinem Rot und Grün gezogen sind. Der zitternde Verlauf eines jeden "touche" scheint die Zeit, die Delacroix dafür gebraucht hat, und seine Lust am Malen festzuhalten, wie ein schöner Schriftzug. Das Ganze ist in seiner nervös-lebendigen Malstruktur und in seiner glühenden Farbe eine im 19. Jahrhundert unverwechselbare Erscheinung, die eben nur von

---

126 *Herding* 1989, S. 271.

127 Reproduziert in: Lettres de Gustave Courbet à Alfred Bruyas. Publiées par Pierre *Borel*. Genève MCMLI. Abb. neben S. 64 (ohne Anhaltspunkte Delacroix zugeschrieben).

Delacroix herstammen kann, dem Maler auch der schönsten Raubtierfelle. Jene Offenlegung führt uns nicht bis auf den Leib Bruyas', wie Rembrandt das in manchen Porträts inszeniert, sondern auf das Wams, und damit wieder auf peinture, wieder auf ein Gebilde, das, unverkennbar in seiner dunklen Farbigkeit, von autographem Charakter in der Pinselarbeit, vom Maler ebensoviel wie vom Dargestellten mitteilt. Ähnlich verhält es sich mit dem Schmuck, mit den Holzschnitzereien, schließlich mit dem Hintergrund. Hier ist kein Zentimeter, der nicht farbig und mittels Auftrag durchgearbeitet wäre, in rhythmischer Angleichung an den Rändern der Figur, insgesamt so von Licht durchwoben, so plastisch, daß man von einer potentiellen Dinglichkeit sprechen möchte; dabei gleicht keine Stelle einer anderen. (Zu den Konsequenzen für die Raumdarstellung später.) Man darf, eine auf David zielende Bemerkung Delacroix' umkehrend, sagen: Les tons jouent de nouveau![128]

In diesem Bild spielen Rot und Grün die Hauptrollen, getragen von ausgedehntem Braun. So ergreift, als Beispiel, der rote Edelstein im Zentrum, der zu Beginn als isolierter Farbakzent ins Auge sticht, allmählich von seiner dunkleren Umgebung Besitz, das heißt er hebt sie in ein mildes rötliches Leuchten. Dieses 'weckt' das dunkle Grün der äußeren Sesselbespannung, hält die Verbindung zum Rot des Steins aufrecht und wird so zum tragenden Grund eines Komplementärkontrasts, an dem sich das ganze Bild entzündet, einschließlich des Grundes. (Grünlich sind übrigens auch die Schatten auf den Händen und im Gesicht, sattes Rot findet sich in den Augenwinkeln und im verschatteten Ohr.) Vergleichbar springt weiter oben der Funke von dem agavengrünen Edelstein zu den rötlichen Blumen des Polsters über und man glaubt plötzlich modellierende Grünbeimischungen im Schwarz des Cape zu sehen. Es hat keinen Sinn diese Phänomene ausführlicher zu beschreiben, denn sie erlangen nur in der eigenen Erfahrung des Originals Gewicht. Im Moment interessiert uns der Prozess des Aufblühens des Bildes, der zuerst die farbigen Erscheinungen auf der Fläche erfaßt und dann, unterstützt vom Schwingen aller Konture, die Fi-

---

128 Delacroix schreibt: "La tradition étant interrompue à David [...] il est passé en principe [...] que la sobriété était un des éléments du beau." Und weiter unten: "...les tons ne jouent plus, pour ainsi dire. Si surtout on le [ein Bild Davids] place à côté d'un tableau coloré comme ceux des Titien et des Rubens, il paraît ce qu'il est effectivement: terreux, morne et sans vie. *Tu es terre et tu redeviens terre.*" J. 13.11.57 (Hervorhebung von Delacroix). - Als Beispiel für Davids Hintergrundfolien siehe das "Portrait de Madame Trudaine", um 1792, Paris, Louvre. *Schnapper* 1981, Farbabb. 72.

gur sich runden und aufleben läßt. Damit ist skizziert, was ich eingangs mit farbiger Dynamik meinte, das ist Delacroix' "saillie", die geisterfüllte Körperlichkeit, die aus der Farbe entsteht.
Und so erklärt sich auch die Bedeutung, die in Theorie und Praxis der sichtbare Pinselstrich für ihn erlangt. Der "touche" ist, solange er nicht ins Virtuose fällt (wie in der "pratique haïssable dans les Vanloo"), ein unverzichtbares Mittel "à rendre la pensée dans la peinture." (J. 9.10.49 und 13.1.57) Aber auch in der Beherrschung durch Delacroix geht diese Technik nicht in verlebendigender Gegenstandsbeschreibung auf. Die Konzentration auf bestimmte dunkelhaltige Buntqualitäten, die sich im Kontrastverhältnis steigern, die überaus feine Anwendung der Lasur, wie sie im Inkarnat gegeben ist, das Rieseln des auf optische Mischung berechneten Pinselstrichs und seine Sicherheit im Verallgemeinern von Details rücken uns die Farbe als solche ins Bewußtsein, machen sie als Eigenwesen fühlbar und unverwechselbar. Prägnanter spricht Baudelaire von einer Farbe, die denkt:

> "On dirait que cette peinture [...] projette sa pensée à distance. [...] Il semble que cette couleur [...] pense par elle-même".[129]
>
> "Man könnte sagen, diese Malerei [...] sende ihren Gedanken über die Distanz. [...] Diese Farbe [...] scheint selbst zu denken."

In demselben Absatz vergleicht er sie mit der Musik. Solches Weben gleichgestimmter Farbe 'über' dem Objekt führt zu einer gewissen Indifferenz in der Wiedergabe verschiedener Stofflichkeiten und zu einer, sagen wir, nur noch vermittelten Leiblichkeit. Das Leben unter der Haut, das Courbet offensichtlich fasziniert, spielt bei Delacroix kaum eine Rolle; in seinem Inkarnat gipfelt das Kolorit in geistverkündendes Leuchten. Delacroix hat, was ich hier umkreise, selbst einmal auf den Punkt gebracht: Er wolle, ich glaube in L'ASSASSINAT DE L'EVEQUE DE LIEGE *(17)*, nicht den Dolch, sondern das Blitzen des Dolches malen; vor dem PORTRAIT ALFRED BRUYAS können wir ergänzen: nicht die Kette, sondern das Glitzern ihres Goldes, nicht die über Knochen gespannte, glänzende Haut, sondern die lichte Seite einer empfindungsreichen Seele. Bei der Verwendung des Begriffs "Eigenwert" ist also eben die Vorsicht angebracht, die - im Unterschied zu vielen Deutern von Delacroix' Farbe - Baudelaire walten läßt,

---

129 *Baudelaire* 1855, S. 237.

indem er die Distanz betont, die er zum Bild eingenommen hat, nämlich "une distance trop grande pour analyser ou même comprendre le sujet". Wir sind einem verwandten Phänomen zu Beginn in der PANTHERJAGD *(7)* begegnet; was dort zur Linie zu sagen war, gilt hier für die Farbe. Wieder bekommen wir in der Kunst Delacroix' die Konvergenz von objektiver und subjektiver Vergeistigung zu fassen, die Verinnerlichung des dargestellten Wesens mit Gestaltungsmitteln, die sozusagen selbst persönlich werden.

Die "sacrifices" - Rembrandt

Die zunehmende 'Entschwerung' der Farbe, die wir weiterhin beobachten werden, mußte einer jederzeit vom Pathos der Erzählung getragenen Figurenmalerei eine Schwierigkeit bereiten. Delacroix hat sie unermüdlich reflektiert, denn hier lag seine historische Aufgabe, an der arbeitend noch die Erben das ihnen Mögliche erkannten. Die Arbeit am BRUYAS ist der rechte Zeitpunkt, um sich mit diesem Thema anzufreunden. Im Tagebuch, Jeudi matin 28 avril 1853, lesen wir:

> "Il faut une foule de *sacrifices* pour faire valoir la peinture, et je crois en faire beaucoup, mais je ne puis souffrir que l'artiste se montre. [...] Je fais cette réflexion en regardant mon portrait de M. Bruyas; Rembrandt n'aurait montré que la tête; les mains eussent été à peine indiquées, ainsi que les habits. [...] je sens que je serais gauche en essayant ces effets. [...] il les faut [les sacrifices] infiniment plus délicats que dans la manière de Rembrandt, pour répondre à mon désir." (Hervorhebung von Delacroix)
>
> "Es bedarf einer ganzen Menge von Opfern, damit die Malerei etwas wert ist, und ich glaube ich bringe viele davon, aber ich kann nicht dulden, daß der Künstler sich darin verrät. [...] Ich stelle diese Überlegungen vor meinem Porträt von M. Bruyas an; Rembrandt hätte nur den Kopf gezeigt; die Hände wären gerade noch angedeutet gewesen, die Kleidung ebenso. [...] aber ich fühle auch, daß ich linkisch wirkte, ahmte ich diese Wirkungen nach. [...] diese [Opfer] müssen unendlich delikater sein als in Rembrandts Manier, wenn sie meinem Verlangen entsprechen sollen."

Dieser häufig zitierte Passus enthält keine Kritik an Rembrandts technique picturale, in dem Sinne, daß sie zu selbstgefällig sei, sondern eine Selbstbestimmung. Delacroix erkennt, daß ihm ein so souveräner Umgang mit der Sichtbarkeit nicht mehr erlaubt ist. Es wird wohl auch Rembrandts Geheimnis bleiben, warum wir uns, heute, an der erstaunlich wandelbaren Detailstruktur etwa des ganz späten Braunschweiger FAMILIENBILDES nicht stoßen, oder warum die Dunkelheit um NICOLAES BRUYNINGH uns nichts vermissen läßt. An der Entwicklung des Bewußtseins für solche Werte, gegen den Widerstand der klassizistischen Doktrin, hat Delacroix, Mentor der Kolloff (1854) und Fromentin (1876), übrigens großen Anteil.[130]

Warum denkt er soviel über das Weglassen nach? Hierauf eine Antwort und, vorausgreifend, einige Vermutungen: Weil er in dem Vermögen "de ne faire voir que l'essentiel", wie 1789 Goethe unter seinem Begriff Manier, ein fundamentales Kunstgesetz erfaßt hat - und in dessen Nichtbeachtung nicht nur den Fehler vieler junger Maler, sondern überhaupt "le défaut français" (J. 29.10.57). So notiert er zu dem Porträt der Schwester, das David gemalt hat: "Tout est égal; l'intérêt n'est pas plus dans la tête que dans les draperies ou le siège." (J. 5.3.57)[131] Schwieriger zu verstehen ist die *Beschränkung* in den Opfern, die er sich im Blick auf Rembrandt auferlegt. Ein Grund wird in dem gewandelten Verhältnis zur Realität zu suchen sein. Man wird Strauss teilweise rechtgeben müssen, der sich auf eine Journalstelle zur realitätsnahen Lichtführung im Bildnis stützen kann (29.7.54), wenn er schreibt: "es gehört zu ihrer Problematik, daß Delacroix' malerische Einbildungskraft, bei all ihrer Tiefe und Reichweite, doch nicht mehr rein in der Konzeption des Bildes aufgeht, wie sich dies in Epochen der großen Stile noch von selbst verstand [...]. In Delacroix' Vision greifen bereits unmittelbar vor der Natur empfangene [...] Seh-Erfahrungen berichtigend oder ergänzend ein. "Imagination" und "Imitation" wirken zusammen".[132] Zunächst ist es doch erfreulich, daß letzteres von einem 'Augenmenschen' bestätigt wird; ich erinnere an Castagnarys ausschließliches "vivre dans l'imaginaire" (s. o. S. 28). Bliebe zu erörtern, inwieweit es dieses Zusammenwirken nicht auch bei Rembrandt gibt, inwieweit es in der Kunst von Delacroix tatsächlich als "Problematik" anschaulich wird. Aber es ist offensichtlich so, daß er die malerische Reali-

130 "Porträt des Nicolaes Bruyningh", signiert: Rembrandt f. 1652, Kassel, Staatliche Gemäldegalerie. Jaqueline u. Maurice *Guillaud*: Rembrandt. Das Bild des Menschen. Paris 1986, Farbabb. S. 340. Hierzu *Brückner* 1997, Kap. III.

131 J. L. David: "Portrait de Madame de Verninac", 1799, Paris, Louvre, Öl auf Lwd., 145 x 120 cm. *Schnapper* 1981, Farbabb. 107.

132 *Strauss* 1964, S.138.

sation seines inneren Bildes von Bruyas enger an unsere reale Seherfahrung binden will, daß er mehr Ausgeglichenheit des Lichts und damit Vollständigkeit im Dinglichen anstrebt als Rembrandt in dem erwähnten Porträt von BRUYNINGH. Der zeigt wirklich fast nur den Kopf im Licht, die Hand bleibt angedeutet; die übrige, anmutige und spontane Haltung gibt das Bilddunkel nur widerwillig her.[133] (Allerdings ist dieses Bild auch stark nachgedunkelt.) Trotzdem begreifen wir das Dasein der Figur als ein ganz ungetrübtes, weltzugewandtes. Das liegt, unter anderem, an der "transzendierenden Wirkung" des klassischen Helldunkels, um mit Strauss zu sprechen, und an der Latenz der Welt in dem besonderen Rembrandtdunkel. So sehr wir gerade vor diesem Porträt die von van Gogh empfundene Nähe Delacroix' zu Rembrandt nachempfinden können, da sind Kräfte, die Delacroix' Imagination nicht mehr zu Gebote standen. Darum sehen wir ihn von Anfang an, schon in der BARQUE DE DANTE und im ETALON *(1)*, zu anderen Mitteln greifen. Zu ihnen zählt eben dies Herausheben der Dinge in eine klare, zunächst noch dunkelfarbige, spätere immer lichtere Sichtbarkeit. Im Porträt Bruyas' haben die Farben das Dunkel in sich hineingesogen; bei Rembrandt beobachten wir das Umgekehrte.[134]
Wenn im Bildfeld alles farbig bleiben soll, dann wird die Auswahl der Dinge, das Opfern im gegenständlichen Detail zur Hauptsache. Um die Wirkung des Kopfes nicht zu vernichten, hat Delacroix den Hintergrund unbesetzt belassen. Da der Sessel hinter Bruyas' Schulter nicht in unfarbiges Dunkel taucht, entscheidet der Grad der Ausführung, ob sein Schmuck den Gesichtsausdruck steigert oder mindert. Auch der Ausdruck der Hand im weißen Tuch hängt von der Sicherheit ab, mit der der Pinsel die Beinkleider im Vagen hält. Hier droht jedoch, als Kehrseite jener "conscience maladroite", die zweite große Versuchung, der nach Delacroix die Franzosen besonders gern erlagen: "une touche trop nette et trop propre" nämlich (J. 29.10.57), "cette infernale commodité de la brosse" (J. 20.7.24), "le pittoresque" (J. 20.5.53), und wie er noch das Überhandnehmen des Ge-

---

133 In diesem Zusammenhang Delacroix' Bemerkung am 29.10.57 (Journal) über Rembrandt, "dont la pointe capricieuse ne s'astreint mêmes dans des parties essentielles qu'à un rendu superficiel."

134 "Aber auch das Dunkel will nun Form und Farbe werden. Die Dinge setzen sich von ihm ab. Nicht mehr läßt Dunkelheit Buntfarben werden, entstehen, wie im ursprünglichen Helldunkel." *Dittmann* 1987, S. 287 zur "Liberté". Vgl. die Beobachtungen desselben Autors zu Rembrandts Münchner "Selbstbildnis" (1629) in *Dittmann* 1987.1, S. 98 (Marées). Zur thematischen Relevanz des Helldunkels bei Rembrandt siehe *Brückner* 1997, S. 98.

konnten auf Kosten des "intérêt", also des Geistigen im Bilde nennt. Die Väter dieses Ärgernisses heißen bei ihm "les Vanloo". Die Schule der Carracci, unter den Zeitgenossen Charlet und Bonnington scheinen ihm davon nicht frei (J. 22.11.54). Aber auch dem, der sich ständig solche Regeln vor Augen hält, muß die Selbstvergessenheit beim Skizzenmalen ein Glück bedeutet haben. - Die schwierige Balance zwischen Detailbeladenheit und selbstgefällig virtuoser Pinselführung, das Ringen um geistige und vor allem plastische Prägnanz einer aus ungebrochenen Farben entwickelten Figur, also jenes "modeler avec de la couleur", das Baudelaire schon im SALON DE 1845 beschreibt, das sind alles Konsequenzen zunehmender Systematisierung der Malerei - der Phantasiemalerei - im "demi-teinte". (Signac hat sie zur Begründung eigener Bestrebungen im Jahre 1899 erstmals analysiert.) Delacroix' Ziel ist Vergeistigung des Bildes auch von der Farbe her, aber eine Vergeistigung, die der Natur verbunden und folglich mitteilsam bleibt. Silvestre bestätigt dies in einem schönen Passus über das Porträt in Montpellier:

> "Delacroix n'étant pas homme à peindre mièvre et pauvre, sous prétexte de spiritualisme, a laissé au contraire à son type toute la simplicité de son caractère et toute la saillie de sa constitution."
>
> "Delacroix, nicht der Mann, der unter dem Vorwand des Spirituellen fade und ärmlich malt, hat im Gegenteil seinem Typus die ganze Einfachheit seines Charakters und die ganze Ausprägung seiner Konstitution erhalten."[135]

Rubens' "Porträt des Hendrik van Thulden" (1615/17)

Ein Formzitat nach Rubens' Porträt des HENDRIK VAN THULDEN *(25)* kann ich in Delacroix' Bild nicht erkennen. Aber darum geht es ja auch nicht, an formalen Filiationen mangelt es der Literatur am wenigsten. Die Übereinstimmungen dürfen, je klarer die Vorstellung von dem, was man vergleichend darzulegen sucht, um so allgemeiner bleiben. Ich suche nach dem Besonderen in Delacroix' Bild des Menschen. Deshalb genügt mir, daß es sich in beiden Fällen um das im Beiwerk sparsame, annähernd lebensgroße Sitzporträt eines gebildeten und wohlhabenden Mannes mittleren Alters handelt. Ganz allgemein können wir bei Delacroix Vertrautheit

---

135 *Silvestre* 1856, Band II (Appendices), S. 245.

mit der Tradition der Bildnismalerei annehmen. Es gibt von ihm eine Aquarellskizze nach Dürers Madrider SELBSTBILDNIS, eine ausgearbeitete Zeichnung nach Raffaels CASTIGLIONE, Kopien in Öl nach Porträts aus dem Rubens- und aus dem Velazques-Kreis. Daß er die englische Porträtkunst gut gekannt hat, belegt neben seinem Porträt des BARON SCHWITER ein Aufsatz über Lawrence.[136] Für seinen BRUYAS gilt zudem, was Hetzer über den THULDEN sagt, daß nämlich "eine Anlehnung an einen Porträttypus, wie er seit Raffaels JULIUS II geläufig ist", vorliegt.[137] Dieses Papstbildnis hing im Jahre 1825, als Delacroix in London war, schon in der National Gallery. Die kühne Anwendung von Rot und Grün, das Licht im Bart, die schmuckbeladene Hand des Papstes und ihr zarter Griff in weißes Tuch müßten sich ihm eingeprägt haben. Auch hier läßt sich nichts beweisen. Dem Darstellungstypus ist er auf jeden Fall begegnet, und zwar in der seinen Absichten entgegenkommenden Fassung von Lawrences Porträt PIUS' VII., über das er in dem erwähnten Aufsatz aus dem Jahre 1829 schreibt.[138]

Nun erscheint THULDEN aber neben ALFRED BRUYAS als ein Mann von ganz anderem Zuschnitt: "Eine Persönlichkeit sein, das heißt jetzt nicht mehr: eine schöne Gestalt haben, nicht: anmutig aussehen, auch nicht: Würde vertreten. Sondern es heißt: gegenwärtig sein, im Raum sein, breit sein. [...] Die Kraft dieses Lebens liegt nicht in seinem Rang, sondern in seiner Diesseitigkeit."[139] Man stelle sich diesen Triumphbogen von einem Kragen einmal auf Bruyas' Schultern vor. Diesen Folianten könnte er vermutlich auch nicht mit beiden Händen halten und zwischen solchen Mauern würde er sich erkälten. Die Temperamente sind so verschieden, daß

---

136 Das Studienblatt (Nathan, Zürich) nach Dürer in *Tübingen* 1986, Farbabb. 163. - Die Zeichnung im Louvre nach Raffaels "Baldassare Castiglione" (vermittelt durch Sandrarts Stich) in *Lichtenstein* 1971, Kat. Nr. 12 u. Abb. 45 (Teil I). *DdH.*, S. 38. - Die Kopie (Cambridge) nach dem "Porträt der Susanna Fourment" (Louvre) aus dem Rubens-Kreis J19-17. - Die Kopie (Privat, Paris) nach J. C. de Mirandas "Karl II von Spanien" (Louvre; von Delacroix als Velazquez angesehen) J21-18. *DdH.*, S. 54. Der Aufsatz "Portrait de Pie VII de Thomas Lawrence" in *Oeuvres lit. II*, S. 157 - 162.

137 *Hetzer* 1925, S. 242. - Raffaels "Porträt Papst Julius II", Anfang 1512, London, National Gallery, Öl auf Holz, 108 x 87 cm. Pier Luigi *de Vecchi*: Raffael. Das malerische Werk (1981). Freiburg 1983, Farbabb. S. 201. - Delacroix' Kenntnis klassischer Papstporträts (auch Tizians) zeigt sich außerdem in der Figur des Dogen in "Les deux Foscari", 1855, Chantilly. R1272/J317-137. *DdH.*, S. 151.

138 Sir Thomas Lawrence: "Porträt Papst Pius' VII.", 1819, Windsor Castle. *Kindlers* Lexikon der Malerei. Zürich 1965. Band IV. Abb. S. 59.

139 *Evers* 1942, S. 86.

sich eingehenderes Vergleichen fast erübrigt. Ich möchte Evers nur darin widersprechen, daß Rubens diesen Mann, anders als den späteren JAN BRANT (München, *KdK*. 360), doch in der Würde seines Amtes darstellt. Die Architektur im Hintergrund von michelangelesker Kühle bleibt offiziell. Der schwarzglänzende Talar antwortet mit ähnlich breiten, auch steifen Formen. Der Blick, den Thulden ohne Drehung des Kopfes auf den Betrachter lenkt, zeigt ihn im Bewußtsein dieser Würde. Ich betone das, denn der Wandel in der Auffassung des Individuums setzt bei der Beschreibung des Sozialen ein. Bruyas begegnet uns nicht nur zarter als Thulden, sondern auch privater.[140]

Den Zugang zu Rubens' Bild muß ich mir, was eher die Ausnahme ist, erkämpfen, und erst vergleichend merke ich, daß es am dargestellten Menschen liegt. Thulden wird mir nicht sympathisch. Bei aller "Diesseitigkeit", die Evers feststellt, trotz der "reinen, hellen, scharfen Atmosphäre", die ihn umgibt, bleibt er unzugänglich.[141] Man steht vor ihm mit dem Gefühl zu stören. In seinem hellen, fülligen Gesicht gewahrt man angespannte Kiefermuskeln, zusammengepreßte Lippen, hochgezogene Brauen, und man fühlt sich streng gemustert.[142] In GERVAERTS (Antwerpen, *KdK*. 304) aufgeschlagenem Buch blendet uns das Weiß der Seiten; das Buch von Rubens' Leibarzt NONNIUS (London, *KdK*. 309) scheint auf uns zuzuschweben. Thulden aber hat sein Buch ostentativ vorübergehend zugeschlagen und wartet ab. Abweisend wirkt die um die Lehne geschlossene kleine Hand von merkwürdig unedler Gestalt. Und hat nicht die Art, in der die kahle Mauer sich vor das Himmelsblau schiebt, etwas Brutales? Rubens muß in Thulden einen dogmatischen Gegentypus zu dem Dominikanermönch OPHOVIUS gesehen haben (Haag, *KdK*. 167).[143] Dessen Entgegenkommen ist bezwingend, gerade weil es, als menschlich warme Geste, den Weg aus der Kuppel des Ordenskleides hervor zum Gegenüber findet. Eines teilt aber auch Thulden mit den erwähnten Männern aus Rubens' Bekanntenkreis, eben weil Rubens ihn gemalt hat: Ich spreche von der leibli-

140 "Vor allem die Privatheit seiner Bildnisse hat Delacroix die Freiheit des gesteigerten psychischen Ausdrucks ermöglicht", schreibt Stuffmann in *Frankfurt* 1987, S. 31.

141 *Hetzer* 1925, S. 243.

142 Im entsprechenden Artikel des Münchner Handkatalogs (1983) lese ich von "innerer Anspannung, die auf den Betrachter fast agressiv wirkt." (U. *Krempel*, S. 438). *Warnke* (1977, S. 97) bezeichnet den Hintergrund als "karg, unzugänglich".

143 *C. White* 1988, Farbabb. 170.

chen und geistigen Vitalität, die aus voluminösen, krafterfüllten Körperformen, aus vor Gesundheit strahlender Haut, auch aus der völlig selbstverständlichen Inanspruchnahme des Sessels spricht. So uneingeschränkte Teilhabe am Leben, solches Zuhausesein in der mitgestalteten Umgebung, und im Format, geht Bruyas vollkommen ab. Seine Gebärde - ich meine nicht die farbige Erscheinungsweise der Figur - will an keiner Stelle eine Herausforderung des Betrachters sein. (Delacroix wirkt, wenn er sich an Rabelais-Naturen versucht, meist weniger überzeugend.)[144]

Theodor Hetzer

Hetzer ist vor der Anerkennung der Gestaltung solcher Verluste noch zurückgeschreckt, weshalb er im Blick auf Delacroix bei Feststellungen wie: "es fehlt das Umfassende und menschlich Großartige" stehenbleibt. Ursache ist in seinen Augen nicht nur die Auszehrung des Vitalen. Der Notwendigkeit des "Ornamentalen", also jener in Italien erstmals bei Giotto voll entwickelten "Bildplanimetrie",[145] die allein das Bildleben in eine absolute Ordnung stellen kann, sei Delacroix sich durchaus noch bewußt gewesen. Doch habe er in seinen Bildern den "glücklichen Ausgleich zwischen dem ursprünglichen aber noch inhaltleeren Gestaltungstrieb und den Aufgaben, die seiner harren", nicht mehr zustandebringen können.[146] Wir brauchen heute andere Kriterien. Erst recht, wenn Wölfflin schon dem PASTOR THULDEN, der sich keinem "Achsensystem" mehr unterordne, einen "Mangel an Haltung" vorzuwerfen hat. Die Folge hiervon sei "Erweichung des Bildhabitus ins Atektonische".[147] Hetzers "Ornamentales" ist Wölfflins "Bildtektonik" eng verwandt, nur entschiedener abgespalten von

144 Siehe sein "Portrait de François Rabelais" von 1833 in Chinon. R558/M210/J221-42. *Zürich* 1987, Farbabb. S. 145.

145 *Hetzer* 1935, S. 304 (Tizian). *Hetzer* 1925, S. 332 (Rembrandt und Giotto). Hetzer definiert dieses Prinzip neuzeitlichen Gestaltens am Beispiel Tiepolos, der es zum letztenmal voll verwirklicht habe: Es beruhe "auf dem Zusammenspiel der Figur und all ihrer Bewegung mit der idealen, an den Grundrichtungen orientierten Ordnung der vom Rahmen fest umschlossenen und geformten Bildfläche". Theodor *Hetzer*: Die Fresken Tiepolos in der Würzburger Residenz. Frankfurt/M. 1943. S. 24.

146 Theodor *Hetzer*: Giotto - Grundlegung der neuzeitlichen Kunst. Schriften Theodor Hetzers, hrsg. v. Gertrude Berthold. Band 1. Mittenwald 1981, S. 117.

147 Heinrich Wölfflin: Kunstgeschichtliche Grundbegriffe (1915). Basel 1984[17], S. 160ff. ("Geschlossene Form und offene Form").

der (zuvor lebendig wahrgenommenen) lebendigen Gestalt und mit weiterreichender Bedeutung beladen. Wir brauchen andere Kriterien, wenn die Geschichte der neuzeitlichen Kunst nicht eine fast von Beginn an schiefe Ebene sein soll und wir wenigstens zu den Figuren Delacroix' noch etwas Positives sagen wollen - ohne die Komplizierung ihres Daseins und ihre mit Fingerzeig auf Rubens schon hundertmal gerügte Muskelschwäche kommentarlos hinzunehmen.[148]

Delacroix' und Rubens' Vorzeichnung

Die Bleistiftzeichnung zur Vorbereitung des PORTRAIT BRUYAS zeigt *(29)*, daß Delacroix eine Verankerung der Figur bewußt vermieden hat.[149] Der Papiergrund bleibt fast rundherum von lokalisierenden Gegenständen, von befestigenden Raumangaben unbesetzt. So verhindert nur ein senkrechter Mauerschatten über dem Kopf des Dargestellten ein 'Schwimmen' im Format. Die Distanz zum Betrachter ist hier noch größer als im Gemälde. Dort ist die Figur außerdem in festere Bezüge gesetzt; die Rückenlehne berührt den linken, das Cape den unteren Bildrand, der Sesselkontur links unten nähert sich der Vertikale. Dafür fehlt oben nun die Mauerkante. Rubens dagegen entwirft, in seinem Gemälde, ein ganzes System mächtiger Senkrechten und wohlplazierter Horizontalen, vor dem die Figur sich als das Lebendige aber mühelos behaupten kann. Die Vermittlung zur Architektur übernehmen unter anderem in der Kleidung die großen Diagonalen. Überhaupt tritt, wenn Rubens seinen Figuren nichts Gebautes mitgibt, wie

148 Wölfflin hat das deutlicher als Hetzer gespürt. Er schreibt in dem zitierten Kapitel (S. 164): "Man wird diesen Glauben [an die Überlegenheit des tektonischen Stils] solange festhalten, bis man sieht, was ein Künstler wie Rubens oder Rembrandt mit einer anderen Form der Anschauung aus dem Gegenstand gemacht hat und daß auch in dieser Fassung die Natur nur sich selbst zur Darstellung gebracht zu haben scheint." ...oder eben ein Künstler wie Delacroix; um dessen "Form der Anschauung" geht es mir. - Die wissenschaftlichen Texte, mit denen ich mich befasse, werden heute gern als überholt betrachtet und übergangen. Aber Hetzers Aussagen zur Kunst betreffen immer die Substanz und ich finde in der Delacroix-Literatur selten Beobachtungen, die seine Kritik an der "Kunst nach 1800" im Kern entkräften können. Sehr wenig bis nichts zur Eigenart des "Portrait Bruyas" z. B. bei *Huyghe* 1964, S. 206, *Stolte* 1978, S. 228, *Schawelka* 1979, S. 59 oder *de Hureaux* 1994, S. 29. Erst *Herding* (1989) wahrt das Niveau von *Silvestre* (1856).

149 *Haedeke* (1980, S. 123) spricht vor dem "Michelange" in Montpellier *(38)* vom "Verschleifen räumlicher Bezugspunkte". - "Portrait d'Alfred Bruyas", 1853, Montpellier, Musée Fabre, Bleistift auf Papier, 27,5 x 11,5 cm, links u. sign.: Eug. Delacroix. *Frankf.* '87, Nr. C5 (S. 40). *Petrová* 1989, T. 87.

im OPHOVIUS, das Tektonische um so deutlicher als ein Element ihrer Konstitution hervor; von der Kuppel seines Ordenskleides war die Rede. Der Unterschied zu noch früheren Bildnissen, etwa Tizians, den Hetzer diesbezüglich herausgearbeitet hat, scheint mir nicht mehr so bedeutend zu sein neben der Haltlosigkeit eines Bruyas.
Es sei auch auf Rubens' Vorzeichnung hingewiesen *(30)*, da sie unsere Beobachtungen bestätigt.[150] Thulden ist uns im ersten Wurf physisch noch näher als im Gemälde. Er stößt mit beiden Ellenbogen fast an die Ränder. Noch bleibt alle Architektur in der Monumentalität seiner Gestalt angelegt. Sein Barett betont die Mittelsenkrechte, ein um seinen Leib gespannter Gürtel die Horizontale, Revers und Kragen stehen fast von alleine. Über dem senkrechten Holmen des Stuhles fühlt man das Gewicht der Hand. An entsprechender Stelle hat Delacroix, schon in der Zeichnung, das Physische unter bewegtem Stoff verborgen. Das gilt übrigens für die ganze Figur: Während bei Rubens, der mit jeder Linie und jeder Schattierung ein Volumen beschreibt, das Gewand die physische Erscheinung ins Herrscherliche steigert, dringt der Blick bei Delacroix suchend in eine aufgewühlte, von Hell und Dunkel zerlegte Stofflandschaft ein. (Man vergleiche den unterschiedlich ausgeprägten Willen zur Plastik am Beispiel der graphischen Struktur der aufgestützten Unterarme.) Messerer assoziiert vor ähnlichen Gebilden "Blüten, Quallen oder Nester".[151] Der Körper ist damit beinahe negiert, der Kopf nachdrücklicher als in Rubens' Zeichnung als Höhepunkt behandelt. Im Gemälde hat Delacroix die Aufgewühltheit auf das Wams konzentriert und die Aufgabe der Verinnerlichung der Farbe übertragen.
Rubens' Zeichnung ist eine Studie nach der Natur. Darin, wie er die inquisitorische Strenge dieses Mannes wiedergibt, nicht ohne ihr etwas Gewolltes, vielleicht Verbissenes beizumischen, offenbart sich ein Vermögen zu scharfer Charakterisierung, das ihm Eugène Fromentin ja erstmals abgesprochen hat. Es zeigt sich seine Neigung, ausführend das ganz Charakteristische in ein runderes, noch volleres Leben zu überführen, einen Typus zu erschaffen, der uns vertraut vorkommt, weil er - auch das hat Fromentin schon gesagt - immer etwas von seiner eigenen, freundlichen Natur

---

150 "Porträt des Hendrik van Thulden", 1615/17, London, British Museum (davor zeitweise im Besitz Reynolds), schwarze Kreide auf bräunlichem Papier, 37,4 x 26,2 cm (oben beschnitten). *CRLB. XIX*, 152a. *Held* 1986, Nr. 108, T. 110.

151 *Messerer* 1968, S. 328.

hineinlegt.[152] Ob auch in Delacroix' Zeichnung eine Naturstudie vorliegt, wie zu lesen ist, bin ich mir nicht sicher. Die Hände wirken 'natürlicher'. Die Beleuchtung ist realistischer als im Gemälde, realistischer auch als in Rubens' Zeichnung. Das heißt, das Cape, weil es sich dem Licht von links entgegenwölbt, ist folgerichtig hell gegeben, während Farbrechnung und Erfindung des Gemäldes an dieser Stelle ein Absorbieren des Lichts verlangen, zugunsten des Kopfes. Die Zeichnung bietet außerdem, wie Herding sich ausdrückt, "eine schärfere Diagnose der Brüchigkeit".[153] Gegen eine Naturstudie spricht, daß Delacroix sie meist gleichmäßiger ausführt. Zudem richtet er sein Augenmerk sehr auf die Kleidung von Bruyas, und für die hätte es keiner Sitzung bedurft, denn sie ist im wesentlichen Phantasiegestalt. Wahrscheinlich hat er eine Skizze nach dem Modell später überarbeitet.

"Aufhebung der architektonischen Ordnung vom Zentrum her" (R. Liess)
Farbe und Vereinzelung

Es kommt also darauf an, Delacroix' Absicht zu erkennen. Er lockert die Bindung der Figur ans Bildgeviert. Er distanziert sie auch über ihre Körperhaltung vom Betrachter und setzt sie innerhalb der Bildwelt in eine Isolation, die nicht mehr nur Privatheit ist. Er umgibt sie eigentlich gar nicht mehr mit Bild*welt*, mit Dingen, die auf ein fragloses In-der-Welt-Sein verweisen könnten. Man fühlt keine soziale Umgebung mehr, wie Rubens sie mit Architektur oder in einem aktiven Verhältnis zum Betrachter auch an Einzelfiguren evozieren kann. Deshalb spreche ich vor Delacroix' Figuren von Vereinzelung.

Seine Farbgebung unterstützt dies. Die Allgegenwart leuchtenden Pigments im sichtbaren Pinselstrich bewirkt eine Materialisierung der Farbe, eine Verfestigung des Grundes insbesondere, aber so, daß man, auch wenn sich dort sein Schatten abzeichnet, nicht bestimmt sagen kann, Bruyas sitze vor einer Wand. Der Bildgrund rückt als farbige, in sich plastisch bewegte Fläche nah an ihn heran. Er bildet eine weitere Schale, die seinen Lebensradius auf das Gezeigte einschränkt. Auch gilt hier, was Dittmann

152 *Fromentin* 1876, S. 99 ("Rubens est-il un grand portraitiste?...") u. 115 (Belgique, VII).

153 *Herding* 1989, S. 271.

zu einem Porträt von Marées sagt: "Die Homogenität des [...] Grundes verhindert [...] eine räumliche Weitung des Lichts."[154] In Delacroix' Grund verfängt sich das Licht im Farbgewebe. Da dies in Rubens' OPHOVIUS nicht so ist, empfinden wir keine Isolation, obwohl auch hinter ihm kein Gegenstand auftaucht. Der eher unbunte Olivton bleibt atmosphärisch geweitet und korrespondiert mit dem 'Verstummen' der Cremefarbe in den Stofftälern im vordersten Grund. Wir beobachten hier, in einer mehr Buntfarbigkeit bewahrenden Haltung, dasselbe Phänomen wie in Rembrandts BRUYNINGH: Die Figur bleibt, auch wenn sie alleine ist, verbunden mit der Welt; die Welt ist nur zugedeckt von einem Dunkel, das auch die Figur 'umspült'. - Souveräner als bei Rembrandt und Rubens (der mittleren Zeit) bestreitet bei Delacroix die gestimmte Buntfarbe die Bilderscheinung; in diesem Porträt verkündet auch sie Leiden, indem sie in der umschriebenen Weise der Vergegenwärtigung von Einsamkeit dient.
Nehmen wir Architektur als Sammelwort für dargestelltes Gebäude *und* den Bau des Bildes, so können wir Wölfflins "Erweichung" durch einen passenderen, von Liess erborgten Begriff ersetzen: Delacroix leistet "Aufhebung der architektonischen Ordnung [...] vom Zentrum her."[155] Das Entbehren jeglichen haltgebenden Gefüges - bei Bruyas ja bis in das Sitzmotiv hinein - ist nun Grundbedingung des bildlichen Daseins. Dem Kriterium der "Bildplanimetrie" bleibt dieses Ausdruckswollen unerreichbar, denn Delacroix besitzt nicht mehr was sie voraussetzt: die Gewißheit eines Absoluten. (Das fanden wir im Gebaren des sterbenden Arbeiters der sog. LIBERTE thematisiert *(Titelbild)*.) Fragen wir besser nach dem *Erlebnisgehalt* seiner Kunst, also nach gestalterischer Bewältigung der verdrängungslos erlebten Wirklichkeit. Im folgenden Kapitel wird auch deutlich werden, daß Delacroix in der Situation seines Bruyas etwas vom eigenen Lebensgefühl mitteilt.

---

154 *Dittmann* 1987. 1, S. 98 (zu Marées' "Bildnis des Vaters" (München) von 1862). - Vgl. hierzu außerdem *Haedeke* 1980, S. 117: ""Bruyas" ist der "Umwelt" schon insofern entrückt, als seine Umgebung, der Hintergrund eher eine psychisch-geistige Aussagekraft [...] hat und nicht eine konkrete räumliche Gegebenheit verdeutlichen will."

155 *Liess* 1977, S. 244. Liess beschreibt einen Wandel von Rubens' "Porträt der Brigida Spinola Doria" (Washington, *CRLB. XIX*, 41) zur "Geißblattlaube" (München, *KdK*. 35): Nicht, daß "die Architektur wie eine "Folie" [...] von den Figuren einfach nur abgezogen [...] werden konnte. Die Figuren waren es zuvor, die sich ihre Architektur erzeugten. Die Figuren sind es wiederum, die die Architektur an sich selbst aufgeben." Da mir auch Delacroix' "Bruyas" die Architektur an sich selbst aufzugeben scheint, freilich in ganz anderem Ausmaß, halte ich den Begriff für übertragbar.

Schluß

Wir bewegen uns demnach im Bereich fortgeschritten subjektiven Gestaltens. Einerseits. Denn Delacroix investiert Phantasie. *Erfindend* dringt er durch den subjektiv gesehenen Charakter zu einem Typus vor, der in keiner universalen Ordnung mehr einen bestimmten Rang behauptet. Erst damit wird ganz verständlich, wie van Gogh in Delacroix' BRUYAS einen "neuen Bruder" finden konnte, van Gogh, der selbst, seine Situation als Künstler vergleichend, zur Architektur-Metapher greift: Die alten Meister, schreibt er an Bernard, durften noch in einer Gesellschaft leben, "die obeliskengleich fest gebaut war", in der "jedes Individuum gleichsam lebender Stein der Gesamtstruktur" war. Ihnen bliebe, in so anarchischer Zeit, nichts anderes zu tun, als sich "abzuschirmen und ans Werk zu gehen".[156] Der Gegensatz von "portraitiste" und "créateur" (Silvestre) besteht in diesem Bild also noch nicht. Rückkehr aus der Subjektivität *kraft Phantasie* zur Verbindlichkeit, so etwa könnte man Delacroix' Weg beschreiben, während die besten Porträts der Zeitgenossen, Ingres MONSIEUR BERTIN zum Beispiel (1832, Louvre), bereits durch eine dem Realismus verdankte *Unmittelbarkeit und Genauigkeit* bestechen. Festhalten also an der uralten Aufgabe des Porträts, an die Evers in kritischer Auseinandersetzung mit Fromentin erinnert: "...daß es *nicht* die Aufgabe der Porträtmalerei sei, den Menschen 'in seiner intimsten Ähnlichkeit' darzustellen. [...] Den Typus zu schaffen und trotzdem den Zauber des einzelnen Menschen wirken zu lassen ist das Bemühen von Rubens."[157] Evers' Auffassung ergänzend schreibt Badt, das Geheimnis großer Porträts sei, daß sie den Menschen "als einen *erfüllten* darstellen, dessen Äußeres seinem Inneren entspricht und dieses, so wie es ist, als *erfüllt*".[158] Delacroix' PORTRAIT D'ALFRED BRUYAS vermag dem hohen Anspruch dieser Erfülltheit gerecht zu werden und stellt ihn zugleich infrage, je nachdem, ob wir den Rang der Darstel-

---

156 *Van Gogh, Briefe* V, S. 276 (August 1888), zitiert nach *Gosebruch* 1963, S. 41.

157 *Evers* 1942, S. 73 (Hervorhebung von Evers). Allerdings sehe ich hier auch Einseitigkeit: "...das Bild irgendeines Menschen ist entbehrlich. [...] Denn ohne Ordnung und ohne Typus zu leben, ist nicht besonders menschenwürdig; sondern es ist menschlich, Religion und Staat zu haben, die Ordnung und den Typus bedingen." Ich glaube, solche Sätze würden Beckmann beunruhigt haben, der 1942 auch im Norden war - nicht zu Forschungszwecken im "Auftrag des deutschen Heeres" (*Evers*, S. 2).

158 K. *Badt*: Eine Wissenschaftslehre der Kunstgeschichte. Köln 1971, S. 87 (Hervorh. von Badt).

lung oder das Befinden des Dargestellten als ausschlaggebend ansehen; in sich selbst vollendete Gestaltung eines Menschenbildes ja, aber Erfülltheit im Dasein konnte 1853 gerade nicht mehr das Typische darin sein.

3. "LE TASSE DANS LA MAISON DES FOUS" (1836)

a) Künstlereinsamkeit

Vorbemerkungen

Im Jahr des PORTRAIT BRUYAS hat Delacroix seine frisch gemalten Bilder, die er gerne im Salon gesehen hätte, für lange Zeit ein letztesmal eingesandt. Silvestre überliefert die (an Poussins Briefe aus Paris erinnernde) Begründung der künftigen Zurückhaltung:

> "Voilà trente ans que je suis livré aux bêtes."[159]
>
> "Nun sind es dreißig Jahre, die ich den wilden Tieren ausgeliefert bin."

Wer glaubt, er habe übertrieben, braucht nur die wissenschaftlichen Kataloge aufzuschlagen. Dort sind wie auf einer Perlenschnur Ablehnungen der Jurys und Unverschämtheiten von Kritikern aufgereiht, denen akademische Rückendeckung "die Feder rabiat gemacht hat".[160] (Allerdings hat es immer auch das Lob einzelner Kunstfreunde gegeben.) LE TASSE DANS LA MAISON DES FOUS *(31)* wurde 1839, diesmal zur Verärgerung Théophile Gautiers, mit vierzehn von achzehn Stimmen abgelehnt;[161] von den Bildern, die im Salon schließlich die Wände füllten, hängen heute die meisten im Depot. Ein frühes Kapitel also in der Geschichte der Entfremdung des großen Künstlers vom Kulturbetrieb und seinem Publikum, über die wir mittlerweile bestens unterrichtet sind. Darüber ist unendlich viel geschrieben worden. Heute nimmt man an, daß Delacroix in eben diesem Bild der eigenen Lage Gestalt verliehen hat. "...ne doutons pas un seul instant",

---

159 Zitiert nach *Régamey* 1931, S. 210. Auszunehmen ist Delacroix' Teilnahme an der "Exposition universelle" des Jahres 1855 und schließlich am Salon von 1859, in dem er, endlich "membre de l'institut", mit allen acht eingesandten Bildern vertreten war.

160 *Gosebruch* 1963, S. 45. Eine Kostprobe aus den Entgleisungen des Kollegen Couture bringt *Régamey* 1931, S. 206: "Il y a chez lui du Titien et du singe; [...] il aurait pu être un merveilleux plagiaire, mais, ardent et courageux, il a voulu entrer dans le ciel du génie...".

161 Hierzu *Johnson* 1966, S. 219 und 224. Delacroix hat fünf Bilder eingesandt, drei wurden abgelehnt.

schreibt Joubin, "c'est Delacroix traîné dans la boue par la critique".[162] Ich füge den Besprechungen trotzdem eine weitere hinzu. Erstens weil ich glaube, daß sich die vorhandenen Aussagen zu Form und Gehalt noch ergänzen lassen; die Welt als Irrenhaus, darin der Dichter als ihr Opfer - das war vermutlich damals schon ein Allgemeinplatz und kann nicht die Quintessenz einer Erfindung von Delacroix sein. Außerdem will ich den Stilwandel, teilweise zumindest, im Erleben des Künstlers begründen. Man kann von dem Bild in Winterthur ausgehend zeigen, daß die unglückliche Situation eben nicht nur bestimmte Stoffe, den Dichter im Gefängnis, im Exil, den Bildhauer im Atelier, nach sich gezogen hat. Man kann zeigen, daß diese Einsamkeit stilprägend war, oder einfacher ausgedrückt, daß Delacroix sie formenschöpferisch bewältigt hat. Der TASSO bietet schließlich die Möglichkeit, Stufen der Modernität zu unterscheiden: Baudelaires Dichtung auf Delacroix bezeugt tiefere Irritationen, einen schon erheblich kühleren Blick auf Natur und Tradition als dessen Bilder.

Dichtung und Wahrheit

"Faire mon Tasse en prison grand comme nature." Die Tagebucheintragung datiert vom dritten September 1822. Ein Jahr später erfahren wir, daß das Bild fast fertig ist (J. 9.11.23). Es handelt sich hierbei um die frühere Fassung der Sammlung Ande-Bührle *(32)*, die, weit unterlebensgroß ausgefallen, mit den MASSACRES für den Salon des Jahres 1824 angenommen wurde.[163] Die Anregung bezog Delacroix aus der Einleitung einer Tasso-Übersetzung, an der sein Freund Pierret beteiligt war, und aus den wenigen Versen, die er damals von Byrons "Laments of Tasso" (1817) übersetzen konnte. In einem Brief berichtet er, wie sehr ihn die Lektüre aufgeregt habe: "On pleure pour lui; on s'agite sur sa chaise en lisant cette vie".[164] Aus den Zeilen geht hervor, daß Delacroix von dem romantischen

---

162 André *Joubin*: A propos du "Tasse dans la maison des fous". In: Gazette des Beaux-Arts. 1934/I, S. 249.

163 "Le Tasse dans la maison des fous", Salon de 1824, Zürich, Sammlung Ande-Bührle, Öl auf Lwd., 50 x 61 cm. R88/J106-92. *Zürich* 1987, Farbabb. S. 85. *DdH.*, S. 139. *Bremen* 1964, Nr. 6.

164 Der Tasso-Übersetzer ist Baour-Lormian, die Erstausgabe erschien 1795, Pierret war an der Neuherausgabe im Jahre 1819 beteiligt. Der Autor des Vorworts ist J. A. Bouchon. Delacroix' Brief: *Cor. I*, 50 und 54 (An J.-B. Pierret, 22. 9. 1819). Die entscheidende Stelle lautet: "N'est-ce pas que cette vie du Tasse est bien intéressante? Que cette homme a été

Tasso-Bild ausging: als Künstler unverstanden, in eine Prinzessin unglücklich verliebt, von einem Tyrannen unmäßig bestraft und, was Delacroix nicht geglaubt hat und auch nicht zeigt, infolge langer Gefangenschaft bedroht vom Wahnsinn. Das meiste davon hat Tassos Freund und Biograph Giambattista Manso in die Welt gesetzt (1621). Staiger hat in einem schönen Aufsatz dargelegt, daß diese Legende dem 19. Jahrhundert viel zu teuer war, "als daß man auch nur den Versuch unternommen hätte zu prüfen, ob [sie] wahr sei."[165] Schon Goethe habe auf die Liebesverstrickungen seines "gesteigerten Werther" nicht verzichten wollen, obwohl ihm die Biographie Pierantonio Serassis vorlag (1785), die manches richtigstellte. In Delacroix' Bildern widerspricht schon das Kerkerloch der historischen Realität, denn Torquato Tasso (1544 - 1595) bekam nach kurzer Zeit im Hospital Sankt Anna in Ferrara eigene Zimmer zugewiesen und erhielt Kost aus der herzoglichen Speisekammer. Überliefert ist, daß er eines Tages einen Beamten grundlos geohrfeigt hat und daraufhin verprügelt wurde. Später ist er mit dem Messer auf einen Diener am Hofe losgegangen. Erst nachdem er die Familie d'Este öffentlich beschimpft hatte, ließ der Herzog seinen Dichter, den er nun als krank ansah, einsperren, mit Freigang zwar, aber immerhin für ganze sieben Jahre (1579 - 1586). Heute ist erwiesen, "daß Tassos Geist sich nach dem Abschluß der ersten Fassung des Hauptwerks verwirrte" (1575),[166] also noch vor der Gefangennahme. Die Verwirrung trat in Schüben auf, so daß der Dichter, wie gesagt, schon in der Freiheit aus der Rolle fiel und andererseits im Hospital noch dichten konnte. Seelische Empfindsamkeit und arge Bedrängnisse des Lebens, Stolz und böswillige Kritik haben ungünstig zusammengewirkt. Jahrelang fürchtete Tasso vor allem anderen die Inquisitoren, bis zum Verfolgungs-

---

malheureux! Qu'on est rempli d'indignation contre ces indignes protecteurs qui l'opprimaient sous le prétexte de le garantir contre ses ennemis, et qui le privaient de ses chers manuscrits! Que de pleurs de rage et d'indignation il a dû verser en voyant que pour les lui enlever plus sûrement on l'accusait de folie et d'impuissance de produire. Qu'il a dû de fois user sa tête à ces indignes barreaux, en pensant à la bassesse des hommes, et accuser l'insuffisante tendresse de celle qu'il a immortalisée de son amour! Quelle fièvre lente devait le consommer! [...] Un de mes regrets est de n'avoir pu lire la belle élégie de lord Byron...". - Byron stellt Tassos Dichterstolz und seine Liebe zur Fürstin in den Mittelpunkt, die ihm die Kraft geben, dem Wahnsinn zu widerstehen. Goethes Drama von 1789, das seit 1823 in französischer Übersetzung vorlag, scheint Delacroix, im Unterschied zu Byron, nicht gekannt zu haben.

165 *Staiger* 1978, S. 17.

166 *Staiger* 1978, S. 60.

wahn. Und doch nicht ganz zu unrecht, denn er lebte zur Zeit der Gegenreformation, und so war der Kurie die Mischung des Christlichen mit heidnischem Zauber in seinem Epos, aber mehr noch die protestantischen Umtriebe in Ferrara ein Dorn im Auge.[167] Gregor XIII. lauerte auf einen Vorwand, das Lehen einzuziehen, weshalb der sonst so liberale Fürst Alfonso II. sich noch gezwungen fühlte, in Modena der Verbrennung von 'Ketzern' zuzuschauen. Es läßt sich aber nicht bestreiten, seinem Hofdichter gegenüber verhielt er sich, solang es eben ging, durchaus ehrerbietig. Auch die Unverstandenheit des Künstlers ist moderne Projektion, denn Tasso starb, am 25. April 1595, wenige Tage bevor man ihn auf dem Kapitol in Rom zum Dichter krönen wollte. Bald darauf setzt allein schon in der Malerei eine Wirkung ein, wie sie nur wenigen Abendländern beschieden war. Er selber hat noch im Hospital zurück- und in sich hineingeblickt und hat seine verhängnisvolle Neigung zur Flucht ins Schöne zugegeben:

> "Ich bin erkrankt an der Süße der Speisen des Geistes, die ich im Übermaß in der Jugend genoß, indem ich die Würze als Nahrung zu mir nahm."[168]

Angesichts dieses bezaubernden Bekenntnisses, angesichts auch so manchen Zuges seines rastlosen Lebens und seiner Dichtung - "Wie weit der Dichter [...] auf dem neuen Weg nach innen vordringt...", bemerkt Staiger - mag man doch nicht glauben, daß die Sympathie der Modernen allein auf der Legende beruht.[169]

Die Entwicklung des Bildgedankens

Delacroix' Arbeit am Tasso-Stoff verdanken wir eine kleine Gruppe von Werken, die ich kurz vorstellen will. Die "première pensée" ist in der flüchtigen, im Zentrum aber ausdruckspräzisen Bleistiftskizze der Sammlung Roger-Marx überliefert *(33)*. Sie zeigt den Dichter tief in Gedanken versunken auf einem Sofa lagernd, umgeben von verzerrten Gesichtern,

---

167 Hierzu Tassos Brief an den Professor und Inquisitor Silvio Antoniano: "Die Verwandlung der Ritter in Fische wird nicht stehenbleiben...". *Staiger* 1978, S. 780.

168 Aus der "Apologia in difesa della Gerusalemme liberata" (1585), zitiert nach *Staiger* 1978, S. 62.

169 Staiger anläßlich des Schicksals von Tankred im zwölften Gesang des "Gerusalemme liberata". *Staiger* 1978, S. 47ff.

die aber nicht ihn anstarren. Dies und das Zerfließen der Formen ins Unbestimmte läßt vermuten, daß es Erscheinungen sind, Verkörperungen der Gedanken hinter seinen geschlossenen Augen und nicht reale Hospitalinsassen.[170] Das paßt in diese Zeit, in die das Studium der Goya-Graphik fällt und in der die ersten Anregungen erfolgen zur Bearbeitung von Goethes FAUST. Bemerkenswert sind die von Trauer umspielte Ruhe und der Friede in Tassos Gesicht. Ziemlich genau diese Haltung kehrt am Christus in der vom Sturm geschüttelten Barke wieder.[171] Darauf folgt die detaillierte Bleistiftzeichnung der Sammlung Nathan *(34)*.[172] Sie führt uns eine für Delacroix' Frühwerk charakteristische Historie vor Augen, also ein Bild kleinen bis mittleren Formates mit mehreren, im Verhältnis zum Rahmen großen Figuren und mit literarischer Ikonographie. Alles, was zur Geschichte gehört, ist vorhanden: der Kerker, der leidende Höfling, sein kostbares Manuskript, die lärmenden Mitgefangenen. Das Motiv der Peitsche ist Byrons Gedicht entnommen. Mit dem Kruzifix, der von oben in die Gewaltszene hineinragt, ist eine Allusion auf die Geißelung Christi gegeben. In dem ernsten, auf den Boden zeichnenden Jüngling links sehe ich einen Leidensbruder des Dichters. Das Mädchen über ihm, am vergitterten Fenster, schaut aus dem hellen Draußen in den Kerker herein; das heißt, sie heftet ihren Blick auf Tasso, der ihr physisch abgewandt, innerlich wohl um so zugeneigter ist: "...ich wußte, / Der Sänger darf nicht um die Fürstin frein;" klagt er bei Lord Byron.[173] Aus dieser Zeichnung ging das Gemälde der Sammlung Ande-Bührle hervor *(32)*, nicht umgekehrt, wie gesagt wird, da Wiederaufgreifen bei Delacroix in der Regel Vereinfachung der Komposition und Steigerung des Ausdrucks mit sich bringt.[174] Der Kerker ist jetzt hermetisch abgedichtet und verdüstert, das Mädchen, der Jüngling, das Manuskript sind fortgelassen. Am Boden blitzen lose Blätter auf. Delacroix kann auch auf die Untermalung des Leidensthemas

---

170 "Le Tasse dans la maison des fous", vor 1824, Paris, Sammlung Claude Roger-Marx, Bleistift, 24 x 18,5 cm. M56.

171 z. B. "Le Christ sur le lac de Génézareth", 1853, New York, Metropolitan Museum of Art. R1215/J454-263. *Zürich* 1987, Farbabb. S. 233.

172 "Le Tasse dans la maison des fous", vor 1824 (sign. u. dat. unten links: Eug Delacroix/ 1825; vermutlich im Jahre 1853 nachträglich datiert; *Cor. IV*, 26), Zürich, Sammlung Peter Nathan, Bleistift, 26,7 x 31,7 cm. M57 (auf 1825 datiert, also hinter das Gemälde in derselben Sammlung; *Bremen* 1964, 136 ebenso). *Petrová* 1989, T. 27.

173 *Byron* 1817, S. 432 (5. Strophe), die Peitsche S. 430 (3. Strophe).

174 Zum Gemälde s. o. Fußn. 163, zur Datierung der Zeichnung Fußn. 172.

mit Hilfe des Kruzifix verzichten, da er die Spannung zwischen dem Dichter und der breitbeinigen Gestalt an der Mauerecke zur Hauptsache macht. Diese Figur hat im Verhältnis zur Kompositionszeichnung an Charakter gewonnen. Man lasse sich vom kleinen Figurenmaß nicht zu flüchtigem Sehen verleiten; dieser Kopf, eigentlich interessanter als der der Hauptfigur, kann sich neben Géricaults Porträts von Geisteskranken behaupten. In dem Gegenüber von Tasso und ihm wird deutlich, daß es nicht Delacroix' Anliegen ist, am Dichter den heraufkommenden Wahnsinn zu zeigen. Ins Frühwerk fügt sich das Bild freilich auch mit seinem funkelnden Kolorit. Das Thema wird in lokal konzentrierten, von ausgedehntem Dunkel gefaßten Farben vorgetragen. Licht gleißt über kostbaren Stoff. Eine Federzeichnung im Louvre führt uns schließlich zu dem Bild, das hier im Mittelpunkt steht *(35)*.[175] Mit der Treue des großen Künstlers gegenüber bestimmten Ideen erinnert Delacroix sich nach Jahren an dieses Sujet. Es ist bekannt, daß er seine Zeichnungen in Kästen sorgsam aufbewahrt hat; so stelle ich mir vor, wie er jene "première pensée" (Roger-Marx) *(33)* hervorholt, um von ihr angeregt zunächst den nach links Gelagerten auf das Blatt zu werfen, in der Weise des MICHELANGE DANS SON ATELIER *(38)*. Rechts über ihm markiert er wieder zwei Köpfe. Erinnerungen an die dazwischen liegenden Fassungen fließen ein, gleichzeitig setzt sich der Wille zur Vereinfachung durch: Delacroix bringt in einiger Entfernung, links oben, wieder das vergitterte Fenster an, versammelt nun aber die gesamte Meute dahinter. Vereinfachung heißt hier also Polarisierung der Komposition, Vereinzelung der wichtigsten Figur. Um das zu besiegeln, ist Tasso in einem zweiten Anlauf, mit gleichem Federdruck wie im Fenster oben, nach rechts verlegt. Damit ist der Kompositionsgedanke für das Bild in Winterthur gefunden und Delacroix kann bereits an die Ausformung des Kopfes gehen.

---

175 "Le Tasse dans la maison des fous", vor 1839, Paris, Musée du Louvre, Feder und braune Tinte. S310. *Graber* 1949, Abb. 21.

Beschreibung

Zunächst ist festzuhalten, daß Tasso erst in dieser Fassung *(31)* ganz isoliert dasitzt.[176] Im frühen Gemälde *(32)*, in dem es keine räumliche Trennung gibt, spricht seine Unerreichbarkeit am deutlichsten aus der Haltung des Gefangenen neben ihm. Isolierend wirkt dort außerdem das besondere Licht auf seinem Gesicht und auf seiner höfischen Kleidung, an der wir erst Andeutungen von Verwahrlosung sehen. In Winterthur ist von der einstigen Eleganz nichts übrig geblieben. Irgendein schwarzes Gewandteil ist nachlässig über das Kopfende der Pritsche geworfen. Der Dichter, mit zerzaustem Haar, dürftig mit einem weißen Hemd bekleidet, zieht eine Wolldecke über seine nackten Beine. Wir erfahren, daß viel Zeit vergangen ist und wohl noch vergehen wird. Das Fenstergitter macht den Verlust der Bewegungsfreiheit sinnfällig. Aber gerade mit der Aufgeregtheit derer, die sich dort drängen, wird uns Tassos Gelassenheit bewußt. Wir beobachten sogar Dinge, die die Trennung vom Innern der Zelle her betreiben. Am auffälligsten der Vorhang, der seitlich der Mittelachse herabhängt. Er ist unterhalb seiner Anbringung vom Bildrand überschnitten, setzt oben also gleich mit voller Breite ein; unten liegt er schwer auf der Pritsche auf. Auf der Höhe von Tassos Kopf buchtet er am weitesten nach vorne aus und erzeugt zwischen Dichter und Fenster eine Dunkelzone. Das dunkle Grün verleiht ihm in einem mit wenig Buntfarbe gemalten Bild besonderes Gewicht. Nun darf man nicht übersehen, daß diese Barriere aus Stoff, die Lange völlig überdeutet hat,[177] mit der hellbraunen Decke über Tassos rechtem Bein fast bis zum Boden fortgesetzt ist. Der Dichter hält ein Ende fest in seiner Hand, er selbst hat sich also bewußt verhüllt

---

176 "Le Tasse dans la maison des fous", sign. u. dat. unten Mitte: Eug Delacroix/1839, Winterthur, Sammlung Oskar Reinhart, Öl auf Lwd., 60,5 x 50 cm. R199/J268-91. *Winterthur* 1975, gute Farbabb. S. 137. *Sérullaz* 1981, Farbabb. S. 52. *DdH.*, S. 139.

177 Wolfgang *Lange*: Der kalkulierte Wahnsinn. Innenansichten ästhetischer Moderne. Frankfurt/M. 1992, S. 48: "Dazwischen, nutzlos, wie von der grauenhaften Ironie eines undurchsichtigen Schicksals drapiert, der Vorhang [...] ein ausgefranster Schleier, mit dem zwar noch auf das Göttliche angespielt wird [wo?], dessen schäbige Erscheinung aber letztlich nur die Absenz eines jeden transzendenten Sinns unterstreicht." Langes Text enthält eine Reihe genauer Beobachtungen, verliert sich aber zunehmend in den modernistischen Jargon, der keine Zwischentöne mehr bei der Beschreibung einer möglichst frühen, möglichst radikalen "radikalästhetischen Moderne" kennt. Der Gehalt eines Bildes von Delacroix (der "Tasso" sei "als blasphemische Ikone ästhetischer Moderne zu betrachten", S. 43) wird mit soviel "Inteligentika's" (Robert Walser, von Lange zitiert auf S. 13) eher zugedeckt.

und abgeschirmt. Auch über dem Boden dehnt die Decke sich nach rechts aus und bildet, als Ganzes gesehen, eine nach links abschließende Klammer. Zudem ist Tasso vom Zellenfenster weitestmöglich abgerückt. So bleibt die untere Hälfte der Liege frei und er kann sich bequem an die Kopfstütze lehnen. Schon in der ersten Zeichnung *(33)* läßt er einen Arm auffällig lässig über die Lehne hängen.
Im Gemälde zeigt die Figur eine geschlossene und eine offene Seite. Der linke Kontur der braunen Decke ist diagonal nach oben vom Kontur des Hemdes verlängert. Er ist nirgends unterbrochen, da Tasso diesen Arm aus einer Drehung des Oberkörpers entschieden herübernimmt. Die Öffnung bekundet sich in seinem unverhüllten linken Bein, in dem leicht über die Vorderansicht hinaus gedrehten großflächigen Gesicht, am eindrucksvollsten aber, und auf unverkennbar Delacroix'sche Weise, in der weit entblößten Brust. Das Unverkennbare - an den ERSCHRECKTEN HENGST *(1)* Erinnernde - ist ihr von einem weichen Licht erzeugtes lebendiges, auch zartes Relief; die rahmenden Hemdsäume sind gleichermaßen in Bewegung. Natürlich sind das Spuren langer Gefangenschaft. Aber aus solchem Darbieten des Leibes spricht schon eine Lebenshaltung, es ist ein Sich-verletzlich-Wissen und, wenn wir es mit dem verschlosseneren BRUYAS *(24)* vergleichen, auch ein in der Abgeschiedenheit Sich-verletzlich-Zeigen. Man fühlt sich an die Notizen Baudelaires erinnert, die den Titel tragen "Mon coeur mis à nu". Es ist die Lebenshaltung des echten modernen Künstlers.
Wir erfassen an Tassos Erscheinung also die Dauer dieses Zustandes und die damit verbundenen Entbehrungen. Und doch ist sein Blick nicht betont leidend, eher abwesend, sinnend, mit einem leisen Anflug nur von Trauer. Gautier nennt sein Gesicht "lumineusement plombé". In der Literatur liest man von "noble résignation", "sublime patience".[178] Man gewinnt den Eindruck, der Dichter habe sich in seiner Situation zurechtgefunden. Mischt sich in die Züge des Tasso im Züricher Bild *(32)* nicht sogar ein fast heiteres Selbstvertrauen, ein Gleichmut, der in schroffem Gegensatz steht zu der zerquälten Physiognomie des Mitgefangenen neben ihm? Wer ist nun der leidende? Inwiefern kann man Johnson noch rechtgeben, der sagt, Delacroix habe die "tragic essence" dieses Stoffes anschaulich ge-

---

178 Théophile Gautier und Eugène Bareste zitiert nach J268. Ähnlich *Herding* (1989, S. 262), allerdings zum Tasso der früheren Fassung: "eine Art innere Emigration, die ihn erst zu sich befreit".

macht?[179] - In meinen Augen leiden vor allem die Mitgefangenen, die Delacroix nicht ausnahmslos als Wahnsinnige darstellt; oder man müßte vielleicht eine höhere Form des Wahnsinns von schlichtem Schwachsinn unterscheiden. Im frühen Gemälde möchte ich gerade den mit der gelben Hose ausnehmen, dem Delacroix kontrastierend ja nun wirklich einen Schwachsinnigen, Gewalt Ausdünstenden an die Seite stellt. Der andere ist von herber Männlichkeit und Schönheit. Die Mimik in seinem wetterharten Gesicht formt eine Frage und verrät im selben Moment die Vergeblichkeit des Fragens. Seine Vorneigung und sein wie festgewurzeltes Stehen versinnlichen das innere Drängen und zugleich die unsichtbare Kraft, die ihn von Tasso und von seiner Erleuchtung fernhält. Er ist eine von den großartigen Gestalten Delacroix', die leiden, weil sie mit jeder Faser nach etwas streben, das sie nicht erreichen können - und die meistens vorschnell abgehandelt werden: ein Revolutionär, ein Wahnsinniger, ein Heiliger eben. Man muß aber Zeit haben und sich konzentrieren, um die Präzision und doch auch Unergründlichkeit ihres seelischen Ausdrucks zu erfahren. Dann schmilzt das Unbehagen am sogenannten "Literarischen". Ein weiteres Indiz für den Ernst dieser Figur ist ihre Kleidung, die manches von der des späteren Tasso vorwegnimmt.

In der späten Fassung sollte es keinen mehr geben, der mit seinem Ausdruck den Dichter in den Schatten stellt. So ist Tasso nun die Hauptfigur, und den Widerpart, auf den Delacroix nicht verzichten konnte, spielt der, der mit seinem Arm in die Zelle langt. Auch hier kann ich mich nicht von der "agressiven", "zeichenhaft isolierten" Geste einer "Fratzengestalt" überzeugen.[180] Da wird Vorgewußtes konserviert mit entprechend ungenauem Blick. Delacroix illustriert eben doch nicht nur den Anspruch der ignoranten zeitgenössischen Kritik. Er findet eine organisch bewegte Gestalt in einer ausdrucksvollen, allerdings sehr zugespitzten Gebärde: Der Mann ganz links am Gitter ist düsterer Melancholie anheimgefallen, was seiner Haltung alle Spannkraft nimmt. Das Kinn und eine Hand liegen auf der Mauer auf. Die wieder bis in alle Fingerspitzen rhythmisch bewegte Hand zeigt noch auf das Manuskript, aber der Arm hängt eigentlich nur noch herein. Delacroix kann ausgestreckte Arme mit einem ganz anderen Impetus des Zugreifens zeichnen. Es ist also der Moment *nach* der größten

---

179 *Johnson* 1986, S. 89, bestätigend *Herding* 1989, S. 263.

180 *Lange*: a. a. O. (Fußn. 177), S. 44 und *Herding* 1989, S. 263.

Anstrengung, das Blatt zu erreichen, gezeigt. Die dunklen, weiten Augen dieses Menschen starren voll abgründigen Wissens in die Leere, in prägnantem Unterschied zu dem Faszinierten neben ihm. Er erinnert mich an einen Verdammten in der DANTEBARKE und an den Dämonischen im Mittelgrund des Barrikadenbildes *(8)*. Unbestimmbar, vielleicht irre, ist nur der Blick der jungen Frau, die hier nicht mehr die Prinzessin, "celle qu'il a immortalisée de son amour" (*Cor. I*, 54), sein kann. Also kein unkontrolliertes Gefuchtel, sondern in drei individuellen Gebärden drei Stufen des Bewußtseins hinter dem Rücken des Dichters, drei Gemütslagen in anschaulicher Beziehung zu seiner Anwesenheit.

Um zu verstehen, was sie eigentlich so sehr bewegt, muß man die absichtliche Verunklärung von Drinnen- und Draußensein, von Gefangen- und Freisein begreifen. Im Einklang mit der Öffnung der Hauptfigur zu uns weitet sich ja fühlbar der Raum. Das Bild mit der freien Brust im Zentrum atmet gleichsam auf. Das Hemd des Dichters ist wie aus Licht gewebt. (Was allerdings viele Reproduktionen übertreiben.) Sein sichtbares Bein, dessen Zeichnung mehrere Akademiker erzürnt hat, ruht, wie der gerade noch sichtbare Fuß, nicht auf und erhält, auch mittels Lichtgestaltung, kein Gewicht. Ganz merkwürdig verhält sich die Wolldecke über dem Boden, sie scheint zu schweben, und zwar demonstrativ im Gegensatz zu dem schwer aufliegenden Vorhang.[181] Wichtig zu sehen auch, wie dieser Vorhang die Raumecke überspielt und verdunkelt, wie rasch überhaupt die Architektur ins Unplastische zurückweicht. (In dem Braun der schon erwähnten breiten Schattenzone links oberhalb von Tassos Kopf gewinnt das Dunkel wieder die farbige Materialität, die wir hinter Bruyas *(24)* beobachtet haben.) In der Züricher Zeichnung *(34)* gibt es noch eine massive Fensterlaibung, hier verdeutlicht dagegen nur noch Tassos Liege den Grundriß. Wieder geschieht "Aufhebung der architektonischen Ordnung vom Zentrum her",[182] und das thematische Zentrum dieses Bildes ist der Dichter,

181 Diese Beobachtung bereits bei Adeline *Walter*: Die Einsamkeit des Künstlers als Bildthema. 1770 - 1900. Phil. Diss. Frankfurt/M. 1983, S. 233: Der Stoff "steht nicht mit tektonischem Duktus auf dem Boden". Das Motiv wird aber, wie ich meine, einseitig gedeutet, als Akzentuierung von "Ohnmacht und Müdigkeit", entsprechend die entblößte Brust als Ausdruck von Hoffnungslosigkeit, das Gesicht zeige "grenzenlose" Trauer.

182 Die Einführung dieses Begriffes von Reinhard *Liess* (1977) hier im Kapitel über das "Portrait d'Alfred Bruyas" (S. 115ff.). - An dieser Stelle könnte man einen Vergleich zwischen dem Winterthurer Bild und dem motivisch nahen "Paulus im Gefängnis" von Rembrandt (Stuttgart, 1627, Gerson 22, RRP. 11A) anstellen. Man könnte zeigen, daß Rembrandts Auffassung des Themas ausgesprochen moderne, bei Rubens nirgends gegebene Zü-

vereinzelt, beinahe schwebend in einer von den anderen geschiedenen Wirklichkeit. Und seine Vergeistigung; für sie steht die Denkergebärde, das Licht im Hemd und auf der hohen Stirn. Van Gogh vermag so etwas ganz auszukosten und bemerkt: "diese Figur steht mit dem schönen Porträt von Bruyas irgendwie im Zusammenhang." Das hat den Wunsch in ihm geweckt, selbst einmal

> "das Geistige einer Stirn auszudrücken durch das Leuchten eines hellen Tones auf einem dunklen Hintergrund."[183]

Die anderen Gestalten, von denen das jede nach ihrem Maß begreift, drängen vergeblich herein. *Sie* sind die Gefangenen, von Sehnsucht Verzehrten. Das Leiden der schönen Gestalt neben dem früheren Tasso lebt also in ihnen fort. Nicht "zeichenhaft", sondern in äußerster Konzentration des bildnerischen Denkens begegnet uns die tragische Unvereinbarkeit beider Welten in der winzigen, doch unüberbrückbaren Strecke zwischen dem dunklen gestreckten Zeigefinger und den leuchtenden Blättern. - Delacroix feiert den Künstler auf seine Weise. Er zeigt ihn - um nun deutend den Sprung ins Allgemeine zu wagen - als einen, den die Schöpferkraft, deren er sich nur in der Einsamkeit sicher weiß, von den Mitmenschen endgültig entfremdet. So sehr, daß er sogar den eigenen Hervorbringungen, hier den Seiten seiner Dichtung, die wir vielleicht als bloßen Abglanz seines Schauens verstehen sollen, den Rücken zukehren kann. Das ist im Gewand eines Tasso-Bildes eine ebenso erstaunliche wie traurige Selbsterhöhung und ein recht desillusionierter Blick auf die Übrigen in ihrem Verhältnis zum Geist.

---

ge trägt (hierzu R. *Liess* in: Von der Macht der Bilder (Akten des Kolloquiums "Kunst und Reformation"). Leipzig 1983), daß die Künstler zur Veranschaulichung des Innenlebens eines *Individuums* vergleichbar intensiv mit dem Licht gestalten. Und doch käme man bezüglich des Verhältnisses von Licht und Raum, Figur und Architektur, Figur und Welt zu denselben fundamentalen Unterschieden wie oben. Trotz der Verwandtschaft der Bildorte und trotz der Tatsache, daß hier (die Brust) wie dort (der Fuß) die Entblößung einer Körperpartie thematisiert ist, ist nicht anzunehmen, daß Delacroix den "Paulus" gesehen hat. Rembrandts Bild ist zwar über den Pariser Kunsthandel aus Schönbornbesitz ins Museum gelangt, dies aber erst im Jahre 1867. Reproduktionsgraphiken oder Kopien sind nicht bekannt.

183 *Van Gogh, Briefe* IV, S. 220 (Dezember 1888) und S. 139 (September 1888, beide Briefe an Theo).

"Hésiode" (um 1845) - Die Muse Einsamkeit

In seinem Buch über Cézanne bezeichnet Badt die Stufe Delacroix' in der Geschichte der Künstlereinsamkeit. Delacroix stehe vor uns "als *echtester* Repräsentant" der geistesgeschichtlichen Situation, in der der Künstler "zum ersten Male völlig losgelöst von jeglicher Bindung erscheint, außerhalb der Gesellschaft, ohne echte Aufgaben, [...] in fiktiven Ehrenstellungen, [...] preisgegeben der Urteilslosigkeit eines Publikums, das die in der großen künstlerischen Gestaltung liegende Absicht und ihre Möglichkeiten nicht einmal mehr ahnt."[184] Man kann dem Autor, der das Phänomen auffallend eindringlich beschreibt, widersprechen und rechtgeben. Denn Delacroix erhielt durchaus bedeutende Staatsaufträge. Auf der "Exposition Universelle" von 1855 war er dominierend vertreten. Er schrieb Zeitungsartikel, war Stadtrat, hielt Kontakt zu zahlreichen Künstlern, vor deren Andrang seine Haushälterin ihn zuweilen beschützen mußte, und verkehrte, bevor er sich ganz zurückzog, auch in großbürgerlichen Kreisen. Badt beschreibt, nach meinem Ermessen, eher die Situation der Baudelaire und van Gogh. Deren lebenslange Geldnot hat Delacroix übrigens auch noch nicht gekannt. Andererseits war die Ratlosigkeit des normalen Salonbesuchers wohl bodenlos; der fühlte sich mehr von Clésingers Frauenakten angezogen. Oft wäre "Urteilslosigkeit" wohl leichter zu ertragen gewesen als die Beleidigungen, denen Delacroix sich auch seitens der Zunft ausgesetzt sah. Manche wahren, wie ich schon angedeutet habe, nur mit Mühe den Anschein der Kunstkritik vor lauter Haß auf alles jenseits des Mittelmaßes.[185] Daher im Journal die hoffnungslose Frage: "Quand cette autre machine, la presse impitoyable, sera-t-elle disciplinée?" (J. 6.6.56) Ich glaube aber, diese Mißstände haben eine Einsamkeit vertieft, zu der Delacroix sich von vornherein, aufgrund seiner psychischen und auch physischen Verfassung verurteilt sah. Auch die Eigentümlicheiten seiner Beziehung zu Madame de Forget lassen darauf schließen. Das sind Dinge, die den Kunsthistoriker nichts angehen. (Hildesheimer läßt selbst seinen analyseversessenen MARBOT (1981) an diesem Punkt innehalten.) Nun hat Badt aber erkannt, daß Delacroix' leidenschaftliches Temperament ihm er-

---

184 *Badt* 1956, S. 103 (Hervorhebung von Badt).

185 S. o. Fußn. 160 (Couture). Ein weiteres Extrembeispiel bei J564, S. 83, ein Anonymus zur "Pietà" in Saint-Denis du Saint-Sacrement ("plagiaire, l'équivalent d'un charlatan").

möglicht hat, "aus seiner Not eine neue Tugend zu machen". Daß dem so ist, daß Einsamkeit hier zu einer (wohl auch kultivierten) Quelle des Künstlertums wird, war im TASSE DANS LA MAISON DES FOUS zu spüren. Es läßt sich mit weiteren Bildern belegen.[186]
In der Bibliothek des Palais Bourbon hat Delacroix in den Pendentifs von fünf Kuppeln und in zwei Halbkuppeln eine Geistesgeschichte der Antike gemalt. Eines der Pendentifs, gleich im Anschluß an den HEMICYCLE D'ATTILA, zeigt Hesiod *(36)*, den "ältesten Dichter des Abendlandes, der als Person faßbar wird" (um 700 v. Chr.).[187] Er berichtet am Beginn der THEOGONIE von seiner Inspiration durch eine Muse am Berg Helikon. Damit ist er auch der erste, der von seiner Sendung spricht, und genau damit ist er für Delacroix interessant geworden, dem die eigene Vorstellungskraft zeitlebens ein Gegenstand fast der Verwunderung blieb - und Bürgin für noch eine andere Wirklichkeit. Den HESIODE ENDORMI halte ich für eine seiner glücklichsten Erfindungen; ich nehme auch an, daß er sie selbst ausgeführt hat.[188] Hesiod war Bauer und Hirte. Als solchen, der eingeschlafen ist, zeigt Delacroix ihn hier. Es ist beeindruckend zu sehen, wie er sich, wo er einmal die große Aufgabe der Wand- und Deckenmalerei erhält, dieser auch gewachsen zeigt und von dem ungünstigen Zwickel komponierend Besitz ergreift. Hesiod liegt auf dem Rücken an einem kleinen Abhang, und zwar so, daß der Schmuckrahmen seine Schräglage begleitet. Den Ort bildet eine Felsnase gegenüber von einem dunkelgrünen Wald und hoch über einem Tal, in dem die Schafe weiden. Dieses menschenleere Tal öffnet sich ins Blau einer fernen Gebirgslandschaft, wie sie sich Delacroix in Nordafrika eingeprägt hat. Er versetzt den Dichter in eine abso-

186 *Badt* 1956, S. 103. Delacroix' Hang zur Kultivierung seiner Einsamkeit spricht auch aus der Anweisung in seinem Testament bezüglich der Aufstellung seines Sarkophages: "Hoch oben und etwas abseits".

187 *Tusculum*-Lexikon gr. und lat. Autoren des Altertums und des Mittelalters. München 1982, S. 335. Delacroix hat die Bibliothek des Palais Bourbon mit Gehilfen zwischen 1838 und 1847 ausgemalt. "Hésiode et la muse" gehört zur letzten, an den "Hémicycle d'Attila" stoßenden Kuppel, die der Poesie gewidmet ist: um 1845, Öl auf Lwd. (auf die Mauer geklebt), 221 x 291 cm. J561-36 (mit Angaben zur Farbgebung). *Sérullaz* 1963, Abb. 53 u. 54. Farbabbn. in: *Prideaux* 1971, S. 157. *Paris* 1995, S. 45. *DdH.*, S. 262 und 263 (gesamte Kuppel). Farbdetail in *Sérullaz*, Palazzo Borbone, S. 22 - 23.

188 Das ist auch die Ansicht des Restaurators René Piot und Johnsons (J561). Lassalle-Bordes behauptet, er habe den "Hésiode" ausgeführt. Dagegen spricht die Qualität der Malerei, die sich deutlich von der anderer Pendentifs unterscheidet. Außerdem wird in der Gegenüberstellung die 'Ungenauigkeit' der Aussagen Lassalle-Bordes' und de Planets bezüglich ihres Anteils an diesen Malereien offenkundig. *Sérullaz* 1963, S. 57ff.

lute, aber auch traumhaft schöne Einsamkeit. In diese Stille ist lautlos Erato hereingeschwebt, die Muse der Götterhymnen, und so wie Delacroix es zeigt, glaubt man ihr das Schweben. Seine Muse ist keine Lichterscheinung, aber sie wirkt als Botin des Lichtes von links oben, das sich auf ihrem Rücken ausbreitet - ein Wesen "aux bras de neige et aux pieds de rose", schreibt Haussard.[189] Sie hat einen Lorbeerzweig mitgebracht und hält ihre Hand wie segnend über das Gesicht des Schlafenden; mit langem Arm leitet sie das Licht in die Nähe seiner Stirn. Die Stille, in der diese Annäherung sich ereignet, wird fühlbar auch aufgrund ihres umflorten Blickes. (In dem 'lauteren' vorbereitenden Aquarell des Louvre erscheinen anstelle des Waldes noch Apoll und Kalliope.)[190] Delacroix veranschaulicht Inspiration als leiblichen Vorgang, dem eine zarte Erotik eignet: Während der gesunde Schlaf des Jünglings noch mit einem betont breiten, betont bodenverhafteten Liegen sinnfällig wird, beginnen die "öberen Eingießungen", um mit Dürers Worten zu sprechen, die Schwere der Glieder aufzuheben. Hesiod ist in dieser Lage der Muse bereits entgegengehoben, und nun wirkt auch sein linker Arm noch wie von ihrem Licht angezogen, desgleichen sein gewinkeltes Bein. Daß die begeisternde Kraft zu wirken beginnt, zeigen außerdem seine hingebungsvoll halbgeöffneten Lippen, seine blondzüngelnden, darin denen der Muse angenäherten Haare und der Lorbeerbusch. Er sprießt oberhalb des Kopfes des Hirten auf und trägt Blüten. Am Zweig, den die Muse hält, erkennt man erst goldgesäumte Blätter. Das ist, unterstützt von der Farbe, die in den Figuren erdiges Braun und lichtes, in den Blüten wiederkehrendes Rosa gegenüberstellt, ein wunderbares Gleichnis auf den Ursprung alles Kunstschönen in der Versöhnung von Natur und Geist. Und Tradition! Denn es ist sehr wahrscheinlich, daß Delacroix sich bei der Arbeit an diesem Bild der BESEELUNG ADAMS von Michelangelo erinnert hat. Das erklärte auch, warum er die Muse, im Gegensatz zur Antike, zu Raphael und zu Poussin, eine Schwebefigur sein

---

189 Prosper Haussard (1850) zitiert nach *Sérullaz* 1963, S. 320.

190 M374, bei *Johnson* unter L223, Fig. 28 (Farbabb. in *Sérullaz* 1981, S. 113). Die Skizze in Bremen (*Bremen* 1964, Nr. 43, Abb. S. 113) hat Johnson (ebenda) Delacroix ab- und Andrieu zugeschrieben, wie ich meine zurecht. Hinweise auf die Hand Andrieus sind, daß Delacroix' sichtbare, aber flüssige Pinselarbeit in der Nachahmung unkontrolliert, die Modellierung vergröbernd wirkt (deutlich auch in der angeblichen Skizze zur "Liberté", s. o. Fußn. 63), und daß die Figuren 'abmagern'. Auch das Harmonisieren von Figur und Landschaft bereitet Andrieu Schwierigkeiten. Oft versteht er, nachahmend oder ergänzend, die Erfindung Delacroix' nicht. Man vergleiche seinen kümmerlichen Lorbeerbusch (Bremen) mit dem von Delacroix (Louvre), der wirklich auf*sprießt* und das Format durchmißt.

läßt: Mit ihr soll die Herkunft der von ihr verkörperten Kraft aus einer höheren Wirklichkeit noch einmal sichtbar werden. Das "numine afflatur" bleibt hier lebendig. - Delacroix hat dieser Heimsuchung noch eine andere Bedeutung gegeben:

> "On voit voler derrière lui et se pencher à son oreille son génie [...], qui n'était peut-être que la solitude elle-même et le recueillement, dans lesquels les vrais sages ont toujours retrempé leur âme et puisé des inspirations profondes."
>
> "Hinter ihm sieht man seinen Genius, der sich an sein Ohr herabneigt [...] und der vielleicht nur die Einsamkeit selbst war und die Sammlung, in welche die wirklich Weisen schon immer ihre Seele zurückgezogen haben, aus der sie tiefe Eingebungen bezogen haben."

Das ist zwar seine Beschreibung des SOCRATE ET SON DEMON, aber der ist selbst aus einer Skizze hervorgegangen, die MICHELANGE ET SON GENIE zeigt.[191] Man darf also die Idee auch auf den HESIODE übertragen, solange man das "peut-être" im Auge behält und erkennt, daß sie das Anschauliche keinesfalls ausschöpft. Geistige Erfüllung ist wenigen vorbehalten, denn sie geschieht nur in tiefer Einsamkeit. Dies ist eine Erfahrung, die der Künstler bereits im TASSE DANS LA MAISON DES FOUS *(31)* zum Ausdruck gebracht hat; allerdings ist das Winterthurer Bild um die moderne Erfahrung 'reicher', daß die Begabung eine endgültige Trennung von der Mitwelt bewirken kann und somit, was Bestätigung von außen anlangt, nur die Hoffnung auf künftige Lorbeeren bleibt. Daß Einsamkeit und Inspiration einander bedingen, diese Einsicht hat Delacroix, mit Stolz und Trauer, wiederholt ausgesprochen:

> "Pour que la lumière jaillisse des ténèbres, il faut que Dieu y allume un soleil [...]. La vérité n'est révélée qu'au génie, et le génie est toujours seul." (*Oeuvres lit. I*, S. 119)
>
> "Damit ein Licht die Dunkelheit durchdringe, muß Gott dort erst eine Sonne entzünden [...]. Die Wahrheit entdeckt sich nur [noch] dem Genie, und das Genie ist grundsätzlich allein."

---

191 Delacroix in einer Erläuterung seiner Malereien, die im "Constitutionnel" (1848) erschienen ist; zitiert nach *Sérullaz* 1963, S. 67. Sein "Michelange" abgebildet vor J533 (Fig. 24) und M377.

Dieselbe Einsamkeit im wechselnden ikonographischen Gewand: "La mort de Sardanapale" (1827)

Sucht man in Delacroix' Werk mit einiger Aufmerksamkeit die Hauptfiguren auf, so ist kaum zu übersehen, daß eines seiner Kardinalthemen die Einsamkeit ist. Sie kann uns in jedem ikonographischen Zusammenhang, in den verschiedensten Tonarten durchgeführt begegnen. Ein Beispiel im phrygischen Modus ist LA MORT DE SARDANAPALE von 1827. Ich betrachte die Skizze im Louvre *(37)*, da Delacroix seine Vision hier am unmittelbarsten verwirklicht hat.[192] Konzentrierter als im Gemälde entwirft er den Ausbruch der Gewalt, in dem uns weniger die tatsächlichen Handlungen erschrecken - man findet Abstoßenderes in barocken Heiligenmartyrien - als die Formensprache, in der er sie uns vor Augen stellt. Nicht daß der Sklave das Schwert in den Leib der Frau senkt, erschüttert, denn das ist ja weitgehend verborgen, sondern die Gebärde des Opfers, präziser noch: die Vergewaltigung des Körpers durch die Zeichnung. Noch ungefilterter ist der aggressive Impuls - des Malers - in einer Federskizze festgehalten.[193] Wer in diesem Fall die Verwirrung der Salonbesucher nur verurteilt, verharmlost die Erfindung. Das ist schon "des Lebens allerhöchste Steigerung im Augenblick [...] des Untergangs", aber einen solchen, dem entfesselten Menschen allein verdankten Untergang des Lebens hatte es in der Kunst noch nie gegeben. Ich bin mir nicht so sicher, daß diese Ölskizze "zu *Rubens'* Zeiten [...] hoch geschätzt worden" wäre, daß sie dem Künstler einen Auftrag hätte sichern können.[194] Auf den ersten Blick ist kaum zu glauben, daß wir sie und den HESIODE *(36)* der Phantasie desselben Malers zu verdanken haben. Aber gerade darauf will ich ja hinaus: Nur wer die ganze Spanne in den Blick nimmt, die sie ausmißt zwischen lichtvoller Vergeistigung und gewalttätiger Verirrung des Menschen, nimmt die gan-

---

192 "La mort de Sardanapale" (Ölskizze), 1827, Paris, Louvre, Öl auf Lwd., 81 x 100 cm. R168/M100/J124-108. Farbabb. in *Zürich* 1987, S. 111. Die ausgeführte Fassung: Salon de 1827, Louvre, Öl auf Lwd., 3,95 x 4,95 m. R/M99/J125-109. Farbabb. in *Zürich* 1987, S. 39. *DdH.*, S. 81.

193 Ich spreche von dem Frauenakt in der Mitte unten auf einer Zeichnung im Louvre, auf dessen außergewöhnlichen Charakter *Dittmann* (1993) aufmerksam gemacht hat. Die Zeichnung: Studienblatt zu "La mort de Sardanapale", Paris, Louvre, Feder und Sepialavierung, 20,5 x 31,4 cm. S131. M105. *Tübingen* 1986, Abb. 94.

194 *Gosebruch* 1963, S. 45 (Hervorhebung von Gosebruch). Die zitierte Bemerkung bezieht sich auf das ausgeführte Gemälde.

ze Kunst Delacroix' wahr. Manchmal, wie in der sog. LIBERTE, ist diese Spanne in einer einzigen Komposition enthalten und meist wird sie dann von einer besonderen Figur *ausgehalten*. Hier liegt das Problem Baudelaires, dessen Temperament fast nur den Delacroix'schen "molochisme" zugelassen hat: "Tout, dans son oeuvre, n'est que désolation, massacres, incendies".[195] Ein "See aus Blut" war ihm der SARDANAPALE. Nun muß man aber sehen, daß sich Delacroix' Bild des Lebens auch hier komplexer darstellt. Er hat in seiner Hauptfigur keine Gebärde des Herrschens oder des Veranlassens gegeben. Sardanapal liegt hoch oben und etwas abseits auf seinem gewaltigen Bett wie auf einem Floß. Die Frau, die sich zu seinen Füßen hingeworfen hat, macht seine Unerreichbarkeit nur sinnfälliger. Auch mit seinem hellen Gewand ist er herausgehoben, und mit seiner gelassenen Haltung, deren wesentliche Züge am Tasso wiederkehren, insbesondere in der Zeichnung (Louvre; *35*) zum späteren Gemälde: lässig auf ein Bett gelagert, den Kopf sinnend auf die Hand gestützt, mit dem anderen Arm sich zurücknehmend gegenüber dem Umgebenden. Im ausgeführten SARDANAPALE erscheint am rechten Rand mit ausgestrecktem Arm ein vergeblich Rufender, der in seiner Entferntheit von der Hauptfigur an den erinnert, der mit seinem Arm ebenso vergeblich in Tassos Zelle langt. Was darf man aus all dem schließen?

Busch beschreibt an einer gleichzeitig entstandenen Figur eine "Melancholie des Täters im Angesicht seiner Tat". Die wollte ich, als Gegenpol zum Untergangsgeschehen, zuerst auch an Sardanapal erkennen.[196] Aber an dieser Figur verrät eben gar nichts mehr den Täter. Der Blick richtet sich ins Leere. Aus dem Gesicht spricht weder Lust noch Leiden an den Qualen in seiner Nähe. In der oben erwähnten Federzeichnung dagegen trägt Sardanapal noch mephistophelische Züge. Ich versuche die Erfindung daher losgelöster von der literarischen Vorgabe zu verstehen: Delacroix zeigt - wie später Rodin in noch größerer Entzweiung - in der vereinzelten Figur den Denker 'an und für sich', und in dem, was um ihn herum an Grausamkeit aufsteigt, offenbart sich uns die Welt aus seinem Blick. So ließe sich selbst eine von Hildesheimer monierte "Stummheit" des ausgeführten Bildes positiv begreifen. (Hildesheimer deutet Sardanapal ja auch als Zu-

[195] *Baudelaire* 1863, S. 441.

[196] *Busch* 1961, S. 64. Die Formulierung bezieht sich auf den 'Henker' in "La mort du doge Marino Faliero". Zu diesem Bild und G. Buschs Deutung s. o. S. 81ff.

schauer, "oder ist es etwa der Künstler selbst".)[197] - Wie Sardanapal im Dasein allem ausgesetzt, kraft seines Denkens aber auch erhaben - und sehr einsam, so hat Delacroix sich selbst gesehen, als Mensch und Künstler. Weil ganz selbstbezogen leidende Einzelne und kämpfende Paare sich noch lose um eine zentrale und enthobene Reflexionsfigur sammeln, wie in deren Kraftfeld, genügt die Gewalt auch in diesem Bilde noch nicht sich selbst. (Außerdem sehen wir ja, wie im Barrikadenbild, in derselben, neuen Eindringlichkeit die Kreatur in ihrem Leiden dargestellt.) Indem er die Reflexion von "désolation, massacres, incendies" mitthematisiert, entwirft Delacroix eine Welt, die differenzierter ist als Baudelaire zugegeben hat, genauer gesagt eine zerspaltene Welt: Aus der Sphäre physisch bestimmter Qualen hat sich eine höhere und freiere Sphäre vereinsamenden Erkennens herausgelöst. Die Einheit des Bildes sichert das Kolorit, das beispielsweise ungebrochenes Rot weitgehend unabhängig von der Situation im Raum über die gesamte Fläche verteilt.[198] - Nur ein Vorbeisehen an den Feinheiten der Bildorganisation und die Isolierung dieses Bildes vom Gesamtwerk ermöglichen die Einschätzung von Delacroix' als eines "echten «décadent»". Doch das eindimensional Negative war nicht seine Sache. Der in großem künstlerischem Verantwortungsbewußtsein begründete, von einer ebenso disziplinierten wie reichen - zuweilen wohl auch abgründigen - Vorstellungskraft ermöglichte *Verzicht* auf "Ausdruck um jeden Preis" unterscheidet Delacroix positiv von Vorgängern wie Füssli und Nachfolgern, auch Nachahmern, wie Moreau, Redon, Makart oder Klinger.[199]

---

197 Zitiert nach *Zürich* 1987, S. 110. Dem folgend *Herding* 1989, S. 268. Hingewiesen sei außerdem auf *Gaehtgens* Aufsatz über Delacroix' Darstellung des Helden (1988, S. 126), in dem er dessen Sardanapale mit einem Künstler vergleicht, "qui explore les frontières de l'humain."

198 Eine derartige Wahrnehmung der Erfindung setzt voraus, daß Delacroix hier einen neuen Weg einschlägt und die physische Trennung von Traum und Träumer in einer Bildwirklichkeit aufhebt, den Denker also anschaulich überzeugend in die Welt seiner Vorstellungen vesetzt. Das ist der Weg, scheint mir, der zunächst zu Gauguins berühmtem Bild "Jakobs Kampf mit dem Engel oder Vision nach der Predigt" von 1888 (Nat. Gallery of Scotland) führt.

199 *Steiner* 1994, S. 122 (in Anlehnung an Nietzsche); z.B. kann ich auch Steiners Beschreibung einer "die Diagonale des Gemäldes hinabstürzenden Lawine von Gewalt und Tod" (123), mit der im Grunde wieder eine vormoderne (barocke) Bildanlage unterstellt ist, nicht nachvollziehen. Derselbe Irrtum im Zuge einer Theoriebildung bei *Körner* (1988, S. 241): "Delacroix' Kompositionshauptlinie hat den Charakter einer alles mit sich reißenden Kaskade". Davon ist, besonders in der ausgeführen Fassung, nichts zu sehen, nicht einmal bei ausschließlichem Hinblick auf die Verteilung der Farbe Rot.

Nicht alle Sucher in diesem Werk gelangen wie Sardanapal in die Zurückgezogenheit höherer Apathie. Ich erinnere an den aufstrebend sterbenden Arbeiter in der sog. LIBERTE *(Titelbild)*, an den Künstler in der ALLEGORIE DES GENIES *(39)*, auch an Dante, der seinen "Weg" durch die Hölle schwankend geht, aber in Fühlung zum unsterblichen Virgil.[200]

"Michelange dans son atelier" (1849) - "Le triomphe du génie" (1849)

Im Januar 1852 konnte Delacroix in einer Verkaufsausstellung die Tapisserien nach Rubens' Achilles-Zyklus sehen. Zuhause hat er, unterstützt von Zeichnungen, Seiten seines Tagebuches mit Beschreibungen gefüllt, wobei er sich lebhaft an Rubens' "retour aux mêmes formes" erinnert; sie sei das Signum eines großen Meisters (J. 27.1.52). Damit spricht er mehr oder weniger bewußt in eigener Sache, denn auch in seinem Werk gibt es stetig wiederkehrende Bewegungsformen. Im TASSO *(31)* und im SARDANAPALE *(37)* sind wir einem Typus, dem vereinzelten Denker, bereits begegnet. Er taucht erneut im OVIDE EN EXILE von 1859 auf, fünfunddreißig Jahre nach der "première pensée" zum TASSO *(33)*.[201] Dazwischen, im Jahre 1849, ist das kleine Bild entstanden, das MICHELANGE DANS SON ATELIER darstellt *(38)*.[202] Einsamkeit tritt uns hier in ähnlicher Körperhaltung, aber unter einem neuen Aspekt vor Augen.
Michelangelo sitzt alleine in seinem Atelier in einer Pose, die de Tolnay "un peu théatrale" nennt, die mir aber bewußt gewählt erscheint, insofern sie Erinnerungen weckt an die in sich versunken auf den Gräbern der Capella Medici liegenden TAGESZEITEN.[203] Der Arm, auf den der Nachdenkliche seinen Kopf stützt, ruht diesmal auf einem Drehstativ auf, das den MOSES trägt. Man sieht im Halbschatten nur einen Teil der mächtigen Figur. Tiefer im Hintergrund ragt in vollem Licht und in Seitenansicht die weitgehend vollendete MADONNA MEDICI auf. An deren Plinthe weist ein

---

200 Zur Deutung der "Barque de Dante" im Sinne eines "Weges des Menschen durch die Widerstände" siehe *Gosebruch* 1966, S. 199ff. - Den Wahnsinn sehe ich, im Gegensatz zu Lange, in keinem dieser Bilder "gefeiert". *Lange*: a. a. O. (Fußn. 177), S. 55.

201 "Ovide chez les Scythes", Salon de 1859, London, National Gallery. R1376/J334-142. Farbabb. in *Zürich* 1987, S. 269. *DdH.*, S. 167.

202 "Michelange dans son atelier", 1849, signiert unten links: Eug. Delacroix, Montpellier, Musée Fabre, Öl auf Lwd., 40 x 32 cm. R1184/J305-126. *DdH.*, S. 16.

203 *de Tolnay* 1962, S. 45.

Fäustling darauf hin, daß der Künstler noch Hand anlegen wird. Damit sind zwei Werke Michelangelos vereint, die sich - was Delacroix wohl gewußt hat - niemals gleichzeitig in seinem Atelier befunden haben, und man kann sich fragen warum. Einen Hinweis enthält de Tolnays Beobachtung, daß Delacroix in der gemalten Skulptur das Verhältnis von Mutter und Kind inniger als Michelangelo darstellt, obwohl er dessen Werk in Abgüssen und Reduktionen studieren konnte. Nun ist nichts anderes zu erwarten, als daß er dies mit Absicht tut und auch die Beziehung des dargestellten Künstlers zu seinem Werk vielsagend gestaltet: Der betont innigen, aber weggedrehten Mutter-Kind-Gruppe antwortet Michelangelo seinerseits mit Abwendung, deren Absichtlichkeit er mit dem Raffen seines Umhanges bekräftigt; wir kennen das vom TASSO her *(31)*. Auch hier schließt ein Kontur auf ganzer Länge die Figur nach einer Seite ab, während sie sich zur anderen öffnet. (Außerdem scheint mir aus solcher Umschalung mit Gewand die Kenntnis gemalter Figuren Michelangelos zu sprechen; Stiche waren vorhanden.) Die Abwendung mit einem vor den Körper genommenen Arm und einem abgewinkelten Unterschenkel erhält ein Echo in Moses, der der Madonna noch entschiedener den Rücken zukehrt, der zudem auf seinen Faltengraten das Rot von Michelangelos Umhang reflektiert. Wieder ist also Getrennt-Sein thematisiert, hier die Trennung von Moses und Mutter mit Kind, von Mann und Frau, des Künstlers auch von dem, was er so einfühlend darstellen kann. Ähnlich wie im TASSO das Grün des Vorhangs versinnlicht leuchtendes Rot, das in Michelangelos Inkarnat und in dem Buch zu Füßen der Madonna wiederkehrt, eine Grenze, hier außerdem die Leidenschaften, die im Spiel sind. Lenz hat festgestellt, daß Delacroix in dieser Gestalt "einen Verzicht [...] des Künstlers andeutet".[204] Bleibt die Frage, welche Einschätzung dieses Verzichts aus der Gebärde spricht. Johnson betont zurecht, daß Michelangelo gar nicht so verzagt erscheint wie unter anderem de Tolnay behauptet. Auch bringt Delacroix gerade nicht das Verzweifeln am Unvollendbaren zum Ausdruck, im Unterschied zu Fleury, von dessen MICHELANGE er sich hat anregen lassen.[205] Das Licht von rechts, das die Marmorgruppe lebendiger erscheinen läßt, erfährt seine höchste Konzentration auf Michelangelos weißem Stirnband,

---

204 *Lenz* 1971, S. 236, Fußn. 28.

205 J305, S. 127. Hier auch R. Fleurys "Michelange" in einer Radierung von A. Mouilleron (Fig. 31).

und so finden wir auf eine allgemeinere Weise auch wieder das Zusammensein im Atelier betont. Denn dieses Licht macht den Zusammenhang sichtbar, der zwischen einsam-männlichem Denken und Kunstschöpfung besteht. Mit leiser Trauer erkennt der Künstler die Einsamkeit als Preis seiner Begabung an. Das könnte der Inhalt seines Sinnens sein. Er verzichtet auf eine Familie, auf menschliche Umgebung in den wärmeren Farben (dargestellten) realen Lebens sozusagen, zugunsten der Schönheit neben ihm, die wir der kühleren Geistesleidenschaft verdanken.[206] - Als ein Verzichten auf aktive Teilnahme am Leben hat Delacroix sein eigenes Künstlertum von Anfang an verstanden, allerdings angespornt, und stellenweise verbittert, von einer Großstadtumwelt, an der er für sich nichts Charmantes mehr entdecken konnte:

> "Malheureux! que peut-on faire de grand, au milieu de ces accointances éternelles avec tout ce qui est vulgaire? Penser au grand Michelange. [...] Cherche la solitude." (J. 4.1.24)
>
> "Unglücklicher! was soll man Großes leisten inmitten dieser ewigen Begegnungen mit allem, was vulgär ist? An den großen Michelangelo denken. [...] Suche die Einsamkeit."

Nach dieser Eintragung reißen die Versuche, das Einsamsein gedanklich zu bewältigen und mit der Künstleraufgabe auch zu rechtfertigen, nicht mehr ab:

> "Ce qui fait le tourment de mon âme, c'est sa solitude. [...] Quand on se livre tout entier à son âme, elle s'ouvre toute à vous".
>
> "Die Qual meiner Seele ist ihre Einsamkeit. [...] Wenn man sich ganz und gar seiner Seele hingibt, öffnet sie sich einem ganz." (J. 14.5.24)
>
> "L'indépendance a pour conséquence l'isolement." zitiert er Benjamin Constant. Die Alternative sei, "d'être ennuyé et harcelé toute la vie comme est un homme engagé dans les liens de famille par exemple" (J. 14.5.50).[207]

206 Also gerade keine "Figuren*familie*". *Stolte* 1978, S. 241.

207 Badt weist darauf hin, daß Delacroix diese Stelle aus Benjamins "Adolphe" versehentlich, aber in vielsagender Weise verändert hat. Das Original lautet: "L'indépendance a pour compagnon l'isolement." (1956, S. 260, Fußn. 6) - Die Deutung *Spectors* (1985, S. 119), "Delacroix has placed Michelangelo the grown-up "son" between his "father" (Moses) and his "mother" (Mary)", das Christuskind sei "presumably the infant Michelangelo, present as a spiritual prefiguration" und "seems to imply the martyrdom of the suffering artist/Christ",

"Die Unabhängigkeit hat die Isolation zur Konsequenz." [...] Die Alternative sei, "das ganze Leben gelangweilt und geplagt sein wie beispielsweise ein Mann, der innerhalb der Banden der Familie aufgeht."

Die folgende Schilderung des Familienlebens geschieht in beinah gehässigem Tonfall, der erneut den Verdacht weckt, die Erklärung dieser Einsamkeit allein mit den Ansprüchen der "maîtresse travail" (J. 30.11.53) entdecke nur die halbe Wahrheit. Es mischen sich von einer bestimmten Epoche an, während die letzten bindenden und verbindenden Darstellungsaufgaben schwinden, tatsächlich individuelles Welterleben, Selbstreflexion, tiefgreifende psychische Irritationen in den Schaffensprozess ein - er habe beim Malen einen "fond tout noir" zu befriedigen, bekennt Delacroix einmal (J. 7.5.24) - und prägen eine Kunst, die Wenigen um so kostbarer erscheint, als sie für die Gemeinschaft (oder Gesellschaft), mit dem 'gesunden' Erwartungshorizont eben des Kollektivs, unzugänglich werden muß - bis die Verhältnisse sich auf den Kopf stellen im modernen Kulturbetrieb mit seiner verbalen Aufgeschlossenheit für restlos alles. Den Rückzug in die Subjektivität kann man, als Komplement und nicht nur Folge der Entfremdung der Anderen von Poesie, bereits im Werk Delacroix' beobachten.

Ein Detail des Bildes in Montpellier will noch wahrgenommen sein. Michelangelo hat seinen Meißel auf den Boden fallen lassen. Das ist im Kontext der Erfindung nicht schwer zu deuten. Aber besteht hier ein Zusammenhang zu den leuchtenden Blättern, die zu Tassos Füßen liegen *(31, 32)*? Darf man hieraus eine bestimmte Einstellung des Künstlers zu seinem Werk erschließen? Auch andere Bilder zeigen, daß nicht die Darstellung künstlerischen Handelns, des Ans-Werk-Gehens, Delacroix' hauptsächliches Anliegen war, sondern die in der Physiognomie konzentrierte Vergegenwärtigung des schöpferischen Geistesaktes (im Unterschied, nebenbei gesagt, zu Daumier in L'ARTISTE (Washington, 1866), zu Courbet in seinem ATELIER, zu Menzels MEISSONIER IM ATELIER (San Francisco, 1869)): Delacroix zeigt im TASSO *(31)* das befreiende Tätigsein der Phantasie. Die Begeisterung des HESIODE *(36)* geschieht in tiefem Schlaf. Mit dem blinden MILTON *(48)* ist eine historische Person gewählt, an der man 'nur' das innere Sehen und nicht das Schreiben zeigen kann. Bei PAGANINI leuchtet hoch oben im Bild die Stirn auf, während die Violine im Dunkel

---

bedarf m. E. zu vieler Anführungszeichen, ist eher freie Assoziation als Resultat konsequenter Gestaltbeobachtung.

fast verschwindet. Im PORTRAIT DE CHOPIN spielte das Klavier auch im ursprünglichen Entwurf die untergeordnete Rolle eines Möbels, über dem einsam, ohne innere Bindung an George Sand, das Antlitz des träumenden Pianisten aufscheint.[208] Von entscheidender Bedeutung ist in jedem Falle das Licht. Ich frage danach, weil sich uns darin eine tiefere Schicht Delacroix'scher Vergeistigung erschließen kann.

Über eine Zeitspanne von mehr als dreißig Jahren taucht im Journal die Idee zu einer Allegorie LE TRIOMPHE DU GENIE auf *(39)*. Sie sollte den Künstler am Übergang aus dem Leben in die Unsterblichkeit zeigen. Um 1850 ist hierzu eine Federzeichnung entstanden.[209] In Begleitung von Fortitudo, man könnte auch sagen der "hardiesse", schreitet das Genie nach links einen Hang hinauf und kann einem am Boden sich windenden Ungeheuer gerade noch entkommen. Oben wird die schwebende "Wahrheit" den Künstler mit ausgebreiteten Armen empfangen. Delacroix hat diesen Entwurf selbst erklärt: "son regret est extrême, car il laisse l'erreur et la stupidité après lui." Aus dem Maul jenes Monsters, das wohl nur "la critique" heißen kann, solle Gift tropfen "sur les pages du poème." Solche sind in der Zeichnung nicht zu sehen. Aber hier interessiert der Gedanke: Der Künstler kann dem, was er geschaffen hat, getrost den Rücken zukehren, weil er darin einer höheren Instanz gedient hat, an deren Zeitenthobenheit es Anteil hat. Delacroix schreibt an derselben Stelle:

> "...il se jette dans les bras de la Vérité, déité suprême; [...] On pourrait le personnifier dans la personne du Tasse." (J, 16.5.23)
>
> "er wirft sich in die Arme der Wahrheit, der höchsten Gottheit; [...] Man könnte ihn in der Person des Tasso personifizieren."

Das ist ein Bild, das bei einem Künstler wie Delacroix, dessen Dasein bereits restlos im Schaffen aufzugehen scheint, überraschen muß. Nicht die Kunst, sondern eine letzte Wahrheit, die sie zum Leuchten bringt, ist ihm das Höchste; die Künstler, die er stets im Lichte der Vergeistigung darstellt, zeigen sich gerade darin mit ihr verbunden und von der Mitwelt abgetrennt. Stellt sich die Frage, warum Delacroix eine Idee, die ihn über so

---

208 Zum "Milton" (Farbabb. in *Zürich* 1987, S. 123) s. u. Fußn. 297. "Paganini" (1831, Washington, Phillips Coll.), Farbabb. in *Zürich* 1987, S. 133. *DdH.*, S.31. "Chopin" (1838, Louvre), Farbabb. in *Bortolatto* 1972, XLI. *DdH.*, S. 22 (s. o. Fußn. 116).

209 "Le triomphe du génie", vor 1850, New York, Metropolitan Museum, Feder in Braun und Bleistift, 26,3 x 35,1 cm. R1840/M294. *Tübingen* 1986, Abb. 160. Die Idee taucht im Journal auf am 16.5.23, 17.10.49, 14.6.51 und am 27.4.54.

lange Zeit "avec plaisir" (J. 17.10.49) beschäftigt hat, nie in einem Gemälde ausführen wollte. Vielleicht weil ihm die Eindeutigkeit der reinen Allegorie gerade in diesem Feld nicht behagte, weil ihm jenes Ankommen eher Hoffnung als Gewißheit war? Ich erinnere noch einmal an die Distanz, die zwischen dem sterbenden Arbeiter und den hoch über ihm strahlenden Farben der großen Fahne besteht *(Titelbild)*. Auch an das, was Gosebruch zum DANTE geschrieben hat; die Genie-Zeichnung enthält insoweit den Kern von Delacroix' Bild des Menschen, als sie diesen *allein unterwegs auf ansteigendem Weg* darstellt. *Zwischen* den Polen von Dunkel und Hell, Unten und Oben, Materie und Geist leben und reiben sich viele seiner eigentümlichsten Gestalten auf.

Rubens' Feier des Menschenauges: "Juno und Argus"
"Die Anbetung der Könige"
Pieter Bruegel - Psychische Differenzierung und Figurenkomposition

Die Besinnung auf das Vorhaben, Delacroix' Kunst vor dem Hintergrund der Kunst des Rubens zu erkunden, bietet an dieser Stelle einige Schwierigkeit. Es bedarf eines Ausweichens von der konkreten Vergleichung auf eine Unterscheidung im Allgemeinen. Man sucht nämlich vergeblich im Werk des Flamen nach einem Bild, das schon dem ikonographischen Gegenstand nach dem Künstlerberuf gewidmet wäre. Auch hat er, im Unterschied zu Rembrandt, Velazquez und Poussin, keine Malerselbstbildnisse geschaffen. Ganz fehlt die Thematisierung einer im Künstlersein begründeten Einsamkeit. Man darf vorbehaltlos auf Rubens übertragen, was Staiger zur Unterscheidung von Baudelaire über Tasso geschrieben hat, daß ihm niemals hätte beifallen können, daß "der Dichter als solcher den Keim des Unglücks in sich selber trage".[210] Es gibt aber Bilder, deren Besprechung in unserem Zusammenhang aufschlußreich sein kann, weil Rubens in ihnen eine "Verherrlichung des Menschenauges" und damit indirekt, wie ich meine, auch ein Lob des Künstlers verwirklicht hat. Zwei von ihnen, JUNO UND ARGUS in Köln und die Antwerpener ANBETUNG DER KÖNIGE, seien kurz betrachtet. - In dem Kölner Bild *(40)* geht es um den grausam-schönen Mythos, demzufolge Juno die vielen Augen aus dem

[210] *Staiger* 1978, S. 16.

Kopf des Argus, des Io-Wächters, den Hermes zuvor in ihrem Auftrag abgeschlagen hat, ins Gefieder der Pfauen versetzt.[211] Es ist offenkundig, daß Rubens hier eine Historie um das Auge, das Sehen webt, die sich mit dem Regenbogen und seinen Farben ins Kosmische hinaufschwingt. Junos vielsagende Gebärde, das Treiben der Putten, das Mädchen, das sich im Hintergrund unserem Blick darbietet, indem es den Goldmantel vor sich wegnimmt, lassen ahnen, daß die Historie sich auch unter den Menschen beziehungsreich entfaltet. Gerade neben Mantegnas JUDITH-Zeichnung, die Kauffmann als Quelle der Kölner Konfiguration heranzieht, wird Rubens' Sinnlichkeit greifbar.[212] Nicht zufällig ist das Auge in Junos linker Hand in solche Nähe zu der entblößten Brust von Iris gebracht, während die Augen in der andern Hand in Argus' Richtung starren. Evers, der den Rubens dieser Schaffenszeit als "erfüllt von der Idee des Kampfes der Geschlechter" beschreibt, muß das Bild mißverstanden haben, denn Junos grausame Handlung kommt ja, wenn man den Mythos genau verfolgt, einer Wiederherstellung der Ordnung gleich.[213] Ich kann die Erfindung im Vorbeigehen nicht erschließen, aber sie scheint auch auszusagen, daß es unsere Augen sind, die uns das Glück bereiten, die Welt in ihrer ganzen Schönheit und universalen Ordnung erfassen zu können. Argus werden, eben weil er sie mißbraucht hat, noch nach seinem Tod die Augen fortgenommen, die von nun an der Natur zur Zierde gereichen werden. Rubens' hoheitliche, atemberaubend üppige Juno-Gestalt läßt keinen Zweifel daran: Im Zentrum aller Lebensordnung steht die Eintracht der Geschlechter und somit auch der Friede im Eheleben des höchsten Götterpaares. (Diesen hat Rubens oben in der dritten großen Historie des Medici-Zyklus dargestellt.) Das Kolorit illustriert nicht nur die zeitgenössische Farbenlehre (F. d'Aguilon, 1613), sondern konstituiert erst, wie Dittmann darlegt, das Thema in seinem ganzen Umfang.[214] Zum Thema dieses Bildes gehört "das Sichtbarsein als solches", versinnlicht in der "Härte des Kontrastes" zwischen

---

211 Hans *Kauffmann*: Rubens und Mantegna (1941). Wiederabgedruckt in: Ders.: Peter Paul Rubens. Bildgedanke und künstlerische Form. Aufsätze und Reden. Berlin 1976, S. 18. - P. P. Rubens: "Juno und Argus", nach 1611, Köln, Wallraf-Richartz-Museum, Öl auf Lwd., 255 x 348 cm. *KdK*. 33. *Evers* 1942, Abb. 61. - "Die Anbetung der Könige", 1624, Antwerpen, Museum der Schönen Künste, Öl auf Holz, 447 x 235 cm. *KdK*. 277. Farbabb. in *Baudouin* 1977, Abb. 147 und 148 (Detail).

212 *Kauffmann*: a. a. O. (Fußn. 211), S. 20, Abb. 3 (Rotterdam, Boymans van Beuningen).

213 *Evers* 1942, S. 118.

214 *Dittmann* 1979, S. 44ff. (in krit. Auseinandersetzung mit M. Jaffé).

den Buntfarben der rechten und der Dunkelheit der linken Bildhälfte. Tatsächlich erscheint das aufgefächerte Pfauenrad gedämpft in "schwarz- und grün-bräunlichen" Tönen und fördert so die Wahrnehmung des Lichts in seiner für unser Auge welterschaffenden Kraft.

Zu dem prachtvollen, ganz eigenhändigen Altarbild im Antwerpener Museum, das die ANBETUNG DER KÖNIGE zeigt *(41)*, hat bereits Evers bemerkt: "Die Neugier überhaupt, das Sich-Wundern, macht die ganze Erzählung aus".[215] Auf das Thema des Blickens werden wir bereits am Eingang zur Bildwelt eingestimmt, indem wir selbst in ein Paar großer, melancholischer Kuhaugen schauen. Im Mittelpunkt steht das Gesicht des augenrollenden Mohren, den mehr die Mutter als das Jesuskind fasziniert. Er ist sozusagen gehörnt mit den hinter ihm in verschiedene Richtungen ausschwenkenden Kamelen. Mit deren Reitern fängt das Umsichschauen in ganz allgemeiner Weise an. Es zieht sich in großem S-Schwung durch die gesamte Konfiguration und durchläuft dabei alle Grade des Wahrnehmen-Könnens. Der Farbige am Balken ahnt, daß da drinnen etwas besonderes vor sich geht. Der auf ihn folgt hat mit seinem Blick das Kind gefunden und zeigt sich ergriffen. Sein Pendant ist mit dem jugendlichen Reiter am linken Bildrand gegeben, einschließlich des Pferdes. Der dahinter bekommt gar nichts mit. Und so geht es weiter in überbordender Erzähllust und mit uneingeschränktem, auf Naturbeobachtung fußendem Charakterisierungsvermögen. Das Zentrum der Erfindung besetzt der kniende König, und mir scheint, Evers, der angesichts seiner Handhabung des Weihrauchgefäßes von einer "Bimmelbammel" spricht, habe den Ernst in aller Heiterkeit doch nicht erfaßt. Dieser König ist in seiner Gebärde vollkommen auf die Begegnung mit dem Kind eingestellt, tritt tatsächlich zu ihm in ein spielerisches Verhältnis und zeigt sich doch im Innersten berührt von dessen Erscheinung. Das bekräftigt der rote Reflex des Feuers im Schwenkgefäß auf seinem Umhang. Es ist, als habe sein Sehen-Können ihn in diesem Moment zum Ministranten verjüngt und ihn zu einer Pracht aufblühen lassen, der Rubens sein ganzes Malerkönnen gewidmet hat. (Übrigens vermochte der Maler auch die Edelsteine ganz unten im Saum des Umhanges in 'blickende Augen' zu verwandeln.)

Diese Figur verrät uns, daß Rubens Ideen aus Bruegels Londoner ANBETUNG DER KÖNIGE in seine Konzeption aufgenommen hat. In der ist eben-

---

215 *Evers* 1942, S. 313.

falls das Sehen thematisiert, allerdings in erstaunlich bissiger Weise.[216] Bruegels kniender König hat, wie die Ärmel seiner Jacke andeuten, Hintergedanken und trifft deshalb das Kind mit seinem Blick gerade nicht. Bruegel versammelt so abschreckend verstockte, 'blinde' Gestalten, daß das Jesuskind sich beinahe in die Arme der Mutter flüchtet. Ein solcher Sarkasmus war Rubens' Sache nicht. Sein aufrecht stehender König im roten Mantel ist eine Übersetzung der entsprechenden Bruegel-Figur, desselben Wissens um den Zustand der Welt, in einen milderen, versöhnlicheren Humor. Auch sein König in Rot ist noch dabei, sich seine Freigiebigkeit zu überlegen; das spricht sich darin aus, wie er mit der Linken den Deckel des Goldgefäßes zurückhält, und eben in seiner Unwilligkeit, sich ganz dem Schauen hinzugeben. Im Knienden zeigt Rubens, inmitten zweier stehender, mit Buntfarbe akzentuierter 'Ignoranten', die Devotion in Gestalt des Schauens als Quell einer reinen Freude. Das ist seine Weise, in einem religiösen Bild den eigenen Beruf mitzubedenken. Sehen war für ihn der Zugang zur Welt schlechthin; daß die Wahrnehmung des Sichtbaren in seiner Schönheit und Ordnung den Menschen dem Göttlichen entgegenführe, war ihm Gewißheit, die in jedem Gemälde in größter Mannigfaltigkeit zu verwirklichen er als seine Aufgabe ansah, als Thema in der Antwerpener ANBETUNG, in einer der Altersreife verdankten Eindringlichkeit in den späten Landschaftsbildern. Daher auch seine ganz leibliche Auffassung eines jeden Dinges. Da bedurfte es nicht einer ständigen Reflexion des Künstlerberufes, wie wir ihr im Werk Delacroix' begegnen.
Aber auch der Spätere besitzt Gewißheiten: Wo Delacroix den Künstler thematisiert, gerät ihm die Gestalt zum Inbild der Vergeistigung in Getrenntheit von der Welt. Künstler sein heißt jetzt ganz bewußt Ausnahmemensch sein, Voraussetzung des Schaffens ist Leidensfähigkeit in Zurückgezogenheit, und über Innenkonzentration führt nun der Weg zu den letzten Einsichten. Da Göttliches sich nicht mehr in jedem Naturding zeigt, oder zumindest dergestalt sich nicht mehr darstellen läßt, tritt im Bilde die Natur in ihrer Mannigfaltigkeit zurück, oder, wie im SARDANAPALE *(37)*, auseinander in die Vereinzelung. (Das Landschaftsgemälde kann hier nur noch von untergeordnetem Interesse sein.) Im Vordergrund steht für Delacroix die extrapolierende Geistigkeit eines Vereinzelten. Seine Denker und

---

216 Pieter Bruegel: "Die Anbetung der Könige", signiert rechts unten: Bruegel M.D.LXIII, London, National Gallery, Öl auf Holz, 111 x 83 cm.

besonders seine strebenden Figuren, zum Beispiel Bonivard in LE PRISONNIER DE CHILLON (J254-72. *DdH.*, S. 147), erhalten den Kontakt zum Numinosen mit ganz anderem Lebenseinsatz als Rubens' kniender König; ein so beglückend einfaches Gegenüber kennen sie nicht. Den angespannt arbeitenden Geist im Menschen ganz allgemein werden wir daher immer wieder zum erhabensten Gegenstand der Darstellung erhoben finden. Das Tagebuch belegt, daß solchem Ausdruckswollen der Lebensmodus des Malers selbst zugrundeliegt. Während einer Erholungspause auf seiner Rubensreise, in Ems, notiert er:

> "Je me suis dit et je ne puis assez me le redire pour mon repos et pour mon bonheur [...] que je ne puis et ne dois vivre que par l'esprit" (J. 14.7.50).
>
> "Ich habe mir bereits gesagt und kann mir um meiner Ruhe und meines Glückes willen nicht oft genug wiederholen [...] daß ich nur durch den Geist leben kann und darf".

Der so dargestellte Künstler, Tasso *(31)*, repräsentiert demnach Delacroix' Ideal vom Menschen. Zwei Stilmerkmale, die mir in solcherart gelebten wie gestalteten Künstlertum zumindest mitbegründet scheinen, sind für weitere Beobachtungen festzuhalten: Das ist erstens das *Konzise*, die modern und zugleich französisch anmutende Neigung, im Figuralen etwas auf knappste, konzentrierteste Weise auszusagen. Diese Neigung macht Delacroix zum Meister der Einzelfigur. Aus demselben Grund bedeutet Verwandlung einer Rubensidee bei ihm wiederholt Konzentration auf ein konfliktbeladenes Figurenpaar. (Das werden wir in L'EDUCATION DE LA SAINTE VIERGE beobachten *(42)*.) Delacroix' Theorie der "sacrifices" wurzelt nicht zuletzt hier, und daß ihm ein Bild von Rubens, ohne daß ihm die immer einheitsstiftende Kraft von dessen Imagination entginge, auch überladen vorkommen kann: "...son tableau ressemble à une assemblée où tout le monde parle à la fois." (J. 12.10.53, vor einem Stich!)
Das zweite betrifft die Komposition in Sphären. Ich möchte, wo es um Verallgemeinerung geht, lieber von der *Vergegenwärtigung getrennten Wirklichkeitserlebens* sprechen. Evers wollte Rubens' Spätwerk unter dem Begriff der "Klärung in Sphären" verstehen. In Bildern wie der Brüsseler KREUZTRAGUNG von 1636 (*KdK.* 419) habe er "die Sphären, die verschiedenen Grade der Wirklichkeit [...] auseinander[geschoben]."[217] Solches

---

[217] *Evers* 1942, S. 368 und S. 356.

hat Liess als ein Konstrukt des Deuters zurecht abgelehnt: "zu keiner Zeit lösten sich 'Schichten der Vergeistigung' aus der leiblichen Erscheinung des Lebens." Liess fügt aber hinzu, dies könne "überhaupt keine Kunst zuwege bringen."[218] In diesem Punkt möchte ich widersprechen. Delacroix vermochte durchaus in seinen Bildern so etwas wie eine "Schicht der Vergeistigung" vom Umgebenden zu unterscheiden, nur hat er sie nicht aus der "leiblichen Erscheinung des Lebens" herausgelöst. Er hat vielmehr mit ihm ganz eigentümlichen Gebärden den Kreis des darstellbaren Lebendigen um sie erweitert. So *erlebt* DANTE eine andere Wirklichkeit als die Verdammten unter ihm. Die Getrenntheit von Mittel- und Vordergrund in der sog. LIBERTE *(8)* ist die von bewußtlosem Handeln und innehaltendem Bewußtwerden, das lebendige Figuren vortragen. Und noch einmal verkörpert innerhalb derselben Komposition die Fahne eine eigene Wirklichkeit, deren Herausgehobenheit erst mit der Gebärde des sterbenden Arbeiters ganz sinnfällig wird. Raumgestaltung, Licht und Gebärde isolieren TASSO *(31)* in einer Sphäre geistiger Freiheit. Schließlich SARDANAPAL *(37)*, der herausgehoben aus dem Toben eben dieses reflektiert. So geartete Kompositionen verlangen vom Betrachter mehr Beteiligung als je zuvor bei der Verlebendigung des Dargestellten in seiner Einheit, im Verstehen nämlich des immer mitgestalteten Themas der Getrenntheit, oft des Leidens in der Getrenntheit, und im Erfahren einer das Vereinzelte verkettenden Farbigkeit. Erst hier trifft Schillers Wort von der Aufspaltung der Darstellung in Reflexion und Handlung um eines besonderen Ausdrucks willen wirklich zu.[219] Evers hat nicht überzeugend darlegen können, daß so etwas bereits in der späten Rubenskunst vorkommt. Die allegorischen Gestalten in der BEGEGNUNG BEI NÖRDLINGEN (*KdK*. 363, um 1635) sind zwar in einer nach vorne abgesetzten Bildzone vereint, sie bleiben aber mit ihren Neigungen in den Rhythmus des Flächenornaments eingebunden und nur *mit* ihren Gebärden rundet sich die thematische Konfiguration. Auch die Stufen des Wahrnehmens in der Antwerpener ANBETUNG DER KÖNIGE *(41)* sind nicht mit der Getrenntheit im Wirklichkeitserleben bei Delacroix gleichzusetzen. Das Zur-Besinnung-Kommen des Königs im roten Gewand ist, übertragen gesprochen, nur eine Frage der Zeit. In jeder Figur sind über Gebärde und Farbe Bezugnahmen zum Ganzen angelegt und keine,

218 *Liess* 1977, S. 448.

219 Zitiert bei *Evers* 1942, S. 358.

auch Joseph nicht, steht isoliert von der Gesamtbewegung. Dasselbe Ausdruckswollen, das Delacroix zum Meister der Einzelfigur macht, stellt ihn bei der Aufgabe einer großen, psychisch differenzierenden und doch einstimmigen Figurenbewegung vor Probleme, eben weil in seinen Bildern psychische Differenzierung zu Vereinzelung, Individualisierung, Polarisierung fortschreitet und Auflösung betreibt; "Delacroix exalte l'âme aux dépens du corps", erkannte Silvestre an der Figur Bruyas' *(24)*. Ich bemerke das mit Vorsicht, denn nur zu leicht erliegt man dem Reiz selbstverfertigter Konstruktionen, die den Rang einer Kunst mit der Vorwegnahme des uns Nächstliegenden begründen sollen. Auch Herding, der, wohl mit der Erfahrung des Kubismus im Hintergrund, manches in ein neues Licht gerückt hat, macht es sich zu leicht: Delacroix, schreibt er in Anlehnung an Meier-Graefe, "sieht die Welt um sich herum in Stücke zerfallen, und indem er diese Stücke malt, gewinnt er Klarheit über sich selbst".[220] Damit ist das formal und geistig Integrale der sog. LIBERTE *(8)*, selbst der SCENES DES MASSACRES DE SCIO *(16)*, nicht erfaßt. Auch im Spätwerk verbindet nicht ausschließlich die Farbe.

---

220 *Herding* 1989, S. 261. Bereits Meier-Graefe (1913) nennt die "Scènes des massacres de Scio" ein "Golgatha der alten, bis dahin geübten Komposition." Hierzu *Körner* 1988, S. 228.

b) Kunst und Natur

"Der Boden, auf welchem die Kunst wächst..."

Wie konsequent lassen sich die bisher beobachteten Merkmale der Gestaltung auf die Wirklichkeit beziehen, in der wir den Maler leben und schaffen sehen? Man hat diesen Zusammenhang abgestritten, mit Hinweis auf Delacroix' auffallend literatur- und traditionsverbunden Idealismus und mit meist ungünstigen Folgen für dessen Wertung. Daß es ihn gibt, hat sich aber wiederholt gezeigt. Mit den einleitend gewählten Worten lautet die Frage etwas umständlicher: Wie steht es um Delacroix' *Erlebnis als dem in der Gestalt aufgehobenen geistigen Ertrag aus seinem Erleben der Wirklichkeit*? Von vornherein sei das Hauptgewicht also auf Filterung und Verwandlung der Eindrücke gelegt.[221] Der dieser Frage nachgeht, hat zwischen zwei Bekenntnissen in der Kunsterforschung zu lavieren: zwischen denen nämlich, die sie wohl für umständlich, weil selbstverständlich nehmen, da sie die Relevanz des Kunstwerks sowieso im Gesellschaftsbezug begründet sehen, und den anderen, für die mit solcher Ausdehnung der Fragestellung das Verfehlen von Autonomie und Ewigkeitswert der Kunst bereits angelegt ist. Auf dieser Seite stehen die Künstler. "Viel zu viel Biographie treibt man in der Kunst", schreibt Klee und meint die Kunstge-

---

221 Den in der entsprechenden Präliminare getroffenen Unterscheidungen verplichtet, ersparen sich diese Überlegungen weiterhin die Auseinandersetzung mit der Kritik des literaturgeschichtlichen Begriffes "Erlebnis". Nur ein Hinweis: *Staiger* (1939, S. 14ff.) betont, daß "das Schöpferische sich nicht begründen läßt", daß der Grundbegriff "Erlebnis" schließlich überflüssig wird, denn: "in dem Begriff 'Erlebnis' steckt ein Ich und eine Welt an sich. Beide kommen dann zusammen und bilden die erlebte Welt, die Welt, von der die Dichtung spricht". Wenn ich den eingeschlagenen Weg weiterhin verfolge, so nicht - was hoffentlich schon deutlich geworden ist -, um "die Kategorie der Kausalität um jeden Preis zu retten". Mich interessiert der konsequente Wandel des Stils im Werk Delacroix', der sich mit besonderer Deutlichkeit in seiner Rubensrezeption bekundet, die Bedeutung solch intensiver, höchst reflektierter Traditionsarbeit und der Anteil des (Er)Lebens am Bestehen-Können des Späteren angesichts barocker Gestaltungsmacht. In dem viel späteren Aufsatz zum "Stilwandel" (1963) zeigt Staiger sich aufgeschlossener für die Ausdehnung der literaturwissenschaftlichen Arbeit über die Werkanalyse hinaus auf das, was man heute den Kontext nennt: "Erst Kommentar und Interpretation zusammen genügen der Kunst." Kommentar nennt er "den historischen Teil der Auslegung", der "über den Stand der Sprache [...], den Glauben, das Denken, die Sitten der Zeit, vielleicht, wenn dies der Text erfordert, auch über die politische und soziale Lage Auskunft gibt." (S. 8) (Auch Hugo *Friedrich* (1956) wollte in *Erlebnis und Dichtung* ein "kränkelndes Prinzip" erkennen.)

schichte. Jeder Zehnte wisse den Unterschied zwischen Rubens und Rembrandt "im biographischen Sinne". "Aber wie ein einzelnes Bild eines dieser Herren sachlich und zeitlich sich aufbaut das weiss keiner." Auch Cézanne ist der Meinung, der Mensch im Künstler solle "im Dunkeln bleiben".[222] Das ist mit der Berechtigung der stets mit dem Gelingen des einen Bildes Befaßten gesagt, "ceux que les difficultés de l'art lui-même intéressent bien assez" (*Oeuvres lit. I*, S. 2). Uns, den am Gelungenen bestenfalls Reproduktiven, empfiehlt es die Reflektion jeden Schrittes in dem überhaupt fragwürdigen Ansinnen, Kunst*geschichte* zu betreiben. Klar ist, daß Biographisches erst vielsagend wird, wenn die Einsicht in wiederkehrende und neue Merkmale der Gestaltung die Frage nach dem Grund des Soseins der Bilder oder einer konsequenten Veränderung aufwirft.[223] Das Eröffnen weiterer Horizonte ist im kunsthistorischen Zusammenhang interessant, wenn der Wille zur Erläuterung gehaltvoller Form beherrschend bleibt. Ein so disziplinierter Vergleich kann der Umweg zur eindringlichsten Deutung des Individuellen sein. In jedem Falle ist er Voraussetzung für die Wahrnehmung von Stil; je zahlreicher und eindringlicher die Bilderfahrungen, desto voller wird bekanntlich der ihnen verdankte Stilbegriff sein. Und das Mitsprechenlassen von Lebenszeugnissen kann die Beschreibung eines Wandels der Formen tiefer begründen. Diese Ambition steckt wohl hinter jeder geschichtlich ausgreifenden Werkanalyse, nämlich "letzte Gründe und feinste Unterschiede des seelischen Lebens an den durch sie bewirkten Formen zu einer wissenschaftlichen Anschauung zu bringen".[224] Es kommt dabei auf das rechte Verhältnis von methodischer Ausdehnung und Konzentration des Anschauens an. Auch im Umgang mit Delacroix. Er hat nur Bilder gemalt, die ganz aus sich heraus zu uns sprechen; vor

---

222 *Klee* (Tagebücher), S. 295 (Oktober 1909). Cézanne am 30. 4. 1896 an Gasquet.

223 Früh hat *Wölfflin* (1888, S. 78ff.) die Frage nach den "Gründen des Stilwandels" von Renaissance zu Barock gestellt, die Formel vom "Stil als Ausdruck der Zeit" als zu sehr vereinfachende abgelehnt und den Finger auf das entscheidende Problem gelegt: "...wenn man nach den *vermittelnden Fäden* sucht, die diese allgemeinen Tatsachen mit der fraglichen Stilform verbinden sollen." (Hervorhebung von mir) Das Formgefühl des Künstlers war für ihn vom "Inhalt der Zeit", von dem die Epoche kennzeichnenden "körperlichen Dasein der Menschen" geprägt. Einen Stil erklären bedeutet nach Wölfflin demzufolge, nachzuweisen, "dass seine Formen in ihrer Sprache nichts anderes sagen, als die übrigen Organe der Zeit." Daß uns die völlig einzigartigen Figuren Michelangelos heute kaum noch als Repräsentanten ihrer Entstehungszeit erscheinen wollen, beleuchtet die Grenzen der Methode.

224 Ernst *Heidrich*: Beiträge zur Geschichte und Methode der Kunstgeschichte. Basel 1917, S. 45 (zum Stilbegriff J. J. Winckelmanns).

seinem HESIODE ENDORMI *(36)* betätigt die reine Anschauung sich mit großem Gewinn. Aber uns quält eben jenes historische Interesse, das wachzuhalten ein höchst reflektierter, in seinem Schaffen von Rubens so geprägter und zugleich verschiedener Künstler wie Delacroix nicht wenig beigetragen hat. Die Wirklichkeit, von der durchdrungen wir ihn uns vorstellen, haben wir begrifflich aufgespalten: im Moment geht es um den *Erfahrungsbereich der gesellschaftlichen Realität.* Wir wissen bereits, daß Delacroix' Haltung zu ihr die des Beobachtenden aus früh als unvermeidlich erkannter und folglich kultivierter Einsamkeit war.

In seinem brillanten Essay "Kunst und Gesellschaft" stellt Gosebruch fest: "Es ist die Totalität des phantasievoll schaffenden Geistes, mit der Delacroix ausserhalb der Erfahrungsmöglichkeiten der damaligen Epoche geblieben ist".[225] Mit der Ablösung des Adels durch das Bürgertum als gesellschaftstragender Schicht einher gehe eine tiefgreifende Verunsicherung in allen Belangen der Kunst: "Man merkt es den Ausstellungen des 19. Jahrhunderts an, dass die Künstler sich nicht mehr an den Lebensgesetzen des Standes orientieren können, der in der gesellschaftlichen Gliederung den Anteil des *Schönen* getragen und dementsprechend mit den *Sinnen* den feinsten *Geschmack* entwickelt hatte."[226] Kaum vorstellbar, daß ein Künstler in der früheren Ordnung "sein Angebot gänzlich ins Leere" hätte machen können, wie zu Zeiten Delacroix' und Cézannes. Nun, "da Aus-Stellung zum erstenmal in bedeutendem Masse Aus-Setzung bedeutet", geschieht es, "dass die Herrschaft des Mittelmasses auf der Seite des Publikums die Herrschaft des Mittelmasses auf der Seite der Kunsttätigen begünstigt" und die wenigen Großen ins Abseits stellt. Auch nimmt hier seinen Anfang, "dass das Publikum 'seine Diktatur' durch die Experten des Kunsturteils ausüben läßt", also durch die Kritiker. Damit ist das tägliche Leiden Delacroix' zur Sprache gebracht; er selbst hat ihm im Jahre 1829 einen temperamentvollen Aufsatz gewidmet. Gosebruch muß man wieder dies eine vorhalten, daß er, der neben solcher Einsicht ins Historische pauschal von gegenwärtiger "Restkunst" und "menschlichem 'Informel'" schreibt, *seinen* Zeitgenossen, zum Beispiel Pollock, mit eben dem histo-

---

225 *Gosebruch* 1963, S. 45 (Hervorhebungen von Gosebruch). Dort eine vollständige Übersetzung von Delacroix' Essay "Des critiques en matière d'art" (*Oeuvres lit. I*, S. 1 - 7).

226 Zu dieser Erklärung der Situation war bereits Baudelaire in einem Aufsatz über E. A. Poe gelangt: "...que chez un peuple sans aristocratie le culte du Beau ne peut que se corrompre, s'amoindrir et disparaître". *Baudelaire, O. C. II*, S. 299.

risch verhärteten Urteil begegnet, das Delacroix abschließend mit Ironie bedenkt und das man kaum noch mit dem Anliegen der Unterscheidung von "mehreren Ebenen" entschuldigen mag. Hier zeigt sich erneut jener Mangel an Bewußtsein für die qualbringende Verbundenheit mancher Moderner mit ihrer Zeit (Gosebruch selbst nennt sie an anderer Stelle mit Hegel "Unmittelbarkeit"), von der ich darzulegen versuche, daß man sie schon bei der Würdigung des Werkes Delacroix' (des SARDANAPALE zum Beispiel) nicht ohne Verlust an Kunsterkenntnis (und Selbsterkenntnis) unberücksichtigt lassen kann.[227] - Mit der Aufzählung der sozialen Hemmnisse ist der Ursprung der ins Wahre-Schöne dringenden Dissonanzen allerdings noch nicht benannt; auf die "inneren Grundlagen unserer Existenz" (Benn) weisen jene selbst nur hin.

Vom schädlichen Einfluß der öffentlichen Meinung handelte Burckhardt schon. Der folgende Abschnitt aus den "Erinnerungen aus Rubens" ist seines Vergleichens wegen für uns interessant:[228]

> "Immer von neuem aber wird man sich, bis ins einzelne hinein, die damalige Welt der Besteller und Bestellungen in ihrem Gegensatz zur heutigen zu vergegenwärtigen haben. Vor allem ist der Boden, auf welchem die Kunst wächst, nicht der von modernen Großstädten [...]. Keine öffentliche Meinung, welche von beständiger Neuerung ihre Nahrung zöge; keine Presse, welche als Organ einer solchen Meinung diente und auch die Kunst des Ortes in ihren Bereich, ja sogar die Künstler in ihre Abhängigkeit zu bringen imstande wäre. [...] Was Rubens als Objekt seiner Kunst antraf, war noch eine feste *Einheit* der *idealen* und eines anerkannten Kreises der *realen* Welt, vorherrschend im Sinne der romanischen Völker. Biblische, visionäre, legendarische, mythologische, allegorische, pastorale, historische und sogar einige alltägliche Welt, Gestalten sowohl als Szenen, bilden noch ein *Ganzes* [...]. Diesen Horizont, wie er ihn teilweise von frühe an in Antwerpen und dann besonders in Italien in sich aufgenommen, hat Rubens im Grunde nicht durchbrochen; er ist kein Phantast auf eigene Hand geworden, sondern nur der weitmächtigste Herold und Zeuge dieses Gegebenen. [...]

227 Gosebruchs Schluß, er wolle die Augen offenhalten, "des heutigen Delacroix Zeichen zu erkennen", wirkt denn auch wie Warten auf Godot.

228 *Burckhardt* 1898, S. 26ff. (Hervorhebungen von Burckhardt).

> Es ist, als hätten sich Religion, Fürstenmacht, Sage, Mythus und Poesie aller Zeiten, dazu der Kreis der Seinigen und seines vertrauten Umganges, ja die elementare Natur als mächtige Tierwelt und Landschaft vertrauensvoll an ihn gewandt, er möge sie auf seine Adlerschwingen nehmen."

Eine Fußnote in den "Weltgeschichtlichen Betrachtungen" bringt Burckhardts Konsequenz im Hinblick auf die Kunst in seiner Zeit: "Große Anstrengung und Ascese wird nöthig sein um vor Allem unabhängig im Schaffen zu bleiben." Von Bildern Delacroix' fühlte sein Schönheitssinn sich allerdings, wie ein Brief bezeugt, beleidigt.[229] Nachzuforschen, ob hier nicht doch einer, "Ascese" übend, am Geschmack des Publikums vorbeigekommen sei, schien ihm nicht der Mühe wert zu sein. Der Franzose war eben solch ein "Phantast auf eigene Hand" - wie Rembrandt. So ist die letzte Bemerkung nur als endgültig verspätete Empfehlung des Klassizismus zu verstehen. Immerhin spricht aus so heftiger Abwehr ein Gespür für die im Nächstliegenden vorhandene Gefährdung des eigenen, mühsam ausgeglichenen Geisteslebens. (Nietzsche, der wußte, daß es "gefährlich und verzweifelt zu[geht] im Lebenswege jedes wahren Künstlers, der in die modernen Zeiten geworfen ist", hat den Rang Delacroix' erkannt, auch wenn er meinte, ihn mit Wagner vergleichen zu müssen.)[230] Früher hatte Goethe, dem Burckhardt sich verpflichtet zeigt, über dasselbe Problem nachgedacht, mit der Anteilnahme des Schaffenden, ebenfalls vergleichend:

> "Wer übrigens nicht glauben will [...] daß vieles von der Größe Shakespeares seiner großen kräftigen Zeit angehört, der stelle sich nur die Frage, ob er denn eine solche staunenerregende Erscheinung in dem heutigen England von 1824, in diesen schlechten Tagen kritisierender und zersplitternder Journale für möglich halte. Jenes ungestörte, unschuldige, nachtwandlerische Schaffen, wodurch allein etwas Großes gedeihen kann, ist gar nicht mehr möglich. Unsere jetzigen Talente liegen alle auf dem Präsentierteller der Öffentlichkeit. Die täglich an funfzig verschiedenen Orten erschei-

---

229 Jacob *Burckhardt*: Über das Studium der Geschichte ("Weltgeschichtliche Betrachtungen", 1905). Hrsg. v. Peter Ganz. München 1982, S. 375 ("Die geschichtlichen Crisen"), Fußn. 117. Brief an Max Alioth, s. o. Präliminarien, Fußn. 25.

230 *Nietzsche* 1876, S. 440.

> nenden kritischen Blätter und der dadurch im Publikum bewirkte Klatsch lassen nichts Gesundes aufkommen. Wer sich heutzutage nicht ganz davon zurückhält und sich nicht mit Gewalt isoliert, ist verloren. [...] Und dann, wie zahm und schwach ist seit den lumpigen paar hundert Jahren nicht das Leben selber geworden! Wo kommt uns noch eine originelle Natur unverhüllt entgegen! Und wo hat einer die Kraft, wahr zu sein und sich zu zeigen, wie er ist! Das wirkt aber zurück auf den Poeten, der alles in sich selber finden soll, während von außen ihn alles in Stich läßt."[231]

So alt wie das Problem ist demnach seine Analyse. Zwei Tatsachen werden auch später immer wieder hervorgehoben. Die erste: daß zumindest der Künstler, der die Kommentatoren seiner Werke noch überfordern kann, nach dem Umbruch in der Gesellschaftsordnung *leidet.* Ausgeliefert einer Öffentlichkeit, die sich, inkompetent in Sachen Kunst, um so machtvollere Instrumente zu seiner Gängelung geschaffen hat, bleibt ihm nur, wie auch Gehlen sagt, die "Emigration aus der Gesellschaft".[232] Die zweite: daß früher ein gemeinsamer Boden vorhanden war, jene noch präziser zu fassende "Einheit von idealer und realer Welt", in der der Künstler und die andern Menschen sich begegnen konnten. Kein Zweifel, daß die Gebilde profitieren, wo eine "große kräftige Zeit" sich "vertrauensvoll" an große Maler und Dichter wenden kann; um so interessanter heute die Frage nach der Struktur einer Phantasiekunst, die im Zentrum der frühen Industrie- und Mediengesellschaft noch entstehen konnte. Das kompliziert gewordene Künstlerdasein, sagt Nietzsche, vermag "nur durch die genaueste Schilderung den Grad von Mitleiden, Schrecken und Verwunderung einzuflößen, welchen es verdient."[233] Delacroix selbst hat sich wiederholt zu diesen Dingen geäußert, mit kritischem Blick auf den grassierenden historischen Roman notiert er:

> "On ne peut parler qu'avec la langue, mais aussi qu'avec l'esprit de son temps. Il faut être compris de ceux qui vous écoutent, et surtout il faut se comprendre soi-même." (J. 24.12.53)

---

231 *Eckermann* 1835, S. 467ff. (2. Januar 1824).

232 *Gehlen* 1958, S. 303.

233 *Nietzsche* 1876, S. 441.

"Man kann nur mit der Sprache, aber auch nur im Geist seiner Zeit sprechen. Man muß von denen, die einem zuhören, verstanden werden, und vor allem muß man sich selbst verstehen."

Er anerkennt also das Postulat des "être de son temps" (J. 9.4.56), er sieht den Irrtum der Maler neben ihm, die die Uhr zurückstellen wollen: "d'aller chercher dans des maîtres primitifs" (J. 5.1.57). Folglich kann auch die rettende Einsamkeit nicht so beschaffen sein, daß die "Zeit" den Künstler überhaupt nicht mehr erreicht. Delacroix' Gedanken zum allgemeinen Fortschritt sind uns noch vertraut;[234] kaum freundlicher klingt, was er zur geistigen Verfassung seiner Umgebung sagt: Allein das wenige, das sich inmitten der gegenwärtigen "grossièreté" von einst feiner ausgeprägten Sitten erhalten habe, verrate ihm, was die Gesellschaft einmal gewesen sei. Die Revolution habe die "parvenus" herangeschwemmt, die heute die höhere Gesellschaft bilden. Ihm graue vor Leuten, "qui ont [...] mis leurs livres de comptes dans leur armoire pour donner un bal" (J. 29.5.53). Wo man hinschaut Spezialisten: "Un notaire chez nous n'est qu'un notaire [...], ne parlez pas à un colonel de cavalerie de juger des tableaux". Auch dies sei einmal anders gewesen. Doch habe sich der allgemeine Sinn für Einfachheit und Schönheit selbst bei den Alten schließlich aufgelöst, weil man - "par la manière" (J. 19.2.50) - Barbaren zu gefallen hatte: "effet qui se produit à chaque instant sous nos yeux". Die Beobachtung, daß mit den Institutionen und Sitten der Kunstsinn schwindet, führt ihn zu der Frage: "Y aurait-il une connexion nécessaire entre le *bon* et le *beau*?" Es bedürfe jedenfalls einer Renaissance der Sitten, wenn das Schöne wieder mehr als "accident" sein soll (J. 13.1.57 und 4.2.57, Hervorhebungen von Delacroix).

Wem es hier an Bewußtsein für die Errungenschaften der Epoche fehlt, für erste Ansätze von Demokratie vielleicht, der bedenke, daß dies die Perspektive eines großen Künstlers ist, dem die Geschichte die Voraussetzungen für materielle und damit geistige Unabhängigkeit zunächst einmal genommen hat:

"Nos petits tableaux misérables faits pour nos misérables habitations, la disparition de ces mécènes dont les palais étaient pendant une suite de générations l'asile des beaux ouvrages, qui étaient dans les familles comme des titres de noblesse; ces corporations de mar-

---

234 Siehe oben S. 69ff. ("Liberté").

chands commandaient des traveaux qui effrayeraient les souverains de nos jours" (J. 1.1.57).

"Unsere miserablen kleinen Bilder, gemacht für unsere miserablen Behausungen, das Verschwinden jener Mäzene, deren Paläste für Generationen Unterkunft schöner Werke waren, welche in den Familien wie Adelstitel wertgehalten wurden; diese Handelsgilden gaben Arbeiten in Auftrag, vor denen die Herrscher unserer Tage sich erschrecken würden".

Aus diesen Worten spricht der Verzicht auf gemeinschaftliche Würdigung des künstlerischen Tuns, Trauer darüber, daß der soziale Nährboden "de la force, de la fécondité, de cette universalité de ces hommes du seizième siècle" endgültig veschwunden ist. Nur ein Satz am 24. Juli 1854: "Ce qu'auraient été Raphael et Michel-Ange à notre époque." Dasselbe von der anderen Seite her durchdacht: "Dans les époques de décadence, il n'y a de chance de surnager que pour les génies très indépendants. Ils ne peuvent ramener leur public à l'ancien goût qui ne serait compris de personne; mais ils ont des éclairs qui montrent ce qu'ils eussent été dans un temps de simplicité." (J. 19.2.50) Die Konsequenz: "Il faut se dire: cela est bon pour Rubens, ceci pour Raphael [...]; »je regarde à présent en moi et autour de moi.«" (J. 30.9.55, nach Molière) Demokratie tritt in Delacroix' Leben am spürbarsten in Gestalt der alljählichen Salonjury ein, "dont les avis sont très écoutés, mais qui commence par donner aux siens et à ses amis" (*Cor. IV*, 322). Die Abstimmung um die Akademiemitgliedschaft hat ihm gleichfalls bis ins Alter Zurücksetzung eingebracht, hinter Kollegen, von denen heute keiner spricht; - ob sie vielleicht dort einziehen "au nom des droits de l'homme"? (*Oeuvres lit. II*, S. 199, nach Gros) Selbst wo der Apparat sich für alle sichtbar besonders gerecht und kunstgemäß zu gebärden scheint, bei der Ausrichtung der Wettbewerbe, fühlt er sich bedroht:

"A peine y distinguerez-vous quelques talents estimables étouffés par les chardons qui croîtront à leurs côtés, et qui les opprimeront dans ce champ vague ouvert à tous. [...] Dans un concours, la grâce naive est froideur à côté des contorsions d'un talent ampoulé." (*Cor. I*, 274)

"Mit Mühe werdet ihr dort einige annehmbare Talente ausfindig machen, erstickt von den Disteln, die an ihrer Seite wuchern, und unterdrückt von ihnen in einem so ungewissen, allen offenstehenden Terrain. [...] In einem Wettbewerb erscheint die naive Grazie als Kälte neben den Verrenkungen des schwülstigen Talents."

Solche Erfahrungen verführen nicht dazu, mit den politischen Idealen schrittzuhalten, Delacroix träumt, ganz unrepublikanisch, wie er eingestehen muß, von besseren Tagen: "Les commissions seraient purement consultative, et l'homme de mérite qui les présiderait n'en ferait qu'à sa tête après les avoir écoutées." (J. 23.3.54) Zu jeder Zeit wünscht Delacroix sich die Rückkehr zur Aristokratie;[235] daher wächst mit dem Gefühl für die eigene Unzeitgemäßheit sein Verlangen nach Einsamkeit. Literatur, bildende Kunst, ältere Geschichte erlangen existentielle Wichtigkeit, weil sie die letzte Gelegenheit zur Begegnung mit "unverhüllten originellen Naturen" bieten, mit großartigen Taten (zu denen die Napoleons für ihn schon nicht mehr zählen), schließlich mit Werken der Kunst von höchstem Vollendungsgrad. Sie sind die Quelle einer Begeisterung, ohne die er eben noch nicht auskommen kann: "Retrempons-nous de temps en temps dans les grandes et belles productions! J'ai repris ce soir mon Dante" (J. 30.12.23) - "rapelle-toi, pour t'enflammer éternellement, certains passages de Byron" (J. 11.5.24) - "nourris-toi de grandes et sévères beautés qui nourissent l'âme, [...] Michel-Ange" (J. 4.1.24). Die Tradition wird dem Erfinder, der sich noch nicht mit einem "Winkel der Schöpfung" bescheiden mag, zur zweiten Heimat:

> "je suppose que votre patrie à vous, c'est Rubens, Titien, etc.".
> "ich setze voraus, daß auch ihr Vaterland Rubens, Tizian etc. ist". (*Cor. II*, 356)

Gestaltung und Erlebnis

Wie soll bei soviel Ablehnung überhaupt noch etwas vom modernen Leben in die Bilder kommen? Ikonographisch oder motivgeschichtlich angeschaut dokumentieren sie fast mit der Konsequenz des Oeuvre littéraire Delacroix' Abwendung von den neuen Lebensformen. Er hat tatsächlich die Welt der Barrikaden rasch verlassen, er blickt nicht in Boudoirs oder in Orchestergräben, er malt keine von Flaneuren bevölkerten Boulevards,

235 Ebenso *Flaubert*, der noch im Jahr 1871 in einem Brief an George Sand schreibt: "Unser Heil liegt jetzt in einer *legitimen Aristokratie*, ich verstehe darunter eine Mehrheit, die sich aus etwas anderem als aus Zahlen zusammensetzt." Briefe, hrsg. v. H. Scheffel, Zürich 1977, S. 590 (Hervorhebung von Flaubert). Auch für Baudelaire gilt seit den 50er-Jahren: "Il n'y a de gouvernement raisonnable et assuré que l'aristocratique." *Baudelaire, O. C. I*, S. 684 ("Mon coeur mis à nu", XII).

keine dampferfüllten Bahnhofshallen, keinen "Turm der Arbeit", keinen "Fries der Technik", er teilt nicht einmal Baudelaires trotzigen Gefallen am "habit noir". Wo sollen da, mit Wölfflin zu fragen, die "vermittelnden Fäden [sein], die die allgemeinen Tatsachen [des Daseins] mit der fraglichen Stilform verbinden"?[236]

Die Stilform Delacroix', soweit bisher erkannt, sei weiterhin unter dem Begriff der Vergeistigung aufgefaßt, die aus seinen Figuren, Farben, aus den mit ihnen realisierten Themen spricht. Wir vermeiden manches Mißverständnis, wenn wir weiterhin, in Anlehnung an Hubalas Begriff von "ikonographischem Gegenstand" und "dargestelltem Thema", grundsätzlich die *Themen* (pensées), als Resultate der schöpferischen Phantasie und des malerischen Könnens, von den meist literarisch vorgegebenen *Stoffen* (sujets) unterscheiden: An einem Wildpferd *(1)*, wie es in der Malerei der Zeit mehrfach auftaucht, hat Delacroix phantasievoll "verzeichnend" sein einzigartiges Bild des Lebens sichtbar gemacht, als andauernde Leiden-schaft nämlich, als ein Aufgeriebensein zwischen Ungebundenheit und Sehnsucht nach Bindung, in größter Spannung von Körper und Geist, mit der Folge totaler Vereinzelung. Das Bild, das den Barrikadenkampf zum Gegenstand hat *(8)*, dokumentiert nicht den geschichtlichen Augenblick, noch verteilt es politische Sympathien. Delacroix thematisiert den Menschen, der alleine kämpft und leidet solange er lebt. Zwischen der Gewißheit des Todes und einer kompositionell wie farbig absolut gesetzten Unbestimmtheit verkörpert der sterbende Arbeiter leidenschaftliches Streben, welches wieder Körper und Geist, wie im ganzen Bild geistige und physische Bewegtheit, im Antagonismus zeigt. So zeitigt existenzielle Vereinzelung formale und zersetzt die klassische Konfiguration. Den Mann aus Montpellier sieht Delacroix durchaus sympathetisch *(24)*. Er thematisiert die labile Existenz, in der Verfeinerung des Geisteslebens gerade noch die gebrochene Vitalität ausgleichen kann. Der Vergleich mit einem Porträt von Rubens zeigt, daß Delacroix sich mit der Lockerung der Bindung der Figur ans Bildformat, mit einer graduell vom Körperlichen emanzipierten, raumzehrenden Farbigkeit durchaus bildliche Äquivalente für sein Befinden in der Isolation erschaffen hat. Mehrfach greift er den konkreten ikonographischen Topos Künstler auf und thematisiert an ihm seine Erfah-

---

236 *Baudelaire* 1846, S. 196: "N'est-il pas - der schwarze Frack - l'habit nécessaire de notre époque"? - *Wölfflin* 1888, S. 82.

rung der notgedrungen asozialen Existenz des modernen schöpferischen Menschen. Das führt zu Bildern von einem Leben im Zwiespalt. Am deutlichsten vielleicht im späteren TASSO *(31)*, der seine geistige Freiheit in der Kerkereinsamkeit zurückgewinnt, dessen unüberwindbares Getrenntsein zugleich Leiden birgt, die - für die vom Künstler und seiner Geistessphäre Getrennten mehr als für diesen selbst - das Tragische erreichen. Um seine Hauptfiguren herum, also hinter dem Gitter von Tassos Zelle, unterhalb Sardanapals *(37)*, zu Füßen der sog. Liberté *(8)* offenbart Delacroix seinen Blick auf die Welt. Frieden bringt, wie sein Scio-Bild zeigt *(16)*, erst die Todesnähe; ein glücklicheres Dasein wird nur möglich, wo all dies ausgeblendet bleibt: um den schlafenden Hesiod *(36)*. Das sind nicht die Früchte unbedingter Einbildungskraft, dem liegen die Fakten erlebter Zeit zugrunde, Desillusionierung des Geschichtsdenkens auch, in einem für geistvergessen, blutig und ziellos befundenen Jahrhundert.[237] Von hier kommt die Energie, die die Selbstreflexion des Künstlers zu einem Hauptthema seiner Bilder macht.

Solche Beobachtungen widersprechen der Bemerkung Meier-Graefes, Delacroix' schönste Übertreibung sei "die Illusion der sozialen Existenz seines Künstlertums. Aus allem, was wir mit seiner Kunst von ihm aufnehmen, entsteht der Eindruck, seine Zeit sei wie die eines Rubens gewesen"?[238] Spätestens beim Vergleichen löst sich dieser Eindruck auf. Delacroix' Stilform erklärt sich nicht mehr damit, daß sie "in ihrer Sprache nichts anderes sagt, als die übrigen Organe der Zeit" (Wölfflin), der Epoche gehört von seiner Größe insofern etwas an, als er an ihr leidet, als er sie "recht durchgemacht" hat, wie Goethe angesichts der Faustillustrationen sagt. Stilprägung ereignet sich hier, als ganz persönliche Sache, im Aufheben des Erlebten *in der Form* bei fast vollständiger Abwendung von aktuellen Stoffen. Das macht formale Aspekte dieser Bilder für manchen folgenden Gestalter höchst interessant, das macht sie andererseits schwer genießbar für Betrachter, die zur Feststellung von Modernität den Realismus, die Großstadtikonographie, die Antizipation von Gegenstandslosigkeit im Porträt des Spargel, das Ausweichen der geschwächten Phantasie ins Surreale brauchen. Warum auch, wenn Phantasiekunst ihrem Hervor-

---

237 "ce spectacle inhumain de la rage stupide de démolition, [...] le fanatisme de liberté [...] aussi bien que le fanatisme dévot"; *Journal*, 13.5.53.

238 *Meier-Graefe* 1904, I, S. 149.

bringer nun "mille fois plus d'énergie" als früher abverlangt, sollte sich ihr Deuter weniger anspannen? Nehmen wir Meier-Graefes Worte metaphorisch, als Ausdruck eines Staunens darüber, daß Delacroix durch alle Dissonanz den Weg zum schönen, in sich vollendeten und aus sich selbst sprechenden Bild, und damit auch den Weg zu Rubens, noch einmal gefunden hat.

Fazit: Vergeistigung der Gebärde, Vereinzelung auch innerhalb mehrfiguriger Komposition, Vergegenwärtigung getrennten Wirklichkeitserlebens, Aufhebung aller haltgebenden (Bild)Architektur, Minderung räumlicher Geborgenheit auch mit einer vom Körper sich graduell emanzipierenden Farbe, schließlich Differenzierung, Individualisierung und, vorwegnehmend gesagt, Lichtung der Farbkomposition: In der Zusammenschau erkennt man die *Tendenz zu gesteigerter Abstraktion* - ohne daß je der Verzicht auf Figurenwelt oder gar die Gegenstandslosigkeit am Horizont auftaucht. Es kann nur von der Abstraktion die Rede sein, die es sich schwer macht, die, weil sie sich - nicht unähnlich dem Streben der Figuren selbst - aus der sichtbaren Welt wirklich heraus*arbeitet* in eine freiere Formen- und Geisteswelt, jene niemals aus dem Blick verliert. Man erkennt sie nach wie vor am Reichtum der Gestalt und daran, daß Leiden sie begleitet. Den Satz, in dem Paul Klee mit dem Erleben einen weiteren Antrieb zur Abstraktion benennt (neben Hegels Eigendynamik des Geistes), hätte Delacroix' vielleicht schon unterschrieben:

> "Das Herz welches für diese Welt schlug ist in mir wie zu Tode getroffen. [...] Je schreckensvoller diese Welt (wie gerade heute) desto abstrakter die Kunst".[239]

Klee formuliert auch, daß gerade die Vereinsamung des auf den Ausdruck seiner selbst und zunehmend auf die Kunst in seiner Kunst zurückgeworfenen Künstlers seiner Bemühung um Verbindlichkeit Nachdruck verleihen kann:

> "Irgendein gemeinsames Gebiet muß es zwischen Laien und Künstlern doch geben, auf dem ein gegenseitiges Entgegenkommen möglich ist [...] wir suchen ein Volk...".

---

239 *Klee* (Tagebücher), S. 365 (1914). *Klee* (Kunst-Lehre), S. 71 und 85 ("Über die moderne Kunst", 1924).

Der junge Delacroix fügt an einer Tagebuchstelle, die wir schon kennen, die soziale Seite seines späteren Realisationsproblems andeutend hinzu:

> "Ce qui fait le tourment de mon âme, c'est sa solitude. [...] Mais c'est de vivre dans l'esprit des autres qui enivre." (J. 15.5.24)
>
> "Die Qual meiner Seele ist ihre Einsamkeit. [...] Aber im Geist der anderen zu leben, das ist es, was einen trunken macht."

"L'éducation de la Sainte Vierge" (1842) - Rubens

Delacroix hat L'EDUCATION DE LA SAINTE VIERGE *(42)* (auch als LA LECTURE bekannt) im Jahre 1842 während eines Sommeraufenthaltes in Nohant gemalt, dem Landsitz von George Sand im Berry, und zwar für die Kirche dieser Gemeinde.[240] Schon zu seinen Lebzeiten hat man die Hauptfigur "une petite fadette" genannt, später findet das Bild meist nur noch der Vollständigkeit halber Erwähnung. Dabei ist es, was den Reichtum der Figurenerfindung und der malerischen Gestaltung anlangt, Delacroix' berühmteren Werken in keiner Weise unterlegen. Es erfüllt nur in besonderem, heutige Sehgewohnheiten herausforderndem Maße sein Verlangen nach "simplicité" ("qui n'est autre chose que le beau", J. 22.3.50). An diesem traditionellen Sujet (übrigens unserem ersten religiösen) müßte sich nun erweisen, ob die vorangehende Lokalisierung künstlerischer "Lebensdurcharbeitung" (Gehlen) im Spannungsfeld von Ikonographie und Phantasiegestaltung Zutreffendes enthält.
Der Maler läßt die Lesestunde in einem gepflegten Park stattfinden. In diesem Park ist mit horizontal durchlaufenden Blumenrabatten ein naher Ort für die Figuren abgesetzt. Auf einer niedrigen Bank, kompositionell in enger Bindung an die Mittelachse, hat sich die heilige Anna niedergelassen, eine schlicht gekleidete, athletisch gebaute Gestalt. Mit einer Hand hält sie über den Knien das schwere Buch aufgeschlagen, die andere hat sie auf die Schulter der neben ihr halb knienden Tochter gelegt, wie um sie mit sanftem Nachdruck der Lektüre näherzubringen. Doch Maria fügt sich nicht mehr restlos in diese Umarmung. Sie ist deutlich zu uns heraus-

240 "L'éducation de la Sainte Vierge", signiert unten links: Eug. Delacroix. 1842., Paris, Privatbesitz, Öl auf Lwd., 95 x 125 cm. R752/M311/J426-234. (Von der Jury des Salon de 1845 abgelehnt, und zwar zugunsten eines Bildes desselben Gegenstandes von A. Devéria) Farbabb. in *Maestri* (Delacroix), T. IX, *Huyghe* 1967, T. XXIX, *Gauthier* 1963, T. 57.

gedreht, ein Bein ist gewinkelt, als wolle sie sich demnächst erheben. Der Zeigefinger ihrer rechten, auf das Buch gestützten Hand liegt an einer Stelle in der Schrift,[241] die vielleicht eben noch Gegenstand der Unterredung war, die jetzt aber, da sie von dem Kind geistig aufgenommen ist, die Zweisamkeit aufzulösen beginnt: Die Aufmerksamkeit der Mutter vermag sie noch zu binden, der Blick Mariens aber geht, ohne äußeres Ziel, am Buch vorbei zum Boden. Aus der seelischen Wirkung ist zu schließen, daß eine Prophezeiung künftigen Leidens Inhalt der Lehrstunde war. Der Kopf neigt sich zur Schulter, die Arme sinken, aus der für Delacroix charakteristischen Gebärde spricht leise Trauer, auch Resignation, allerdings wie er selbst sie verstanden hat, als geistig aktives Sichfügen ins Unabwendbare; das kommt, wie mir scheint, mit ihrer vom kannelierten Kleid betonten aufrechten Haltung und in ihrem konzentrierten, aufgehellten Gesicht zum Ausdruck. Man glaubt darin allmählich auch Freude und einen ganz verhaltenen Stolz entdecken zu können. Die spätere der beiden erhaltenen Vorzeichnungen *(45)* zeigt Maria jedenfalls eindeutiger dem Schmerz hingegeben.[242] Auch aus Annas Antlitz spricht gebändigtes Leiden, verbunden mit der nicht nur tröstlichen Armgebärde eine gewisse Strenge. Als eine überzeugende biblische Gestalt hat sie das Schicksal, das vom Leben ihres Kindes in diesem Moment Besitz ergreift, bereits ganz ermessen.

Daß Delacroix an Maria weniger Erziehung als bereits Verselbständigung infolge ihres Gereiftseins thematisiert, wird deutlich, wenn wir DIE ERZIEHUNG MARIENS daneben halten *(43)*, die Rubens um 1630 für die Annakapelle der Antwerpener Karmeliten-Kirche geschaffen hat. Delacroix muß dieses Bild, oder zumindest Bolswerts Stich danach, gesehen haben, dafür spricht schon die Seltenheit des Sujets.[243] Der Aufbau der Gruppen ist ähnlich, insbesondere die im Oberkörper gedrehte Haltung Annas mit der raumgreifenden Armgebärde. Außerdem kehren Details, die Delacroix in seiner Komposition ganz frei verwendet, wieder: wie eine Hand das

---

241 Zu diesem Detail gibt es im Louvre eine sorgfältige Bleistiftstudie; S348.

242 London, British Museum (ehemals im Besitz E. Degas'), schwarze Kreide auf Papier, 31 x 28,5 cm. Erwähnt bei *Johnson* (J426), abgebildet in seinem Band VI (Public Decorations, Supplement), S. 206, Fig. 83.

243 P. P. Rubens: "Die Erziehung Mariens", 1630 - 33, Antwerpen, Museum der schönen Künste, Öl auf Lwd., 193 x 140 cm. *KdK.* 338, laut Oldenbourg mit Schülerbeteiligung. Farbabb. in Roger *Avermaete*: Rubens und seine Zeit. Genf 1977, S. 222. Bereits Johnson (J426) nimmt an, daß Delacroix Rubens' Erfindung berücksichtigt hat.

Buch hält, wie eine andere auf dem Oberschenkel ruht, dann die Hand auf der Schulter, die das Haar des Mädchens streift, ein unter Annas Rock hervorschauender Fuß, das gewinkelte Bein Mariens. Die gravierenden Unterschiede, etwa daß Joachim und die Himmelsboten fehlen, daß Delacroix der herrschaftlichen Architektur gleichsam den Rücken zukehrt, darf man bereits als Hinweise auf Neuerfindung nehmen. Rubens' Auffassung des ikonographischen Gegenstandes räumt der Pädagogik eine viel größere Rolle ein. Er führt uns Maria als herausgeputzten Backfisch vor Augen, der, statt zu lesen, heimlich mit dem Betrachter kokettiert. (Ein so delikater Griff ins Gewand begegnet uns im sogenannten PELZCHEN (*KdK.* 424) des Wiener Museums wieder *(55)*.) Gleichzeitig schirmt Anna sie in weiser Voraussicht von den Putten und dem von ihnen feierlich herbeigebrachten Blütenkranz als von einer weiteren, in ihren Augen durchaus freudigen Ablenkung ab. Auch bei Rubens gibt es also das Divergieren der Aufmerksamkeit, aber in sehr prononcierter, die Bindung von Mutter und Tochter noch einmal festigender Weise. Die Berührung beider Hände im Mittelpunkt des Bildes bekräftigt das. Rubens' Maria wird sich ihrer weiblichen Reize bewußt, in deutlichem Unterschied übrigens auch zur gleichnamigen Prinzessin im Erziehungsbild des Medici-Zyklus (*KdK.* 245). Von Reifung und Verselbständigung im Vorauswissen um Christi Leiden kann bei ihr keine Rede sein. Selbst was von ihrer Zukunft angedeutet ist, stimmt heiter: die jetzt noch Ahnungslose wird, wie die Putten zeigen, einmal Himmelskönigin sein. Die Trauer, die den Grundton des Bildes aus Nohant und fast aller religiösen Bilder von Delacroix ausmacht, mit dem tiefsten und vollsten Klang sicher in der eben entstehenden Pariser PIETA (J564-40. *DdH.*, S. 220), sie steht hier allein Joachim ins Gesicht geschrieben.

Ich weiß nicht, ob man schon einmal nachgeforscht hat, wo überall Rubens sich als humorvoller Erfinder erweist. Ich denke an den gierig augenrollenden Schwarzen im Zentrum der ANBETUNG DER KÖNIGE (*KdK.* 277) *(41)*, an den etwas blasierten Münchner TUGENDHELDEN (*KdK.* 56), an den lasziven Schwarzen, der von hinten den Münchner SILEN (*KdK.* 177) bedrängt und ihn in den Schenkel kneift. Nicht einmal schreibend hebt Delacroix diesen Zug an Rubens' Werk positiv hervor, wo ihm solches einmal auffällt, wie an der ERZIEHUNG ACHILLS, fühlt er sich abgestoßen; dafür ist in seiner Vorstellung zu festgelegt, mit welcher Tonart man welchem Gegenstand zu entsprechen habe.[244] Das macht ihn, den Landsmann Poussins, unempfänglich für den Reiz, der in der stellenweise munteren oder betont sinnlichen Behandlung eines würdevollen, selbst eines religiösen Geschehens liegen kann. Daran kann auch die versöhnliche Situation, in der das Marienbild entsteht, nichts ändern: Delacroix im Hochsommer fern von Paris, auf dem Landgut George Sands, "par instants", schreibt er, "il vous arrive par la fenêtre entr'ouverte sur le jardin des bouffées de la musique de Chopin qui travaille de son côté; cela se mêle au chant des rossignols et à l'odeur des rosiers" (*Cor. II*, 108, an Pierret). Der schmerzliche Ton setzt sich im Laufe der Konzeption trotzdem durch, mit ihm die Distanzierung von der heiteren Auffassung des Rubens. Zugleich gewinnt ein anderer Künstler an Einfluß, nämlich Michelangelo. Das herbe, tiefernste Wesen Annas, ihre mächtigen Schultern und ihre schlichte, aber groß gesehene Gewandung, schließlich die Ausmaße des Buches, erinnert das nicht in ganz allgemeiner und doch nachdrücklicher Weise an die sixtinischen Sibyllengestalten? Rubens steht mit dem "innerfiguralen Kontrapost" (Hubala) seiner Anna und eines seiner Putten der Figurenbildung Michelangelos sicher näher (wobei sie von der Maria in Leonardos ANNA SELBDRITT herzukommen scheint, an der Michelangelo ja auch seinen Anteil hat), doch Delacroix zeigt sich in seiner durchgehend schwermütigen Sicht der Dinge im Temperament mit ihm verwandt. Entsprechend hat er ihn in dem Bild des Musée Fabre dargestellt *(38)*. Auf Delacroix, nicht auf Rubens läßt sich ohne Einschränkung übertragen, was Wölfflin über Michelangelo geschrieben hat: Er "hat nie ein glückliches Dasein verkörpert."[245]

Nach Nohant gekommen war er, um ein paar Tage gar nichts zu tun, "cependant il faut que le travail vienne donner le grain de sel à tout cela." (*Cor. II*, 108) Darum die briefliche Bitte an Pierret, er möge ihm aus Paris so rasch wie möglich die aufgelisteten Farben und Zeichenpapier senden.

244 "*Achille à cheval sur Chiron* m'a paru ridicule". J. 26.1.52. Die Stelle bezieht sich auf ein Bild aus dem "Achilleszyklus" (*Held* 1980, Nr. 121, T. 124), in dem Rubens im kleinen Achill einen weiteren, etwas begriffsstutzigen Grünschnabel zeigt. Delacroix hat das Sujet für ein Pendentif im Palais Bourbon aufgegriffen und hat Kentaur samt Reiter in eine großartige, raumerschließende Bewegung versetzt (M392/J560-37. *Sérullaz* 1963, Abb. 52. *Sérullaz*, Palazzo Borbone, Farbt. S. 36).

245 *Wölfflin* 1888, S. 91. *Baudelaire* (1846, S. 122) hebt in einer Passage über die "Pietà" in Saint-Denis du Saint-Sacrement eine weitere Gemeinsamkeit hervor: "E. Delacroix a sans doute, comme Michel-Ange, supprimé l'accessoire pour ne pas nuire à la clarté de son idée."

Von der Leinwand berichtet George Sand: "C'était un coutil de fil destiné à me faire des corsets."[246] Um so erstaunlicher, unter so provisorischen Bedingungen, wie präsent Delacroix die erforderliche Bildtradition hat, Bolswerts Stich war in Pierrets Paket gewiß nicht enthalten. Er ist tatsächlich, wie wir ihn selbst von sich sagen hörten, in der Tradition zuhause. Aber wir haben auch gesehen, daß er mit derselben Sicherheit, mit der er sie sich ins Gedächtnis ruft, erfindend *verwandelnd* von ihr Besitz ergreift. Gerade an diesem Gemälde läßt sich eindrücklich zeigen, daß der zweite wesentliche Erfahrungsbereich (neben den geschichtlich-gesellschaftlichen Dingen), den ich einführend die *gestalthaft wahrnehmbare elementare Natur* genannt habe, bei der Bildentstehung keinesfalls von untergeordneter Bedeutung ist. Das Gegenteil ist vor anderen Bildern oft behauptet worden. Wesentliches von der Idee zu L'EDUCATION DE LA SAINTE VIERGE verdankt Delacroix, wie der folgende Brief an Pierret bestätigt, einem Natureindruck:

> "Les gens de ce pays offrent un type remarquable de douceur et de bonhomie; la laideur y est rare, sans que la beauté y saute aux yeux fréquemment. Mais il n'y a pas cette espèce de fièvre qui se dénote dans les habitants des environs de Paris. Les femmes ont toutes l'air de ces figures douces qu'on ne voit que dans les tableaux des vieux maîtres. Ce sont toutes des sainte Anne." (*Cor. II*, 112)
>
> "Die Menschen dieses Landes bieten einen Typ von bemerkenswerter Milde und Gutmütigkeit; die Häßlichkeit ist hier selten, ohne daß einem die Schönheit häufiger ins Auge stäche. Aber es gibt nicht dieses Fieber, das sich an den Bewohnern der Umgebung von Paris bemerkbar macht. Die Frauen haben alle den Ausdruck jener milden Figuren, die man nur in den Bildern der alten Meister sieht. Das sind alles heilige Annen."

Dies spontane Ineinandergreifen von Naturbeobachtung und Kunsterfahrung setzt sich fort und differenziert sich in der Vorzeichnung MERE ET ENFANT LISANT *(44)*, die man deshalb nicht mehr eine reine Naturstudie nennen kann.[247] Man sieht den Figuren, die sich noch in einem Innenraum aufhalten, an, daß sie auf reale Personen zurückgehen, eben auf eine jener stattlichen Landfrauen angeblich mit Sands Patenkind. Auch die Lichtverteilung verrät die Arbeit am Modell. Doch schon die Gruppierung ist von

---

246 Zitiert nach M311.

247 "Mère et enfant lisant", 1842, Paris, Privatbesitz, Bleistift auf Papier, weiß gehöht, 22 x 16,1 cm. M312. *Schawelka* 1979, T. IV. *Petrová* 1989, T. 65. *Körner* 1988, T. 56.

der Absicht auf ein religiöses Bild bestimmt. Die Phantasie stilisiert das Kleid der Bäuerin zur Draperie und umkreist bereits das Thema des Auseinandergehens: Der Knabe, der sich im Unterschied zur späteren Maria in die Umarmung schmiegt, liest eifrig weiter, während seine Mutter an einer früheren Stelle innehält und nachdenklich zur Seite blickt. So hat die Erfindung ihr recht deutliches Zentrum in der Distanz zwischen dem kleinen und dem großen Zeigefinger. In der zweiten, oben erwähnten Zeichnung *(45)* geschieht mit der selbstbewußten Anknüpfung an Rubens die Übersetzung in ein biblisches Phantasiemotiv, und erst bei der Ausführung in Öl die Verlagerung in einen Park wie er sich unter Delacroix' Fenster ausdehnt. In dieser Phase der Bildentstehung fließt noch aus einer anderen Richtung Natur ein: Es sind Erinnerungen an das Leben in Marokko, die dem Bild sein so anmutiges wie überzeugendes Gepräge geben.
Inwiefern überzeugend? Vermochte Delacroix dem selbsterteilten Auftrag ein Bild für eine Kirche zu malen, zu entsprechen? Die Literatur, die zum Thema der Darstellung wenig sagt, gibt hierauf rasche Antworten: Friedlaender, überzeugt, daß Delacroix in religiöse Gegenstände kein "eigenes Gefühl [mehr] hineinlegen und dadurch ein Neues schaffen" kann, sieht "zwei Orientalinnen in einer herrlichen Landschaft zusammensitzen", für Stuffmann wirkt das Bild wie "eine landschaftliche Genredarstellung". Ähnlich Schawelka: "Die religiöse Seite des Themas scheint ihm nicht sonderlich interessant zu sein."[248] Was ist die religiöse Seite des Themas an sich, was hätte der Maler besser machen können? Hätte er kleine Engel aus überirdischem Licht entlassen sollen, oder Maria, um ihre Teilhabe an der Himmelswelt sichtbar zu machen, noch einmal in gleißende Seide stecken sollen? Vermißt man tatsächlich die Überhöhung der irdischen Szene mit fürstlicher Architektur? Eine solche dargestellte "Einheit von idealer und realer Welt" entspricht den Möglichkeiten des Barock, das Delacroix aufsucht, nicht zuletzt um sich bewußt zu machen, was nicht mehr geht. An der Tradition schärft sich sein "sentiment particulier", sie hilft ihm bei der Findung zeitgemäßer Ausdrucksformen.[249]

---

248 *Friedlaender* 1930, S. 144. Stuffmann zitiert nach *Frankfurt* 1987, S. 235. *Schawelka* 1979, S. 73. Der Autor nimmt nur "ein Lesen unter Zuhilfenahme des Zeigefingers" wahr. Er hat, seinen Bemerkungen zufolge ("wenig gelungen"), Mariens Haltung zwischen Sichfügen und Sichverselbständigen nicht erkannt.

249 Delacroix schreibt in einem Brief an Dutilleux: "Mais les sujets religieux, entre tous les genres d'attrait qu'ils présentent, ont celui de laisser toute carrière à l'imagination, de manière à ce que chacun y trouve à exprimer son sentiment particulier". *Cor. III*, 37.

Der Eigenart eines Altarbildes kommt er mit der nahen, vorderansichtigen und zentralisierten Figurenanordnung durchaus entgegen. Dann aber ergibt sich für ihn zum Beispiel die Notwendigkeit, von Joachim und damit von der Darstellung von Geborgenheit in der Sippe abzusehen. Denn er will Vereinzelung im geistigen Leiden zeigen. Das andere, von Rubens wesentlich Unterscheidende ist, daß er die Beziehung des Menschen zur Natur ausdrücklicher, als eine differenziertere gestaltet. In Rubens' Bild ist die Natur allgegenwärtig, ist sie restlos kraftvolle, raumgreifende, ebenso sinnliche wie geisterfüllte Gestalt. Indem die Himmelswelt uneingeschränkt dazugehört, zeigt Rubens uns die Natur als in sich gegliederte, aber unzerteilte Schöpfung. Bei Delacroix haben die Figuren schon für den ersten Eindruck von ihrer Leiblichkeit etwas an die Farben abgegeben, ihre Körperformen erscheinen weicher - wie die Alfred Bruyas' *(24)* -, die Stofflichkeiten nähern sich im ganzen Bild einander an. Im Inkarnat und in den Gewändern gibt es ein mildes, wolliges Auflichten der Farbe, aber kein hart unterscheidendes Glänzen. Räumlichkeit ist da und hat doch nicht die klar trennende Qualität und Weite wie einem Rubensbild. Dafür tritt Farbe als solche in Erscheinung, ebenso ihr Auftrag, ihre der Künstlerhand verdankte Bewegtheit auf der Leinwand. Man beachte, wie das diagonale Rieseln der Lasuren in der linken Himmelshälfte sich in die Baumkronen fortsetzt, oder das Fließen und Sprudeln von Farbe und Stoff in der Schleppe von Marias Kleid. An diesen Stellen erreicht Delacroix mit verfeinerter Ölmalerei die Wirkungen eines Aquarells. Die vermehrte Einmischung des Schaffenden, sein überwiegend in der Farbe realisiertes Bestreben, mit dem Innenleben der Figuren etwas vom eigenen hervorzuheben, erlaubt der Phantasiegestaltung nicht mehr den hohen Grad an objektiver Naturhaftigkeit, an Materialsinnlichkeit, der uns von Rubens und seinen Zeitgenossen her vertraut ist. Dies betrifft das Verhältnis des Künstlersubjekts zur objektiven Natur als Grundlage der Bildgestaltung.

Davon zu unterscheiden hat man die konkrete Thematisierung eines besonderen Verhältnisses von Mensch und Natur, die Gestaltung der Beziehung von Figur und Landschaft. In L'EDUCATION DE LA SAINTE VIERGE sind die Figuren, wie wir es aus anderen Bildern kennen (ETALON *(1)*), mehr vor als in die Parklandschaft gesetzt. Ein Wohnen in der Natur ist nicht gegeben. Doch verfügt Delacroix über Mittel, die Zusammenhang schaffen: Der Baumbestand berücksichtigt die Figuren, unter anderem indem er sich absenkt, bis Himmelsblau Marias Oberkörper hinterfängt. Im Mittelgrund unterstreichen Wege mit verkürztem Schwung die Kraftrichtungen, die in der Gruppe sichtbar werden. Überhaupt kann man beobachten, daß Delacroix, der auf ordnungsmächtige Bildarchitektur verzichtet, die Komposition mittels eines Gefüges rhythmischer Bewegungen, dem Verlauf der Gewandfalten beispielsweise, festigt. Schließlich die Farbkomposition: Das Blau des Himmels vertieft sich im Kleide Annas, macht es zu einem anziehenden, die verhaltene Stimmung tragenden koloristischen Schwerpunkt. (Rubens gibt hier das von der Farbikonographie verlangte Grün.) Das 'nähere', nicht minder in sich bewegte Braun ihres Überrockes bindet sie fester an den Boden. Das Weiß der Buchseiten rahmt die Gesichter und macht nicht zuletzt den Zusammenhang von Buchstabe und Gedanke sinnfällig. Die Rottöne in der Kleidung Mariens treten in komplementären Kontrast zum Grün der Bäume. Das Goldgelb der gestickten Blümchen auf ihren orangeroten Ärmeln kehrt, die grauen Schwaden auflichtend, im Himmel wieder - vielleicht ein behutsam eingeführtes überirdisches Element. Auch hier, im Schwingen der Wolkenformen um die Häupter herum, ein Zusammenklingen der Formen. Was folgt aus diesen Beobachtungen? Zunächst einmal, daß Vorsicht geboten ist bei der gängigen Verifizierung einer Entfremdung des Menschen von seiner Umgebung.[250] Die Vereinzelung, die sich an den Figuren bemerkbar macht, dehnt sich zwar auf ihr Verhältnis zur Landschaft aus. Doch erheben im Gegenzug die rhythmisch alles aufeinander beziehende Bildgestalt (das Flächenornament) und vor allem Farbauftrag und Farbkomposition die Landschaft zum Raum für Begegnungen mit dem Übernatürlichen (LA LUTTE DE JACOB), zum Resonanzraum für den vorherrschenden Schmerz (PIETA), oder, wie es auch das Marienbild zum Ausdruck bringt, zu einem Ort, der ein dargestelltes Leiden erträglicher erscheinen läßt.

---

250 Ich denke an *Herding* (1989, S. 266), der vor dem Frankfurter "Hamlet" (J258-73, *Zürich* 1987, Farbabb. S. 151. *DdH.*, S. 153) das Neue in Delacroix' Landschaftsauffassung empfunden hat, in seiner Darlegung den Sachverhalt aber stark zum eindimensional Negativen hin vereinfacht. Gerade weil die Natur um Hamlet so leergefegt erscheint (- wobei man nicht das Bild eines Friedhofes zum Exempel für Delacroix' Naturdarstellung erheben sollte), verdient das Kreuz am Horizont Erwähnung. Daß Horatio mit dem Rücken zu ihm, außerdem zwischen ihm und Hamlet steht, macht das Thema interessant. Der Sonnenaufgang verliert keinesfalls "alle Bildwirksamkeit", folglich muß auch die Charakterisierung des Verhältnisses Mensch-Natur (und Übernatur) differenzierter ausfallen. Der Mensch in Delacroix' Bildern lebt meist nicht mehr in ungetrübtem Einklang mit der Natur, aber noch ist er nicht "grundsätzlich seiner natürlichen Umgebung enthoben"; man kann sich davon z.B. vor dem "Hémicycle d'Orphée" (J540-25. *DdH.*, S. 266) überzeugen. In der Gesamtheit der "Badenden"-Bilder von Cézanne tritt die Krise schärfer zutage.

"Le Christ au jardin des oliviers" (1827)

Man kann fragen, ob hier ein den blanken Pessimismus überwindendes christliches Empfinden Gestalt angenommen hat. Foucart betont zurecht, daß solchen Bildern kein rein katholisches Bekenntnis zugrunde liegt. Mit Régameys Feststellung, der Katholizismus sei in der Hauptsache "la religion de la joie", ist ein wesentlicher Unterschied zu Rubens' Darstellung erfaßt.[251] Erst vor dem Hintergrund eines traurigen Christusbildes, wie Delacroix es in LE CHRIST AU JARDIN DES OLIVIERS *(46)* verwirklicht hat (übrigens wieder in Auseinandersetzung mit Rubens), wird seine Figur der melancholischen Maria ganz verständlich.[252] Die Gebärde verliert alles Rhetorische, wenn man die Vereinzelung begreift, in die Christus gesetzt ist; die Resignation geht so weit, daß er vom Mitleiden der Engel nichts wissen mag (der Kelch, den man hier erwartet, ist fortgelassen). Angesichts so stark empfundenen Schmerzes, und so kostbarer Malerei, vergißt man auch die Herkunft der Dreieranordnung in diesem frühen Bild aus dem theatralischen Klassizismus. Der Gedanke an Verlassenheit und Tod ist beherrschend, Auferstehung und Erlösung liegen wohl außerhalb des Horizonts. "Plus malheureux que le Christ de l'Évangile", schreibt Rudrauf vor einem späteren Bild, und er hebt hervor, daß Delacroix sein eigenes Leiden hineingemalt hat.[253] Nur muß man ergänzen, daß die Absolutheit dieses Schmerzes alle "Schule der Empfindsamkeit" hinter sich läßt. Keinem der malenden Romantiker stand außerdem eine solche, Figur und Landschaft durchdringende Ausdruckskraft, eine solche peinture zur Verfügung. Der hohe Anteil des Erlebens macht Delacroix' religiöse Imaginationen vielleicht subjektiver, fragwürdiger als es der offiziellen, die Aufträge vergebenden Kirche recht sein konnte, aber er macht sie auch aufrichtig und lebendig. (Er manifestiert sich, dieser Erlebenshintergrund, nachdrücklich in der Verwandtschaft, die zwischen dem noch vollständiger isolierten Christus des Aquarells im Louvre *(47)* und der Winterthurer

251 *Régamey* (1931, S. 166) zitiert nach *Foucart* 1987, S. 245.

252 "Le Christ au jardin des oliviers", Salon de 1827-28, Paris, Saint-Paul-Saint-Louis, Öl auf Lwd., 2,94 x 3,62 m. R176/M89/J154-136. *Foucart* 1987, Farbt. 14. *DdH.*, S. 215. F. A. *Trapp* bildet den Stich Petrus de Bajllius nach einer Vorlage von Rubens ab, den Delacroix in seinem Bild berücksichtigt hat (The attainment of Delacroix. London 1971, S. 80).

253 *Rudrauf* 1956, S. 281 und S. 284 (zum Christus der "Kreuztragung" in Metz, M496/ J469-274. *DdH.*, S. 234).

Tasso-Figur besteht *(31)*.)[254] Die Pariser Kirchen wären noch attraktiver, wenn uns aus ihrem Dunkel öfter ein Delacroix entgegenleuchtete, anstelle der von Foucart zu Dutzenden reproduzierten Gemälde: zum Teil erschreckend hohl, vielfach eklektisch, meist überpathetisch und doch realistisch unterkühlt. (Mancher wird sich fragen: attraktiver *für wen*, aber das ist eine Frage, die sich bereits vor den Kirchenbildern eines Rubens stellt und die ich hier nicht beantworten kann. Stille Andacht hat wohl zu allen Zeiten nicht in erster Linie die großartige Figurenkomposition gesucht.) Der Autor hat in meinen Augen das Gegenteil von dem erreicht, was er erreichen wollte, nämlich mit den Destouches, Cambons, Scheffers Bilder vorzustellen, "qui rendent moins erratique le tableau de Delacroix."[255] - Eines müßte bereits nach diesen knappen Darlegungen klar geworden sein: Ein Urteil über Delacroix' religiöse Gestaltung kann nicht überzeugen, solange ihm keine eindringliche Analyse seiner figürlich erzählenden Erfindung zugrunde liegt. Das beliebte Etikett "Voltairianer" besagt ungeprüft noch nichts, und auch der Hinweis auf den gesteigerten Eigenwert der Farbe wird zur Ausrede, wo ihr Beitrag zum religiösen Thema der Darstellung übersehen ist.[256]

"Sur »Le Tasse en prison«" von Charles Baudelaire

Baudelaire und die bildende Kunst - ein vielerörtertes Thema, mit dem ich mich nur insoweit befassen kann, als es mein Interesse an den 'Ingredienzen' Delacroix'schen Stils erlaubt.[257] Es galt, unter Einbeziehung ih-

---

254 "Le Christ au jardin des oliviers", nach 1826, Louvre, Aquarell über Bleistift, 25,2 x 20,5 cm. R182/M91 (als Vorstudie angesehen). S93, Farbt. S. 31. *Frankfurt* 1987, Farbt. S. 239. *DdH.*, S. 214. Das Aquarell ist m.E. *nach* dem Gemälde in Saint-Paul-Saint-Louis entstanden, aus denselben Gründen, die ich im Zusammenhang mit dem "Tasso" der Sammlung Ande-Bührle *(32)* vorgebracht habe (Vereinfachung der Komposition und Steigerung des Ausdrucks, s.o. S. 123).

255 *Foucart* 1987, S. 247.

256 Wie bei *Battes* (1940, S. 48): "Dass Delacroix' Farbe an einem Gegenstand haftet erscheint uns unbedeutend." Die Ausführungen dieses Autors enthalten denn auch kaum Beobachtungen, die seinen Grundsatz widerlegen könnten.

257 Das Biographische behandelt erschöpfend Armand *Moss* (1973). - Hervorheben möchte ich Wolfgang *Drost* (Kriterien der Kunstkritik Baudelaires" (1971), erweitert abgedruckt in *Noyer-Weidner* 1976), der das Thema in seiner Breite erfaßt und erhellende Kriterien herausarbeitet, der aber doch die Gewichte nicht richtig verteilt. Seine Ausführungen zu Baudelaires Delacroix-Bild bleiben, was Neuaussagen betrifft, ergänzungsbedürftig, weil "die Parallelen zu dem Lob, das [Baudelaire Malern wie] Baron oder Haussoullier spendete", im

rer Genese die letzte Fassung von LE TASSE DANS LA MAISON DES FOUS *(31)*, ihre Künstler- und Einsamkeitsthematik zu verstehen, derselben im Gesamtwerk nachzuspüren, sie so gut es geht von Rubens zu unterscheiden, um sie schließlich mit Hilfe anderer (Goethe, Burckhardt) als Erlebnis zu charakterisieren. Das Prinzip gestalterischer Aufhebung des Erlebten in zunächst doch lebensfern anmutenden Stoffen sollte die Beschreibung und Vergleichung von L'EDUCATION DE LA SAINTE VIERGE *(42)* noch einmal vor Augen führen. Dabei haben sich bereits einerseits die Intensität, andererseits die Problematik einer erzählenden, subjektiv geprägten religiösen Kunst gezeigt. Die zeichnerische Entwicklung der Figurengruppe ließ erkennen, daß Delacroix von einem Natureindruck ausgeht und diesen, auch wenn ihm Veranschaulichung innerer Vorgänge am Herzen liegt, bis in die ausgeführte Fassung lebendig halten kann - nicht ohne signifikante Opfer im Verhältnis zu dem befragten Rubensbild. Dieses Resultat, daß Erleben den Rückgriff auf Rubens *(43)* zu selbstbestimmender Verwandlung weitertreibt, daß Naturerfahrung diese Verwandlung lebendig und überzeugend macht, ist der Anknüpfungspunkt an die Bilddichtungen von Baudelaire. Denn genau hierin verfehlen sie - weil sie selbst Kunst sind - etwas im Kern der Kunst Delacroix': Ihre Natur ist nicht mehr die der Bilder, entsprechend anders stehen sie zur Tradition. Dem SALON DE 1846 hat Baudelaire in einer vielzitierten Erörterung "A quoi bon la critique?" die berühmten Grundsätze seiner Kritik vorangestellt; es sind zugleich die Gründe ihrer Unnachahmlichkeit und Ergänzungswürdigkeit aus der Sicht der Wissenschaft:

> "pour être juste, c'est-à-dire pour avoir sa raison d'être, la critique doit être partiale, passionnée, politique, c'est-à-dire faite à un point de vue exclusif, mais au point de vue qui ouvre le plus d'horizons."

Mittelpunkt stehen. Die umwerbende Auseinandersetzung mit Eugène Delacroix bildet aber die Achse von Baudelaires Stellungnahme zum zeitgenössischen Kunstschaffen. Das darf man bei der Durchsicht seines schillernden, manchmal vernichtenden, dann wieder schwärmerischen Kommentars zu den Kleinmeistern der Epoche nicht übersehen. "Am Verhältnis zu Delacroix liest sein Reiferwerden sich ab", dies gilt, als ein Reiferwerden des qualifizierenden Kritikers aufgefaßt, auch für Baudelaire, wobei man sich darüber im klaren bleiben muß, daß er sich niemals kunsthistorische Objektivität zum Ziel gesetzt hat. (M. *Gosebruch* über Julius Meier-Graefe in der Neuen Züricher Zeitung, 6. 5. 1973) Zwischen Drosts Aussagen, Baudelaire habe zwischen den Zeilen eine gegenstandslose Kunst antizipiert, habe Manet aber letztlich abgelehnt, weil dessen Werk die "geistige und formale Abrundung zu einem in sich geschlossenen Universum" abgehe (S. 441), bleibt ein fundamentaler Widerspruch bestehen.

"um gerecht zu sein, das heißt, um eine Daseinsberechtigung zu haben, muß die Kritik parteiisch, leidenschaftlich, politisch sein, das heißt, sie muß von einem exklusiven Standpunkt aus verfertigt sein, aber von einem Standpunkt aus, der die weitesten Horizonte eröffnet."

Das ist durchaus in Bezug auf sachliche Kunstbetrachtung, wie Baudelaire sie in den Ausstellungsbesprechungen anstrebt, gesagt. Schon hier verlangt er Dinge, die nicht im Vordergrund heutiger wissenschaftlicher Arbeit stehen. Den Vorzug muß er freilich der reinen Dichtung geben:

"Je crois sincèrement que la meilleure critique est celle qui est amusante et poétique; non pas celle-ci, froide et algébrique, qui, sous prétexte de tout expliquer, n'a ni haine ni amour [...]; mais, - un beau tableau étant la nature réfléchie par un artiste, - celle qui sera ce tableau réfléchi par un esprit intelligent et sensible. Ainsi le meilleur compte rendu d'un tableau pourra être un sonnet ou une élégie."[258]

"Ich glaube wirklich, daß die amüsante und poetische Kritik die beste ist; jedenfalls nicht die kalte und algebraische, die, unter dem Vorwand alles erklären zu wollen, weder haßt noch liebt [...]; aber dafür die, - da ein schönes Bild von einem Künstler reflektierte Natur vorstellt, - die die Reflektion dieses Bildes in einem intelligenten und einfühlsamen Geist sein wird. Folglich könnte ein Sonett oder eine Elegie die beste Antwort auf ein Bild sein."

Diese Idee hatte er zwei Jahre zuvor bereits realisiert, im Blick auf Delacroix' spätere Fassung des TASSO *(31)*, die er in einer Ausstellung im Jahre 1843 sehen konnte. Erst zwanzig Jahre später findet das nun stark überarbeitete Gedicht SUR LE TASSE EN PRISON D'EUGENE DELACROIX Eingang in die dritte Auflage der FLEURS DU MAL. Ich stelle mir die bekannte Frage, ob Baudelaire mit ihm tatsächlich "le meilleur compte rendu" von Delacroix' Gemälde gibt. Zunächst der Wortlaut und eine Übersetzung, die nur das Skelett des Inhaltlichen bieten will:[259]

---

258 *Baudelaire* 1846, S. 100ff.

259 *Baudelaire, O. C. I*, S. 168. Der Versuch einer dichterischen Übersetzung bei *Lange* (a. a. O. (Fußn. 177), S. 54), aber anschließend kein Eindringen in die literarische Form und ihr Verhältnis zum Bild ("poetisches Supplement und luzider Kommentar"). Harald *Weinrich* spricht sogar von einer "poetischen Vertretung des Bildes", die nach der Überarbeitung dessen Sinn noch "sehr viel besser entspricht." (Baudelaire-Lektüre: V. Ein Emblem der Melancholie. In: Ders.: Literatur für Leser. Stuttgart 1971, S. 107 und 108. Hier auch die erste Fassung des Gedichts). *Johnson* hat aber die Antwort, auf die ich hinarbeite, bereits vorweggenommen: Baudelaire "creates his own work of art, but does no service to the subtlety and restraint of Delacroix's." (J286). Gedicht und Bild (farbig) gegenübergestellt in *Musée Baudelaire*, S. 174/175.

Sur »Le Tasse en prison« d'Eugène Delacroix

Über »Tasso im Gefängnis« von Eugène Delacroix

Le poète au cachot, débraillé, maladif,
Roulant un manuscrit sous son pied convulsif,
Mesure d'un regard que la terreur enflamme
L'escalier de vertige où s'abîme son âme.

Der Poet im Gefängnis, entblößt und kränklich,
Rollt unter verkrampftem Fuß ein Manuskript,
Mißt mit einem von Schrecken entflammten Blick
Die schwindelnde Treppe, über die sich seine Seele in die Tiefe stürzt.

Les rires enivrants dont s'emplit la prison
Vers l'étrange et l'absurde invitent sa raison;
La Doute l'environne, et la Peur ridicule,
Hideuse et multiforme, autour de lui circule.

Das betäubende Lachen, mit dem sich das Gefängnis füllt
Führt seine Vernunft dem Absurden und Fremden entgegen;
Der "Zweifel" umlagert ihn, und die "Angst", die lächerliche,
Umkreist ihn vielgestaltig und häßlich.

Ce génie enfermé dans un taudis malsain,
Ces grimaces, ces cris, ces spectres dont l'essaim
Tourbillonne, ameuté derrière son oreille,

Dies im ungesunden Loch gefangene Genie,
Diese Grimassen, diese Schreie, diese Gespenster, deren Schwarm
Aufgehetzt sein Ohr umschwirrt,

Ce rêveur que l'horreur de son logis réveille,
Voilà bien ton emblême, Ame aux songes obscurs,
Que le Réel étouffe entre ses quatre murs!

Dieser Träumer, den seiner Behausung Grauen weckt,
Da hast du dein Sinnbild, finsterem Ahnen hingegebene "Seele",
Zwischen den vier Mauern der "Realität" erstickt!

Baudelaire bedient sich der von ihm bevorzugten Form des gelockerten Sonetts: Zwölfsilber in zwei vier- und zwei dreizeiligen Strophen. Ein schlichtes Reimschema festigt den Aufbau, indem es die Quartette in sich abschließt (aa bb / cc dd), die Terzette, unterstützt vom gereihten Demonstrativpronomen und vom über den Strophenwechsel fließenden Satz, zusammenbindet (ee f / f gg). Das entspricht der zielstrebigen inneren Struktur: in zwei schildernden Strophen - die erste mit dem aktiven, die zweite mit dem passiven Individuum befaßt - eine ansteigende Flut düsterer Bilder, deren verdichtende Paraphrase in die entscheidende Aussage mündet: "Voilà bien ton emblême, Ame...". Auf dem Weg hierhin wenig tatsächlich bildbeschreibende Worte: In der ersten Zeile der Poet in angegriffenem Zustand, der Kerker, dann der nackte Fuß und das Manuskript schon in eigenwilliger Sicht; in der zweiten Strophe mit den "rires" andeutungsweise die Mitgefangenen und die Weitung des Ortes zum "prison", in der dritten die Lokalisierung der Belästiger "derrière son oreille". Alles andere ist dichterische Übersteigerung, die uns aber vor allem interessiert. Auch Baudelaire kennt das Oszillieren zwischen räumlicher Enge und Weitung des Bewußtseins. Aber seinem Tasso öffnet der Schrecken den Blick auf eine Treppe, die in namenlose Abgründe führt. Das Geschrei um ihn drängt seinen Geist in nicht minder unbestimmte Gefilde ab, wo ihn die Personifizierungen seiner Ängste quälen. Der Schluß macht deutlich, daß wir die haarsträubende Situation als Realität des Dichters zu verstehen haben; all diese Bedrängnisse reißen ihn erst aus glücklicheren Träumen und ersticken, wie es in der ersten Fassung noch eindeutiger heißt, mit der Seele die "rêves futurs". Das Irrenhaus ist tatsächlich Metapher für ein unerträgliches Dasein, aus dem es nur ein Entrinnen in Schlimmeres zu geben scheint. - Wie war es bei Delacroix? Auch in seinem Bild *(31)* sahen wir den Dichter noch innerhalb des Gefängnisses von der Mitwelt belästigt. Doch verwandelte gerade das die Zelle in einen Rückzugsort, in dessen Schutz der Geist sich in freiere Imaginationen aufschwingen konnte. Der Blick war nicht "von Schrecken entflammt". Der Dichter erschien entblößt, nicht aus Kränklichkeit, er hatte sich gleichsam Luft gemacht. Sein nicht aufgesetzter Fuß und das Leuchten des Hemdes ließ sein Körpergewicht vergessen. Das Manuskript trat er nicht mit Füßen, sondern er hat es ganz einfach fallen lassen; er bedurfte des Vermittelnden nicht, denn das Kostbarste bewahrte er hinter seiner lichten Stirn. Delacroix' Tasso

verkörpert mit seiner Gebärde eine Selbstbehauptung, außerhalb der Gemeinschaft der Menschen, nicht aber außerhalb des Menschlichen.
Es gibt grundsätzliche Gemeinsamkeiten und doch begegnen sich zwei unvereinbare Auffassungen des Genies. Baudelaires Bild von der Lebenswirklichkeit des Künstlers rührt an Klaustrophobie, seine Perspektive ist zu schwarz, aber auch zu präzis formuliert und mit der Lebenserfahrung zu fest verbunden, als daß sie einen Platz innerhalb der Grenzen der romantischen Stimmungswelt finden könnte. Kühl erkundet er den "gouffre", den er immer um sich sieht. Das folgende Gedicht sagt: "- Hélas! tout est abîme, - action, désir, rêve, / Parole!...". Neben diesem Abgrund wirkt selbst das erstickende "Réel" um Tasso heimatlich: "- Ah! ne jamais sortir des Nombres et des Etres!" Und nicht zu unrecht ist die Dichtung auf Delacroix hinter das Sonett "Le coucher du soleil romantique" gesetzt.[260] Auch Delacroix' Schilderung des Verhältnisses von Künstler und Welt geht in ihrer entschiedenen Negativität, in der Klarheit des Gedankens und in der Einfachheit der Gestalt nicht in der Romantik auf, auch wenn eine solche Einbringung des Subjekts nur *nach* ihr denkbar ist. Die Hinnahme der Vereinzelung als Preis des Schöpferischen ist ihnen also gemeinsam, trennend bleibt, *was* sich in dieser Vereinzelung dem Dichter je erschließt. Die Konzilianz, die Alfons, Mäzen von Goethes Tasso, noch die Grundlage eines gesunden Schaffens nennt, haben wiederum beide hinter sich gelassen (I.2, Vers 243 - 244).
Mit 'spitzen' Silben, mit einer Häufung von i, s und schließlich mit der immer rascheren Folge des *ss*, versinnlicht Baudelaire die Belästigungen, von denen er spricht. Das führt aber zu der Zeile: "Voilà bien ton emblême, Ame aux songes obscurs", deren dunkler und weicher Fluß keine Befreiung von den Qualen, aber ein Aufatmen beim Anblick ihrer künstlerischen Gestaltung spüren läßt. In den Übersetzungen muß dieses klangliche Hineinmünden verloren gehen. Baudelaire verdankt Delacroix, wie er meint, die Bannung jener Mächte, die er mit Majuskeln ("le Doute", "la Peur") greifbar und bedrohlicher macht, in der vollendeten Form. "voiler les terreurs du gouffre" nennt er dies Vermögen der Kunst in einem seiner "Petits poèmes en prose". Vielleicht ist das Erlösende, das sich mit Delacroix' religiösen Bildern verbindet - ich denke an seinen CHRIST AU JAR-

---

260 *Baudelaire, O. C. I,* S. 142 ("Le gouffre") und S. 149 ("Le coucher du soleil romantique"). Gemeint ist die Reihenfolge in der posthumen Ausgabe von 1868.

DIN DES OLIVIERS *(46)* - ja auch schon von dieser mehr ästhetischen als metaphysischen Art.[261] Jedenfalls sind beide, Baudelaire und Delacroix, von einer letzten Konsequenz bei der Durchformung des Werkes, die zu dieser Zeit klassisch anmuten kann, beide sind, wie Valéry für Baudelaire formuliert, "né sensuel et précis".[262] Wir dürfen jedoch einschränken: Präzis ist bei Baudelaire vor allem der Ausdruck eigenen Empfindens. Sein Gedicht antwortet Delacroix - man braucht nur das endlose Farbe-oder-Linie-Gerede in den gleichzeitigen Feuilletons daneben zu halten - unvergleichlich intensiv, und doch ist es, zu seinem eigenen Gewinn, nicht "le meilleur compte rendu" eben dieses Bildes. Der Maler, auch ein präziser Leser, hat die Differenz natürlich in jeder Äußerung gespürt. Er wird die Ausdauer und den geistigen Rang seines Bewunderers nicht übersehen haben, aber die Skepsis, die wohl jeder große Künstler den Auslegungen seines Werkes entgegenbringt, muß sich angesichts solcher Vereinnahmung, und wenn sie noch so geistvoll ist, in Ablehnung verwandeln. Eine Freundschaft, wie man immer wieder lesen kann, hat es zwischen ihnen nie gegeben. Moisy spricht zurecht von "Baudelaire, qui a tant aimé Delacroix et qui fut si mal payé de retour."[263] Dclacroix' anhaltend kühle Freundlichkeit läßt vermuten, daß er Baudelaire denen zugerechnet hat, die, mit seinen Worten: wenn sie für mich Partei ergriffen haben, "ne faisaient en général que prendre le leur en particulier et combattre pour leurs idées" (*Oeuvres lit. II*, S. 228). Wozu, wenn das die Regel würde, die Qual mit der Vollendung? Noch läßt die Äquivalenz von Ausdruckswollen und malerischem Ausdrucksvermögen auf höchster Ebene nur sehr begrenzten Spielraum für "Bedeutungsoffenheit". Für Delacroix gilt: "L'édifice achevé enferme l'imagination dans un cercle et lui défend d'aller au delà" (J. 20.4.53); gemeint ist hier die Imagination des Bildbetrachters.

---

261 *Baudelaire, O. C. I*, S. 321 ("Une mort héroique").

262 Paul *Valéry*: Situation de Baudelaire (1930), wiederabgedruckt in *Noyer-Weidner* 1976, S. 74. Klassisch ist Valéry zufolge ein Künstler, "qui porte un critique en soi-même, et qui l'associe intimement à ses traveaux." Das hat er Baudelaire zuerkannt und hätte es Delacroix zuerkennen können, der von sich sagen darf, er habe in seinen Werken "toujours vu les défauts avant les juges les plus sévères" (*Delacroix (Autobiographie)*, S. 273).

263 *Moisy* 1965, S. 365, Fußn. 25. In diesem Sinne bereits *Rebeyrol* 1949, S. 713. Das Gerücht von einer Freundschaft hat der Dichter übrigens selbst in die Welt gesetzt: Delacroix "celui que j'ai tant aimé, celui qui a daigné m'aimer et qui m'a tant appris." *Baudelaire, O. C. II*, S. 774 (Brüsseler Vortragskonzept, 1864).

Die Delacroix-Strophe in Baudelaires "Les Phares"

Der Abstand zwischen Delacroix' Gemälde und der Fortdichtung Baudelaires erklärt sich auch aus dem veränderten Vermögen, oder Willen, Natur im Bild festzuhalten. Baudelaires Bereitschaft, in absurde Räume, möglichst künstliche Welten auszuweichen, entspringt einem Ressentiment gegenüber dem Unbezwingbar-Lebendigen, das nicht zuletzt enttäuschte Sehnsucht ist. Dies hat van Gogh gespürt, der vom "Pariserischen à la Baudelaire" spricht, das Bernard beim Malen ruhig einmal vergessen solle.[264] Ich möchte dem anhand des wohl bekanntesten Kunst-Gedichtes von Baudelaire noch etwas nachgehen. Nach sieben Hauptmeistern der Kunstgeschichte ist die achte Strophe von LES PHARES Delacroix gewidmet, - eine Rangerhöhung, in der heute niemand mehr eine Übertreibung sehen sollte. Baudelaire steht damit zum ersten, hier noch ebenso provozierend wie lobend gemeinten Satz seiner ersten Salonkritik: Delacroix sei "décidément le peintre le plus original des temps anciens et des temps modernes." Der Wortlaut mit Stefan Georges gelungener Übersetzung:[265]

Delacroix, lac de sang hanté des mauvais anges,
Ombragé par un bois des sapins toujours vert,
Où, sous un ciel chagrin, des fanfares étranges
Passent, comme un soupir étouffé de Weber;

Delacroix, Blut-See, wo böse Engel sich scharen,
Darüber die Schatten der stets grünen Fichten ziehn,
Wo unter dem traurigen Himmel fremde Fanfaren
Wie ein erstickter Seufzer von Weber fliehn. -

Davor würdigt Baudelaire in eigenartiger Reihenfolge die Bildwelten von Rubens, als trägen Strom rein sinnlichen Lebens (TRUNKENER SILEN), von Leonardo, als kühl-erhabenen Ort voll süßer Geheimnisse (FELSGROTTEN-MADONNA), von Rembrandt, lokalisiert in von religiösen Qualen erfüllten, von einem Lichtstrahl grell erleuchteten Gemäuern, für die man in den Ge-

264 *van Gogh, Briefe* V, S. 291 (Dezember '89), zitiert nach *Lenz* 1992, S. 72.

265 *Baudelaire* 1845, S. 8. Der Vierzeiler nach *Baudelaire, O. C. I*, S. 14. Das ganze Gedicht "Les Phares" erschien zwei Jahre nach Vorabdruck der Delacroix-Strophe ("Exposition universelle de 1855") in der ersten Auflage der "Fleurs du Mal" (1857). Strophen und entsprechende Bilder einander gegenübergestellt in *Musée Baudelaire*, S. 51 - 65.

mälden nichts Entsprechendes finden kann. Michelangelo ist mit kraftstrotzenden Gestalten aus seinem JÜNGSTEN GERICHT vertreten, Puget wächst aus einem proletarischen, körperverfallenen Süden dem Ideal entgegen (mit MILON kaum zu begründen), Watteau ist der Maler so vergänglicher wie zauberhafter Festlichkeit (EMBARQUEMENT), Goya der Lithograph des absoluten Schreckens und der Verdorbenheit (BIEN TIRADA ESTA!). In der ersten Strophe des zweiten Teils schmilzt die in Baudelaires im Grunde zeitloser Kunstgeschichte verbliebene Mannigfaltigkeit noch einmal zusammen zu "Ces malédictions, ces blasphèmes, ces plaintes...". Ganz neu scheint ihm nicht zu sein, was er im SALON DE 1846 als das Einzigartige bei seinem Zeitgenossen, als "dernière expression du progrès dans l'art" beschrieben hat, nämlich der Ausdruck des Schmerzes. Doch ist Delacroix, "héritier de la grande tradition", in seinen Augen der Maler, der ihn am vollkommensten darstellen kann, als seelisch-geistigen Schmerz vor allem, als "douleur morale".[266] In diesem Sinne feiert ihn die achte Strophe, der Baudelaire beim Vorabdruck vorsorglich eine Erläuterung mitgegeben hat:

> "*Lac de sang:* le rouge; - *hanté de mauvais anges:* surnaturalisme; - *un bois toujours vert:* le vert, complémentaire du rouge; - *un ciel chagrin:* les fonds tumultueux et orageux de ses tableaux; - *les fanfares et Weber:* idées de musique romantique que réveillent les harmonies de sa couleur."[267]
>
> "*See von Blut:* das Rot; - *wo böse Engel sich scharen:* Supernaturalismus; - *ein immergrüner Wald:* das Grün, komplementär zu Rot; - *ein trauriger Himmel:* die aufgeregten und stürmischen Hintergründeseiner Bilder; - *die Fanfaren und Weber:* Ideen von romantischer Musik, welche die Harmonien seiner Farbe wecken."

Jedes dieser Bilder läßt sich mit der Kunst Delacroix' in Verbindung bringen: Rot und Grün bilden den tragenden Kontrast vieler Gemälde; MEPHISTOPHELES DANS LES AIRS ist ein faszinierend schlechter Engel *(6)*; über der BARQUE DE DON JUAN lastet der Himmel tatsächlich schwer; auch das Verwandte in den von farbiger und musikalischer Komposition geweckten Sinneseindrücken hat Delacroix gekannt. Bei seiner Arbeit in Saint-Denis hat er die Musik als Stimulans der Einbildungskraft schätzen gelernt (J. 24.12.53). Nur: Sein DANTE hat in Virgil einen unerschütterlichen Führer

266 *Baudelaire* 1846, S. 130 und 129.

267 *Baudelaire* 1855, S. 238 (Hervorhebungen von Baudelaire).

und wird auf dem See der Qualen nicht verlorengehen, bei der Betrachtung seines SARDANAPALE *(37)* haben wir gesehen, daß Delacroix sich von der Gewaltdarstellung nicht fortreißen läßt, und in der Chapelle des Saints-Anges treffen seine Menschen auf 'gute' Engel. Was den seinerzeit schon strapazierten Vergleich mit der Musik betrifft, so ist zu entgegnen, daß Delacroix sich gedanklich mehr mit der Abgrenzung der Gattungen als mit ihrer Vermischung beschäftigt hat. Außerdem war er allergisch gegen die beliebte Gleichsetzung mit romantischen Zeitgenossen, wenn er Weber auch deutlich mehr als Berlioz oder Hugo geschätzt hat. Auch diese Strophe, stark von Baudelaires absoluter Melancholie gefärbt, vereinseitigt Delacroix' Universalität zum Düsteren und Obsessiven. (In "La cloche fêlée" vergleicht das Ich sich mit einem Verletzten, "qu'on oublie / Au bord d'un lac de sang".)[268] Überhaupt führt das Grundprinzip Baudelairescher Kunstkritik - nämlich "un tableau réfléchi par un esprit intélligent et sensible" zu sein - in der dichterischen Steigerung zu gewaltsamer Annäherung der aus den Jahrhunderten zusammengerufenen Meister. Der Strophe zu Rembrandt zum Beispiel liegen höchst vage Bilderfahrungen zugrunde. Bezeichnenderweise ist gerade das Licht in seinem unmodernen, Hell und Dunkel nicht scharf kontrastierenden Charakter mißverstanden. Erst in Bildern Goyas gibt es jenen brüsk hereinbrechenden "rayon d'hiver", bei Rembrandt bleibt das Dunkel, malerisch gesehen, die Hülle eines aus dem Grund aufsteigenden warmen Lichtes, auch wo dieses als von draußen hereinkommendes dargestellt ist (DIE HEILIGE FAMILIE, Louvre). Das Inventar dieser Strophe könnte von Delacroix' erstem TASSO *(32)* inspiriert sein, möglicherweise von der früh in Künstlerkreise gelangten Züricher Zeichnung *(34)*.[269] - "Nehmen wir Baudelaire als das, was er ist, als einen modernen Dichter", schreibt van Gogh mit Malerstolz, "bei aller Bewunderung [...] möchte ich doch annehmen, besonders aufgrund jener Verse, daß er so gut wie nichts von Rembrandt wußte". Dem kann man nicht widersprechen und sollte doch betonen, daß diese Spannung zwischen Stilumschreibung, die ja beteiligt ist, und künstlerischem Selbstausdruck den Reiz eines Bildgedichtes durchaus vermehrt.[270]

---

268 *Baudelaire, O. C.*, S. 72. Dieser Hinweis bei Jean *Starobinsky*: De la critique à la poésie. In: Preuves. 1968, S. 17.

269 Zu dieser Zeichnung (Slg. Nathan, M57) s. o. Fußn. 172. Das Blatt befand sich seit etwa 1825 im Besitz Achille Devérias, den Baudelaire gut gekannt hat.

270 *van Gogh, Briefe* V, S. 270 und S. 275.

Baudelaires Rubens-Strophe

Anordnung und Auswahl der Künstler in diesem Gedicht haben den Philologen Kopfzerbrechen bereitet, daß Rembrandt vor Michelangelo gesetzt, daß Pierre Puget, nicht Tizian oder Raphael, den Leuchtfeuern der Menschheit zugezählt ist. Ein Spaziergang durch Delacroix' mit Kopien geschmücktes Atelier ist LES PHARES jedenfalls nicht, auch eine Folge "vom Lächelnden zum Düsteren" ist nicht gegeben. Celliers Versuch, zwischen "Spleen" und "Idéal" eine "axe de symétrie" zu legen, bleibt formalistisch. Das Entscheidende hat Prévost gesehen: Baudelaire "est allé de la plastique pure à l'âme."[271] Man darf einen Schritt weiter gehen: Baudelaire hat Rubens und Delacroix so weit auseinandergerückt, um einen Gegensatz herauszustellen - besser: herzustellen.

> Rubens, fleuve d'oubli, jardin de la paresse,
> Oreiller de chair fraîche où l'on ne peut aimer,
> Mais où la vie afflue et s'agite sans cesse,
> Comme l'air dans le ciel et la mer dans la mer;
>
> *Rubens, der Müßigkeit Garten, Fluß von Vergessen*
> *Und Pfühl frischen Fleisches, für unsere Liebe wohl leer,*
> *Doch von einem Leben so strömend und drängend besessen*
> *Wie Luft in dem Himmel und wie das Meer in dem Meer. (St. George)*

Die Bilder, in denen Baudelaire sich die "plastique pure", die reine Körperlichkeit eines Rubens vorstellt, verteilen sich als negative und positive auf die erste und zweite Hälfte der Strophe: ein Fluß des Vergessens, ein

---

271 Léon *Cellier*: "Les Phares" de Baudelaire - Étude de structure. In: Revue des sciences humaines. 1966, S. 99. Hier auch das Zitat nach Jean Prévost (S. 98). - Am Rande sei bemerkt, daß Dolf *Oehler*, was die Konstruktion eines anhaltend politisch engagierten Baudelaire betrifft, die Schmerzgrenze erreicht (Ein hermetischer Sozialist. In: *Baudelaire* (Materialien), S. 219): ...die "*Leuchttürme (Les Phares)*, welche - man hat es so noch nicht gesehen - die Geschichte der Kunst seit der Renaissance als einen langen leidenschaftlich verzweifelten Protest der geschundenen Menschheit gegen die Untaten des bürgerlichen Fortschritts interpretieren." Leonardos "Felsgrottenmadonna" von 1583 also ein 'Pamphlet' gegen die florentiner Bourgeoisie? - oder mit Baudelaires eigenen Worten: "Rubens sans-culotte! ô critique! ô critiques!..." *Baudelaire* 1845, S. 10. - Da bei Oehler auch "Le Cygne" schlicht über die Farbe des Gefieders (blanc) mit Blanquis liiert, der Gott in "Abel et Cain" mit "Eigentum" identifiziert wird, findet diese Deutung keineswegs aus dem Dilemma heraus, welches 1940 bereits W. Benjamin mit der Vermittlung des eigenen Gesellschaftsbildes und Baudelaires Dichtkunst hatte.

Garten der Trägheit, ein Kissen aus frischem Fleisch, "mais": berstend vor Leben, in unbegrenzter Bewegtheit, "comme la mer dans la mer". Hinweise auf eine mit dieser unbegrenzten Vitalität verbundene oder sie übersteigende Geistigkeit gibt es nicht; mehr noch, mit dem Fluß des Vergessens, mit der Verneinung jeder Möglichkeit, in dieser Welt etwas zu lieben, ist sie ausdrücklich ausgeschlossen. Der nüchtern prüfende Blick muß in dieser Festlegung auf's frische Fleisch nicht nur eine Übertreibung, sondern eine Verfälschung sehen. Körper und Geist befinden sich bei Rubens - sehr eindrücklich zum Beispiel in der von Liess als "Antwortfigur" charakterisierten Mutter auf dem linken Flügel der KREUZAUFRICHTUNG (*KdK.* 36) - eben tatsächlich im Gleichgewicht.[272] Es ist sogar so, daß gerade die Erfindungen, in denen er die Sinnlichkeit am weitesten treibt, Rubens die tiefsten Blicke ermöglichen. Der Münchner SILEN (*KdK.* 177) zum Beispiel; an ihm konnte Evers, mit einer zeitgenössischen, auf die säugende, vor Gesundheit fast platzende Paniskin verzichtenden Replik vergleichend, zeigen, daß selbst Rubens, arbeitend am Mythos, einsam war.[273] Es spricht andererseits aus Baudelaires Distanzierung auch Aufrichtigkeit bezüglich der Frage, was Rubens *uns* noch bedeuten kann, denn dessen Figuren sind ja, was ihre ungebrochene Leiblichkeit betrifft, tatsächlich nicht mehr von unserer Welt. Die Reaktion naiv betrachtender heutiger Museumsbesucher gibt in der Regel dem Dichter recht. Doch zeugt schon die verwirrende Äquivalenzientheorie eines Jakob Burckhardt von dem Verlangen, Rubens' Sinnlichkeit zu bändigen.[274]

In der Delacroix-Strophe, in der es kein "aber" mehr gibt, geschieht das Gegenteil: Aus dem Natürlichen, Vertrauteren springen die Oxymoroi ins Künstliche, zugleich Irritierende: lac *de sang*, *mauvais* anges, ciel *chagrin*, fanfares *étranges*. Im sechsten Blatt der FUSEES reflektiert Baudelaire den Genuß, den ihm solche Alchimie bereitet: "*Ciel tragique*. Épithète d'un ordre abstrait appliqué à un être matériel."[275] Schon im Sprung von der Rubens- zur Leonardo Strophe kündigt die Differenz zum Abstrakteren sich an, die auf dem Rücken Delacroix' zum Gegensatz gesteigert die

272 *Liess* 1977, S. 81 und 133.

273 *Evers* 1942, S. 210; der "Silen" aus dem Umkreis van Dycks (Berlin) Abb. 120.

274 *Burckhardt* 1898, S. 72. *Liess* (1977, S. 280ff.) legt den Finger auf den wunden Punkt dieser Theorie: "Optische Werte sollen sich mit idealen aufwiegen können! [...] Dem 'äußeren Blick' und dem 'inneren Sinn' fehlte das Organ des einen, ungeteilt sehenden Auges."

275 *Baudelaire, O. C. I*, S. 653 ("Fusées", VI.).

Architektur des Gedichtes bestimmt. Die Rubenskunst, als Lethestrom Grenze zu endgültig verlorener Seligkeit, fällt in die Vergangenheit. Baudelaire zieht es zu Delacroix' Malerei, an der seine Begeisterung sich erst richtig entzündet, um dann sie funkeln zu lassen im Licht eines jede Bindung an Materie von sich weisenden "surnaturalisme". Kurz zuvor dichtet er in ELEVATION: "Au-dessus des étangs, au-dessus des vallées, / Des montagnes, des bois, des nuages, des mers, ... // Mon esprit, tu me meus avec agilité", und in REVE PARISIEN träumt er, in Umkehrung obiger Meeresmetaphorik, von einem "océan dompté".[276] Kurz, wir bekommen in seiner Antithese von Rubens und Delacroix die Überzeugung zu fassen, die fast jede bedeutende Zeile des Dichters färbt, daß nämlich Körper und Geist, Glück und Bewußtsein für immer geschieden seien, daß Poesie nur noch im rein intelligiblen, alle Natur zu ihrer Beherrschung sich anverwandelnden, ja sie zersetzenden und neu kristallisierenden "au-dessus" möglich sei. Indem die Gemeinschaft der Menschen ihn an solcher Erhebung hindert, liefert sie Tasso, Baudelaires Tasso, seinen inneren Abgründen aus, gibt sie den Albatros, "roi de l'azur", der Lächerlichkeit preis.[277] Erinnern wir uns an L'EDUCATION DE LA SAINTE VIERGE in ihrem Verhältnis zur Fassung des Rubens *(42, 43)*, so sehen wir Baudelaires Sicht in manchem bestätigt. Es war Vereinzelung der Figuren untereinander und innerhalb der Umgebung festzustellen, Vergeistigung der Hauptfigur im Zuge der Darstellung moralischen Leidens, und zwar auf Kosten von Plastik im Sinne lebendiger Körperlichkeit und Materialsinnlichkeit, zugunsten aber einer beseelten, dem Schweben nähergebrachten Malmaterie. Die von ihm selbst für unerläßlich erklärte geisterfüllte Körperlichkeit der Figur, ihre "saillie" (J. 21.10.60), realisiert auch Delacroix - insbesondere nach den Anregungen der Marokkoreise - nicht mehr in Rubens'scher Gleichgewichtigkeit. Dennoch, in dem *Übermaß*, in dem Baudelaire die Natur bei Rubens auf das Physische festlegt, entmaterialisiert er sie in den Zeilen zu Delacroix, überwölbt er sie mit einer zweiten, flüchtigen, künstlichen, hier unheilvollen Wirklichkeit. Dem Marienbild liegen aber, wie sich in der vorangehenden Beschreibung eben auch gezeigt hat, Natureindrücke zugrunde, die in der vollendeten Figur und in der Landschaft lebendig bleiben, so daß beide den Kreis des uns Vertrauten nicht über-

---

276 *Baudelaire, O. C. I*, S. 10 und 102.

277 *Baudelaire, O. C. I*, S. 9.

schreiten. Erst mit diesem Festhalten an einer integeren sichtbaren Welt schafft Delacroix sich den Rückhalt für eine fruchtbare, positive Auseinandersetzung mit der Kunst des Rubens in ihrer ganzen Breite.

Baudelaire und Delacroix: Zweimal Kunst und Natur

Dem Maler verursacht es Herzklopfen zu sehen, wie die "puissance incroyable de l'imagination" (J. 2.6.49, 11.9.55) Rubens zu Übertreibungen der Gestalt fortreißt, die überzeugen, gerade weil sie Leben darstellen, weil sie der Natur verbunden bleiben (J. 31.8.55). Der Dichter übertreibt diese Naturverbundenheit, um einer Antipathie Ausdruck zu verleihen, und gibt, indem er Delacroix sich zuwendend dessen Wurzeln ignoriert, die Prämissen *seines* Schaffens preis. Man muß es wenigstens andeuten, daß Baudelaires "surnaturel" und die Imaginationen Delacroix' nicht konvergieren, weil ihnen unvereinbare Naturbilder zugrunde liegen. Aufgefordert, sich an der Festschrift für einen Naturschützer zu beteiligen, antwortet Baudelaire im Jahre 1853 in dem berühmten Brief an Desnoyers:

> "Mais vous savez bien que je suis incapable de m'attendrir sur les végétaux [...]. J'ai même toujours pensé qu'il y avait dans la *Nature*, florissante et rajeunie, quelque chose d'impudent et d'affligeant."
>
> "Sie wissen genau, daß ich unfähig bin, mich mit der Pflanzenwelt zu befassen [...]. Ich habe sogar immer geglaubt, daß sich mit der blühenden, sich verjüngenden *Natur* etwas Schamloses und Betrübliches verbindet."

Anhand solcher Aussagen analysiert Sartre eindringlich Baudelaires "Aversion gegen die Natur", und er präzisiert: "was er Natur nennt, ist das Leben". In dem bereits zitierten Gedicht "Elévation" strebt der Geist noch über die Sonne hinaus, um diesem Leben zu entkommen. In dem Prosastück "Any where out of the world" fragt das Ich seine frierende Seele, ob sie sich vielleicht nach Lissabon begeben wolle: "Cette ville est au bord de l'eau; on dit qu'elle est bâti en marbre, et que le peuple y a une telle haine du végétal, qu'il arrache tous les arbres. Voilà un paysage selon ton goût". In maximaler Ferne zur Natur liegt die Stadt, die Baudelaire in RÊVE PARISIEN entwirft.[278] Fasziniert berichtet das den Traum erinnernde

---

278 Baudelaires Brief zitiert nach *Jauss* 1991, S. 357 (Hervorhebung von Baudelaire). - J.-P. *Sartre*: Baudelaire (1946). Übersetzt von B. Möhring, neu herausgegeben von D. Oehler.

Ich, jegliches "végétal irrégulier" sei verbannt gewesen zugunsten einer berauschenden "monotonie du métal, du marbre et de l'eau." Es gab Vorhänge aus Kristall, Kolonnaden anstelle von Bäumen, Abgründe aus Diamant, und keine Sonne, um diese Herrlichkeiten zu erleuchten: "Qui brillaient d'un feu personnel!" Die Verbannung der Natur ist vollkommen, weil der Sündenfall in Baudelaires merkwürdiger Deutung die Natur restlos verdorben hat - "La nature entière participe du péché originelle" -, also nicht den Menschen allein.[279] Fast im Zuge seiner Entdeckung hat man festgestellt, daß dieser Antinaturalismus in den Texten und im Leben seine Lücken hat.[280] Für uns bleibt aber bestimmend, daß Baudelaire das Komplement seiner Naturablehnung, seinen "surnaturalisme" eben, in die Malerei Delacroix' projiziert hat: als Dichter in LES PHARES und indirekter in LE TASSO, als Kritiker erstmals im SALON DE 1846 und ein letztesmal im Nachruf von 1863. Um eine Laune handelt es sich demzufolge nicht. Seine Formulierungen scheinen zunächst nur die Überzeugungen des Malers zu spiegeln: "un tableau doit avant tout reproduire la pensée intime de l'artiste, qui domine le modèle", die besprochenen Dinge besäßen bleibenden Wert allein "parce que l'homme y ajoute de son âme". Aber verfolgen wir etwas genauer den Wandel einer Metapher, die der Maler wohl eher beiläufig in seine Argumentation eingeflochten, die sich dem jungen Dichter jedoch tief eingeprägt hat:

> "Pour E. Delacroix, la nature est un vaste dictionnaire".
>
> "Für E. Delacroix ist die Natur ein großes Wörterbuch".[281]

Einige Jahre später lautet das Zitat schon: "«La nature *n'est qu'un* dictionnaire»"; in der anschließenden Erläuterung erfährt die zunächst behutsam Zurückgesetzte, die Natur, ihre Degradierung zum modernen Selbstbedienungsladen: "Tout l'univers visible n'est qu'un magasin d'images et de

---

Reinbek 1985, S. 64 und 68. Sartre hat Baudelaires Antinaturalismus nicht entdeckt, aber als erster in seiner Radikalität *und* in seiner Inkonsequenz eindringlich analysiert. - *Baudelaire, O. C. I*, S. 10 ("Elévation"), S. 356 ("Any where..."), S. 101 ("Rêve parisien").

279 Baudelaires Brief an Toussenet zitiert nach *Jauss* 1978, S. 690. - Um diese Merkwürdigkeit zu unterstreichen: Kleist hatte sich 1810 als Gegenbild zu dem aller Anmut und des Paradieses sich beraubenden, die Welt zerdenkenden Menschen ebenfalls ein Künstliches vorgestellt, die Marionette, daneben aber, im unbesiegbar fechtenden Bären, noch ein bodenständiges Wesen der Natur.

280 Hierzu *Sartre*: a. a. O. (Fußn. 278), S. 65 und am ausführlichsten F. W. *Leakey*: Baudelaire and Nature (1969). Teilabdruck (dt.) in: *Baudelaire* (Materialien), bes. S. 114.

281 *Baudelaire* 1846, S. 118; 1859, S. 319; 1846, S. 119.

signes auxquels l'imagination donnera une place et une valeur relative". Entsprechend definiert Baudelaire die Aufgabe der Imagination: "elle décompose toute la création, et [...] crée un monde nouveau".[282] Absonderlich, auch seiner disziplinierten Lebens- und Arbeitsweise zuwider, muß Delacroix erschienen sein, wie Baudelaire die Tätigkeit der Phantasie mit dem Opiumrausch vergleicht: "Edgar Poe dit [...] que le résultat de l'opium pour les sens est de revêtir la nature entière d'un intérêt surnaturel qui donne à chaque objet un sens plus profond, plus volontaire, plus despotique. [...] Eh bien, la peinture de Delacroix me paraît la traduction de ces beaux jours de l'esprit."[283] Delacroix hat sie so sicher nicht gekannt, auch ist das nicht mehr sein Vokabular: völlige Verfügbarkeit, Despotie der Dekomposition und der Neuzuordnung, mehr Überlagerung als Deutung, mehr Ersetzung als Vergeistigung der Natur. Auf der Verurteilung solch verzweifelter Selbstherrlichkeit im Umgang mit der Schöpfung gründet seine Ablehnung Edgar Poes: "Ces gens-là - wahrscheinlich ist der Übersetzer auch gemeint - ne se plaisent que dans ce qui est hors ou extranature" (J. 6.4.56). Delacroix läßt uns nicht im Zweifel darüber, daß ein die Vernunft beteiligendes Schaffen, Vernunft in einem universalen, selbst Formvollendung nur als Teilaufgabe begreifenden Sinn (denn formvollendet sind Baudelaires Gedichte und Poes Erzählungen auch), ihm das höhere Verdienst bedeutet: "nous ne pouvons, nous autres, perdre à ce point l'équilibre".[284] Die Kluft zwischen der Ästhetik von Baudelaire und Delacroix besteht also nicht darin, daß nun die Seele die Zügel in die Hand genommen hat, sondern in der Richtung, in die sie den Wagen lenkt, vor allem in der Entfernung, in die sie die Ausdruckswelt zur Realität des Menschen bringt. Zu dieser Einsicht hat uns bereits der vorangehende Vergleich von Tasso-Bild und Tasso-Gedicht geführt.

Delacroix entwickelt seinen Nachahmungsbegriff aus der Kritik dogmatisch-akademischer Kunst. Schon dem Klassizismus Davidscher Prägung sieht er den verkleideten Atelierrealismus an, das Sichtestklammern, "presque servile", am Modell etwa in LE SERMENT DES HORACES (1784,

---

282 *Baudelaire* 1859, S. 326 (Hervorhebung von mir), S. 328ff. und zit. nach *Jauss* 1978, S. 694. In seiner Skizze zum literarischen Realismus schreibt Baudelaire hierzu: "Ce monde-ci, - dictionnaire hiéroglyphique." *Baudelaire, O. C. II*, S. 59

283 *Baudelaire* 1855, S. 239ff.

284 Er entdeckt später bei Poe auch Züge, die ihm einst weniger fremd waren: "ce sens du mystérieux qui me préoccupait davantage autrefois dans ma peinture" (J. 30.5. 56).

Louvre). An dieser Stelle findet er, die Vereinbarkeit von Naturnachahmung (Objekt) und Naturüberwindung (Subjekt) in erinnernder Poiesis umschreibend, zur Wörterbuch-Metapher:

> "Les formes du modèle, que ce soit un arbre ou un homme, ne sont que le dictionnaire où l'artiste va retremper ses impressions fugitives ou plutôt leur donner une sorte de confirmation, car il doit avoir de la mémoire." (*Oeuvres lit. I*, S. 58)
>
> "Die Formen des Modells, sei es nun ein Baum oder ein Mensch, sind nur das Wörterbuch, in dem der Künstler seine flüchtigen Eindrücke kräftigt, oder besser, mit Hilfe dessen er ihnen eine Art Firmung gibt, denn er braucht vor allem Erinnerung."

Solcherart sind die Entstehungsbedingungen eines *lebendigen* Ideals. Elemente der studierten Naturobjekte, fährt er fort, seien in der Konzeption mit andern Elementen zu verbinden, "qui tiennent à l'intérieur même". Wer aber bei der Ausführung noch mit dem Detail beginne, sehe sich bald gezwungen, sich bis zur Vollendung an Details entlangzuhangeln; nur so sei die "étonnante sécheresse de certaines conceptions" zu erklären (denen er die frühen Hauptwerke Davids nicht zuzählt). So erklärt sich außerdem die merkwürdige Technik mancher Akademiker, die Delacroix Illuministen nennt, die Einzelheiten sofort ganz fertig malen, so daß während der Arbeit Konturzeichnung auf sonst unbedeckter Leinwand und farbig vollendete Figur nebeneinanderstehen.[285] Ein gutes Bild entstehe dagegen "comme un monde". Das ist erneut ein Wort des Malers, das Baudelaires Interpretation berühmt gemacht hat. Ein gutes Bild sei das Resultat mehrerer übereinanderliegender Schöpfungen, einer "série de tableaux superposés, chaque nouvelle couche donnant au rêve plus de réalité". Baudelaire bewundert die darin sich bekundende uneingeschränkte Herrschaft der Imagination, er betont sehr den Vergleich mit dem Weltenschöpfer; was er nicht wahrnimmt, ist aber das Ziel Delacroix'. Dem geht es auf seinem Weg durch ganzheitliche Stufen der Realisation darum, dem Geist von Anfang an die Beteiligung und Freiheit, der Pinselarbeit die Flüssigkeit zu sichern, die die Entstehung eines gleichmäßig dicht durchgearbeiteten,

---

285 *Baudelaire* 1859, S. 327ff. und 1863, S. 429. Baudelaire erwähnt die Maler Paul Delaroche und Horace Vernet. Ein berühmteres Beispiel ist Davids unvollendeter "Serment du Jeu de Paume" in Versailles (*Schnapper* 1981, Farbabb. 52). Géricaults unvollendete Ölskizzen zum "Radeau de la Méduse" zeigen dasselbe Vorgehen, und die Figurenkomposition des vollendeten Bildes die entsprechende Zusammengesetztheit.

durchgehend lebendigen, und darin *der Natur kommensurablen Geistgebildes* verlangt. Weil sie solches "faire d'après nature" beherrschten, gehören in seinen Augen die Alten, Tizian, die Holländer (J. 25.1.57), unter den Dichtern Shakespeare (J. 25.9.55) einer geistig erhabenen Familie an.[286] Bei der theoretischen Analyse des Problems schreibt er unermüdlich gegen die vorherrschende Praxis der Klassizisten, auch der aufkommenden Realisten, an und findet zu Pointierungen, die manchmal widersprüchlich klingen: Einmal heißt es, im Blick auf Dürer, der wahre Künstler sei der, der die ganze Natur kennt (J. 10.3.49). Später schreibt er, der wahre Künstler lasse vor allem anderen die Imagination zur Geltung kommen (J. 12.10.53). Einmal sind es die auf die Natur Fixierten, die die Gesamtwirkung ihres Bildes mit einem Übermaß an Details gefährden (J. 13.1.57), ein andermal übernimmt der Phantasiemaler - Rubens ist genannt - aus Angst vor Nachlässigkeiten zuviel Details in sein Gemälde (J. 12.10.53). Delacroix formuliert aber kurz und bündig ein Postulat, das, hat man es einmal verstanden, in dieser Nachahmungslehre nichts mehr unklar oder paradox erscheinen läßt; er fordert "exactitude pour l'imagination"! (J. 13.1.57)

Zu bedenken ist, daß Delacroix sich keine große Kunst ohne ideelles Ziel vorstellen kann: "pas d'art sans but poétique" (*Oeuvres lit. I*, S. 64). Poesie aber ist bei ihm, das zeigt jede einzelne Bildbesprechung, Deutung des Lebens und, da sie sich in lebendiger Gestalt vollzieht, auch Deutung der sichtbaren Natur. Eine Konkurrenz in Form präziser Nachahmung muß scheitern, weil die Natur in ihren großartigsten Wirkungen unerreichbar bleibt, auch weil sie sich gar nicht in allen Teilen nachahmungswürdig zeigt. Außerdem kann es schon deshalb reine Nachahmung nicht geben, weil der fühlende und denkende Mensch beteiligt ist (J. 1.9.59). Man kann sinnvoll nur danach trachten, "équivalents" zu schaffen (J. 25.5.54); und um zu ausdrucksvollen, "frappanten" Bildäquivalenten zu gelangen, ist es nötig, sich nach gründlichem Studium der Natur auch von ihr zu trennen, sich ein Bild von ihrer Ganzheit und von ihrer Konsequenz zu

286 Maurice Denis (zusammengefaßt bei *Badt* 1956, S. 220) hat Delacroix' erinnernde Mimesis bereits prägnant charakterisiert (1925) und mit dem aus einer profunden aber allgemeinen Naturvorstellung schöpfenden "Verfahren der Renaissancemeister" in Verbindung gebracht. Mindestens so wichtig wie der Nachweis des Klassischen in Delacroix' Methode ist aber zu zeigen, worin sie beginnt abzuweichen. An ihren äußeren Enden, zum Natürlichen und zum subjektiv Intellektuellen, auch Gemüthaften, hin, beginnt die klassische Natur-Geist-Einheit durchlässig zu werden.

machen (*Oeuvres lit. I*, S. 112). Deshalb braucht der Künstler "de la mémoire". Er muß "opfern" können, in der unendlichen Mannigfaltigkeit die "détails vraiment caractéristiques" erfassen, die der Natur und ihrer Darstellung gleichermaßen genügen (J. 12.10.53). Der Phantasiemalerei ist also keinesfalls Willkür bei den "accessoires" erlaubt (J. 10.10.55), Manier bedeutet gerade "défaut de sincérité dans le sentiment comme dans l'imitation" (J. 25.1.57). Ein stilvolles Bild erfinden dagegen heißt:

> "Tirer de son imagination des moyens de rendre la nature et ses effets, et les rendre suivant son tempérament propre." (J. 25.11.55)
>
> "Von der Einbildungskraft die Mittel beziehen, um die Natur und ihre Wirkungen wiederzugeben, und dies dem eigenen Temperament gemäß."

(Wohlgemerkt, noch ist von keinem "Winkel der Schöpfung" die Rede.) Die Gewichtung von Nachahmung und Einbildung, natürlichen und geistigen Anteilen im Bilde erfolgt nicht nach Rezept, sondern bleibt dem schaffenden Individuum überlassen. Sein undogmatisches Denken hat Delacroix zum Schluß sogar noch Einsicht in die Qualitäten der Malerei Courbets erlaubt (J. 3.8.55), obwohl er den programmatischen Realismus mit seiner Tendenz zur Identifizierung von "exactitude" und "vérité" (J. 17.10.53) weiterhin als "antipode de l'art" definiert wissen will (J. 22.2.60).

Die Natur ist für Delacroix also kein bloßes Wörterbuch, sondern, um bei seinem Bild zu bleiben, eine lebendige Sprache, die es zu verstehen und zu übersetzen gilt. Er selbst schreibt ja an oben zitierter Stelle nur von den "Formen des Modells", die, wie es im folgenden heißt, "dem Imaginierten gewissermaßen die Weihe geben."[287] Damit wird klar, daß die Metapher für ihn auf die 'Verarbeitung' von Natur im Schaffensprozess bezogen bleibt, während sie bei Baudelaire eine Opposition gegenüber Natur als Totalität vertritt. Daß die Natur für Delacroix bei aller Verinnerlichung der oberste Maßstab bleibt, zeigt deutlich die Entwicklung seines Kolorits: Den entscheidenden Anstoß und die Gesetze zu seiner Vergeistigung verdankt er der Naturerfahrung. Von "prairies teintes en rouge", so wenig solche Vorstellungen heute noch schockieren können, hat er nicht ge-

287 Fast komisch die Deutung der Wörterbuch-Metapher bei *Joubin* (1936, S. 345) an: "J'ai entendu Claude Monet raconter [...] qu'il voyait par la fenêtre donnant sur le jardin, l'atelier de Delacroix. Parfois, un modèle [...] pénétrait dans l'atelier. Au bout de quelque temps il en ressortait. Alors, le modèle parti, Delacroix s'installait devant son chevalet [...]. Ainsi se vérifiait le précepte du Maître que la nature n'est qu'un dictionnaire...". J. sieht aber "une connaissance approfondie et une étude sans cesse renouvelée de la nature".

träumt.[288] Erinnern wir uns an seinen ERSCHRECKTEN HENGST *(1)*, er ist uns nicht als "Arabeske" vorgekommen, sondern als lebendige, künstlerisch beherrschte Kreatur. Vielleicht ist das Tier einerseits sogar realistischer als früher dargestellt, wie die Toten in der sog. LIBERTE *(8)*, wie der Park im Marienbild *(42)*. Da andererseits die Vergeistigung so weit vorangetrieben ist, gebührt dem *Ein*bildungsvermögen Delacroix' um so mehr Respekt. Die Natur in seinen Bildern erscheint im Vergleich zu der des Rubens natürlicher, der Geist intellektueller, die Spannung in der Gestalt folglich größer und das in ihr verkörperte Thema differenzierter.
Eine abschließende Überlegung Baudelaires Beziehung zu Delacroix betreffend: Nur mit einem weiteren Künstler hat er sich ebenso intensiv und anhaltend beschäftigt, das ist Edgar Allen Poe, von dem er in den FUSEES sagt, er habe ihm das Denken beigebracht,[289] von dem wir wissen, daß Delacroix ihn im Grundsätzlichen abgelehnt hat. Ist diese gewaltsame Liaison wirklich nur damit zu begründen, daß Baudelaire in einer Art "creative misreading" (H. Bloom) die Kunst Delacroix' vollständig auf die Seite des "surnaturel" herübergezogen und folglich nur seine Projektionen in ihr bewundert hat? So verhält es sich wohl nicht. Ich habe oben die Brüchigkeit von Baudelaires Antinaturalismus angedeutet. Schon in den hier besprochenen Werken finden sich Indizien: daß er überhaupt Rubens unter die Leuchtfeuer aufgenommen hat, daß er ihn mit dem Meer vergleicht (welches in seinen Gedichten häufig auftaucht), daß er sich den an der Weltflucht gehinderten Dichter im Bild des Albatros vorstellt. Selbst in ihrer Negation ist die Natur bei ihm allgegenwärtig. Bedeutend in diesem Zusammenhang auch in REVE PARISIEN das Erwachen des (mit dem "Tasso" des Gedichts durchaus vergleichbaren) Ich: "En rouvrant mes yeux pleins de flamme / J'ai vu l'horreur de mon taudis," - Baudelaire läßt also am Ende die in immerhin dreizehn Strophen trotzig errichtete Antinatur als Hirngespinst in sich zusammenfallen. Schließlich das kaum weniger verzweifelte Ende des Prosa-Gedichtes CONFITEOR DE L'ARTISTE:

> "Nature enchanteresse sans pitié, rivale toujours victorieuse, laisse-moi! [...] L'étude du beau est un duel où l'artiste crie de frayeur avant d'être vaincu."

---

288 Baudelaire zitiert nach *Jauss* 1991, S. 359, Fußn. 5.

289 *Baudelaire, O. C. I*, S. 669 ("Fusées", VII.).

> "Natur, gnadenlose Zauberin, immer siegreiche Rivalin, laß mich! [...] Die Übung im Schönen ist ein Duell, in dem der Künstler aufschreit, bevor er besiegt wird."[290]

Wenn der Hochmut seine Energie aus solchem Leiden zieht, darf man annehmen, daß die Liebe zur Malerei Delacroix' auch auf deren Treue zur Natur gerichtet ist. Vielleicht hat Baudelaire, unterschwellig, am meisten die Bändigung des ja auch hier in den Vordergrund sich drängenden Geistes in der lebensvollen Phantasiegestalt bewundert. Dann wäre sie ihm heilsames Gegenbild zur eigenen, in der Amplitude zwischen Bizarrerie und Geisteskult von Poe noch übertroffenen, Ausdruckswelt gewesen. In den Kritiken blitzt Entsprechendes auf, wenn von einer "attitude fort naturelle" die Rede ist, oder davon, daß in Delacroix' Farbe etwas vom "caractère insaisissable et tremblant de la nature" fortlebe.[291]
Im zweiten Teil von LES PHARES werden die großen Werke der bildenden Kunst zu Kristallisationen alles Leidens und Klagens erklärt, zu Vorposten und Mittlern zwischen im Dunkel irrenden Menschen und einer über den Wassern schwebenden Unendlichkeit, die auch keine plastische Gestalt mehr angenommen hat. Daß er den Leuchtfeuern in dieser mystischen Landschaft zugezählt ist, hat Delacroix nicht umstimmen können. Seine anhaltende Distanzierung erinnert an Goethes Selbstschutz im Umgang mit Kleist; sie macht deutlich: Es ist nicht der einzige Grund für die Vereinsamung des großen modernen Künstlers, daß seine aufrichtigsten Einbildungen an der harten Stirn des Bourgeois abprallen.

Zum Literarischen in der Kunst Delacroix' - "Milton dictant" (1827)

Hinweise zu Delacroix' Gewichtung der Natur wären unvollständig ohne Bewertung seiner scheinbar entgegengesetzten Neigung zu literarischen Sujets. Das Winterthurer Tasso-Bild *(31)*, angeregt von einem Gedicht und mit der Gestalt eines Dichters befaßt, gehört ja auch in diese umfangreiche Werkgruppe. Von Anfang an hat man von dieser Neigung stirnrun-

---

290 *Baudelaire, O. C. I*, S. 278. - Ein entsprechendes Resultat in H. R. *Jauss'* Deutung des "Rêve parisien" (1991, S. 360): "Daß diese Revision [der Ästhetik im industriellen Zeitalter] indes nicht geradezu in die vorbehaltlose Bejahung des Fortschrittsglaubens einmündete, sondern das utopische Ziel der vollendeten Herrschaft des Menschen über die Natur selbst wieder in Frage stellte, ist ein Ruhmestitel von Baudelaires Ästhetik".

291 *Baudelaire* 1846, S. 127 und 1845, S. 13.

zelnd Notiz genommen. Von Cézanne ist die Bemerkung überliefert, Delacroix habe zuviel in den Klassikern geblättert. Bazin vertritt die Meinung, eine Art Geniekult habe sich zwischen Delacroix und seine Lebenswirklichkeit gestellt, habe den Faden von Géricault zu Manet (als den vitaleren Künstlern) gekappt und so das Zu-sich-selbst-Finden des "siècle de la nature" verzögert. Fischer, der dem 'Problem' ein Buch gewidmet hat, kommt zu dem Schluß, im Mißverhältnis zwischen literarischem, als "bildfremd" eingestuftem, Gegenstand und "der Neuartigkeit der Farbauffassung liegt der neuralgische Punkt der literarischen Bilder Delacroix'."[292] In Wahrheit liegt der neuralgische Punkt in der Vereinseitigung unserer Begriffe, in einem zwanghaften Entwicklungsdenken, welches, angeblich befreit von allem weltanschaulichem Ballast, sich den Gang der Dinge doch nur als einen notwendigen, die eigene Situation nur als Erfüllungspunkt vorstellen kann - eine verkappte Teleologie des Flaschentrockners und blauen Quadrats.[293]

Delacroix hat mit seiner Begeisterung für Bücher noch keine Probleme gehabt: "Ce qu'il faudrait donc pour trouver un sujet, c'est d'ouvrir un livre capable d'inspirer" (J. 11.4.24). Das ist ganz freimütig nach dem Erfolg der BARQUE DE DANTE gesagt, im Vertrauen auf die Autonomie der eigenen Vorstellungs- und Gestaltungskraft. Daß er Dante und Virgil malt, geschieht ja nicht aus Idolatrie; er ist bei der Lektüre auf die Substanz an Lebensdeutung durchgedrungen, hat sich an ihr dafür begeistert, in demselben Stoff der eigenen lebendige, schöne Gestalt zu geben (J. 7.5.24, zu Dante). In der Regel taucht der Vorwurf der Literaturmalerei in Kommentaren auf, die, noch vor jedem Einblick in die Themen, in der Feststellung des Stofflichen steckenbleiben.[294] In den dargestellten Themen, den Resul-

292 Bazin zitiert nach *München* 1964/65, S. 15. *Fischer* 1961, S. 254.

293 Sie kommt z. B. in dem Satz von Götz *Adriani* zum Ausdruck, Delacroix habe Cézanne die Augen geöffnet "für das eigentliche Problem des Malers, ein Bild ausschließlich von der Farbe her zu gestalten." Als "eigentliches Problem" jedes bedeutenden Malers ist aber nur dasjenige anzusehen, das er in seinen Bildern sich tatsächlich gestellt und dort auch gelöst hat (Katalog der Ausstellung "Cézanne - Gemälde", Kunsthalle Tübingen, 16. Januar - 2. Mai 1993. Köln 1993, S. 195. "Apothéose de Delacroix"). - Zur Kritik am Literarischen ist außerdem zu sagen, daß ein Maler, sofern er noch Zeit außerhalb der Bibliothek verbringt, kaum so literarisch fixiert sein kann wie ein Großteil seiner wissenschaftlichen Deuter. Als Beispiel nenne ich *Herseys* (1968) Auslegung des Bildprogramms der Bibliothek des Palais Bourbon. Diesem Geist räumt die gegenstandslose, *Gehlen* (1958, S. 307) zufolge "in höchstem Grade literarische", Malerei ein viel breiteres Betätigungsfeld ein.

294 Zum Beispiel *Fischer* vor "Le Tasse dans la maison des fous" und "La mort du doge Marino Faliero" (1963, S. 122 und 126).

taten der Aufhebung des Erlebten und Gedachten in der beredten Gestalt, wird aber erst greifbar, was Delacroix an Eigenem zu sagen hat. So bekundet sich in seiner Feier der schöpferisch Begabten, über die Thematisierung der eigenen, schwierigen Lebenssituation hinaus, sein Festhalten an einem universalen Menschenbild. In ihrer Situation und ihrer Geistigkeit vergegenwärtigt er nicht selten ein Hoffen auf eine erlösende höhere Macht, dies ganz ausdrücklich in LE TRIOMPHE DU GENIE *(39)*. Wer solches häufiger im Bild des sterbenden Barrikadenkämpfers verwirklicht sehen mag, wird sich der Graphik von Daumier zuwenden. (Daumier hat übrigens, in Phantasiewerken, die Pariser Realität tatsächlich mit ganz anderer Wucht als Delacroix erfaßt; auch machen seine Bilder zum "Don Quichote" das Herkommen vom "hochqualifizierten literarischen Endprodukt" noch mehr vergessen.[295] Aber diese Intensität der Charakteristik verdankt sich einer sehr ausschließlich der Plastik dienenden Linie; in der Vollendung eines Gemäldes im Medium der Farbe lagen für Daumier kaum lösbare Probleme.) Weil Delacroix, der Erfinder, sich noch nicht mit reiner Landschaft und nicht mit der stillebenhaften Auffassung des Lebens begnügen konnte, weil außerdem im Religiösen das Aufrichtig-Problematische weniger erwünscht war als das Eklektisch-Konventionelle, auch aus solchen Gründen sah er sich, in der Epoche "verminderter ikonographischer Verbindlichkeit",[296] auf Dante, Tasso, Shakespeare verwiesen, auf ihre Person und auf ihre Werke. Ebenso scheint mir die Konkurrenz von Farbe und Gegenstand ein vor das Bild gezerrtes Problem zu sein. Das Beeindruckende und historisch Besondere ist doch gerade die Synthese von psychisch vertiefter Darstellung des Menschen und verlebendigtem Kolorit. Die Beteiligung noch dunkelgesättigter Farbe am Ausdruck des Seelischen von Bruyas *(24)* und Tasso *(31)*, die Durchtränkung des TOD DES SARDANAPALE *(37)* mit *einem* Rotton, schließlich die Einlösung des Sehnens nach Transzendenz des Tobie (*DdH.*, S. 244) in einem ganz im demi-teinte realisierten Licht, das sind doch, neben Signacs mindestens so unterkühlter wie unliterarischer Farbgesetzmalerei, Kostbarkeiten. Auch wer die Kunst Cézannes gegen die des Älteren ausspielt, verkennt die Qualen, die diesem Maler die Realisation seiner BAIGNEUSES

295 Alfred *Hrdlicka* 1987, S. 59: "...da ich finde, daß Rohstoff sich besser gestalten läßt als das hochqualifizierte literarische Endprodukt." Der Bildhauer hat bekanntlich dennoch mehrere Bücher 'illustriert'.

296 Stuffmann in *Daumier* 1992, S. X.

und die Beschränkung auf eine Figur und Landschaft schließlich zentrierende Eurhythmie, eine Art Quasihandeln, bereitet hat. Von Cézanne, der sich von den tradierten Sujets erst nach Versuchen im Stile Delacroix' vollständig getrennt hat, stammt auch der weniger beachtete Satz: "Nous peignons tous en lui."

Noch einmal sei in Kürze an einem literarisch inspirierten Bild das Verhältnis von Ikonographie und Gestaltung geprüft. (Ich erinnere außerdem an die Bemerkungen zu LA MORT DU DOGE MARINO FALIERO im Kapitel zur sog. LIBERTE.) Während eines Aufenthaltes im Landhaus des geschätzten Cousin Berryer in Augerville notiert Delacroix, er habe die abendliche Gesprächsrunde mit seiner Auffassung der Erbsünde beeindrucken können (J. 21.5.54). Da das Journal hierzu keine Einzelheiten bietet, sind wir ganz auf die Malerei angewiesen. Der zwanzig Jahre zuvor entstandene MILTON DICTANT LE PARADIS PERDU A SES FILLES *(48)* ist eines der Bilder, die im Salon wie in der Forschung wenig Beachtung fanden, bei deren Studium sich aber bald zeigt, daß die Größe der Leinwand nicht die der Erfindung vorgibt.[297] Es bedarf keiner detaillierten literarischen Kenntnis, um in der sitzenden männlichen Figur mit geschlossenen Augen und emporgerichteter leuchtender Stirn den inspirierten Künstler zu erkennen. Ein Mädchen neben ihm, das die Eingebungen des Erblindeten notiert, hält inne, ein zweites im Halbschatten hat, ebenfalls um den Versen zu folgen, die Laute abgesetzt. Ähnliches zeigt der Zeitgenosse Decaisne, dessen Version Delacroix wohl gesehen hat, auch. Aber Delacroix zeigt mehr, obwohl er im Detail mehr "geopfert" hat als der andere.[298] Warum starrt, kann man sich fragen, seine hübsche Schreiberin so verwundert auf die gespreizte Hand des Dichters, der ihr Vater ist? - Der Anfang alles Unheils beschäftigt die Gedanken des Dichters, davon unterrichtet uns die

---

297 "Milton dictant le Paradis Perdu à ses filles", Salon de 1827, Zürich, Kunsthaus, signiert unten links: Eug. Delacroix, Öl auf Lwd., 80,4 x 64,4 cm. R87/M108/J128-112. Farbabb. in *Zürich* 1987, S. 123. *DdH.*, S. 75. - John Milton (1608 - 1674), im Dienst Cromwells, um 1650 erblindet, Autor der Versepen "Paradise Lost" (1667) und "Paradise Regain'd" (1671), übersetzt und in Frankreich eingeführt von Chateaubriand. - "Petit tableau - schreibt 1828 *Dutilleux* -, que dis-je, petite perle. Et on ne sent pas cela, et on va s'arrêter devant des choses bien froides, bien peignées." Zitiert nach M108, S. 73; Sérullaz bestätigt: "Au Salon de 1827, cette toile passa inaperçue."

298 H. Decaisnes "Milton" abgebildet bei J128, Fig. 17 (S. 125); Johnson zufolge einige Zeit früher als Delacroix' Fassung im Salon desselben Jahres ausgestellt. Ihres subtilen Ausdrucks wegen ist auszuschließen, daß, wie eine vage Überlieferung es will, A. Scheffer die Schreiberin in Delacroix' Bild ausgeführt hat.

Ikonographie. Das zeigt aber ganz selbständig auch die Komposition, indem sie Miltons weit aus der Bildmitte gerückte Linke zum Zentrum der Erfindung macht. Überhaupt herrscht die Ausrichtung nach rechts: Die Hauptfigur sitzt, nach rechts sich wendend, nach rechts den Arm ausstreckend, in der rechten Hälfte; in diese Richtung schauen beide Töchter; der Verlauf der Falten im blauen Seidenkleid, der Bodendielen, der Streifen im kostbaren Tischteppich wirkt unterstützend. Vor allem nimmt diese Bewegungsrichtung ihren Anfang in dem gemalten Gemälde, in dem aus dunklem Grund hervorglimmenden Urbild der Vertreibung. Über die Vermittlung der Bilddiagonale sieht man die ausgestreckte Hand Miltons im Zusammenhang mit der Gebärde des Engels, der das erste Menschenpaar in die Finsternis treibt. Bedeutsam ist, daß Milton die seine ein Stück weit über die Kante des Tisches hinausschiebt, so daß sie, selbst in ausdrucksvoll gespannter Öffnung nach unten hell beleuchtet, über der Dunkelheit in der Bildecke zu stehen kommt; eine schräg herabführende Falte im Teppich taucht in dieses Dunkel ein. Die Auslegung einer Darstellung soll nicht zu einem Hineinlegen entarten; aber hat diese Gebärde nicht etwas Beschwörendes, Bannendes, läßt diese Hand auf der Mitte zwischen Licht und Dunkel nicht an einen Weltenrichter denken (an den in Rubens' KLEINEM JÜNGSTEN GERICHT (*KdK.* 195; *50*) zum Beispiel)? Miltons in seiner ausgestreckten Hand sich mitteilende Erregung, die Abneigung seines Oberkörpers, die dem Licht entgegengehobenen Augenbrauen qualifizieren dies Dunkel als Finsternis. Er schaut, schließe ich daraus, den Ursprung und den Fortgang alles menschlichen Leidens. Doch dichtet er, wie die Blumenpracht auf dem Tisch und auf Höhe seiner angespannten Sinne nahelegt, nicht nur von Unglück und Tod.[299] Die Töchter, selber 'in voller Blüte', reflektieren seine Worte in je besonderer Weise, eine naiv erschrocken, eine erfahrener und melancholisch, beide aus spürbarer Distanz. Nicht zuletzt geht es ja um die Zuteilung der Schuld (die in "Paradise lost" ganz im Sinne des Alten Testamentes geschieht). Dieselbe Geisteskraft, die Milton den Abgrund schauen läßt, gibt ihm auch Halt, läßt ihn, als Gestalter seiner Visionen, beherrscht erscheinen. Die über das Physische sich erhebende Vergeistigung ist wieder mit Hilfe einer übersteigerten Beleuchtung des Antlitzes sichtbar gemacht. Darin stimmt Milton mit

---

299 Bei *Johnson* (J128, S. 124) die Beobachtung, daß Delacroix mit Laute, Blumenstrauß und Prachtteppich die dem Erblindeten verbliebenen, um so wichtigeren Sinne thematisiert.

Tasso *(31)* überein, und darin unterscheidet er sich, wie jener, von der hoffnungslosen Tasso-Figur, die Baudelaire erdichtet hat. Delacroix wettert gegen die allgemeine Vorstellung von einer Inspiration, "qui vient de je ne sais où", er analysiert mit bis dahin unbekannter Konsequenz, wie ein Bild *gemacht* wird; Kunst sei, notiert er, "la raison elle-même ornée par le génie" (J. 7.4.49). Aber das hindert ihn nicht daran, den Künstler als Schöpfer zu verherrlichen und ihn darzustellen als einen, der, wie Hésiode *(36)*, Eingebungen von oben empfängt. In der Konzentriertheit seiner Disposition und in der Beherrschung aller Mittel zur malerischen Vergegenwärtigung eines solchen Themas - ich denke vor diesem Bild hauptsächlich an die ausdrucksvolle Bewegung des menschlichen Körpers und der Physiognomie - zeigt sich ein Maler, der die Romantik hinter sich gelassen hat. Von peinture war dabei noch gar nicht die Rede. Zum Vergleich, um den Gegensatz zu Delacroix' "Malergedanken" zu illustrieren, weise ich auf das Antlitz von Füsslis MILTON *(49)* hin, in dem Phantastik Phantasie ersetzt, das deutlich macht, daß ein Maler, der die Natur aus den Augen und aus dem Gedächtnis verliert, seine Kunst vielleicht noch früher und substantieller gefährdet als ein Dichter. Das Bild Füsslis repräsentiert schon eher die von Leibl verfluchte "Gedankenmalerei".[300]

Zusammenfassend gesagt: Wer sich auf neuere literarische Ikonographie nicht einlassen und nachforschen mag, welche lebendige Gestalt sie je angenommen hat, der verläßt sich wohl auch vor Rubens vorwiegend auf die Gewohntheit der biblischen oder mythologischen Sujets und schaut deren Darstellung im Grunde literarisch an. Und vielleicht hat sich, wer die 'unbelastetere' Farbe bei Manet und Cézanne ausspielt gegen die 'Anekdote des literarischen Delacroix', weder von dem Reichtum seiner Bilderfindung einen Begriff gemacht,[301] noch von dem Verzicht, den jene malerischen Errungenschaften auf dieser kurzen Strecke der Kunstgeschichte gekostet haben.

300 J. H. Füsslis "Milton" (1793, Zürich) abgebildet bei J128 (Fig. 16). G. *Schiff*: J. H. Füssli. Zürich 1973, Nr. 921. Zu Delacroix' Wort "Malergedanken" siehe oben Fußn. 104. Wilhelm Leibl zitiert nach *von Simson* 1986, S. 92.

301 "Der Stil dieses Gemäldes", ist in der jüngsten Delacroix-Monographie zu "Milton dictant" zu lesen, sei "aufgrund seiner etwas lauen Romantik für den Maler recht ungewöhnlich." Die Charakterisierung trifft wohl eher die ihr vorangehende Bildbetrachtung (*de Hureaux* 1994, S 76).

4. "ADAM ET EVE CHASSES DU PARADIS" (1844)

Vorbemerkungen

Um das Mißverstehen einzudämmen, hat Delacroix im Jahre 1848 für Thorés "Constitutionnel" Erläuterungen zu seinen Wandmalereien in der Bibliothek des Palais Bourbon verfaßt. Zu der Komposition mit Adam und Eva lesen wir:

> "Adam et Eve après le péché, et chassés par l'ange. Adam, debout, cache sa tête dans ses mains. Eve, tombée sur ses genoux, se retourne encore vers le céleste vengeur et semble conserver l'espoir de le fléchir."
>
> "Adam und Eva nach der Sünde und von dem Engel vertrieben. Adam, stehend, verbirgt seinen Kopf in seinen Händen. Eva, auf ihre Knie gefallen, wendet sich zu dem himmlischen Rächer zurück, scheinbar in der Hoffnung, ihn noch besänftigen zu können."

Die Rede ist von einem Pendentifgemälde unter der Kuppel der Theologie *(51)*, der vierten auf dem nordwärts gerichteten Weg von der Gründung der Kultur (Orpheus) zu ihrer Zerstörung (Attila).[302] Die Aussagen der Helfer Lassalle-Bordes und de Planet bezüglich ihres Anteils an der Ausführung widersprechen sich auch in diesem Fall; ersichtlich ist nur, im Unterschied zu dem ganz eigenhändigen HESIODE *(36)*, daß sie tatsächlich beteiligt waren. Deshalb, und weil es leichter zugänglich ist, sei der Betrachtung das ausdruckspräzise Modello im Museum von Dijon zugrunde gelegt; die Darstellungen sind ansonsten identisch.[303] Der zitierte Eigenkommentar geht, wie das bei großen Bildgestaltern die Regel ist, kaum über die Aufzählung allgemeinster Sachverhalte der Ikonographie und Fi-

---

302 "Adam et Eve chassés du paradis": um 1844, Paris, Palais Bourbon, Öl auf Lwd. (auf die Mauer geklebt), 221 x 291 cm. J556-35. *Sérullaz* 1963, Abb. 46. Farbabb. in *Prideaux* 1971, S. 159. *DdH.*, S. 263 (gesamte Kuppel). Großformatige Farbdetails in *Sérullaz*, Palazzo Borbone, S. 33 (Kopf Evas) und S. 34 - 35 (Adam und Engel). Delacroix' Text zitiert nach *Mémorial*, S. 274. Der Brief an Thoré (5.1.48): *Cor. II*, 338.

303 Um 1844, Dijon, Musée des Beaux-Arts, Öl auf Papier (auf Lwd. aufgeklebt), 22,3 x 25 cm. J538-23. *Bremen* 1964, Nr. 44. Seitenverkehrte Farbabb. in *Paris* 1995, S 149.

gurenanordnung hinaus - obwohl Thoré "une notice très détaillée" versprochen erhielt.[304] Er enthält keine Antwort auf die Frage eines Kritikers, was denn Adam und Eva zu suchen hätten "au milieu des sujets studieux qui les entourent". (Im ersten Programmentwurf waren, passender auf den ersten Blick, in dieser Kuppel die "Pères de l'Église" geplant.)[305] Weder ikonologisch noch mit reiner Formanalyse läßt sich die Anwesenheit des ersten Menschenpaares zwischen Orpheus und Attila, umgeben von den Geistesgrößen der Antike, zufriedenstellend erklären, dafür mittels beider Synthese, mittels hinreichender Anschauung der Gestalt, die eben Inhalt und Form vereint. Ich beharre auf einer insofern 'invertierten Ikonologie', als es mir durchaus auch um über den Bildrahmen hinausreichende Zusammenhänge geht, mir andererseits aber nur die der klassischen Ikonologie entgegengesetzte Gewichtung von Bild- und Bildungsswelt, von Symbol und Symptom, einen vollen Begriff von Delacroix' Stil zu versprechen scheint, einen Begriff, der den Einfluß des Lebens auf den Wandel der Form tatsächlich beleuchtet.

"Da wurden ihrer beider Augen aufgethan..." (1 Moses 3.7)

Um das Resultat der Betrachtung vorwegzunehmen: Delacroix thematisiert das "Augenaufgehen". Er differenziert darin sehr entschieden zwischen Eva und Adam und zeigt in beider Verhältnis zum Geist die Ursache für das künftige Dasein von Frau und Mann in fundamentaler Getrenntheit. Deshalb ist die Darstellung der Geburtsstunde des menschlichen, männlichen Denkens - und Leidens - zugleich Schlüsselbild für das gesamte Bildprogramm, das ja an der Decke einer Bibliothek eine Biographie des menschlichen Geistes in seiner ersten großen abendländischen Epoche vorstellt. Die Frage ist nun: hat bei Delacroix, wie im ersten Buch Moses und wie in Miltons PARADISE LOST, immer noch Eva an allem Schuld? Von den drei Figuren des Pendentifs ist sie diejenige, die am meisten Rätsel aufgibt. Zunächst muß Klarheit herrschen über den gewählten Moment: Delacroix zeigt weder den Sündenfall, noch die Vertreibung aus dem Para-

---

304 Vgl. *Hubalas* Bemerkungen (1970, S. 279) zu Rubens' Erklärung von "Der Krieg" (Florenz, *KdK.* 428; *13*) in seinem Brief an Susterman (*Zoff* 1918, S. 461).

305 Clément de Ris (1848) zitiert nach *Sérullaz* 1963, S. 70; Delacroix' erhaltener erster ikonographischer Gesamtentwurf (Archives Nationales) ebenda S. 49ff.

dies. Eva und Adam sind, wie das Partizip im Titel sagt, bereits Vertriebene, sie tragen schon das Feigenblatt, und trotzdem ist der Engel noch da. Delacroix nennt ihn einen "vengeur céleste", doch tritt er als Rächer in Erscheinung? Im Kontrast zur Darstellungstradition, auch zu dem Gemälde hinter dem diktierenden Milton *(48)*, dominiert nicht die Profilansicht, die den Engel als Antreiber zur Geltung bringt. Er schwebt hier vielmehr, mit loderndem Haar, bekleidet mit einem luftigen bläulichen Gewand, in Orthogonalverkürzung über und hinter dem Figurenpaar; dieses bewegt sich selbst nicht von der Stelle. Auffällig ist, daß er sein Flammenschwert gar nicht als Schwert gebraucht, daß es zurückgenommen ist und dafür züngelnd die mächtige Aureole zu entzünden scheint. Entsprechend drängt die andere Hand nicht ausschließlich in die Richtung des Exils. Sie dient, indem sie so weit hinaufgehoben ist, auch der Selbstdarbietung eines überirdischen Wesens, welches, da es sich in dem Licht, das es mit sich bringt, gleichsam hält, keiner Flügel bedarf.
Adam, zwischen Schreiten und Stehen aufgerichtet, hebt beide Hände vor sein Gesicht, ähnlich wie wir es von Masaccios VERTREIBUNG AUS DEM PARADIES her kennen (Capella Brancacci); "il cache sa tête dans ses mains", schreibt Delacroix - und untertreibt. Sein Adam preßt nämlich beide übereinandergelegten, beleuchteten Hände sehr gezielt auf die Augen. So entsteht der Eindruck, daß noch etwas anderes in ihm vorgeht als die Verzweiflung, die auch Masaccio nachdrücklich sichtbar macht, und die bei ihm wohl so zu verstehen ist, daß Adam weinend seinen Blick vor den rauhen Feldern verschließt, die er von nun an "im Schweiße seines Angesichts" beackern wird. Die Drehung, die er bei Delacroix im Oberkörper vollzieht, und die man als Abwendung sowohl von dem zukünftigen Weg als auch von dem Lichtschein um ihn deuten kann, sein im Kontrast dazu stark verdunkeltes Inkarnat und eben dies nachdrückliche Bedecken der Augen, das alles erlaubt uns, von einer Blendung durch das Licht zu sprechen, die so stark ist, daß sie ihm Schmerz bereitet. Daß Adam dieses Licht nicht ertragen kann, verdeutlicht vollends seine Gefährtin, die in demselben Moment - man glaubt es nach den bisherigen Erfahrungen an Delacroix' Werk kaum - *dem Engel ins Auge schaut* und dabei in der Pracht ihres Leibes förmlich aufleuchtet.
Man kann einwenden, daß Eva schon früher diejenige war, die manchmal, etwa in Michelangelos Deckenbild, Zeit und Mut hatte, den Blick noch einmal zurückzuwenden. Man muß aber die Polarisierung bedenken, die

Delacroix vornimmt: War früher, besonders konsequent zum Beispiel bei Meister Bertram (Hamburg), Parallelisierung des Hinausschreitens die Regel, so ist nun, hinsichtlich der Körperhaltung und des Inkarnats, ein maximaler Gegensatz realisiert, und der betrifft, da Delacroix lebendige Gestalten entwirft, auch deren Bewußtsein. Zunächst ist Evas Gebaren im Zusammenhang der Vertreibung zu verstehen: Sie kauert, uns am nächsten, am Boden, und zwar so, daß ihre Oberschenkel in die Richtung weisen, in die Adam schreiten will. Sie stützt sich aber, während sie eine Hand halb erhoben hat, mit der andern auf dem Felsen ab und kommt auf diese Weise ihrem Mann in die Quere. Ihre Schulter drückt sie aus geneigtem Oberkörper von der Seite so gegen sein Knie, daß der Eindruck entsteht, sie versperre ihm mit Absicht den Weg. Gleichzeitig dreht sie den Kopf zurück und blickt verstört zum Engel hinauf.[306] Sie scheint tatsächlich mit ihm verhandeln zu wollen. An der "Pforte", die mit einem von rechts ins Bild sich schiebenden dunkelbraunen Felsengrat bezeichnet ist, möchte sie umkehren in die Schluchten von sattem Grün, auf die ihre Hand nebenbei weist und die das Paradies bedeuten. Mit bewundernswerter Sicherheit fügt Delacroix seine Figuren in das Sechseck ein; es ist, wie Burckhardt einmal von Raffaels Kompositionsvermögen sagt, "als hätte er gerade dies disparate Format dringend verlangt und gar nicht anders haben wollen."[307] Denn die Verengung des Bildfeldes zum unteren Rand hin erzeugt mit der Ausrichtung der Figuren, insbesondere mit Evas labiler Haltung auf leicht abschüssigem Grund, einen Sog fort von der Landschaftstiefe, ins Dunkel, auf den tiefer stehenden Betrachter zu. Den Weg zurück versperrt die Feuerwolke.

Neben den dramatischen Höhepunkten des Geschehens liegt also der dargestellte Moment; eine Eigenart der Malerei Delacroix', von Busch erstmals hervorgehoben, die schon mehrfach zu beobachten war.[308] Allerdings ist nicht das Verharren in "romantischer Paradoxie" Delacroix' eigentliches Anliegen. Der Impetus seiner 'Helden' versickert keineswegs in unar-

306 An diesen Stellen wirkt sich die Beteiligung der Helfer aus: Der Ausdruck in Evas Gesicht ist in der ausgeführten Fassung indifferenter, die Behinderung Adams durch Evas aufgestützten Arm ist weniger deutlich. Außerdem leidet ihre Erscheinung nun unter einer härteren, weniger sinnlichen Körpermodellierung.

307 Jakob *Burckhardts* Vortrag "Format und Bild" (1886) zitiert nach Ders.: Die Kunst der Betrachtung. Aufsätze und Vorträge zur bildenden Kunst. Hrsg. von H. Ritter. Köln 1984, S. 309.

308 *Busch* 1973 ("Liberté") und 1961 ("Marino Faliero").

tikulierter Melancholie. Schon gar nicht ist es ihm um bloßen Kontrast oder Durchdringung von maximaler Bewegtheit und Ruhe zu tun, auch wenn solches die Grundlage vieler Bilder abgibt.[309] Erst die Frage, womit Delacroix die Handlungspausen füllt, wie er die Intervalle im Kompositionsgefüge überbrückt, führt durch die Dichte seiner figuralen Erzählung in die Nähe des Gehaltes. Wo das 'äußere' Drama zur Ruhe kommt, beginnen Gesichter, Hände und Fingerspitzen zu sprechen, knüpfen Kopfneigungen und Blickbahnen, Körperwendungen und Gegenüberstellungen, nicht zuletzt Farbzusammenklänge ein Netz leiser Beziehungen, die immer in einem Sinn, der durchaus zwiespältig sein kann, konvergieren und die entsprechend konsequente Deutung verlangen. Das Geschehen im Moment nach der Vertreibung ist nur von dem ungewöhnlichen Engel ausgehend zu verstehen. Seine Armgebärde von geringer Richtungsdynamik, die eher ein Innehalten zum Ausdruck bringt, und das ihn umgebende Licht entdecken uns einen Verwandten jener lautlosen Gestalten, die sich mehrfach dem Gehör einer männlichen Figur nähern, etwa dem Daniel in der Löwengrube (Montpellier, J436-245), in den Deckenbildern der Bibliothek dem Hésiode *(36)*, dem Socrate, dem nicht realisierten Michelange. Er hat also mehr von einem Genius als von einem Rächerengel, er ist ein Wahrheitbringer, sein Urbild könnte die flüsternde Gestalt hinter dem Rücken von Rembrandts Matthäus sein (Louvre, 1661). Charakteristisch für Delacroix ist, daß er das Leidpotential des Mythos ausschöpft und die erste Begegnung des Mannes mit der Wahrheit dermaßen schmerzerfüllt vor sich gehen läßt. Das Ende der glücklichen Naivität ist der Anfang von Furcht und Einsamkeit. Darin ist Adam Urahn vieler Denkergestalten nicht nur in der unmittelbaren malerischen Umgebung; auch die Künstler Milton *(48)* und Tasso *(31)* sind Abkömmlinge von ihm, selbst Sardanapale *(37)* auf seinem Scheiterhaufen, wohl auch der Bürger auf der Barrikade *(8)*.

Die Vermutung, daß Delacroix' "tragisches Wissen" ein stark mannbezogenes ist, bekräftigt seine Gestalt der Eva. Merkwürdig bleibt, daß Adam, obwohl er das Licht hinter sich hat, seine sehend gewordenen Augen sofort verschließen muß, während sie hinauf und in die Aureole blicken kann. Ist sie demnach gar nicht 'sehend' geworden, bleibt sie von der Erkenntnis, die sie 'verschuldet' hat, ausgeschlossen? Ist deshalb der weibli-

---

309 *Messerer* 1968. Der Autor spricht von Ruhe und Bewegung zwar nur als von den "Polen der Bildthematik" bei Delacroix, hat de facto aber die Pole zur Bildthematik gemacht. Hierzu *Verf.* 1992, S. 116ff.

che Körper zu so verführerischer Wirkung gebracht? - Möglicherweise darf man Eva ganz positiv deuten. Schließlich wird ihre volle Schönheit erst in diesem Licht sichtbar; man könnte meinen, es sei vor allem der Widerschein auf ihrer Schulter, der Adam blendet. Der Gesichtsausdruck des Engels - ich spreche weiterhin von Delacroix' Modello - zeigt durchaus Reaktion auf ihren Einspruch. Erlaubt vielleicht ihre engere, wenn auch künftig "unter Schmerzen" sich erneuernde Beziehung zum Leben eine direktere Beziehung auch zu den Schöpfungsmächten? Fest steht, daß Delacroix schon in dem Moment des Erkennens und des Sterblichwerdens den Moment der endgültigen Auflösung der Geschlechtereinheit sieht.
Präventiv lehne ich die Auffassung ab, hier geschehe Ästhetisierung des Sündenfalls, in der der Engel die künstlerische Inspiration vertritt. Delacroix hat nicht wie Baudelaire die Schöpfung mit Poiesis identifiziert. Vielmehr war ihm - ich habe es schon anläßlich des HESIODE ENDORMI gesagt - die Inspiration Bürgin für noch eine andere, bildlich in einem besonderen Licht sich manifestierende Macht. Sind die Engel seiner Pendentifs auch durchaus verwandt, so gehört doch der zuletzt beschriebene einer höheren Sphäre an; ADAM ET EVE ist ein religiös empfundenes Bild.

Baudelaire zu Delacroix' Bild der Frau - "Le lever" (1850) "Das Pelzchen" von Rubens

Dem Schaffen Delacroix' war mit der Junggesellenschaft eine Voraussetzung gegeben, deren Auswirkungen sich en passant kaum begreifen lassen. Vielleicht sollte man das Bedingte und das Bedingende überhaupt vertauschen? Baudelaire zufolge hat die Malerei sich das Leben unterworfen: "Delacroix avait fait de la peinture son unique muse, son unique maîtresse [...] longtemps déjà avant sa fin, il avait exclu la femme de sa vie." Das klingt plausibel, zumal Baudelaire selbst "l'idée orientale" wie er sagt, die Zurücksetzung der Frau im Dienst am Geiste, zum Prinzip seines Künstlerdaseins erhoben hat und als illustren Vorreiter Michelangelo zitieren kann.[310] Er hätte, wäre das Journal ihm zugänglich gewesen, auch Delacroix selbst zitieren können:

---

310 *Baudelaire* 1863, S. 447. Er zitiert aus einem Sonett Michelangelos: "Sculpture! divine Sculpture, tu es ma seule amante!"

"Je me mets au travail comme les autres courent chez leur maîtresse, et quand je le quitte, je rapporte dans ma solitude [...] un souvenir charmant, qui ne ressemble guère au plaisir troublé des amants."

"Ich begebe mich an die Arbeit wie andere zu ihrer Geliebten laufen, und wenn ich sie verlasse, dann nehme ich in meine Einsamkeit eine charmante Erinnerung mit [...], die nicht im geringsten dem verwirrten Vergnügen der Verliebten gleicht." (J. 30.11.53)

Die Bevorzugung des "souvenir charmant" kann die Disziplin, die der Verzicht aufs "plaisir troublé" gekostet hat, doch nicht ganz vergessen machen. Im melancholischen Unterton schwingt Unglück mit, das im Jahre 1821 noch unmittelbar zur Sprache drängt:

"Je suis malheureux, je n'ai point d'amour. [...] mon indifférence actuelle n'est qu'une vie de cadavre."

"Ich bin unglücklich, ich habe keine Liebe. [...] meine momentane Indifferenz in diesen Dingen kommt einem Dasein als Kadaver gleich."

Der Versuch, diesem Verzicht psychologisch auf den Grund zu gehen, geriete allzu dilettantisch, verspricht auch wenig kunsthistorische Erkenntnis. Man hat außerdem das Biographische, also die Folge von Delacroix' mehr oder weniger engen Liaisons, längst mehrfach unter die Lupe genommen. Mich interessiert mehr der anschließende Satz:

"Je ferais bien d'autre peinture si j'étais toujours tenu en haleine par la douce chaleur de l'amour."[311]

"Meine Bilder sähen anders aus, wenn ich ständig von der milden Wärme der Liebe in Atem gehalten würde."

Da es nun einmal so war, daß seine Malerei nach der Marokko-Reise immer seltener von der "milden Wärme der Liebe" profitieren konnte, wohl auch deshalb flackert in den Bildern Delacroix', um es pathetisch auszudrücken, immer höher das kühlere Feuer einer geistigen Leidenschaft. Die wie auch immer zu begründende wachsende Distanz des Malers zum weiblichen Geschlecht hat jedoch, da er "peintre de mémoire" war, keine Verarmung seines Bildes der Frau zur Folge gehabt. Im Gegenteil, Delacroix erscheint in seiner Jahrhunderthälfte als der Maler faszinierender Frauen schlechthin. Vor Manet, etwa mit seiner Mme. B. Morisot in LE BALCON

---

311 Zitiert nach *Deslandres* 1963, S. 55. - Zum Thema "Delacroix et les femmes" besonders *Joubin* 1936, *Escholier* 1963 und *Deslandres* 1963.

(Louvre, 1868), ist keiner, der sich ihm, solange der Anspruch auf Integration des sinnlich und des psychisch Schönen erhoben bleibt, gleichrangig an die Seite stellen ließe. Unverständlich bleibt mir, angesichts der Königin in der Lithographie zur Aufführung der MAUSEFALLE *(52)* beispielsweise (Hamlet III.2), wie Deslandres sagen kann: "aucun visage féminin ne vient à l'esprit [...] seuls existent les corps merveilleux des odalisques au masque vide". Da hatte zuvor sogar Baudelaire, der Frauenfeind, genauer hingesehen und *zwei* Grundcharaktere unterschieden:

> "Généralement les femmes de Delacroix peuvent se diviser en deux classes: les unes, faciles à comprendre, souvent mythologiques, sont nécessairement belles [...]. Elles sont riches, très fortes, plantureuses, abondantes, et jouissent d'une transparence de chair merveilleuse et de chevelures admirables".[312]
>
> "Im allgemeinen lassen sich Delacroix' Frauengestalten in zwei Klassen teilen: die einen, leicht verständlichen, meist mythologischen, sind notwendigerweise schön [...]. Sie sind reich, sehr kräftig, drall, üppig, sie erfreuen sich einer wunderbaren Durchsichtigkeit des Fleisches und einer erstaunlichen Haarpracht."

Zahlreiche solche Gestalten treten nach kurzem Besinnen aus Delacroix' Bilderwelt hervor: Schon die einzige Frau unter den Verdammten zu Füßen Dantes, das in den MASSACRES *(16)* von einem Türkenreiter emporgerissene Mädchen, die elegante Venezianerin mit Papagei, Susanna im Bade, die in den CROISES über ihrer Freundin Trauernde, Desdemona verstoßen in dem Bild in Reims, die sterbende Euridike in Sao Paulo, nicht zu vergessen die FEMMES D'ALGER.[313] Baudelaire fährt fort:

> "Quant aux autres [...] je les apellerais volontiers des femmes d'intimité. On dirait qu'elles portent dans les yeux un secret douloureux [...]. Leur pâleur est comme une révélation des batailles intérieures. [...] ces femmes malades du coeur ou de l'esprit ont dans les yeux le plombé de la fièvre ou la nitescence anormale et bizarre de leur mal, dans le regard, l'intensité du surnaturalisme."

312 *Deslandres* 1963, S. 68. Manets "Le balcon" farbig in *Manet* 1983, Nr. 115. Delacroix' Lithographie in *Kaiserslautern* 1983, Nr. 43. *Baudelaire* 1855, S. 235.

313 "La barque de Dante": *Bortolatto* 1972, IV. *DdH.*, S. 43; Scènes des Massacres de Scio: *Bortolatto* 1972, VII. *DdH.*, S. 56; "Femme au perroquet": *Bortolatto* 1972, XVII. *DdH.*, S. 64; "Suzanne en bain": *Bortolatto* 1972, LIV; "Entrée des croisés à Constantinople": *Bortolatto* 1972, XLVIII. *DdH.*, S. 108; "Desdémone maudite par son père": *DdH.*, S. 157; "La mort d'Euridice": *Zürich* 1987, S. 283. *DdH.*, S. 251; "Femmes d'Alger dans leur appartement": *Bortolatto* 1972, XXXVI. *DdH.*, S. 179.

"Was nun die anderen betrifft, [...] so würde ich sie bewußt Frauen der Innerlichkeit nennen. Man könnte sagen, sie tragen in ihren Augen ein schmerzliches [...] Geheimnis. Ihre Blässe ist Offenbarung innerer Kämpfe. [...] diese am Herzen oder an der Seele kranken Frauen haben in den Augen eine fieberhafte Undurchdringlichkeit oder den abnormen, bizarren Glanz ihres Leidens - und im Blick die einzig dem Hang zum Supernaturalismus verdankte Intensität."[314]

Schon zeichnet sich ab, daß man eine derart scharfe Trennungslinie zwischen Delacroix' üppigem und seinem geheimnisvollen Frauentyp gar nicht ziehen kann. Die weiblichen Figuren, bei denen tatsächlich der verführerisch dargebotene Leib physiognomischen Ausdruck entbehrlich macht, sind im Werk Delacroix' viel seltener als etwa in dem von Courbet oder Renoir. Selbst in den früheren FEMMES D'ALGER, die ja doch, in ihrem stillen Dasein ohne Herkommen und ohne Ziel, das Animalische streifen (in Kontrast zur farbigen Dienerin), fehlt nicht das Moment der gedanklichen Versenkung oder Melancholie. (Der Vergleich mit der Replik von Renoir (1872, Tokyo) hebt gerade diesen Zug heraus.) Wo aber bei Delacroix die Erotik sehr ausschließlich im Vordergrund steht, wie in der wie vom Rausch auf glühendrotem Laken niedergehaltenen Odalisque in Cambridge, da wirkt sie auf den Betrachter schon herausfordernd und beinahe bedrohlich.[315]

Nun gibt es ein Bild von Delacroix, das eine ausgesprochen modern-maskuline Wahrnehmung der Frau zu verraten scheint; zumindest suggerieren das die Kommentare. Delacroix hatte LE LEVER *(54)* kaum von der Staffelei genommen, da erging an ihn von Chopins Freundin Delphine Potocka, übrigens "une des plus belles femmes de l'époque", vom Maler "l'enchanteresse" genannt, die Frage:

"Que pouvez-vous trouver là de si attrayant, vous autres artistes, vous autres hommes? Qu'est-ce que cela a de plus intéressant que tout autre objet vu dans sa nudité, dans sa crudité, une pomme par exemple?"

"Was könnt ihr daran so Anziehendes finden, ihr Künstler, ihr Männer? Was ist daran interessanter als an jeder anderen in ihrer Nacktheit, in ihrer Roheit angeschauten Sache, an einem Apfel zum Beispiel?"

Im Journal hat er sie unbeantwortet gelassen, eine Frage, die zunächst nur etwas pikant erscheint, über die nachdenkend man aber bald zu den Haupt-

---

314 *Baudelaire* 1855, S. 235ff.

315 "Odalisque": Cambridge, Fitzwilliam Museum, um 1827. R140/J10(mit Farbabb.)-7. *Zürich* 1987, Farbabb. S. 105. *DdH.*, S. 64.

sachen gelangte.[316] Warum haben Künstler sich von frühester Zeit an vor allem anderen des nackten menschlichen Körpers angenommen? Warum haben später gerade die größten Maler sich die Darstellung des nackten Leibes der Frau zu einer ihrer Hauptaufgaben gemacht? Und warum hört das eines Tages auf? Cézanne hat ja, nach seiner "Umkehr" (K. Badt), tatsächlich zwischen Akt und Apfel kaum einen Unterschied gemacht; ihm hat sich in beiden Fällen im wesentlichen das Problem farbig-plastischer Realisation gestellt. Ist diese Form der Objektivität ("Gleich-Gültigkeit" nach Badt, S. 117) schmeichelhafter für die Frauen als etwa Rubens' späte ANDROMEDA *(56)*? - Hetzer, dessen Aufsatz über die "Krise um 1800" manche Antwort auf obige Fragen enthält, hat in diesem Punkt einiges zu tun übriggelassen. Er beklagt bei Goya und den Folgenden die bildliche "Zerstörung" des schönen Leibes, die sich durchsetzende Haltung des "épater le bourgeois" - und verschwendet kein Wort an Delacroix.[317]

Wie haben nun Männer die Frau in LE LEVER gesehen? - "Ce beau corps n'est pas seulement la tentation, c'est la chute!", schreibt ein Kritiker, "Qui résisterait à cette fille d'Eve?". Rosenkranz, der Ästhetiker des Häßlichen, fühlt sich des Teufels hinter dem Spiegel wegen gezwungen, "an die Lüsternheit der Begier" zu denken, sieht deshalb "französischen Ungeschmack" am Werk, "tugendhaft sich dünkende Allegoristerei". Aus unerfindlichen Gründen sieht Hofmann den "teuflischen Komplizen des Weibes in einen reichen Rentier säkularisiert"; "Schönheit als Ware und der Mann als Käufer" muß demnach das Thema des Bildes sein. Doch weist gar nichts den Teufel und die Schöne als "Komplizen" aus, und noch hat wohl niemand einen tatsächlich gehörnten Rentner gesehen.[318] Das Problem liegt wohl mehr auf Seiten der Betrachter, die der Erfindung Delacroix' kaum Beachtung schenken. In ihrem privaten Gemach hat sich eine junge Frau dem Spiegel zugewandt, um sich selbstvergessen die Haare hochzustecken, wobei, nach der treffenden Formulierung de Ris', die Arme den Kopf einfassen "comme un diadème".[319] Ein mächtiger, tiefroter Vorhang

316 Zitiert nach *Journal* 14.2.50. A. Joubins Charakterisierung der Sängerin D. Potocka ebenda S. 186 (Vorwort). E. Delacroix: "Le lever", Paris, Privatbesitz, signiert u. l.: Eug Delacroix/1850, Salon de 1850, Öl auf Lwd., 46 x 38 cm. R1165/M413/J168-5. *Zürich* 1987, Farbabb. S. 197.

317 *Hetzer* 1932, S. 183ff.

318 *La Madelène* zitiert nach J168 (S. 7), *Rosenkranz* (1853) und Hofmann zitiert nach Werner *Hofmann*: Nana - Mythos und Wirklichkeit (1973). Köln 1987², S. 52ff.

319 de Ris zitiert nach J168.

hinterfängt ihren Leib und gibt den Blick auf das Nachtlager frei. Aber was ist Anrüchiges dabei? Der Voyeur mit den Raubtieraugen, für die Frau hinter Spiegel und Blumen verdeckt, ist ohne ihr Wissen eingedrungen; zudem verbirgt die blonde Kaskade wie zufällig ihre Reize vor ihm. Er hat, wie Mephistopheles, Geschmeide mitgebracht, das auf den Inkarnatton metallisch antwortet, will sich die Schönheit kaufen, scheint aber sein Ansinnen vergessen zu haben, weil eben Schönheit und Reinheit auch ihn bannen können. Das Thema des Bildes ist die Faszination, die von solchen Qualitäten ausgeht, und deren ständiges Bedrohtsein in dieser Welt. Sie zur Ware zu machen trachtet der männliche Blick in und auch vor dem Bild. Wenn vor dieser Darstellung, in der die Frau im Profil zum Betrachter steht und von ihm nichts weiß, von Verführung und Sündenfall die Rede ist, dann belegt das nur, daß die Rezeptionshaltung tatsächlich vorhanden ist, die Goya mit der privaten Fassung seiner MAJA (um 1800, Prado) befriedigt hat und der Manet mit seiner OLYMPIA (1863, Louvre) sozusagen den Spiegel vorhalten wird. Delacroix hat das Faktum der Degradierung der Frau zum käuflichen Lustobjekt, das erst im modernen Großstadtleben seine Schärfe gewonnen hat, noch in die Historie der Figurenkomposition hereingenommen, bringt es zudem mit der Anwesenheit des Teuflischen in die Nähe nicht der Allegorie, sondern des Mythischen, und läßt mit seiner Kunst der Figurenzeichnung und Farbgebung den Eros nicht in demonstrative Erotik abgleiten. Die Frau gibt er im Geflecht der innerbildlichen Beziehungen noch als Absichtslose.

Allerdings wäre die Behauptung töricht, am Blick des Malers auf die Frau habe sich gar nichts geändert. Noch sind die Unterschiede zum klassischen Akt fein, weil Delacroix die offene erotische Provokation und ebenso die Nivellierung des Leibes im farbigen Bildgefüge vermeidet. Doch im Vergleich tritt das Neue deutlich zutage; das Wiener HET PELSKEN *(55)* eignet sich zur Unterscheidung.[320]

Der besonderen Intimität dieses Porträts der zweiten Ehefrau trug Rubens Rechnung, indem er es nie hergegeben hat; sie fand es nach seinem Tod als ihren Besitz im Atelier. Er betont an Helene sehr "die sinnliche Seite der Schönheit", und erreicht doch nicht, was Rosenkranz "der neueren Pariser Malerschule" zum Vorwurf macht, nämlich die Vereinseitigung zu

---

320 P. P. Rubens: "Das Pelzchen", Wien, Kunsthistorisches Museum, um 1639, Öl auf Holz, 175 x 96 cm. *KdK.* 424. *CRLB. XIX*, Nr. 97, T. 88. Farbabb. in *Baudouin* 1977, S. 354 und *C. White* 1988, S. 241, 232 (Detail).

der "Tendenz", in der das Sinnliche uns als solches zu fesseln trachtet.[321] Rubens erreicht und wahrt eine Balance des Sich-Darbietens und Sich-Verbergens, eine keusche Ungeniertheit. Von einem kaum spürbaren Lächeln begleitet und untermalt von einem Hauch von Wangenröte, trifft Helenes Blick den des Betrachters, der ja, die private Bestimmung des Bildes ernst genommen, der des in ihrer Verherrlichung sich selbst beglückwünschenden Ehemannes ist. In gleichem Maße aber bleibt ihr Blick auf sich bezogen, behält er etwas Verträumtes, es könnte der von Ambitionen freie Blick in einen großen Spiegel sein. Dem üppigen Erscheinen des Leibes ist außerdem von der grazilen, antike und tizianeske Motive verschmelzenden Gebärde der Arme, die den Pelz zusammenhalten, eine großzügige Grenze gesetzt. Weil er seine Frau so darstellt, daß sie selbst entscheidet inwieweit sie auch dargeboten ist, gibt Rubens sie nicht der Öffentlichkeit preis. Dies ist der wesentliche Unterschied zur Auffassung Delacroix'. Die Frau in LE LEVER steht innerhalb des Bildes weiter abgerückt, sie wirkt nicht mit solcher Monumentalität wie die zudem fast lebensgroße Helene. Sie ist von privatem Mobiliar umgeben, von jener großen Bettstatt, die in MILTON DICTANT *(48)* verschlossen bleibt. Sie weiß außerdem nichts vom Betrachter, und deshalb, weil unser Blick ins Privatissimum dringt, empfinden wir ihn nicht als vollkommen diskret; deshalb ist sie eine Beobachtete, der als Schutz nur die eigene Unschuld bleibt. Hier zeigt sich nun doch eine gewisse Nähe der Situation des Betrachters zu der des Voyeurs im Bilde, einer Gestalt, deren Heimlichkeit neben Helenes integerer Freizügigkeit sinnlos würde. Delacroix' Voyeur ist kein Abkömmling des in seiner Leidenschaft unverstellten Satyrs (Zeus), der sich in älteren Bildern, etwa in Tizians sogenannter PARDO-VENUS (1540, Louvre), Antiope nähert.

Es ist nicht ganz einfach, Delacroix' Stellung zwischen dem klassischen Frauenbild, dem man Rubens' PELZCHEN noch zuordnen darf, und den referierten Vereinfachungen der Deuter zu beschreiben. Delacroix unterscheidet in LE LEVER die Frau an sich von der zweideutigen Situation, in die er sie stellt. Er gibt einen weiblichen Akt von klassischer Schönheit, leistet gerade nicht, wie Rosenkranz' moralisierender Blick es will, die Identifizierung des Schönen mit dem Bösen.[322] Überzeugt, in einer Zeit zu leben, in der die Schönheit "ne peut être qu'un accident" (J. 4.2.57), stellt

---

[321] *Rosenkranz* 1853, S. 229.

[322] *Rosenkranz* 1853, S. 228.

Delacroix sie uns, wie ich oben schon sagte, als ein bezauberndes, aber gefährdetes Gut vor Augen.[323]

"Andromède enchaînée" (1852) und Rubens' späte "Andromeda"

Rubens hat in demselben Jahr seine Frau noch einmal in einem hochformatigen Bild mit nahezu lebensgroßer Figur gefeiert, nämlich in der großen Berliner ANDROMEDA *(56)*. Die Verhältnisse in Delacroix' erheblich kleinerer ANDROMEDE ENCHAINEE *(57)*, seinem vielleicht anmutigsten Frauenbild, legen die Vermutung nahe, daß er sich dieses Rubens-Werkes zumindest erinnert hat.[324] Doch will ich auch in diesem Fall, wo die Werke aus ikonographischer Sicht sich viel näher stehen, auf eine Unterscheidung hinaus: Delacroix, weil er eben kein Barockmaler ist und auch nicht irgendein "Neobarock" pflegt, übernimmt Rubens' Schönheitsideal nicht. Im Vergleich fällt auf, daß er bei der Modellierung weiblicher Formen Zurückhaltung übt, er ist weniger naturalistisch bei der Wiedergabe von nachgiebiger, warm glänzender Haut. Und doch erscheint seine Frau, wohl weil sie die jugendlichere ist, als die reizvollere. Bei Rubens steht das Verführerische auch gar nicht im Vordergrund, er malt Frauen, selbst seine Helene, die hier erst 25 Jahre alt ist, "nicht mädchenhaft jung", sondern, wie Liess betont, "in der Blüte ihrer Natur [...], im Alter ihrer vollsten Entwicklung, der nichts als Verblühen folgen kann." Das mag einem heute durchaus manchmal als ein "Zuviel" vorkommen.[325] Rubens realisiert den großartigen, kraftvollen, den üppigen Leib, zieht ihn so nah heran und beobachtet seine taktilen Werte, die Bewegung des Lichtes auf ihm

323 Hier sehe ich Berührungspunkte zu dem, was John *Berger* (1969, S. 49) zu Goyas nackter Maja im Prado sagt: Goya "war der erste Maler, der einen Akt wie etwas Fremdes malte, der die Sexualität von der Intimität trennte, der an die Stelle sexueller Energie eine Ästhetik der Sexualität setzte." Und zur Erscheinungsweise des Körpers: "Zunächst wird man durch sein Leuchten getäuscht und glaubt, daß dies das Glühen des Fleisches ist. Aber hat er nicht eher etwas vom Licht einer Erscheinung?" Vergeistigung der Materie und innerbildliches Reflektieren der weiblichen Nacktheit geschehen bei Delacroix jedoch nicht auf Kosten von deren Reiz.

324 P. P. Rubens: "Andromeda", Berlin, Staatl. Gemäldeslg., um 1639, Öl auf Holz, 189 x 94 cm. *KdK.* 430; *Kelch* 1978, Nr. 776C. - E. Delacroix: "Andromède enchaînée", USA, Kunstmuseum Houston, 1852, Öl auf Lwd., 32,7 x 24, 7 cm. R1166/J307-129. *Zürich* 1987, Farbabb. S. 207. Gute Farbabb. bei *Johnson* 1981-89. Band III, neben S. 128.

325 *Liess* 1977, S. 383. *Justi* spricht in seinem "Velazquez" von 1903 (im Kapitel Rubens und V.) vom flämischen "Geheimnis weiblicher Schönheit in den drei F (fair, fat, forty)".

scheinbar so genau, daß die Meereslandschaft in abendlichem Goldlicht mit dem kämpfenden Perseus ein bißchen kulissenhaft wirkt. Der Einklang von innerfiguraler Bewegung und "sinkendem Gewand" (Liess), hier des sie schwebend umschlingenden weißen Schleiers, läßt uns Andromedas Nacktheit als Ereignis erleben. Sie wächst gleichsam vor unseren Augen aus ihren Gewändern heraus in die Höhe - und in die Freiheit, denn die Fesseln sind ihr, wie Hubala beobachtet hat, schon jetzt keine Bürde mehr: "Die Freiheit, die Unzerstörbarkeit der Lebenskraft ist das Thema dieses Bildes."[326] Die griechische Erzählung deutet Rubens christlich, indem er mit dem Blick aus großen, von Tränen glänzenden Augen den Aufschwung im Körper über diesen hinaus dem Himmel entgegenführt. Zugleich läßt eben dieser Blick und das Licht auf dem Körper denselben zum Gefäß göttlicher Gnade werden. Mit Motiven, die uns vom Bild des Gekreuzigten her vertraut sind, ist die Befreiung anschaulich gemacht als Erlösung. Darin offenbart sich uns die Universalität der Kunst des Rubens auch, daß sie eine solche Liebeserklärung an die Ehefrau und Huldigung an ihren Körper mit hochpathetisch christlich-mythischer Sinngebung restlos zu verschmelzen vermag.[327] Vor seinen Aktfiguren gilt, was Hetzer zum nackten Menschen im Renaissance-Bild geschrieben hat: "Er ist das vollkommenste Wesen der Schöpfung [...]. Er wird durch das antike Vorbild und durch die Einordnung in religiöse und mythologische Zusammenhänge gesteigert. [...] Selbst das Erotische in seiner gewagtesten Form wird dadurch grandios und göttlich".[328] Dagegen hat der Philosoph Rosenkranz die Synthese, in der das Sinnliche und Übersinnliche als Gleichwertige sich gegenseitig steigern, schon nicht mehr erfaßt. Er bestätigt jüngere Wertvorstellungen, wenn er in Bildern alter Meister eine rechtfertigend verstandene "Superiorität des Geistes" über das Sinnliche ausmacht.[329]

---

326 *Hubala* 1986 (Rubens-Vorlesung, Würzburg).

327 In diesem Sinne bereits H. G. *Evers* zu Rubens' Berliner "Andromeda" (1944, S. 274): "In die Gestalt des antiken Sagenkreises ist eine abendländische und christliche Seele eingezogen...".

328 *Hetzer* 1932, S. 183.

329 *Rosenkranz* 1853, S. 228. Mit *Gosebruchs* Worten: ein "anti-naturalistischer Affekt, zu dem modernes Denken so häufig neigt." In: Giotto und die Entwicklung des neuzeitlichen Kunstbewußtseins. Köln 1962, S. 63. - Daß im Pathos dieses Aufblickens schon bei Rubens eine Akzentuierung des Psychischen stattfindet, in der die Auflösung der Körper-Seele-Einheit sich ankündigt, das ist nicht in dieser engen Weise moralisch motiviert. - Jene Tendenz bleibt auch in *Helds* Aufsatz zum "Pelzchen" fühlbar (1987), in dem er Helenes besondere

Wenn wir jetzt die kleine Andromeda etwas genauer betrachten, so wird sehr deutlich, daß Delacroix sich nicht nur einem anderen, übrigens dem schlanker gebauten venezianischen näheren, Frauenideal verpflichtet zeigt. Delacroix wetteifert weder mit Rubens' Sinnlichkeit noch mit seinem Pathos, - zum Glück, denn es sind die Resultate solchen Wetteiferns, die die Wahrnehmung des hochgestimmten, wirklich gefühlten Älteren nachhaltig verdorben haben. Zunächst fällt auf, daß die Figur weiter zurückgesetzt und deshalb mit einer breiteren, malerisch überaus reizvollen Umrandung versehen ist. Rubens gibt die Landschaft viel detaillierter, räumlicher und keinesfalls in weniger kostbarer Malerei; sie tritt aber stark hinter die übermächtige Erscheinung des Leibes zurück.[330] Faktisch ist zwar auch bei Delacroix die Höhle über dem Meer dargestellt, in der man die Königstochter angekettet und dem Drachen ausgeliefert hat, doch anschaulich wird eher ein Interieur, dem wir als Außenstehende gegenübertreten, ein Ambiente auch hier von fast privater Natur, in dem die Frau uns dargeboten ist und wir sie aus mittlerer Distanz leicht überblicken können. Das ist bei Rubens unmöglich, weil Andromeda uns lebensgroß 'entgegengebracht' ist und wir zunächst damit beschäftigt sind, diesem Eindruck standzuhalten. (Mitzubedenken sind hier die sehr verschiedenen Bildmaße.) In dem distanzierteren Anblick bei Delacroix entfalten die weiblichen Formen, so allgemein sie auch gehalten sind, mehr erotischen Reiz. Erst recht erleben wir diese Erotik nicht mehr als Verherrlichung eines höheren Allgemeinen. Eine Bindung der Figur aus ihrem Zentrum heraus an ein machtvoll anziehendes Überfigurales gibt es nicht; dazu fehlt es ihr, im Vergleich zu Rubens' Andromeda, an Gesicht. Das führt natürlich noch einmal den Blick des Betrachters auf den reizvollen Körper zurück.

Behutsam sei darauf hingewiesen, daß eine gewisse Verwandtschaft zwischen Delacroix' Frauen und seinen schönsten Pferden besteht. Schon in unserer Erinnerung an das Morden im SARDANAPALE *(37)* sind sie Leidensgefährten. Man halte einmal den einleitend beschriebenen ETALON EFFRAYE *(1)* neben die späte ANDROMEDE. Gemeinsam sind ihnen die zwar farbig ganz weich modellierten, doch kräftigen und sehr beweglichen Glie-

---

Nacktheit mitsamt den Spuren ihrer Strumpfbänder ikonographisch zu überhöhen versucht, im Nachweis eines Venus-Themas.

330 Außerdem ist bei Delacroix die Szene mit Perseus fortgelassen, im Unterschied zu seiner Stuttgarter Fassung dieses ikonographischen Gegenstandes: Neue Staatsgalerie. Von 1853. R1002/J314-131. Farbabb. in *Zürich* 1987, S. 217.

der; ein elastisches Ausnutzen dieser Beweglichkeit auch in entgegengesetzte Richtungen; das Zurück- und Zurseitewerfen des Kopfes, welches Brust und Hals, indem es sie dem Licht aussetzt, verletzlich erscheinen läßt; dem Goldregen von Andromedas Haar entspricht die wie Gischt auffliegende Mähne. Schließlich offenbaren beide ein Grundphänomen der Gestaltung Delacroix': daß ihm Bewegtheit dort am mannigfaltigsten und zugleich ausdrucksvollsten gerät, wo eine andere Kraft die Figur auf einer Stelle festhält. Äußerlich ist das hier mit den Handeisen, dort mit dem Blitz motiviert. Was wir beobachten, ist dennoch keine "orientalische" Degradierung der Frau zum Lustobjekt auf einer Ebene mit dem kostbaren Rassehengst. Die anschauliche Nähe ist darin begründet, daß Delacroix in seinen vollkommensten Erfindungen die Durchdringung des leiblich Schönen und des seelisch Delikaten gelingt, in einer auf unnachahmliche Weise farbig belebten peinture.[331]

Eine Umschreibung der Leiblichkeit in Delacroix' Bildern hat also zu berücksichtigen, daß nicht alle Malkunst ausschließlich dem farbigen Bildaufbau, aber auch nicht - wie bei Courbet - dem erotischen Reiz oder der plastischen Realität des Körpers gewidmet ist, daß also nicht alles der einst hohen Auffassung des Leibes Verpflichtete "als Illusion abgetan" ist.[332] Delacroix verwirklicht durchaus ein Körper*ideal*, so verschieden von dem des Rubens es auch ist. Andromedas Gebärde, die anschaulich macht, daß die Fesselung unüberwindbar ist, die keine Befreiung und schon gar keine Erlösung verspricht, wirkt im Verhältnis zu dem triumphalen Aufschwung bei Rubens komplexer. Sie findet weder Richtung noch Ruhe, sie wirkt als vereinzelnde Bewegtheit, aus der eine innere Aufgeregtheit spricht. Sie versinnlicht eine Energie, die zwar keinen einfachen Bezug zu etwas außerhalb der Gestalt mehr findet, die aber doch das rein Physische übersteigt.

Es ist der in sich geschlossene und doch ruhelose Allgemeinausdruck solcher Gestalten, der die Deuter wiederholt zum Gebrauch von Worten wie "Formel", "Arabeske", "Schriftzeichen", "Hieroglyphe" verführt hat. Das

331 In solchen Gebilden ein "Sinnbild der Triebsphäre des Menschen" zu erkennen, egal ob "beherrscht" oder "entfesselt", fällt mir weiterhin schwer. *Lankheit* (1965, S. 132) zum "Etalon". Ähnlich *Sedlmayr*, der, ohne ausdrücklichen Hinweis auf Delacroix, im häufig wiederkehrenden Bild des durchgehenden Pferdes ein "unbeabsichtigtes Symbol des Verlustes der Herrschaft über die Triebsphäre" sieht (Symbolische Bilder. In: Der Tod des Lichtes. Salzburg 1964, S. 224).

332 *Hetzer* 1932, S. 183 (zu Goya).

ist aber verfrüht. In Anlehnung an Buschs Beschreibung des aufgelöst klagenden Gretchen im Bremer LA MORT DE VALENTIN kann man vielleicht sagen, daß Delacroix, der, hier, im Vergleich zu Rubens den Ausdruckswert des Antlitzes innerhalb der allgemeinen Bewegtheit relativiert, dafür die Gestalt als ganze zum "Gesicht" geformt hat, so prägnant und unverwechselbar ist ihre Haltung.[333] Und wie in der erwähnten Pferdedarstellung ist nun die Farbe das Mittel zur Vergeistigung der 'physiognomisch' bewegten Gestalt. Dazu zählt der überall sichtbare farbgesättigte Strich: die kurzen, Grün beimischenden Schraffuren im Inkarnat, das den Körperkontur großzügig begleitende rötliche Glühen, die orangeroten Tupfen des gleichsam brennenden Haares, die kalligraphisch schönen Pinselzüge am Boden, schließlich das aquarellhaft transparente, leuchtende Pigment in den nach rechts ausgebreiteten Gewändern. Entscheidend für den farbigen Gesamteindruck ist die Darbietung der Körperoberfläche, nämlich als mit rundenden Abdunkelungen eingefaßte Ausbreitungen detailaufzehrender Helle. Rubens nimmt die Wiedergabe des Körperreliefs bis in die Feinheiten genauso wichtig wie die Überhöhung der Gestalt in einem intensiven Licht und vermag diese deshalb scheinbar mühelos als Hauptsache abzusetzen, selbst von einer so großartig gestimmten mythischen Landschaft. In Delacroix' Bild hebt fast allein das Licht den Leib als Besonderes aus der farbig vibrierenden Peripherie heraus, ein Licht, das aber mit der Körperlichkeit nur eine ganz allgemeine Bindung eingeht, das losgelöster als das bei Rubens wahrgenommen wird. Diese Unstofflichkeit, die auch auf der Stirn von Bruyas *(24)* zu beobachten war (von vermittelter Leiblichkeit war dort die Rede, S. 105), macht in ihrer Verbindung mit dem 'handschriftlich' belebten Farbauftrag den subjektiven Aspekt der Darstellung aus. Die große Andromeda ist von überwältigender Präsenz, besitzt mehr Eigendasein, lebenswärmere Haut, die kleinere Gestalt erleben wir als ein lebendiges, seelisch leidendes Wesen, aber in gleichem Maße als Inkarnation des reinen, von kühlerer Sinnlichkeit bewegten Geistes ihres Schöpfers.

Das alles sind mühsame Umschreibungen einer "holden Gabe Delacroix'", die uns an anderer Stelle ausführlicher beschäftigen wird, die Meier-Graefe treffend bezeichnet hat, nämlich "*ein Bild zweimal zu erfinden*, eine ge-

---

333 *Busch* (1973, S. 136), in Umkehrung eines Wortes von Heinrich Heine, zu "La mort de Valentin" (1847, Bremen): R1008/M386/J288-105. Farbabb. bei Busch neben S. 120 und *DdH.*, S. 130.

waltig zu unserer dichterischen Empfindung sprechende Geste in sublime Farbenrhythmen aufzulösen".[334]

"Médée furieuse" und andere femmes fatales

Die Schöne in LE LEVER *(54)* und ANDROMEDE *(57)* wird man dem ersten, dem primär üppigen der zwei von Baudelaire benannten Frauentypen zuzurechnen haben. Daß die Grenze zu Delacroix' unheilvollen, leidenden Frauengestalten fließend ist, zeigt sich darin, daß der anschauliche Charakter der ANDROMEDE dem der verlorenen Berliner MEDEE FURIEUSE *(58)* ähnlich ist: sie sind beide von *aufgeriebenem*, in gemeinsamen und uns nun bekannten Bewegungsmotiven sich bekundendem Wesen. Äußerlich ist im Berliner Bild die Flucht vor den Verfolgern, die die Kinder retten wollen, dargestellt, innerlich in der Hauptfigur das Ringen der sich betrogen fühlenden Gattin und der Mutter, die sich, wie der Griff um den Dolch anzeigt, in diesem Moment für die schreckliche Tat entscheidet.[335] Daß aus ihren dunklen Augen vor allem Schmerz spricht, daß die Erregung ihr schwarzes Haar und ihr Gewand in Wallung bringt, macht sie in meinen Augen faszinierender als die Figur der beruhigten Louvre-Fassung.[336] So ist ihr selbst als Einzelfigur die innere Spannung anzusehen, die fast alle Begegnungen von Mann und Frau im Werk Delacroix' prägt. Als Beispiel nenne ich die Salome in der Berner DECOLLATION DE SAINT JEAN-BAPTISTE.[337] Beinahe noch tanzend bringt sie selbst die goldene Schüssel herbei, hält sie sie unter das eben abgeschlagene Haupt des Täufers, das ihr der Henker aus einer Drehung des Oberkörpers mit wütend entschiedener Armgebärde, aber auch mit von Abscheu erfülltem Gesichtsausdruck unter die Augen hält. Dabei verleiht ihr der nachwehende Schleier etwas Schlangenhaftes. An ihrer Schönheit, ihrem unseligen Blick, mit dem sie das Opfer entgegennimmt, an dem Verhältnis der beiden vom Leichnam getrennten Gestalten bleibt über das ikonographisch Feststellba-

334 Julius *Meier-Graefe*: Paul Cézanne. München 1913, S. 50 (Hervorhebung von mir).

335 "Médée furieuse", ehemals Berlin (das Bild gilt als im Krieg verloren), signiert u. l.: Eug. Delacroix/1859, 129 x 58 cm, Öl auf Lwd. R1403/J333-152. SW-Abb. bei *Badt* 1962, neben S. 100.

336 Farbabb. der Louvre-Fassung (1862, R1436/J343-153) in *Bortolatto* 1972, LXIII.

337 "Décollation de Saint Jean-Baptiste": Kunstmuseum Bern, 1858. R858/M495/J468-273. Farbabb. in *Zürich* 1987, S. 257.

re hinaus etwas unsagbar Negatives.[338] Eine der schönsten weiblichen Gestalten von Delacroix, deren Eros mit dem Tod eng verbunden ist, enthält das Gemälde CLEOPATRE ET LE PAYSAN.[339] Vor diesem Antlitz hat Baudelaire zu der oben zitierten Definition des Frauentyps gefunden, der ihn am meisten fasziniert hat, weil er ein schmerzliches Geheimnis in den Augen trage, weil sein Blick "l'intensité du surnaturalisme" habe. Folglich macht Delacroix' Kleopatra wieder einmal deutlich, wie willkürlich die Wendung ist, die Baudelaires Auslegungen später nehmen. Im Nachruf nämlich schreibt er davon, daß die Frau für Delacroix nur noch "objet d'art" gewesen sei. Er unterstellt dem Maler die Antwort, es fehle ihr, um sie überhaupt melancholisch darstellen zu können, "*certaine chose* essentielle." Gemeint ist sicher ein Sensorium für das "surnaturelle".[340]

Vorurteilslos betrachtet ist es aber so, daß manche von Delacroix' Frauengestalten Übersinnliches mit einer Gewalt verkörpern, die dem Mann zum Verhängnis werden kann. Andeutungsweise etwa in der ALLEGORIE DER GERECHTIGKEIT der Wandmalereien des Salon du Roi *(53)*.[341] Die notwendige Trennung und doch auch Zusammengehörigkeit von Judikative und Exekutive vergegenwärtigt Delacroix in einer spannungsreichen Gegenüberstellung dreier Richter gestaffelten Alters und einer halbentblößten Frau, der Macht. Die Freilegung des Leibes geschieht absichtslos mit dem Abwinkeln des aufgestützten Armes, und doch ist sie vom Künstler auf eine Darbietung der verführerischsten Formen berechnet. Im Halbschatten des Gewandes werden die Kurven greifbar, die Verhüllung des Schoßes geschieht beiläufig mit locker auf dem Tuch liegendem Arm. Die Keule wird zur Nebensache, Ausstrahlung von Potenz ist weitgehend dem Löwen übertragen, für den Gautier sich zurecht so begeistert hat. Diese Frau ist

---

338 Hier lohnt sich der Vergleich mit der von Gehilfen ausgeführten Fassung im Palais Bourbon. Der Unterschied zum Antlitz der Salome in dem eigenhändigen Berner Bild zeigt, wie fein Delacroix im Ausdruck zu unterscheiden vermag, wie scheinbar mühelos seine Gestaltungskraft der gewachsenen psychologischen Intelligenz zu entsprechen vermag. "Décollation de Saint Jean-Baptiste": Bibliothek des Palais Bourbon, Paris, um 1844. J555-35. *Sérullaz* 1963, T. 49. *Sérullaz*, Palazzo Borbone, Farbtafel (Detail) S. 39.

339 "Cléopâtre et le paysan": Chapel Hill, Ackland Memorial Art Center, 1838. R691/M280/J262-80. Vorzügliche Farbabb. bei *DdH.*, S. 159. Zur Einführung in dieses Bild siehe *Sloane* 1961.

340 *Baudelaire* 1863, S. 448 (Hervorhebung von Baudelaire).

341 "La Justice": Fries im Salon du Roi des Palais Bourbon, Paris, 1833 - 37. 2,6 x 11 m. *Sérullaz* 1963, Tafel 8 (daneben Zitat nach Th. Gautier zum Löwen). Farbige Gesamtansicht und farbiges Detail mit der "Force" bei *DdH.*, S. 256 u. 258.

sich der Anziehungskraft ihres Leibes sicher. Das hat Delacroix schließlich auch in einem der Richter sichtbar gemacht. Der hinterste erscheint zu abgeklärt, der mittlere zu asketisch, aber der vorderste lebt in seinen 'besten Jahren': er allein richtet seinen Blick fast schmachtend auf die schöne Frau, spannt mit einem Arm sein Gewand zu einer parallelen Schleife auf und zieht die andere Hand weit zurück, so als widerstehe er der Versuchung zuzugreifen. Delacroix geht über das hinaus, was zur Verkörperung eines abstrakten Begriffes femininen Geschlechts notwendig ist. Weibliche Erotik macht in seinem Bild die Anziehungskraft der Macht *sinnfällig*. Ein ähnlich gespanntes Verhältnis der Geschlechter haben wir bereits in der sog. LIBERTE *(8)* kennengelernt. Ihre Isolation im Kampfgetümmel, die Tatsache, daß, historisch unrichtig, auf der Barrikade keine einzige weitere Frau auftaucht, läßt problematisch erscheinen, daß Kampf und Leiden dem Mann vorbehalten sind und die Verkörperung des sein Dasein beherrschenden Konflikts weiblich ist. Dabei ist die Erotik der Ausstrahlung von Unberührbarkeit gewichen. Das hat zu bedenken, wer weiterhin Delacroix' Figur von der Muttergestalt in Barbiers Gedicht herleiten will. Delacroix entwirft tatsächlich Schicksalsfrauen, die er nicht mehr untendenziös, nicht ohne bitteren Beigeschmack in seine Bildwelten aufnehmen kann.

Es gibt andererseits Frauen, die er rein leidend dargestellt hat. Unter ihnen sei Shakespeares Ophelia hervorgehoben, deren rätselhafter Tod im fließenden Wasser ihn zu einer Lithographie und drei Ölgemälden inspiriert hat; und Goethes Gretchen, insbesondere die schon erwähnte Figur in dem Bremer Bild.[342] Ein Extremfall bedeutet in diesem Feld seine Figur der Myrrha, also der Sklavin, die sich zu Sardanapals Füßen hingeworfen hat *(37)*, um dort zu sterben. Hier liegt nun der umgekehrte Fall vor wie in der sog. LIBERTE, insofern innerhalb der Komposition ein Mann herausgehoben und von einem Kranz hingemetzelter Frauen umgeben ist. Mit der literarischen Vorlage ist dies nicht restlos zu begründen, da Byrons Myrrha in der letzten Szene in redseliger Eintracht mit ihrem Herrn den Scheiterhaufen besteigt und diesen selbst in Brand steckt.[343] Kann Dela-

342 Delacroix' Gemälde "La mort d'Ophélie" im Louvre (1844) und in Winterthur (1853) sowie die Lithographie desselben Gegentandes abgebildet bei *DdH.*, S. 155. Zum "Gretchen" siehe oben Fußnote 333.

343 Lord Byron schildert in seinem Drama kein solches Massaker. Ebensowenig ist das an Delacroix' Darstellung Befremdende in den verschiedentlich herangezogenen antiken literarischen Quellen (zusammenfassend J125, S. 117) vorweggenommen. Allein schon der Ein-

croix sich männliche geistige Freiheit nur in Überwindung der Frau, und diese Überwindung nur als derart leidenmachende vorstellen? Welches innerste Erleben des anderen Geschlechts verwandelt die orientalisierende Fabel in eine Opferszene, mit dem Mann als scheinbar unbeteiligtem Oberpriester? Das 'Paar' Sardanapal und Myrrha steht im Werk von Delacroix am andern Ende einer Reihe von Metamorphosen der Geschlechterbeziehung, an deren Beginn wir ADAM ET EVE CHASSES DU PARADIS sehen *(51)*. So sehr man den Forschern zustimmen muß, die eine "Orgie glühenden Lebens", "des Lebens allerhöchste Steigerung" wahrnehmen, so deutlich auch Sardanapal reflektierend über das Toben hinausgehoben ist, mir kommt vor diesen Szenen ein Bild Baudelaires in den Sinn, von einer dumpfen Welt unter einem Himmel "lourd comme un couvercle".[344]

Fazit - Delacroix' Eva

Wir können nun begründeter zu Delacroix' Bemerkung Stellung nehmen, seine Bilder sähen anders aus, wäre er immer von der Liebe zu einer Frau ergriffen gewesen. Daß dem nicht so war, zeigt sich in der *Ambivalenz seines Frauenbildes*. Er stellt sie als schöne, edle, einmal gelassene, dann wieder höchst erregte, manchmal laszive, fast immer in ihre private Sphäre entrückte Wesen dar. Sie wirken anziehender als die Frauen des Rubens, weil nicht Kraft und Üppigkeit sondern elegante Schönheit im Vordergrund steht, mehr noch weil ihr sinnlicher Reiz sich nirgends zu so "triumphaler Entfaltung des Weiblichen" aufschwingt, wie wir das vom Münchner LEUKIPPIDENRAUB (um 1616, *KdK.* 131) her kennen.[345] Vollends gelingt Delacroix die Feier der Frau in voller Sinnlichkeit gerade im Moment tiefster religiöser Hingabe nicht mehr. Man vergleiche seine Magdalena in der KREUZIGUNG in Vannes (1835) mit derselben Heiligen in Rubens' CHRISTUS UND DIE REUIGEN SÜNDER (München, um 1618, *KdK.* 176). Erst später ist er, was solche Pathosdarstellung betrifft, ganz eigene Wege gegangen *(70)*, wobei der Frau dann sogar eine tragende Rol-

---

zigartigkeit des Bildes und seiner Formbeherrschung wegen hilft schließlich auch der Hinweis auf das allgemeine "sentiment romantique" oder auf die von Victor Hugo bahnbrechend formulierte, um das Abnorme und Häßliche erweiterte Ästhetik kaum weiter.

344 *Hofmann* 1960, S. 154. *Gosebruch* 1963, S. 45. *Baudelaire, O.C. I,* S. 74 (Spleen).

345 *Evers* 1942, S. 143.

le zukommt.[346] Die prachtvollsten Gestalten gelingen ihm im Moment ihrer äußersten Bedrohung oder ihres Untergangs (MASSACRES, SARDANAPALE), und wo Frauen im Stillen leiden, zeigt er sich am einfühlsamsten (MASSACRES, CROISES). Daneben gibt es Liberté und Médée, ebenfalls schöne, hypervitale, willensmächtige Gestalten, die als seine charakteristischsten gelten, deren Leidenschaft Vernichtung begleitet. Was beide Arten verbindet ist, daß sie mit distanziertem männlichem Blick gesehen sind, der ihre Eigenart übersteigert und darin, ob bewundernd oder schaudernd, Fremdheit bekundet. Aber niemals, weder malend noch schreibend denkend, unterläuft Delacroix die Abqualifizierung zum "Weib", die zu seiner Zeit und später im Schwange ist, bei Schopenhauer, Nietzsche, bei Baudelaire,[347] deren forsche Töne und deren bis zu Augustinus reichende Tradition das krankhaft Ängstliche an ihr nicht überspielen können.

Unmißverständlich tritt die Entfremdung der Geschlechter, die man Delacroix' weiblichen Einzelfiguren ansehen kann, in seinen Bildern der Begegnung von Mann und Frau zutage. Auf die Berner Salome und den Henker habe ich hingewiesen. Bereits das erste Hauptwerk, die BARQUE DE DANTE, enthält in der Zone der menschlichen Qualen, über die der Dichter in Begleitung des Virgil hinausgehoben ist, ein streitendes Paar: Ein Mann stößt mit Gewalt seinen Fuß in den Leib einer Frau. Das erlangt, so früh erfunden und so ins Zentrum gerückt, über das literarisch Vorgegebene hinaus den Charakter eines Leitmotives. Der Konflikt ist, wie in ADAM ET EVE *(51)*, auch mit kontrastierenden Inkarnaten sinnfällig gemacht. Es folgen zahlreiche Paare, die weniger kämpfen als daß Mann und Frau eng aufeinander bezogen sich dennoch verfehlen: Romeo und Julia, Hamlet und seine Mutter, Dionysos und Ariadne. Das vielleicht beeindruckendste Beispiel ist DESDEMONE MAUDITE PAR SON PERE in Reims, wo Delacroix zeigt, wie der Vater einem Blinden vergleichbar selbst bei der Verstoßung noch an seiner Tochter vorbei ins Leere strebt, wie sie verzweifelt seine Aufmerksamkeit auf sich zu lenken versucht.[348]

346 Dazu *Verf.* 1992, S. 124ff. Abb. 36 (zur Magdalena im Bremer "Christus am Kreuz"; R1289/J462-269. *Bremen* 1964, Farbabb. S. 129.)

347 Die provokanten Bemerkungen Baudelaires zum Wesen der Frau und zur Unmöglichkeit einer tieferen Beziehung zwischen den Geschlechtern analysiert, mit Baudelaires Sündenfall-Deutung in Verbindung gebracht und historisch eingeordnet bei Claude *Vigée*: Die Beziehungen zwischen Mann und Frau bei Baudelaire, in: *Baudelaire* (Materialien), S. 80 - 92.

348 "Desdémone maudite par son père": Reims, Musée Saint-Denis, sign. und dat. u. r.: Eug. Delacroix / 1852, Öl auf Lwd., 59 x 49 cm. R697a/M431/J309-177. *DdH.*, S. 157.

Schließlich kommt die Entfremdung auch an seinen einzelnen Männergestalten, in den Porträts vor allem zur Geltung. CHOPIN ist so sehr auf sich selbst bezogen, daß die Zerstörung des Doppelbildnisses mit George Sand seine Ausstrahlung nicht mindern kann. Vor BRUYAS *(24)* war festzustellen, daß im Unterschied zu Einzelporträts von Rubens keine soziale Umgebung mehr spürbar würde. Die Vereinzelung erstreckt sich auf das Verhältnis zur Frau. Das gilt auch für Delacroix' späteres SELBSTBILDNIS *(28)* in den Uffizien. Man sieht ihnen an, auch dem TASSE DANS LA MAISON DES FOUS *(31)*, man fühlt es, daß sie "Männer ohne Frauen" sind. Es ist die Vergeistigung, die den Geschlechtern die Grundlage eines gemeinsamen Daseins entzogen hat. Zu gespannt ist mittlerweile das Verhältnis des Geistes zu allem ungebrochen Leiblichen, zu ausschließlich ist die Geisteswelt dem Mann vorbehalten. Ein VAN THULDEN dagegen *(25)*, ein JAN BRANT (München, *KdK.* 360), erlaubt, so wie Rubens ihn gesehen hat, daß man auf ihn überträgt, was Liess zu Rubens' Selbstbildnis in der GEIß-BLATTLAUBE (München, *KdK.* 35) sagt: Er vermag "nicht allein aus sich selbst zu sein, sondern nur zu Seiten einer Frau". Das ist keine Schwäche, das ist im eigentlichen Sinne Potenz.[349]

Um abschließend zu dem Modello ADAM ET EVE CHASSES DU PARADIS und zu der Frage nach der Bedeutung Evas zurückzukehren: Delacroix hat einmal das Verhältnis des schöpferischen Einzelnen zur Allgemeinheit, also auch sein eigenes zu den Zeitgenossen geschichtlich reflektiert:

> "Que voyez-vous dans l'histoire? [...] D'un côté les peuples qui persécutent et qui tuent; de l'autre, la victime isolée qui les éclaire. Toujours un homme et un peuple;" (*Oeuvres lit. I*, S. 119f.)
>
> "Was zeigt die Geschichte? [...] Auf der einen Seite die Völker, die verfolgen und morden; auf der andern das vereinzelte Opfer, das sie erleuchtet. Immer wieder hier ein Mann, da ein Volk."

Diese Stelle aus den "Fragments métaphysiques" hat Hersey erhellend mit dem Programm der Bibliotheksdecke in Verbindung gebracht. Nicht alle Pendentifs sind so zu erklären, aber viele: Cicero versucht sich argumentierend gegenüber der Menge durchzusetzen; der denkende Archimedes wird hinterrücks ermordet; Seneca *(61)* läßt sich im Beisein von Neros Soldaten die Adern öffnen.[350] Die Spaltung zieht sich bis in das erste

---

349 *Liess* 1977, S. 242 (Abb. 13).

350 *Hersey* 1968, S. 390.

Menschenpaar hinein, oder sie hat, genauer gesagt, hier, menschheitsgeschichtlich noch vor dem kulturbringenden Orpheus (*DdH.*, S. 266), ihren Ursprung. Noch einmal sei betont: Delacroix stellt die Frau schön, manchmal erhaben dar, der Versuchung zur Verachtung aus Schwäche erliegt er nicht. Aber er läßt sie nicht teilhaben an der Berufung des Mannes zu denken und geistig schöpferisch zu sein. Diese männliche Domäne scheint er, trotzdem sie Leidensfähigkeit verlangt, vor der Frau beschützen zu müssen. Seine Eva wäre somit Ahnin all der Frauengestalten, deren Faszinosum, bei aller Schönheit und Vitalität, im Negativen wurzelt.

Rubens' Skizze "Die Vertreibung aus dem Paradies" - Max Beckmann

Dieses Modello für ein Deckenbild mit der VERTREIBUNG AUS DEM PARADIES *(60)* hat Rubens im Rahmen des im März 1620 erteilten Auftrages zur Ausschmückung der Jesuitenkirche in Antwerpen geschaffen.[351] Zwar ist hier ein früherer Moment im Paradiesgeschehen dargestellt, der Vergleich mit Delacroix' Pendentif wirft aber dennoch einiges Licht auf die Gestaltungsprinzipien beider Künstler und die je zugrundeliegende Lebens- und Gedankenwelt. "Hinausgestoßen vom Engel links oben und empfangen vom Tod rechts, der vor einer Baumhieroglyphe am Bildrand sich umwendet und mit eisernem Griff die Haare von Eva faßt - so entfaltet sich auf engstem Raum die Komposition" des Rubens.[352] Im Vergleich fällt vor allem anderen ins Auge, wie überzeugend dem hohen Anbringungsort des Bildes kompositionell Rechnung getragen ist, wie vollkommen er folglich auch gehaltlich fruchtbar gemacht ist. Rubens besticht mit einer souveränen, in starker Untersicht mannigfaltig bewegten und trotzdem übersichtlichen Konfiguration. Die Vertreibung des ersten Menschenpaares ergibt eine ununterbrochene, diagonal fallende Bewegung, ausgespannt zwischen dem zurückgesetzten Triumphbogen und dem knorrigen Baum ganz im Vordergrund, Polen, welchen Engel und Knochenmann farblich, konstitutionell und mit ihrer Kraftausübung zugeordnet sind. Mit

351 P. P. Rubens: "Die Vertreibung aus dem Paradies", nach 1620, Prag, Nationalgalerie, Öl auf Holz, 49 x 64, 6 cm. *CRLB. I*, 40 I a, Fig. 198. *Held* 1980, Nr. 6, T. 7. Farbabb. in: Jiří *Kotalík* (Hrsg.): Die Nationalgalerie in Prag. Prag 1988, S. 131 (stark beschnitten). Das Bild, zunächst als Anfang der Folge geplant, hat dann doch keine Aufnahme in das endgültige ikonographische Programm gefunden.

352 *Hubala* 1991, S. 104.

der Gestaltung des nach vorne abbrechenden Geländes, einer großartig die Bildbreite durchmessenden, unter Adam sich verdunkelnden und aufwerfenden, unter Eva sich absenkenden, endlich in den Baumstamm hineinmündenden Bodenwelle, ist die Vertreibung als bevorstehender Sturz in die Tiefe anschaulich gemacht. Der Betrachter vor Ort muß ihn als Sturz in die eigene Lebenssphäre empfunden haben. Himmelsnähe vermag Rubens besonders mit der großzügigen, quirligen Bewegung der Leibeshüllen zu suggerieren, mit dem pneumatischen Element also, welches der gesamten Bilderfolge ihr unverwechselbares Gepräge gibt, am eindrucksvollsten vielleicht in der KRÖNUNG MARIENS (*CRLB. I*, T. 102). Weiße Lasuren verbreiten lichteinfangenden Wolkendunst, in den die erhobenen Hände Adams eintauchen. Der aus der Tiefe hervorstoßende Engel erscheint wie eine Inkarnation des Lichts, indem er aus hellfarbigem Bildgrund herausentwickelt ist, aus der skizzenhaften, fast monochromen Pinselzeichnung des Beines bis in die Rundung der kräftigen Schulter und die Buntfarbigkeit des Gewandes. Neben dem Bild von Delacroix wird deutlich, wie nachdrücklich Rubens Adam und Eva im Moment ihrer Verstoßung Gefährten sein läßt. Freilich ist das zunächst im ikonographischen Gegenstand und seiner Tradition begründet; ich weise noch einmal auf Meister Bertrams und auf Masaccios "Vertreibung" hin. Aber Rubens tut bildlich erzählend doch einiges dafür, daß auch hier sein Wissen um die Zusammengehörigkeit der Geschlechter in allen entscheidenden Lebenssituationen überzeugend wird. Er gibt Mann und Frau einen gemeinsamen Inkarnatton und das gleiche Gewand. Er läßt sie in dieselbe Richtung blicken, nicht, wie es im Corpus Rubenianum heißt, zum Engel zurück, sondern hinauf, über den gezeigten Weltausschnitt hinaus zu ihrem Schöpfer.[353] Schließlich kann man mit einiger Großzügigkeit in beider Bein- und Armhaltung sogar die Spiegelung *eines* Bewegungsmotives sehen.

Wem dies nicht genügt als Bestätigung dessen, daß Rubens grundsätzlich "paarweise denkt", der sei daran erinnert, in welchem Sinne er zum Beispiel 'kopierend' Tizians Madrider SÜNDENFALL verändert: Tizian geht es um den Konflikt zweier Bewußtseinslagen. Er zeigt daher Adam in der Gebärde des Wissenden und Warnenden, Eva in der der Unwissenden, aber doch Schicksalserfüllenden.[354] Rubens übersetzt dies in eine Erzäh-

---

353 *CRLB. I*, S. 188: Adam "looks back in fear at the angel".

354 *Evers* 1942, S. 340.

lung, in der das Paar gerade im Moment der ersten Sünde *enger zueinander* findet. Sein Adam, der nach Eva tastet, der sie fast streichelt, "hat die Befähigung gewonnen, das Weib in seiner Gefährtin zu erkennen."[355] Zu solchem "Augenaufgehen" bei Rubens steht Delacroix mit seiner Deutung des Sündenfalls *(51)* demnach in klarem Gegensatz. Auch von der "Himmelsfähigkeit" (Burckhardt) der Rubens'schen Gestalten ist bei ihm nichts übriggeblieben; von vornherein hat er keine lichtdurchflutete Himmelsathmosphäre mehr darstellen wollen. Der Symbolik einer himmlischen Triumpharchitektur war nicht mehr zu trauen, weshalb er seine Szene ins rein Landschaftliche versetzt hat. Darin zeigt Delacroix sich, wie in allen seinen religiösen Bildern, als Kind seines Jahrhunderts und erspart uns Peinlichkeiten wie die ganz unglaubwürdig auf Wolken gepflanzte nüchterne Kolonnade in Davids MARS DESARME PAR VENUS (1824, Brüssel). Ebenso hat er auf die extreme Untersicht verzichtet, nicht weil sie sein Vermögen zur Figurenzeichnung überfordert hätte, sondern aus Aufrichtigkeit, weil auch in diesem Fall nicht mehr mit einer lebendigen, solch hoher Symbolik entsprechenden Empfindung zu rechnen war.[356]
Noch eine letzte Unterscheidung: Der Anblick der händeringenden Eva in Rubens' Modello bestätigt van Goghs Kritik daran, daß der Flame bei der Darstellung seelischen Leidens eine gewisse Zurückhaltung übt: nichts lasse ihn, van Gogh, "so kühl wie Rubens, wenn es darum geht, menschlichen Schmerz auszudrücken."[357] Man kann abschwächend wieder darauf hinweisen, daß ja der handlungsreichste Moment der Geschichte dargestellt ist, Bewußtwerdung und Leiden somit erst im folgenden zu erwarten sind; den hat Delacroix ganz im Sinne seines trauererfüllten Lebensbildes denn auch gewählt. Rubens liefert das erste Menschenpaar handlungsmächtigen Verkörperungen gegensätzlicher, hier allerdings zusammenarbeitender Mächte aus. Der Tod ist 'persönlich' anwesend, der Engel gibt energisch den Anstoß für das Geschehen. Das Unglück ist als krafterfülltes, gestalthaftes Drama gesehen. Insofern zeigt Rubens sich prinzipiell 'naiver' als Delacroix, bei dem die Schicksalsmächte bereits Teil des Be-

355 *Glang-Süberkrüb* 1985, S. 121, Abb. 1 u. 4. Tizians Gemälde (um 1568) und Rubens' Kopie (1628) im Prado.

356 Zu Delacroix' Leistungen als Deckenmaler, einem hier unberücksichtigt gebliebenen Aspekt des Vergleiches mit Rubens, darüberhinaus mit italienischer Tradition, siehe *Matsche* 1984, bes. S. 499: "in der Bibliothek des Palais-Bourbon [...] reine quadri riportati".

357 *van Gogh, Briefe* III, S. 366.

wußtseins der Menschen geworden sind, diese daher stärker sich selbst überlassen, äußerlich ruhiger, innerlich dafür aufgewühlter erscheinen. Zurecht bezeichnet van Gogh im selben Brief seinen eigenen Standpunkt als den "der modernen Analyse menschlicher Leidenschaften und Gefühle". Bereits Delacroix hatte diesen Standpunkt eingenommen, der ihn, was den Lebensgehalt der Bilder betrifft, fast schon so weit von Rubens entfernt wie van Gogh. Gestalterisch aber bleibt Delacroix seinem Vorbild insofern verpflichtet, als er allen Sinn in ausdrucksvollen Gebärden anschaulich werden läßt. Es zeigt sich noch einmal: Das Neue bei ihm ist nicht romantische Innerlichkeit, sondern ebenso einbildungs- wie gestaltungsmächtige *Ver*innerlichung im Verhältnis zu Rubens.

Nach diesem Bild beurteilt, rückt Delacroix sogar in beachtliche Nähe zu einem Maler wie Max Beckmann, für den das Verhältnis der Geschlechter eines der wichtigsten Themen ist, "sogar das wichtigste, wenn man es weit genug begreift". Darin ist er ganz allgemein Rubens verbunden. Allerdings hat er nun vollends "die Beziehung von Mann und Frau hauptsächlich als eine kämpferische Auseinandersetzung" begriffen.[358] In seinem Bild DIE MESSINGSTADT von 1944 (Saarbrücken; *59*) zeigt er sie mit martialischen Symbolen physisch auf engstem Raume zusammengesperrt und doch innerlich vollkommen getrennt.[359] Ohne Gewalt lassen sich Parallelen zu Delacroix' Bild aufzeigen: schon daß die Geschlechter betont unterschiedliche Inkarnate haben; daß der Mann, sich in verkrampfter Gebärde vor der Welt verschließend, dem Dunkel zugeordnet ist; daß die schöne und sinnliche Frau sich zum Licht und zum Himmel öffnet. Bei Beckmann zeigt sie sich für das Leiden des Mannes noch unempfindlicher. Beider unterschiedliche Rollen im Leben ergänzen sich nicht, selbst die Erotik scheint den unterwerfenden Mächten zu dienen. In diesem späten Bild liegen Mann und Frau nebeneinander, als habe der Kampf sie erschöpft, als hätten sie sich mit dem Dasein in der Entfremdung endgültig abgefunden. Transzendenz erscheint männlicherseits mit dem schwarzen Kellerloch verneint, zumindest in Frage gestellt, und auf Seiten der Frau ersetzt durch die Vision einer Märchenstadt.

---

358 *Lenz* 1971, S. 214 und 232.

359 Max Beckmann: "Die Messingstadt", Saarbrücken, Moderne Galerie, 1844, Öl auf Leinwand, 115 x 150 cm. Farbabb. in: Max Beckmann - Retrospektive. Katalog der Ausstellung im Haus der Kunst, München, 25. Februar - 22. April 1984. Herausgegeben von Carla *Schultz-Hoffmann* und Judith C. *Weiss*. München 1984, Nr. 102.

V. "LA MORT DE SENEQUE" (UM 1841)

Vorbemerkungen

Rubens' eben besprochene Skizze DIE VERTREIBUNG AUS DEM PARADIES (Prag; *60*) ist über sämtliche markante Bewegungsmotive mit der Tradition verflochten: Der Engel könnte, was seine Verkürzung, die Haltung seiner Arme, sein energisches Einschreiten betrifft, von dem in Michelangelos entsprechendem Deckenbild abstammen; Adam, zwischen Engel und Tod eingespannt, bewegt sich unverkennbar in der Weise des antiken LAOKOON, und an Eva hat man Züge einer Figur des Tobias Stimmer wiedererkannt; schließlich läßt die tänzerisch bewegte Gestalt des Todes an Holbeins TOTENTANZ wie auch an Berninis Urban-Grabmal im Petersdom denken.[360] Im Gegensatz hierzu die Gruppe Delacroix', sie ist der Figurenerfindung nach vollkommen eigenständig. Angesichts so ungewöhnlicher Auffassung des ikonographischen Gegenstandes scheint dies nur konsequent zu sein.[361] Für die Untersuchung, die die Erhellung der Kunst Delacroix' vor dem Hintergrund der Rubenskunst zum Thema hat, ergab sich hieraus erneut die Methode der Ver-gleichung, also der Herausarbeitung wesentlicher Unterschiede auf der Ebene der Bedeutung. Es gibt aber auch den anderen Fall. In LA MORT DE SENEQUE *(61)*, gleichfalls ein Pendentif in der Bibliothek des Palais Bourbon, hat Delacroix sich kompositionell sehr eng an Rubens' TOD DES SENECA in München *(62)* angelehnt, zugleich, über konsequente Verwandlung im Detail, gehaltlich sich wiederum weitestmöglich von ihm entfernt.[362] Das erinnert mich an eine Feststellung von Szondi zu einem anderen 'kunstgeschichtlichen' Zusammen-

360 Zu Holbein und Stimmer siehe *Held* 1980, Nr. 6. (Rubens' Zeichnung nach Stimmers Eva in *Antwerpen* 1977, S. 262.) Zu Rubens' und Berninis "Tod" *Hubala* 1991, S. 105.

361 Les figures "pyramident de la façon la plus neuve et la plus hardie." P. Haussard zitiert nach *Sérullaz* 1963, S. 73.

362 P. P. Rubens: "Der Tod des Seneca", 1610/11, München, Alte Pinakothek, Öl auf Holz, 185 x 155 cm. *KdK.* 44. Farbabb. in C. *White* 1988, S. 76. *CRLB. XIII*, Nr. 54. - E. Delacroix: "La mort de Sénèque": um 1841, Paris, Palais Bourbon, Öl auf Lwd. (auf die Mauer geklebt), 221 x 291 cm. R912/J548-31. *Sérullaz* 1963, T. 34. Farbabbn. in: *Sérullaz, Pal. Borbone*, S. 16. *DdH.*, S. 265. *Paris* 1995, S. 46. Zeichnungen unter S289, S290.

hang: Die "Verbindung von größter Nähe und äußerster Fremdheit gegenüber dem anderen Werk [gemeint ist Molières AMPHITRYON] gehört mit zum Änigmatischen an Kleists Dichtung."[363] Solches hat sich in der Epoche nicht oft ereignet, daß, wie eben im Falle von Kleists AMPHITRYON und Delacroix' SENEQUE, die nachdrücklichste Anlehnung an einen alten Meister sich als Weg zu tiefstem 'philosophischem' Selbstbewußtsein erwiesen hat. Mehr als sonst ist hier, wo der Künstler sich bewußt am Vorbild mißt, der Vergleich die legitime Methode. Dessen Ziel muß sein: die Erhellung des einen Bildes mit dem anderen - was sich auch im Falle des Rubens noch als wünschenswert erweist -, die möglichst präzise Benennung der *symbolischen Differenz*, deren Begründung im Erleben, eine Antwort schließlich auf die Frage nach dem Sinn einer so beschaffenen Traditionsarbeit.

Literatur zu Rubens' Bild "Der Tod des Seneca" - Rubens' "Entdeckung Philopoimens" und Delacroix' "Nature Morte au homard"

Die interessante Literatur zu Rubens' Bild setzt mit Evers ein. Er hat in SENECA den apollinischen Gegentypus zum dionysischen SILEN (*KdK.* 177) erkennen wollen.[364] Bereits Evers weist auf die Herkunft der Hauptfigur von der antiken Statue eines alten FISCHERS hin *(63)*,[365] den man zu Rubens' Zeiten, vor allem der fehlenden Füße wegen, noch als sterbenden Seneca angesehen und, Tacitus' Beschreibung der Todesstunde folgend, nachträglich in ein Wasserbecken gestellt hat. Tacitus schreibt:

> Der Tribun Kranius Silvanus erhielt vom Kaiser Nero den Befehl "«wieder hinzugehen und (ihm) den Tod anzukündigen.» [...] Seneka, weil sein alter und durch geringe Kost abgezehrter Körper das

---

363 P. *Szondi*: Amphitryon, Kleists «Lustspiel nach Molière». In: Ders.: Schriften (hrsg. von J. Bollack u. a.). Frankfurt 1978. Band 2, S. 156. Szondis einleuchtende methodische Konsequenz ist eine "gleichsam mikrologische Betrachtung": Dem Verständnis dieser Dichtung "könnte es nur förderlich sein, wenn es gelänge, die [...] behauptete Verkehrung ins Gegenteil noch in den kleinsten Zellen des Werks, im einzelnen Motiv und im einzelnen Wort, sichtbar zu machen." Ähnliches sei im Falle der beiden Seneca-Bilder versucht.

364 *Evers* 1942, S. 92 - 94; ebenda, Abb. 42, gute SW-Reproduktion von Senecas Kopf.

365 Zu dieser schwarzen Marmorstatue im Louvre (H: 118,4 cm), in Rom gefunden, von Napoleon im Jahre 1807 aus Borghese-Besitz nach Paris verschleppt, und zu ihrer Deutung siehe *Haskell/Penny* 1982, Nr. 76, Fig. 160, 161, 12.

> Blut nur langsam fliessen ließ, schnitt sich auch an den Schienbeinen und Kniekehlen die Adern auf [...]. Noch im letzten Augenblick seiner Beredsamkeit mächtig, ließ er Schreiber kommen, denen er vieles dictirte [...]. Seneka indeß, da sein Blut langsam floß und der Tod ihm zauderte, bat seinen alten und erprobten Freund und Arzt, Statius Annäus, daß er ihm das Gift reiche, damit er sich schon längst versehen hatte [...]. Aber er trank es vergeblich. Die Glieder waren schon starr und das Gift konnte den Körper nicht mehr durchdringen. Zuletzt stieg er in ein Gefäß voll warmen Wassers, besprützte die nächstumstehenden Sklaven mit den Worten: «dies sey das Trankopfer für Jupiter den Erlöser!» Hierauf ward er in ein Schweißbad gebracht, und, vom Dampf erstickt, ohne alle Leichenfeyerlichkeit verbrannt."

Vor seinem Tod habe Seneca, so Tacitus, seine Freunde wissen lassen, er wolle ihnen "«das Muster seines Lebens»" hinterlassen.[366] Evers fand nun an Rubens' Vergegenwärtigung dieser antiken Persönlichkeit und ihrer Vollendung im Tode keinen rechten Geschmack; die Auffassung der Antwerpener Lehrer, des Neostoizisten Lipsius vor allem, komme darin mehr als eigenes Lebensgefühl zum Tragen. Merkwürdig der (wohl zeitgemäße) Schluß: "Zehn Jahre später malte und feierte Rubens den Schlachtentod fürs Vaterland; einen "ästhetischen" Tod in der Philosophie hätte er nicht mehr im gleichen Maße vorbildlich gefunden." Das klingt hier schon so als habe der historische (und dargestellte) Philosoph erbringen wollen, was Camus den "ontologischen Beweis" (Sisyphos) genannt hat. Man darf ihn aber keinesfalls als einen Selbstmörder aus eigenem Entschluß hinstellen. Tacitus berichtet ja, Nero habe nachfragen müssen, "«ob sich Seneka zur Selbstentleibung anschicke?»", habe, nach negativer Auskunft, befehlen müssen, "«wieder hinzugehen und (ihm) den Tod anzukündigen»". Seneca sah sich also zum Tod *verurteilt* vom einstigen, mißratenen Schüler. Verunklärend ist es daher, wenn Warnke vom "Rückzug in den Selbsttod" schreibt, der die Tyrannei bestätige. Rubens' Absicht sei, "die stoische Standhaftigkeit am Beispiel von *Senecas Tod* sich brechen zu lassen"; sein Resultat: ein Bild der Abschreckung von der "eisigen Erstarrung des Menschen unter dem Postulat der Apathie." Daß Apathie für einen großen Maler nicht das oberste Prinzip des Lebens und der Darstellung von Leben

366 Zitate nach *Tacitus* 1801, S. 585 - 589 (15. Buch, Kapitel 60 - 64).

sein kann, das liegt auf er Hand.[367] Es ließ sich aber zeigen, daß auch Lipsius einen gegenüber dem antiken Stoizismus gemäßigten Standpunkt eingenommen hat. Für ihn galt: "Erst wenn die äußeren Umstände in eine unanfechtbare Ordnung gebracht sind, kann das Ideal der Apathie verwirklicht werden."[368] Die Idee des Selbstmordes als Mittel zur Freiheit vertrat er nicht.[369] Wohl nicht zuletzt deshalb war Rubens' Beziehung zu ihm eine anhaltendere und vielschichtigere als Warnke zulassen will. Einer Abschreckung von Lipsius' Lehre bedurfte es nicht. Auch nicht in der Verkleidung eines Seneca, der ja selbst die "völlige Apathie weder für möglich noch für wünschenswert" hielt.[370] - Es gibt einen weiteren Deutungsvorschlag. Schon Müller Hofstede stellt klar, daß Senecas Selbstentleibung den Tod durch Neros Soldaten nur vorwegnahm. Seine innere Freiheit bekunde sich im Münchner Bilde vielmehr in der gefaßten Haltung. "Aus ihr spricht ein Pathos, das zum Tode in einem Verhältnis militanter Bereitschaft steht und das noch in der Todesstunde der «virtus» nachzusinnen vermag."[371] Das kommt Rubens' Darstellung schon näher. Aber begegnet uns in Senecas Gebärde tatsächlich Kämpferisches, wird nicht in diesem Moment der Gedanke an die Tugend und seine verbale Vermittlung unterbrochen von noch Wichtigerem? - Die Kunsthistoriker streben überwiegend ins Terrain der Philologie; die einzige zupackende Betrachtung der Gestalt finde ich im Seneca-Buch eines Altphilologen.[372]
Hinblickend klärt Maurach den Sachverhalt, der Gegenstand der meisten Spekulationen war: "das Gesicht des sterbenden Seneca hatte Rubens sich seit der ersten Skizze selbständig erarbeitet."[373] Was erfahren wir außer-

---

367 *Warnke* 1965, S. 25ff. Nicht nachvollziehbar ist für mich außerdem, daß Rubens' Seneca umgedreht und "in gefesseltem Zustand" im Kölner Petrus (*KdK.* 421), "lediglich ins Profil gewendet" in einem der Antwerpener Kirchenväter (*KdK.* 28) wiederzuerkennen sein soll. *Warnke* 1977, S. 135 u. 49. (Jener Kirchenvater kommt von Raffaels "Disputà" her.)

368 G. Abel (1978) zitiert nach *Stephan-Maaser* 1992, S. 187.

369 Dazu *Müller Hofstede* 1968, S. 236 und Fußn. 69.

370 M. Pohlenz (1948) zit. nach *Stephan-Maaser* 1992, S. 197. Pohlenz führt aus: "Seneca bildet die auf strenge Selbstzucht und auf Verzicht hinführende Lehre Zenons aus seiner eigenen Lage heraus zu einer weltmännischen Lebenskunst um, die wohl die sittlichen Forderungen bejaht, aber unbefangen und froh die Güter des Lebens genießen will." Ebd. S. 196.

371 *Müller Hofstede* 1968, S. 236.

372 "Peter Paul Rubens und das Antlitz Senecas" in *Maurach* 1991, S. 48 - 54.

373 *Maurach* 1991, S. 51. Man muß allerdings einschränkend sagen, daß Rubens bei der Kopfform, dem Haar- und Bartwuchs durchaus von der antiken Fischer-Figur ausgegangen ist. Von den Gesichtszügen der Büste des "Pseudo-Seneca" aber (der echte antike und 'prosaische' Seneca-Kopf in Berlin bei *Prinz* 1978, Abb. 28), die Rubens selbst im Bild des Lip-

dem? Zum Beispiel daß die Soldaten am linken Bildrand, der sympathische mit roter Schärpe insbesondere, am Tod des Philosophen so "tief anteilnehmen", daß man sich an den Hauptmann von Golgatha erinnert fühlen kann (Mt. 27,54).[374] Mir scheint er sogar einen wesentlichen Zug des heiligen Thomas in Rubens' ROCKOX TRIPTYCHON vorwegzunehmen (*KdK.* 84; *72*). Der vor den Soldaten kauernde junge Schreiber, der angespannt aufblickt, "ist die einzige in heftiger Weise erregte Gestalt auf diesem Bilde." Ihm gegenüber ist der Arzt Annäus "besorgt und kundig" damit befaßt, das Blut aus einer Wunde im Arm abfließen zu lassen. Dort nach dem Geist Lauschende, hier ein am Leib Hantierender. Alle diese Figuren bleiben, "wie zur Mandorla-Form geordnet", im abgedunkelten Hintergrund und lassen Seneca als Hauptfigur in den Vordergrund treten, ins Licht.[375] Seneca selbst: Sein Körper ist "ungemein muskulös", doch knicken, so Maurach, bereits die Knie ein, "so als bräche die Gestalt im nächsten Augenblick zusammen." Beide Hände sind "gespannt geöffnet, wie empfangend, obschon der rechte Arm erhoben, der linke gesenkt ist."

---

sius und seiner Schüler im Palazzo Pitti wiedergibt (*Baudouin* 1988, Farbabb. 309), zeigt sich der Münchner Seneca tatsächlich unabhängig. Vgl. dagegen die Ausführungen *Müller Hofstedes* (1968, S. 234), dessen Aufsatz außerdem fragwürdige Zuschreibungen enthält: Das Brustbild des Seneca im Museum Plantin-Moretus in Antwerpen (Hofst., Abb. 167; *CRLB. XIII*, Abb. 200) scheint keine Variante, des zaghaften Ausdrucks wegen schon gar keine neue Stufe *nach* dem Kopf im Münchner Bild zu sein. Ebensowenig die Replik in Karlsruhe (Hofst., Fußn. 65), zu der *Hubala* (1990, Abb. 54, S. 61) mit Recht sagt, daß der Ausdruck "ins Larmoyante abzugleiten droht." Auch an dem besser gemalten Seneca-Kopf in einer belgischen Privatsammlung (Hofst., Abb. 162) fehlt im Verhältnis zu dem in München 'das gewisse Etwas', die Nuance überzeugenden geistigen Aufschwungs. Da er darin der Zeichnung in Petersburg nahesteht (C. *White* 1988, Abb. 22), könnte es eine Vorstufe für München sein. (Das Original kenne ich nicht.) Schließlich ist das, von Müller Hofstede (Fußn. 68) und *Prinz* (1973, Abb. 11) zugeschriebene, mittelmäßige Doppelbildnis von Seneca und Nero in London keinesfalls als ein Gemälde von der Hand des Rubens anzusehen.

374 Nicht nachvollziehen kann ich, daß auch der Blick des Behelmten nachdenklich auf dem Haupt Senecas ruhe. *Maurach* 1991, S. 49.

375 Im Münchner Handkatalog (1983, S. 462) teilt U. *Krempel* mit, die Tafel sei "um 1620 von Rubens selbst angestückt worden". *Stephan-Maaser* greift dies auf (1992, S. 184, Fußn. 9): "eigenhändig angestückt und damit [...] um die Begleitfiguren entscheidend erweitert". Schaut man sich die Abbildung mit den eingezeichneten Teilstücken des Bildträgers bei *von Sonnenburg* (1979, I, Abb. 9) an, so sieht man, daß das nicht sein kann: Es gibt keine umrandenden Bretter, mit deren Anstückung der zunächst einzelne Seneca hätte um die "Begleitfiguren entscheidend erweitert" werden können. (Stephan-Maaser teilt auch nichts über dem widersprechende Röntgenaufnahmen mit.) Nur der Ellenbogen des Soldaten links und der Rücken des Arztes rechts können nachträglich hinzugekommen sein. Wären die beiden nächstinneren Bretter später hinzugekommen, so wären in einer ursprünglich kleineren Fassung u. a. Senecas Finger abgeschnitten gewesen. In diesem Falle gibt es also keine "Kerntafel" (*Renger* 1994, S. 171) im Sinne einer Kernerfindung, die Konfiguration um Rubens' Seneca ist aus einem Guß.

Das Gesicht kündet von überstandenen "entsetzlichen Schmerzen", "das rechte Auge stirbt [...] wohingegen das linke, voll geöffnet, tief leidend, doch noch etwas erschaut." "In diesem Antlitz wiederholt sich der Kontrast zwischen Tod und Empfangen, der den Körper und die Hände bestimmte: ein Vertrauen erscheint auf den zerquälten Zügen, die Hände empfangen etwas [...]. Dies Haupt ist fahl, es stirbt, aber es stirbt in der Nähe des Ewigen, zu dem der Geist nun aufbricht."[376] Damit sind die hohen Dinge, die Rubens beim Malen bewegten, beim Namen genannt; das Kleben an einschlägigen philosophischen Begriffen ist überwunden. Doch es stimmt etwas an der Durchführung selbst dieser Beschreibung nicht. Die konsequente Spaltung in zwei kontrastierende, eigentlich gegensätzliche Seiten, bis in Senecas Physiognomie hinein, nimmt man vor einer Gestalt des Rubens nur widerwillig hin. "Geist und Fleisch - das wären die Benennungen für die beiden Bildhälften", schreibt Maurach; aber wirkt solche "Dialektik des Todes" nicht hineingetragen, gibt es 'unseren' Tod als Ablösung des Geistes vom vergehenden Leibe in Rubens' Bild überhaupt? Konkreter gefragt: Wird dieser Seneca tatsächlich im nächsten Augenblick zusammenbrechen? - An solchen Fragen, die zur Substanz einer großen Bilderfindung führen, scheiden sich in der Regel die Geister. Selten gelangt man zur Übereinstimmung bei der Bewertung der gestalterischen Feinheiten, schon der Blickrichtungen, auf die es ankommt. Der Grund dafür liegt in der gedanklichen Vorbestimmtheit unseres Sehens. Da der wünschenswerte Grad an Naivität sich nicht mit Gewalt zurückgewinnen läßt, muß man andere Wege größtmöglicher Objektivierung gehen. Einer von ihnen ist der systematische Vergleich. Stellen wir also Rubens' Tafelbild einmal neben das Wandgemälde von Delacroix.

Zur Einstimmung ein Hinweis: Möglicherweise in demselben Jahr, 1610, hat Rubens DIE ENTDECKUNG PHILOPOIMENS gemalt *(64)*. In dieser Ölskizze dominiert ein Stilleben, "ein ganzes Gebirge von totem Geflügel und Wild."[377] Doch schauen wir genau hin! Das Wildschwein im Korb ganz oben scheint aufzuschreien unter der Last einer Rinderseite. Der Pfau "schmiegt" seinen Kopf an die Brust des Schwans. In dessen ausgebreiteten Schwingen lebt "die wunderbare Bewegung seines durch die Lüfte

---

376 *Maurach* 1991, S. 51.

377 *Liess* 1977, S. 415. - P. P. Rubens: "Die Entdeckung Philopoimens", Paris, Louvre, Öl auf Holz, 50,5 x 66,5 cm. *Held* 1980, Nr. 278, Farbt. 3. Seit 1791 in Paris, erst seit 1869 im Louvre.

Schwebens" fort, und in dem Hasen, der über die Tischkante hängt, "die Streckkraft und Wendigkeit des lebendigen Tieres". Liess folgert: "Wir sehen keine Kadaver, sondern Lebewesen". "Rubens vermochte noch im toten Tiere das Wesen und die Schönheit des lebendigen Tieres auszudrücken. *Hier ging er nicht anders zu Werke als er es auch als Figurenmaler tat.*"[378] Wenn nun Rubens selbst die Darstellung des geschlachteten Tieres nutzt, um sein "Lebensbild" zu realisieren, was haben wir dann erst vor seinem Bilde vom Sterben eines verehrten Geistesheroen zu erwarten! - In einem der seltenen Stilleben von Delacroix, der NATURE MORTE AU HOMARD *(65)*, ebenfalls im Louvre, ist diese künstlerische Erweckungskraft noch am Werk, in dem großartigen Fasan vor allem, doch nicht mehr mit derselben Macht.[379] Das objektive Leben ist zu einem guten Teil im farbigen éclat aufgegangen; auf rein koloristische Erwägungen ist wohl zurückzuführen, daß Delacroix rote, das heißt gekochte Hummer neben frische Jagdbeute plaziert hat. In Rubens' Skizze legt der Truthahn seinen Kopf an den Bauch des Hasen als schlummere er. Bei Delacroix, der das im Original gesehen haben kann, tut das Fasanenweibchen fast dasselbe. Doch erscheinen Delacroix' Gestalten sogar hier vereinzelter, ja einsamer. Dem Tod ist direkt ins Auge gesehen, er erscheint absoluter insofern er die Geschöpfe dem Dinghaften näherbringt. Man spricht also auch hier besser nicht mehr von "Rubensian Baroque" und dergleichen.[380]

Vergleich - "La mort de Marc Aurèle" (1844)

Ein Blick auf das Wassergefäß macht uns die allgemeinste und entscheidende Veränderung bei Delacroix bewußt, nämlich die Untersicht *(61, 62)*. Natürlich ist sie zunächst von der hohen Anbringung des Bildes bedingt, sie ist aber auch innerbildlich begründet: Der sterbende Seneca geht in die Knie, und die Verkürzung seines Körpers betont dessen Schwere. Über dem Kopf belegt ein Pentimento, daß Delacroix die Figur nachträglich im Verhältnis zu den anderen weiter abgesenkt und somit die Distanz

378 *Liess* 1977, S. 416 (Hervorhebung von mir).

379 E. Delacroix: "Nature Morte au homard", Paris, Louvre, Salon de 1827-28, Öl auf Lwd., 80 x 106 cm. R174/M98/J161-142. *Bortolatto* 1972, Farbt. XX - XXI. *DdH.*, S. 73.

380 C. Sterling (1959) zitiert nach J161 (S. 171). Ebenso *de Hureaux* 1994, S. 74; an den Haaren herbeigezogen die ebenda referierte allegorische (antirestaurative) Deutung Finlays.

zum oberen Bildrand noch vergrößert hat. Schwer wirkt auch das voluminöse, aus dunklem Stein einfach geformte, glanzlose Gefäß selbst. Dies Lasten der Materie teilt sich sogar in der Schriftrolle mit, die am rechten Rand von der Armlehne eines Sessels herabhängt. (Wir haben diese Konsequenz der Ausdrucksgestaltung bis ins Accessoire im PORTRAIT BRUYAS kennengelernt *(24)*.) In Strömen läuft das Blut an beiden Unterarmen herab, wovon Seneca schon so geschwächt ist, daß er die Arme hat sinken lassen. Der Kopf sinkt seitlich zur Schulter und leicht nach hinten, aber ohne daß im Blick auch nur andeutungsweise die Kraft zum Aufschwung läge. Die Gestalt ist so weit in die Seitenansicht gedreht, daß ihr labiler Stand sichtbar wird, ihre Neigung, nach hinten zu fallen. Der stehende Sklave muß alle Kräfte anspannen, um Seneca abzustützen, der kniende zieht ihn, ebenfalls mit einem Griff unter den Arm, nach vorne *(69)*. Im Hintergrund halten beide Soldaten den Kopf gesenkt, einer blickt zu Boden. Von den gegenüber klagenden Frauen beugt eine sich mit dem ganzen Oberkörper über die Sessellehne, die andere reißt sich mit beiden Händen an den Haaren. Es ist als habe Seurat diesen Satz seiner "Ästhetik" von Delacroix' Seneca-Darstellung abstrahiert: "Trauer der Tonwerte ergibt sich durch Überwiegen des Dunklen, Trauer der Farbe durch eine kalte Dominante und Trauer der Linie aus abwärts gerichteter Tendenz."[381] Letztere erfaßt sogar die Farbmaterie, die, insbesondere in dem weißen Tuch, welches Senecas Beine hinterfängt, herabzurieseln scheint. Schon mit diesen Beobachtungen wird eines klar: Delacroix zeigt uns einen Mann, der tatsächlich im nächsten Augenblick zusammenbrechen wird. Mehr seelischen als physischen Schmerz, Trauer bringt er in dieser Figur zum Ausdruck. Die beiden Diener lassen erkennen, daß er Rubens' Konfiguration genau studiert hat: einmal der Anordnung der Köpfe auf verschiedenen Höhen wegen, vor allem aber, weil auch bei ihm der auf der rechten Seite der mehr Hantierende, der gegenüber der ausdrücklicher seelisch Beteiligte ist. Dieser blickt aus tränenfeuchten, weiten Augen auf die Wunde. Zugleich bemüht er sich, mit einem weißen Tuch Senecas Blut aufzufangen *(69)*. Das ist ganz charakteristisch für Delacroix wie die großen kräftigen Hände dennoch zart in bauschigen hellen Stoff hineingreifen. An die-

---

381 Seurat zitiert nach *Rewald* 1987, S. 80. - Das Motiv der resignativ herabgesunkenen Arme haben wir bereits - als ein Delacroix' Stil bezeichnendes - an der Eva in "Adam et Eve chassés du paradis" *(51)*, an der Maria in "L'Education de la Sainte Vierge" *(42)* und an der "Grèce sur les ruines de Missolonghi" kennengelernt.

sen Figuren wird andererseits deutlich, daß die Handlung nun realistischer aufgefaßt ist, insofern eben hingefaßt, Kraft eingesetzt werden muß. Zum Schreiben, zu sachkundiger Operation bleibt keine Zeit.

Hier sind Übereinstimmungen mit dem etwas später entstandenen großen Gemälde LES DERNIERES PAROLES DE MARC AURELE festzustellen.[382] Auch in diesem Bild eines sterbenden Stoikers zeigen am Boden herumliegende Schriftrollen an, daß Trauer und Sorge jedes andere Interesse verdrängt haben. Auch hier unterstreichen lang fallende Gewänder die gedrückte Stimmung. Der Bärtige im weißen Gewand mit Kapuze, der hinter dem Sterbenslager steht, erinnert mich an den Soldaten mit Löwenfell hinter Seneca. Beide blicken sie nicht auf den Sterbenden, sondern zur Seite. Ihr ernster und wissender Blick scheint in die Zukunft gerichtet, die hier in den Händen eines Nero, dort in denen eines Commodus liegt. Neben der Hauptfigur des Bildes in Lyon fällt aber auch auf, daß Delacroix sich in der Darstellung des sterbenden Seneca in höherem Maße vom historischen Sachverhalt freigemacht hat. Er verwandelt diesen Philosophen, der ja einen zu seiner Zeit gar nicht so außergewöhnlichen Tod gestorben ist, in einen Schmerzensmann.[383] Man fühlt sich veranlaßt, in den nach außen gekehrten Handflächen nach Wundmalen zu suchen, manches Motiv weckt Assoziationen an Kreuzabnahme oder Grablegung Christi. Die Geste höchst konzentrierten Blutauffangens kehrt zum Beispiel an einer der Frauen in Delacroix' SAINT ÉTIENNE in Arras (1853, *DdH.*, S. 229) und an der Magdalena des Bremer CHRIST EN CROIX wieder *(69, 70)*. Die deutlichste Sprache spricht Senecas Gesicht. (Wem es in den Reproduktionen überzeichnet erscheint, der sei daran erinnert, daß es auf Fernwirkung im halbdunklen Raum angelegt ist.) Es zeigt mit blutleeren Lippen und fahler Wangenhaut eine vollkommene physische Erschöpfung infolge der erlittenen Qual. Aber vorherrschend bleibt seelischer Schmerz, der den Augen den letzten Glanz nimmt und die Stirn zerfurcht. Es ist eine Trauer darin, die keine Tränen mehr hat, auch etwas Fragendes, mit der Armgebärde zusammengesehen ein Sich-geschlagen-Geben. Dieser Blick sieht in dem ver-

---

382 Lyon, Musée des Beaux-Arts, sign. u. dat. u. r.: Eug. Delacroix / 1844, Öl auf Lwd., 256 x 337,5 cm. R924/M330/J281-99. *DdH.*, S. 115. Das Bild ist stellenweise deutlich von Schülerhand geprägt.

383 So berichtet *Tacitus* (1801, S. 592) im 69. Buch über den ebenso unverdienten Tod des Konsuls Vestinus: "er wird ins heiße Wasser gesteckt: ohne einen Laut von Klage." Im 70. Buch stirbt Annäus Lukanus denselben Tod. Ihm fällt in der letzten Minute ein selbstverfaßtes Gedicht ein: "und er recitirte die ganze Stelle."

flossenen Leben eine Vergeblichkeit, im Kommenden offenbart sich ihm nichts Rettendes. So stellt Delacroix uns in der Figur des Seneca das Sterben als absolute, das heißt passive Resignation vor Augen. Seine Lebenshaltung war das nicht, auch nicht die seiner mitten im Leben stehenden Figuren.[384] Aber das Leid des Künstlers in schwieriger Zeit, seine tiefe Einsamkeit, die auch sein Bild Christi geprägt hat, liegt dieser Darstellung zugrunde. Delacroix sieht in Seneca einen weiteren Märtyrer des Geistes: "d'un côté les peuples qui persécutent et qui tuent; de l'autre, la victime isolée qui les éclaire." (*Oeuvres lit. I*, S. 119f.) Zunächst aber noch einmal zu Rubens' Bild.

Die Gebärde seiner Hauptfigur verkörpert in meinen Augen *ungeteilt ein Hinan*. Schon die prachtvolle, lichteinfangende Wasserschüssel öffnet sich nach oben. Senecas Beine bleiben unter dem Wasserspiegel sichtbar, was die Figur auch nach unten längt. Wie eine Feder ist der ganze kräftig gebaute Körper gespannt; wichtig hierfür, daß er frontal und unüberschnitten bleibt. Das horizontale Lendentuch des antiken FISCHERS *(63)* hat Rubens bewußt in eines verwandelt, das, planimetrisch gesehen, mit dem gewinkelten Unterarm und mit dem roten Umhang des Soldaten diagonal aufsteigt. Senecas Haut zeigt durchaus Spuren des Alters. Aber während sie bei Delacroix tatsächlich schlaff erscheint, münden bei Rubens die zur Mitte laufenden Falten ins Brustbein, und dieses führt den Blick nach oben. In den Sehnen des Halses teilt sich dieser Bewegungszug wieder und geht über in das Haupt. Dieses dehnt sich selbst nach oben zur Stirn aus, die sich dem Licht entgegenwölbt und die der Lichtflaum der Haare

---

384 Das gilt, auch wenn Delacroix' Schriften zunächst das Gegenteil zu belegen scheinen: "Mir genügt das nicht ganz: aber ich lebe von Resignation", schließt ein später Brief an eine Bewunderin (13.6.62; *Stein* 1818. II, S. 236). Vehement einer Idee Rousseaus widersprechend kommt er zu der Feststellung: "c'est, à mon sens, ce qui en fait la morale par excellence: soumission à la loi de la nature, résignation aux douleurs humaines, c'est le dernier mot de toute raison" (J. 5.9.47). Dennoch, das antike Ideal der Apathie kann nicht gemeint sein. Der Maler ist ein handelnder Mensch, von der Teilnahme am Leben lebt, von Leidenschaften handelt seine Kunst. *Jaspers'* Unterscheidung (Philosophie II: Existenzerhellung, Teil I; 1932), die Badt bereits an Poussin bestätigt hat, hilft hier weiter: Stoische Resignation, "das bloße Aushaltenkönnen", ist "ein Weg ins Leere". "Wahre Resignation ist aktiv, bringt hervor, wenn im Scheitern die Ohnmacht erfahren wird." Delacroix muß ähnlich gedacht haben, wenn er schreibt: "Les moralistes, les philosophes, j'entends les véritables, tels que Marc-Aurèle, [...] n'ont jamais parlé politique. [...] ils n'ont recommandé aux hommes que la résignation à la destinée, *non pas à cet obscur fatum des anciens* [...]. jouer son rôle à la place qui lui a été assignée au millieu de l'harmonie générale." (J. 20.2.47; Hervorhebung von mir) Delacroix' Begriff der Resignation im Verhältnis zu seiner Kunst ist eine eigene Studie wert. Die kunsthistorische Erörterung dieser Frage vor der Kunst des Rubens zu Beginn der Einleitung von *Liess* 1977.

säumt. Im Vergleich mit dem Antlitz bei Delacroix sehe ich hier kaum noch Schmerz. Der emporgerichtete Blick scheint sein Ziel gefunden zu haben, so daß gespannte Erwartung in Erlösung übergeht; das scheint mir der Vorgang zwischen dem von uns aus gesehen linken und dem so verschiedenen rechten Auge zu sein.
Nun zur Figur im Gesamtzusammenhang: Hier lohnt es sich, zunächst die Verwandlung des antiken FISCHERS unter Rubens' Hand zu beobachten. Es sind mehrere sorgfältig ausgeführte Zeichnungen erhalten, die belegen, daß er die Statue während seines Italienaufenthaltes "aufmerksam umkreist" und sich ihr Bewegungsmotiv eingeprägt hat.[385] Das große Mailänder Blatt zeigt den Fischer von der Seite *(66)*. Die Figur geht stärker als das Vorbild in die Knie; auch dem herabgehaltenen Arm wohnt nun mehr Spannkraft inne. Senecas rechter Oberarm bleibt näher am Körper, so daß sein Unterarm abrupter nach außen geht. Die Anspannung gipfelt im vorgereckten Kopf und im konzentrierten Blick. Das fein abgestimmte Zusammenspiel der Gliedmaßen, des angehobenen Armes und des vorgesetzten Knies vor allem, bewirkt den Ausdruck einer geradezu katzenhaften Sprungbereitschaft, anstelle des Verharrens in der Skulptur. Rubens hat den alten, eher hageren Mann verjüngt. Er hat ihm, schaut man sich diesen Muskelapparat an, eine laokoonische Konstitution verliehen. Die gesteigerte Körperkraft ist im Gemälde weitgehend beibehalten, die Beine sind wieder etwas weiter durchgestreckt, das rechte bleibt vorgesetzt. Die Haltung des Fischers ist in ein leises Schreitmotiv umgedeutet, ohne daß die ganze Figur dem Gesetz des Kontraposts gehorchte, Hüfte und Schultern bleiben waagerecht. Das läßt sie einerseits aktiv, im Oberkörper zugleich leicht, im ganzen wie hinanstrebend oder sogar hinangezogen erscheinen, während die übrigen Figuren der Erscheinung und dem Gebaren nach betont bodenständig bleiben und deutlich weniger am Licht teilhaben. Delacroix dagegen mildert die versetzte Beinhaltung des Fischers ab, das heißt er parallelisiert sie mehr und nutzt sie, indem er den Oberkörper aufrichtet und leicht nach hinten neigt, für den Ausdruck des In-sich-Zusammensinkens.[386] In Rubens' Gemälde weist nun der angehobene Arm

385 *Müller Hofstede* 1968, S. 233. Die Zeichnung in Mailand, Bibl. Ambrosiana: Um 1600, schwarze Kreide auf Papier, 46 x 32 cm. *Köln* 1977. I, Nr. 52. Eine Zeichnung des "Fischers" en face (Eremitage) bei *C. White* 1988, S. 16.

386 Übrigens hat auch Delacroix die Statue gezeichnet (Metropolitan Museum of Art, Bleistift auf Papier, 31 x 23,5 cm. *Johnson* 1989 (Band V), Fig. 30.). Im Vergleich mit Rubens' Zeichnung fällt auf, daß die vielfältigen Bewegungen nicht vollkommen harmonieren, sich

die Richtung, in die allein Senecas Aufmerksamkeit geht, aus der ihm das Licht entgegenkommt. Der andere weist in kaum geringerer Anspannung nach unten; der muskulöse Arm des Arztes betont die Energie, die hier im Spiel ist. Man darf die glänzenden Grate im Tuch nicht übersehen, die wie Blitze von Senecas Hand aus nach unten gehen. Außerdem bezeugt das Blut, indem es als feiner Strahl einer winzigen Wunde entspringt, einen stabilen Kreislauf, im Widerspruch zu Tacitus' Bericht. Das Abwinkeln dieser Hand, die Unüberschnittenheit des beleuchteten Unterarms, die Verschattung der Abbindung am Oberarm vermitteln den Eindruck, Seneca, der sich ja ganz aus eigener Kraft aufrecht hält, wolle sich auch vom letzten Kontakt zu den Gefährten lösen. Dieser Arm schiebt doch den Arzt beiseite, der eher zu stören scheint bei der Wahrnehmung einer höheren Wirklichkeit. Keinesfalls klingt in ihm ein kurz bevorstehender Zusammenbruch an. (Wieder ist der Blick auf Delacroix' Bild nützlich, auf die viel passiver auf dem Handgelenk des Dieners liegende Hand Senecas.)
Somit ist festzuhalten: Im Münchner Bild wäre der Tod gar nicht anwesend, gäbe es nicht Senecas blutleere Lippen und sein von fahlen Grün- und Grautönen beherrschtes Inkarnat. Im Gesamtaspekt bleibt die lebensvolle Gebärde bestimmend. Wie die ANDROMEDAS (Berlin, *KdK*. 430; *56*), so deutet Rubens auch die Gestalt des Seneca christlich, insofern sich an ihr das Leben als "unzerstörbar" erweist.[387] Er stellt uns das Sterben als Aufleben des Menschen in der glückenden Annäherung an das Übermenschliche vor Augen. Deshalb kann das Medium bildlicher Überwindung des Todes für ihn der kraftvolle, zwanglos bewegte und lichtüberflutete Leib sein, in dem die Bewegungsfreiheit antiker Gestalt fortlebt.

---

in einer tänzerischen Pose zu verlieren drohen. Delacroix scheint es mehr um die anatomische Studie und um eine getreue Kopie als Gedächtnisstütze gegangen zu sein. Sein Ausgangspunkt blieb die Gebärde der Rubensfigur.

387 *Hubala* 1967, S. 26. - In diese Richtung deutet bereits *Evers* (1942, S. 93): "...in den brechenden Augen doch die inbrünstige, fast christliche Hingabe an eine hohe Gedankenwelt lebendig bleibt." Zu dem barocken Gedanken des "Seneca Christianus" siehe *von Simson* 1996, S. 153. - Es stellt sich hier eine Frage, die meinen philosophiegeschichtlichen Horizont übersteigt, wie nämlich Rubens' Bild sich zu dem Begriff, den sich der römische Philosoph selbst von den höchsten Dingen gemacht hat, verhält. Seneca spricht wiederholt vom All und von einem Göttlichen, aber die Vorstellung von einer *Über*welt, auf die sich letztlich alles bezieht, vermitteln diese Stellen kaum. Seine Metaphysik, scheint mir, bleibt sozusagen horizontaler orientiert, weltimmanenter. Ein Blick auf die bildende Kunst (z. B. im Bildteil von Karl *Schefold*: Römische Kunst als religiöses Phänomen. Reinbek 1964; RdE. 200) bestätigt diesen Eindruck. Andererseits sagt *Grimal* (1978, S. 281), "in religiösen Dingen eilt Seneca seiner Zeit voraus", gerade damit habe er "einen nachhaltigen Eindruck auf die christlichen Schriftsteller gemacht."

Vom Tod in der Malerei - Rembrandt - Seele und Leib

Der Tod begegnet uns als Gegenstand der Malerei des Rubens überraschend selten, überraschend, weil dieser Maler doch Augenzeuge einer fast blutrünstig zu nennenden Epoche war. Am häufigsten hat Rubens sich mit dem Tod Christi befaßt, aber gerade vor diesen Bildern wird bei genauem Hinsehen deutlich: im Grunde begegnet uns der Tod als Ende gar nicht. Dazu schreibt Liess:

> "Das Totsein war für Rubens etwas zu Gestaltendes überhaupt nur da, wo es über das Bild der Leiche, die öde Verneinung von Existenz hinausgeht und lebensabbildend blieb."[388]

Bereits vor dem 'Stilleben' der Skizze mit PHILOPOIMEN *(64)* konnten wir uns hiervon überzeugen. Eigentlich haben alle Toten, die wir bisher gesehen haben, dies bestätigt: der in der Münchner LÖWENJAGD am Boden liegt und seine Faust kraftvoll um den Messergriff schließt (*KdK.* 154; *3*), der längst enthauptete und doch sich regende ARGUS in dem Kölner Bild (*KdK.* 33; *40*), der Gefallene unter dem sich aufbäumenden Pferd des Sanherib (*KdK.* 156). Was alle gemeinsam haben: die Schönheit und Unversehrtheit des nackten Leibes, die Muskelkraft, das lichtvolle Inkarnat eben daß sie am Leben teilhabend bleiben. Alle sind sie potentiell Auferstehende, was wiederholt die Beschreibungsmetapher des "Schlafens" verursacht hat.[389] Am meisten fasziniert, daß Rubens tatsächlich in jedem das "Urbild" des im Kampf um sein Leben "reichste Daseinsfülle und letzte Rundung seiner Identität" erfahrenden LAOKOON lebendig hält.[390]
Eine Tendenz zu malerischer Verlebendigung wohnt bis zu einem gewissen Grade wohl jedem großen Werk vormoderner Kunst inne. Doch gibt es den besonderen Fall Rembrandts. Er hat, einerseits, früh einen sehr nüchternen Blick auf die tote Kreatur gehabt.[391] Seine toten PFAUEN (mit

---

388 *Liess* 1977, S. 175.

389 So *Hubala* (1967, S. 27), M. Rooses folgend, zum Münchner "Christus am Kreuz" (*KdK.* 96); zur Kritik an der Identifizierung dieser Metapher mit dem Thema der Darstellung siehe *Liess* 1977, S. 174.

390 *Liess* 1977, S. 127.

391 Die im folgenden erwähnten Werke Rembrandts: "Ein Kind mit zwei toten Pfauen", Amsterdam, um 1636, Gerson 98, *Tümpel* 1986, Farbabb. S. 206; "Der geschlachtete Ochse", Paris, 1655, Gerson 291, *Tümpel* Abb. S. 376; "Die Anatomie des Dr. Nicolaes Tulp", Den Haag, 1632, Gerson 100, *Tümpel* Abb. S. 78; "Die Anatomie des Dr. Joan Dyman",

Kind im Hintergrund) in Amsterdam wirken doch schon wie Opfer einer grausamen Tat. Sein GESCHLACHTETER OCHSE im Louvre, gleichfalls kopfüber aufgehängt, erscheint wie eine riesige Wunde. Vielleicht ist unser Blick auf solche Gebilde, in denen sich holländischer Realitätssinn bekundet, von Goyas oft grausigen Stilleben, seiner wie gefolterten TRUTHENNE in München zum Beispiel, übersensibilisiert.[392] Aber daß Rembrandt in diesem Feld neue Wege geht, ist nicht zu übersehen. Ich erinnere an die Leichen unter den Händen der Ärzte Tulp und Deyman; an die ergreifende Gestalt der erblaßten und schwankenden Lukretia (Minneapolis). Das krasseste Beispiel dürfte der Christus der KREUZABNAHME in München sein *(67)*. Die 'Haltung' Christi verrät, daß Rembrandt hier bewußt in Opposition zu Rubens tritt (Antwerpen, *KdK.* 52). Trotzdem läßt sich eine solche Härte in der Darstellung des Gestorbenen, auch das Verlangen, die blutverschmierten Kreuzesbalken so zu zeigen, nicht mehr mit einem "antiklassischen" Affekt erklären. Stärker als bei Rubens tritt das Licht als eine vom Leiblichen unabhängige Macht in Erscheinung und verhindert letztlich doch die "öde Verneinung von Existenz". Vielleicht liegt die Besonderheit darin, daß Rembrandt sich Materie und Geist, Leib und Seele, das Menschliche und Übermenschliche schon für sich bestehender als Rubens vorstellen konnte, und doch zu einer geheimnisvollen Synthese fand. Denn mit Zeitlichkeit und Tod tritt in seinem Werk auch das Ewige bezwingender in Erscheinung. Die Frage nach dem je gegebenen Verhältnis von Seele und Leib wird uns zu Delacroix zurückführen.

Zum Christus in Rubens' Antwerpener KREUZAUFRICHTUNG (*KdK.* 36), in dem Liess eine weitere Metamorphose des LAOKOON erkennt, lesen wir: "Ein antiker Künstler hätte das Pathos des Schmerzes nicht, wie Rubens dies im Antlitze Christi tat, in einem Aufschwung des Gefühls zu einem Noch-über-dem-Menschen-Seienden übergehen lassen."[393] Die Umdeutung setzt wiederum in einer frühen Zeichnung nach der Skulptur ein.[394] Da ist deutlich zu sehen, daß Rubens sich nicht von den "statuari-

---

Amsterdam, 1656, Gerson 326, *Tümpel* Abb. S. 285; "Der Selbstmord der Lukretia", Minneapolis, 1666, Gerson 372, *Tümpel* Abb. S. 348; "Die Kreuzabnahme" München, um 1633, Gerson 65, *Tümpel* Abb. S. 138.

392 Francisco Goyas "Gerupfte Truthenne mit Pfanne" (München, Neue Pinakothek, um 1810) in *Messerer* 1983, Farbabb. 55 ("ein lautes «ecce animal»", S. 83).

393 *Liess* 1977, S. 127.

394 Mailand, Bibl. Ambrosiana, schwarze Kreide auf Papier, 47,5 x 45,7 cm. *Köln* 1977. I, Nr. 54. C. *White* 1988, Abb. 25.

schen Gegebenheiten leiten ließ, indem er die Bewegung und Ponderation der drei Figuren nicht nur auf den einen Schwerpunkt an der Basis, die er gegenständlich nicht einmal andeutete, bezog, sondern, wie später auch am Antwerpener Christus, auf einen zweiten Schwerpunkt in der Höhe. Dies ermöglicht den Aufschwung an vertikalen Achsen, die Potenz, sich vom Erdboden lösen zu können." Und daraus resultiert eine im Verhältnis zu den antiken Figuren "weniger dichte Einheit von Leib und Seele", ein "sublimeres Bewußtsein der Seele und des Geistes". Genau dies ist Rubens' sterbendem Seneca anzusehen, so daß wir Liess' Einsicht vor dem Christus der KREUZAUFRICHTUNG auf ihn übertragen dürfen: "Sein Leiden hört auf, tragisch im antiken Sinne zu sein."[395]

Betrachten wir nach diesen Überlegungen wieder Delacroix' Pendentif, so sehen wir uns, wie schon einmal,[396] vor die Frage gestellt, ob *sein* Bild des sterbenden Menschen tragisch ist. Sie mag einem rhetorisch erscheinen angesichts solcher Entkräftung des Körpers und solcher Verzweiflung im Blick. Daß die Gebärde nicht - wie etwa die Mariens in der Pariser PIETA (*DdH.*, S. 220) - frontal auf uns gerichtet ist, dämpft ihr Pathos erheblich, steigert aber den Ausdruck des Verlassenseins. Seneca bietet sich dem Licht von links oben dar, vergeblich, denn ihm kommt von dort nichts Erlösendes entgegen. Aus genau entgegengesetzten Gründen ist also in den verglichenen Bildern das Philosophieren und Diktieren unterbrochen: bei Rubens, weil die Todesstunde dem Philosophen Erfüllung alles Denkens und Sehnens bringt (denn was sollte das "Empfangen", von dem Maurach spricht, anderes sein als vollkommene Erlösung), bei Delacroix, weil die letzte Hoffnung enttäuscht und damit alles sinnlos wird. Es ist eine düstere, mit den tiefsten Zweifeln ihres Malers beladene Figur. Das geistige Erlebnis, das ihr zugrundeliegt, finden wir in den "Fragments métaphysiques" formuliert. Die Stelle beginnt mit dem von Busch frei aber treffend übersetzten Satz: "Alles Seiende führt zur Trauer":[397]

> "La matière tombe toujours dans la tristesse: le murmure des vents et de la mer, la longue nuit avec ses terreurs et son silence, le coucher du soleil avec sa mélancolie, la solitude, où on la rencontre, rapellent des idées noires, des appréhensions de néant, de destruc-

395 *Liess* 1977, S. 128, 127, 130, 128.

396 Siehe oben im Kapitel zur sog. "Liberté" (S. 77, *Delacroix' "tragisches Wissen"*).

397 *Busch* 1960, S. 16. - *Oeuvres lit.* I, S. 111ff.

tion. [...] Si l'homme s'anime dans l'action et dans la société des autres hommes, rendu à la solitude et au spectacle de sa misère et de sa faiblesse, il s'attriste, et s'attriste d'autant plus qu'il est d'une nature élevée, d'une trempe d'esprit plus délicate. [...] ses traits ont perdu l'animation, l'expression de son visage est celle de la tristesse, quelquefois celle d'une consternation profonde."

"Alles Seiende führt zur Trauer: das Raunen der Winde und des Meeres, die lange Nacht mit ihren Schrecken und ihrer Stille, der Untergang der Sonne in seiner Melancholie, die Einsamkeit, in der man letztere antrifft, all das läßt düstere Gedanken aufkommen, Ahnungen des Nichts, der Zerstörung. [...] Mag der Mensch auch im Handeln, in der Gesellschaft anderer Aufmunterung finden, sobald er, wieder in der Stille, seiner Misere, seinen Schwächen ausgeliefert ist, fällt er der Trauer anheim, und er wird um so mehr trauern, je feiner sein Wesen, je sensibler sein Geist beschaffen ist. [...] dann haben seine Züge jede Begeisterung verloren, dann ist der Ausdruck seines Gesichtes traurig, von tiefster Niedergeschlagenheit zuweilen."

Seinem von Trauer und Resignation erfüllten Bild des Sterbens entspricht Delacroix' Darstellung des toten Menschen. Vor der sog. LIBERTE *(8)* werden wir von Rubens kommend vollständig ernüchtert. Sowohl in der Modellierung des toten Körpers als auch in der Schilderung seiner Situation herrscht ein Realismus, der von keinem mächtigen Bildmittel aufgehoben wird. Das Licht hebt die Blöße sogar hervor. Vielleicht noch erbarmungsloser als vor Goyas ERSCHIEßUNG DER AUFSTÄNDISCHEN (Prado) sehen wir uns mit einer Leiche konfrontiert. Delacroix geht es in seinem Barrikadenbild darum, die Kluft zwischen Ideal und Realität so weit wie möglich aufzureißen. Dabei ist gerade die einst erhebende Nacktheit des Menschen sein wichtigstes Mittel, als Ausgezogensein. Zu derselben Einsicht gelangt, wer das Verhältnis der toten Mutter in den SCENES DES MASSACRES DE SCIO *(16)* zu ihrem noch lebenden Kind mit dem gleichen, jedoch um die Umarmung reicheren Motiv in Giovanni Battista Tiepolos DIE HEILIGE THEKLA BEFREIT DIE STADT ESTE VON DER PEST vergleicht *(68)*: "der ermutigende Zug, der enthusiastische Blick des barocken Malers ist verschwunden".[398] Das Besondere an solchen Gestalten ist die Abwesenheit des Geistes, der Tod erscheint als etwas Absolutes, in dem Tier, Mensch, die Dinge der Natur zunehmend gleichgestellt sind. Entsprechend gibt es - undenkbar bei Rubens - in Delacroix' Graphik Blätter, die einen toten Menschen unter den Pranken eines Raubtieres zeigen.[399]

---

398 W. *Drost*: Baudelaire et le néo-baroque. In: Gaz. d. Beaux-Arts. 1950, S. 131, Abb. 9.

399 z.B. "Lionne déchirant la poitrine d'un arabe", 1849, 15 x 27 cm. *Delteil* 1908, Nr. 25. *Frankfurt* 1987, Nr. I. 29. *Paris* 1994, Nr. 92.

Deutung

Nun gilt aber die vor der sog. LIBERTE mit Jaspers' Worten getroffene Feststellung, daß in der absoluten Negativität, in der völligen Abgeschiedenheit des Menschen vom Unendlichen keine Tragik liegt. Delacroix hat vielleicht, im Unterschied zu Géricault, kein einziges durchgehend 'schwarzes' Bild gemalt, der aufmerksame Blick findet bei ihm wohl immer den einen Glanzpunkt, mit dem sich ein Hoffen verbinden läßt. Das entspräche seinem Denken, das ihn zwar mit großer Regelmäßigkeit "in die Trauer führt", dabei aber fast grundsätzlich den Gegensatz mitbedenkt. "Voyez l'oeil du cheval", fährt er an oben zitierter Stelle fort,

> "compagnon de gloire sur le champ de bataille, ou esclave des plus vils caprices, ou dévoué aux plus durs travaux pendant preque toute sa vie: excepté dans les courts instants ou le son de la trompette éveille en lui quelque chose comme l'enthousiasme humain, l'expression de cet oeil est celle de la tristesse."
>
> "Betrachtet das Auges eines Pferdes, das einmal unser Gefährte im Triumph auf dem Schlachtfeld, dann wieder unser Sklave bei den derbsten Scherzen, oder aber fast lebenslang von uns zur härtesten Feldarbeit verurteilt ist: die Augenblicke ausgenommen, in denen der Ton der Trompete einen fast menschlichen Enthusiasmus in ihm weckt, ist der Ausdruck selbst dieses Auges der der Trauer."

Auch wenn hier nur von Augenblicken des Enthusiasmus' die Rede ist, als Maler hat Delacroix ihnen letztlich mehr Platz als der Resignation und dem Tod eingeräumt. Noch weniger als das des Rubens steht uns doch sein Werk als ein der stoischen Apathie hingegebenes vor Augen! Seine schönsten Geschöpfe sind Verkörperungen einer tief empfundenen Leidenschaft, weshalb ich diese Erkundungen mit seinem ETALON EFFRAYE begonnen habe *(1)*. Seine interessantesten Figuren sind solche, die, wie der zu Füßen der Liberté strebend sterbende Arbeiter *(Titelbild)*, die Kluft zwischen Ideal und Realität in sich selbst austragen, in Form eines Konflikts von Körper und Geist, und die sich verausgaben dabei. In den unterschiedlichsten ikonographischen Zusammenhängen war die mit geistiger Spannung gepaarte Resignation, das Sinken der Arme oder des Kopfes *und* das Leuchten einer Stirn, in den Augen das Aufblitzen eines Gedankens zu beobachten: im BRUYAS *(24)*, im SELBSTBILDNIS *(28)*, im TASSO *(31)*, in der MARIE *(42)* - auch im SENEQUE *(61)*, denn noch haben wir nicht alles Wichtige an dieser für sich genommen tief resignativen Figur gesehen, ha-

ben wir sie vor allem nicht im Zusammenhang der Figurenkomposition wahrgenommen.
Lebensbejahendes behauptet sich im Zwischenmenschlichen, darin nämlich, wie Delacroix unter Zuhilfenahme des Kolorits das Verbluten darstellt: Rubens zeigt nur den feinen Strahl, der vor dunklem Hintergrund unauffällig ins Wasser fällt; etwas Blut tropft auf das weiße Tuch in der Hand des Arztes, Senecas Haut bleibt weitgehend unbefleckt. Ganz anders Delacroix: er läßt das Blut herabtriefen und auf den Rand der dunklen Vase tropfen. In dieser drastischen Schilderung ist das Blut andererseits ein leuchtender und warmer Farbakzent in einem insgesamt betont kühlen Kolorit. Wie in L'EDUCATION DE LA SAINTE VIERGE *(42)* ist außerdem zu beobachten, daß die Farbe wie gewoben wirkt, daß sie, eine allgemeine matte Oberfläche bildend, Pigment und Auftragsduktus, weniger die Dinge in ihrer besonderen stofflichen Beschaffenheit zur Geltung bringt; dies im Unterschied zu Rubens' Bild, in dem verschiedene Metalle, Tücher, Wasser, Haut auf's Feinste unterschieden sind. Hier sind auch Senecas Augen plastisch hervortretend und feucht gegeben, in ihrem Glanz gipfelt das geistig und physisch gesteigerte Leben. Bei Delacroix sind die Augen dunkel, rot gerändert, man sieht kein Augenweiß, keinen Glanz, der Blick fällt gleichsam in sich zurück. Um so auffälliger im Zusammenhang einer bereits so gelösten Farbmaterie, daß allein das Blut charakteristisch in Erscheinung tritt, es glitzert nämlich, besonders auf dem uns näheren Arm des Sterbenden, es erscheint über seiner gelblichfahlen Haut als etwas Frisches und Lebendiges. Es ist dieser "ganz besondere Saft", mit dem bildlich überzeugend das Leben den Körper verläßt: "Son sang coule et la vie va l'abandonner", beschreibt Delacroix selbst.[400] Jetzt erhält auch die Geste des Dieners links von Seneca, der zugleich wohl Schüler ist, einen besonderen Sinn *(69)*. Daß er sich bemüht, vom Blut des Lehrers so viel als möglich aufzufangen, ist ja kein Akt der Reinlichkeit in diesem Moment. Er gibt sich als ein Berufener zu erkennen; in seinen Augen, die Trauer zeigen, aber auch *Begeisterung*, ist zu lesen, daß mit der Berührung etwas von der seelischen Energie des Lehrers auf ihn überspringt. Der Diener gegenüber geht in ganz praktischer Teilnahme auf.[401]

400 In seiner Erläuterung (1848) des Bildprogramms der Bibliothek; *Sérullaz* 1963, S. 296.

401 Delacroix selbst hat in ähnlichem Zusammenhang solche Worte gebraucht: "L'esprit [...] est comme l'électricité, comme toutes les forces impondérables qui agissent sur la matière." *Journal*, 18.9.54.

Kompositionell muß man Rubens' Gestalt des erregten jugendlichen Schreibers mit diesem 'Jünger' Senecas vergleichen. Da jener sich aber von dem Ereignis, dessen Zeuge er ist, vor allem erschüttert zeigt, da er sich, wie in Sorge um ein überhörtes Wort, mit fragendem Blick an den konzentriert arbeitenden Annäus zu wenden scheint, wird man, fragend, wer nun im Münchner Bild der am innerlichsten Ergriffene ist, von dem Soldaten im Lamellenpanzer zu sprechen haben *(71)*. Allein sein Blick ruht ernst und forschend auf Seneca, nicht sonderlich gezielt, eher auf der Ganzheit der physischen Erscheinung. Das macht ihn, wie ich schon sagte, zu einem weltlichen Vorläufer des heiligen Thomas in der Mitteltafel des ROCKOX-TRIPTYCHON *(72)*. Der versucht seinen Zweifel nicht mit dem biblischen Griff an die Wunde, sondern mit einem Blick ins Antlitz des Erlösers zu überwinden.[402] Sehend gelingt ihm Wahrnehmung der "Lebenssubstanz Christi in ihrer Totalität, wie sie aus der Hülle des Gewandes auftaucht."[403] Und *sehend* hat auch der Soldat, er allein, an Senecas Begegnung mit dem Ewigen teil. Wie der heilige Thomas taucht er als eine betont warme und ruhige Erscheinung aus dem Halbdunkel des Hintergrundes auf, erwacht er gleichsam zu einem äußerlich gefaßten, innerlich intensiven Leben. Voraussetzung für beider Erkennen ist, daß Göttliches im Leiblichen für den Menschen anschauliche Gegenwart erlangen kann.

Delacroix' Figuren verkörpern ein anderes In-der-Welt-Sein; sucht man in seinem Werk nach einem Pendant zu Senecas begeistertem Schüler *(69)*, so findet man zu Gestalten wie der Magdalena im Bremer CHRIST EN CROIX *(70)*, die auch in der Berührung mit dem Blut auflebt.[404] An ihr zeigt sich, für manchen wohl nachvollziehbarer als etwa am sterbenden Arbeiter in der sog. LIBERTE *(Titelbild)*, daß sich in solch physischer Anspannung und geistiger Fixiertheit eine ungestillte religiöse Sehnsucht ausspricht.[405] Am Schluß jener mehrfach zitierten Stelle aus den "Fragments métaphysiques" hat Delacroix die Erfahrung formuliert, die seinem religiösen Schaffen zugrunde liegt:

---

402 P. P. Rubens: "Der ungläubige Thomas", Mitteltafel des Rockox Triptychon, Antwerpen, Museum der Schönen Künste, Öl auf Holz, 143 x 123 cm. CRLB. VII, 18. *C. White* 1988, Farbabb. S. 104. *Baudouin* 1977, Fababb. S. 85.

403 *Liess* 1977, S.76.

404 Zu diesem Bild s. o. Fußn. 346.

405 Hierzu *Verf.* 1990, S. 108ff., u. a. am Beispiel der Hauptfigur des Kölner Bildes "L'Apparition du Christ à saint Thomas" (R980/J463-270).

"Tout le monde semble dans l'attente d'une sorte de bonheur sans doute; mais l'Etre des êtres ne montre presque jamais à ses tristes créatures que le côté irrité de son visage." (*Oeuvres lit. I*, S. 111)

"Jedermann scheint zweifellos in der Erwartung eines Glückes zu leben; aber das Wesen der Wesen wendet sich seinen traurigen Geschöpfen fast ausschließlich mit der verwirrten Seite seines Antlitzes zu."

Auseinander-Setzung: Delacroix und Rubens

"Tradition schaffen heißt, enorm gespannte Leitungen berühren können und sie weiterführen."
G. Benn, "Franzosen" (1940)

Einige zusammenfassende Bemerkungen zu Delacroix' Auseinandersetzung mit der Kunst des Rubens: Was wir davon am Beispiel des Bildes LA MORT DE SENEQUE beobachten konnten *(61)*, fügt sich zunächst bruchlos in den uralten, europäischen Prozess der kulturellen Tradition: Auswahl, Übernahme, Verwandlung vormals geschaffener Formen im Dienste der schöpferischen Produktion. Das muß nicht die Kontinuität aufeinander folgender Schritte sein. Ein starker Künstler muß sich auch nicht der vorherrschenden Schule, ihrem meist exklusiven ästhetischen Kanon unterwerfen. Unter zeitlich weit gestreuten Epochen kann er die für sein Ausdruckswollen nützlichste auswählen und sie zu gegebenem Zeitpunkt, auf einer bestimmten Stufe seiner Stilentfaltung, durch eine nun ergiebigere ersetzen. Ganz am Anfang steht die Kunst Raffaels im Vordergrund, aber schon in der BARQUE DE DANTE (1822) greift der junge Delacroix Erfindungen von Rubens auf und erschließt sich damit einen Schatz an ausgefeilten, vielfach erprobten Bewegungsformen, die seinem Temperament noch mehr entgegenkommen.[406] Dies betrifft, wie sein intensives Studium von Rubens' Malkultur, vorwiegend die praktische Seite der Kunst. Darüberhinaus belegen seine Schriften, wie sehr ihm beim Fortschreiten in gestalterisches Neuland daran gelegen war, dem Kreis der Meister nahe zu bleiben, die das Haupterbe der Antike weitergaben; im Zentrum ihrer Werke steht die ausdrucksvoll bewegte menschliche Gestalt. Valérys auf Delacroix gemünzter Begriff von einem Ehrgeiz, der "sich darin erschöpft, jegliche vergangene Größe aufzusaugen", der "sich müht, es den Meistern gleich-

406 *Johnson 1958* (zu den formalen Quellen der "Dantebarke").

zutun", verfehlt das noch ganz organisch-produktive Wesen dieser geistigen Verbundenheit. Auch hat Valéry, aus Unkenntnis der Beschaffenheit einzelner Werke, das "Mit-sich-Zerfallensein", die Zerrissenheit zu ausschließlich in Delacroix' Künstlerexistenz verlegt, als wesentliches, neues und, wie der Vergleich mit der Kunst des Rubens besonders deutlich zeigt, durchaus *erreichtes* Ausdrucksziel seiner Malerei jedoch schlichtweg übersehen.[407]

Es gibt keinen Anlaß, diesen Rückbezug zu problematisieren, auch nicht im Sinne von Blooms "creative misreading", einem willentlichen "Fehllesen" des Überlieferten, das die Belastung des Nachfolgers durch übermächtige Vorgänger mindern und Raum für Neuerfindung schaffen soll.[408] An Blooms Theorie, die er als "Entidealisierung" unserer Vorstellung vom kunstgeschichtlichen Zusammenhang verstanden wissen will, irritiert gerade der Kerngedanke, daß nämlich der so gesehenen Traditionsarbeit eine regelrechte "Angst vor Einfluß" zugrunde liegen soll. Nicht einmal Ansätze einer solchen Angst lassen sich im Schaffen Delacroix' aufspüren. Die Gegenargumente sind rasch aufgezählt: die große Zahl unabhängiger Kompositionen, die mit unverwechselbarem Charakter ursprüngliche Erfinderkraft bezeugen; ebenso die große Zahl mehr oder weniger enger Anlehnungen an Rubens, bis hin zur formatgetreuen Kopie nach dessen WUNDER DES HEILIGEN BENEDIKT (beide Brüssel; *CRLB. VIII*, Nr. 73; J.163-1), in der das Neue sich ausschließlich, deswegen aber nicht weniger lebendig im Maltechnischen ausspricht; dann die Dauer dieser Auseinandersetzung: noch das Winterthurer Tobias-Bild von 1863 (*DdH.*, S. 244) basiert auf einer Konfiguration in Rubens' Fischerzunft-Altar; schließlich die Mannigfaltigkeit der Techniken und Formen, in der sie vor sich geht: auch die schriftliche Erörterung ästhetischer Probleme im Verlauf der Belgienreise gehört hierher. Am überzeugendsten mag für manchen die Begeisterung sein, die fast immer aus Delacroix' Texten über Rubens spricht. Hier sei an den einleitend zitierten Brief erinnert (S. 15), in dem er den Flamen als seinen Jungbrunnen beschreibt. Der Anblick eines Rubensbildes, berichtet er im Tagebuch (J. 2.6.49), lasse "sein Herz höher schlagen", wohl nicht aus Angst, sondern aus Bewunderung und gesteigertem Schaffensdrang. Selbstbehauptung gegenüber seinem 'Lehrer' war also weder prak-

407 *Valéry 1932*, S. 77, 99, 100.

408 *Bloom 1995*, S. 9.

tisch noch gedanklich oder psychisch ein Problem für ihn.[409] Er ist die Bindung aus freien Stücken eingegangen, mit dem Gewinn eines *Wachsens an Rubens im Feld der Realisation figural und farbig bewegter Bilderzählung* - das allerdings kaum noch als ein "*Entgegen*wachsen" verstanden werden kann.[410]

Denn mit seinen schönsten Gestalten, dem ERSCHRECKTEN HENGST *(1)*, dem PORTRÄT BRUYAS' *(24)*, steht Delacroix, was den Gehalt betrifft, in größter Distanz zu vergleichbaren Erfindungen von Rubens. Hier ist kein Platz für irgendein schwächliches Gleichtunwollen. Noch eindrücklicher vielleicht war das vor der ERZIEHUNG MARIENS zu erfahren *(42, 43)*, weil hier, trotz vollkommen gewandelter Thematik, die Grundzüge der vorausgehenden Rubens-Komposition sichtbar bleiben. Im TOD DES SENECA schließlich nimmt diese Auseinandersetzung demonstrativen Charakter an *(61, 62)*: Im 'Fernbild' bleibt die Erfindung so dicht beim Vorbild wie kaum eine andere; mit ihrer Detailstruktur aber, die der Bildaussage scharfe Konturen verleiht, stellt sie uns eine Gegenwelt zu der des Rubens vor Augen. Ich sage eine Gegenwelt, weil die Beschreibung des existenziellen Gehaltes nun fast ausschließlich negative Kategorien verlangt. Hier liegt der Lebensnerv von Delacroix' Rubensstudium, in dem ich deshalb kein "primär »ästhetisches« Verhalten" sehen kann.[411] Dieses Verschiedensein, hinsichtlich des Metaphysischen auch, avanciert, sobald das Münchner Bild ins Blickfeld rückt, zu einem Bestandteil der Bildaussage. Der Spätere bestimmt und thematisiert auf diese Weise gleichsam zwischen den Zeilen der dargestellten Historie seinen geschichtlichen Ort,[412] den er selbst

409 Blooms Theorie ist eher auf mittlere Künstlertalente zugeschnitten. Fast erscheint es so, als seien hier die Nöte des Geisteswissenschaftlers im Umgang mit einer aus allen Nähten platzenden, originelle Leistungen nicht gerade befördernden Forschungsliteratur in das Kunstschaffen projiziert. Es handelt sich um eine literaturwissenschaftliche Theorie, aber auch im Blick auf Heinrich von Kleist, von dem zu Beginn dieses Kapitels kurz die Rede war (S. 224), und seinen Umgang mit Molières "Amphitryon" finde ich nichts, was diese phobische Poetik bestätigen könnte.

410 *Gosebruch 1975*, S. 54 (hier nicht auf Delacroix bezogen).

411 *Busch* 1966, S. 77 (unterscheidend von Delacroix' Verhalten gegenüber Rembrandt).

412 Formulierung in Anlehnung an *Lenz 1992*. - Ähnliches geschieht im Werk Edouard Manets, der sich ja bei aller Innovation erstaunlich traditionsbewußt zeigt, indem er beispielsweise in seiner "Olympia" von Tizians "Venus von Urbino", in seinem "Frühstück im Freien" von einen Stich nach Raphael ausgeht. Wenn das Tradieren hier durch Einbeziehung aktuellen und alltäglichen Millieus auch bedeutend demonstrativer, aufgrund des Verzichts auf Bilderzählung radikaler als bei Delacroix ein Sich-Entgegenstellen ist, so geht es doch nicht in der Lust am Provokativen auf. Immer noch ist das Verlangen nach Anbindung der menschlichen Figur an eine große Herkunft, nach Geborgenheit im Überlieferten zu spüren.

als spät empfunden hat. Kaum nötig, darauf hinzuweisen, wieviel entgegenkommender in ähnlichen Situationen Rubens' Resultate ausfallen, etwa wenn er Tizians SÜNDENFALL im Prado 'kopiert', wenn er den APOLL VON BELVEDERE in den GÖTTERRAT seines Medici-Zyklus' integriert (*KdK*. 254).[413] Seine charakteristischsten, wiederkehrenden Gestalten - Delacroix spricht anerkennend von Rubens' "retour aux mêmes formes", die Wissenschaft von seiner "primären Typologie"[414] - sind so gut wie alle der Überlieferung entnommen und den barocken Ausdrucksbedürfnissen anverwandelt; seine Hauptquellen bleiben zeitlebens Antike und Michelangelo. Und wiederum entspricht es der hier erarbeiteten *Geschiedenheit im Symbolischen*, daß nun Rubens an den Figuren Delacroix', die man als "Schlüsselfiguren" bezeichnen kann, nur geringen oder keinen Anteil mehr hat, etwa an der oben als modernes exemplum doloris aufgefaßten Figur des sterbenden Arbeiters in der sog. LIBERTE *(Titelbild)*, oder an der andernorts analysierten, exzentrischen Figur eines heiligen Thomas, der die Nähe Christi sucht.[415] In der Kernzone seiner Erfindung, insbesondere der religiösen, erweist Delacroix sich als sehr unabhängig. Ursache hierfür - das war Hauptgegenstand der vorangehenden Untersuchung - ist ein alle Gestaltung tragendes, tiefgreifend verändertes Erleben, Grundvoraussetzung ein Gestaltungsgenie, das sich diesem Erleben gewachsen zeigt.

---

413 Zur Tizian-Kopie siehe oben S. 220 u. Fußn. 355. Die Skizze zum "Götterrat" des Medici-Zyklus farbig abgebildet in *München* 1997, S. 45.

414 *Journal*, 27.1.52; *Hubala* 1970, S. 285.

415 Zur Analyse von "Schlüsselfiguren" im Werk Delacroix' siehe *Verf.* 1992, der Kölner "Ungläubige Thomas" (J463-270) ebenda Abb. 26.

ANHANG

"...on ne connaît jamais suffisamment un maître
pour en parler absolument et définitivement."
Eugène Delacroix (Journal, 1. November 1852)

ÜBERSETZUNG DER FRANZÖSISCHSPRACHIGEN ZITATE

PRÄLIMINARIEN:

Motto (Delacroix): "Eines ist gewiß, um das wenige zu leisten, das ich geleistet habe, mußte ich tausendmal mehr Energie aufbringen als die Raphael und Rubens..."

Seite 13 (Thiers): "Fruchtbarkeit des Rubens"

Seite 13 (Gros): als ein "Massaker der Malerei"

Seite 13 (Baudelaire): "er hat uns nicht belogen wie einige undankbare Idole, die wir in unsere Pantheons getragen haben."

Seite 14 (Baudelaire): "Delacroix, See aus Blut"

Seite 19 (Delacroix): die "schöne Übertreibung in den Pferden und Menschen" bewundern können

Seite 20, Fußn. 12 (Delacroix): "dieses Fortschreiten ins glaubhaft gemachte [...] Unmögliche widerstrebt unserem Geist."

Seite 22 (Delacroix): Was Delacroix vor Rubens' Pferdebildern an "Glanz der Augen" und "Zittern der Nüstern" beobachtet hat,...

Seite 26 (Baudelaire): "Er bringt Kraft keineswegs mit der Größe der Muskeln, sondern durch die Spannung der Nerven zum Ausdruck"

Seite 26 (Klossowski): nennt ihn einen "spriritualisierten Rubens".

Seite 29 (Bazin): "den literarischsten Maler", dessen Wille zur Wiederbelebung des Historienbildes und dessen "Kult des großen Menschen" sich zwischen Künstler und Wirklichkeit gestellt haben, "um noch einmal den Moment hinauszuschieben, in dem dieses Jahrhundert der Natur zu sich selbst finden würde".

Seite 29 (Lamblin): Delacroix habe seine Sprache "nur selten gebraucht, um die Aktualität wiederzugeben", und zwar aufgrund seiner "pessimistischen Geschichtsphilosophie", die ihn davon abgehalten habe, "Momenten Form und Sinn zu verleihen, die einer historischen Aktualität entnommen sind, die ihm [...] das Ende einer Zivilisation zu markieren schien."

Seite 30 (Baudelaire): Für Baudelaire ist Delacroix der "wahre Maler des 19. Jahrhunderts" [...] gerade weil er den "moralischen Schmerz" des modernen Menschen am eindringlichsten veranschaulicht hat.

Seite 37 (Delacroix): Delacroix selbst sieht als Ergebnis des "notwendigen Ganges" der Kunst[entwicklung] ein zumindest vergleichbares, umfassendes "Raffinierterwerden".

Seite 43 (Delacroix): sein "Malen aus dem Gedächtnis" ist also kein romantisches Augenschließen

Seite 44 (Delacroix): der als Gegenüber vielbeschworene "Geist der anderen"

Seite 44, Fußn. 57 (Roger-Marx): "Unermüdlich, [formuliert Roger-Marx erstmals mit angemessenem Nachdruck], sehen wir ihn in den Essays über die berühmten Künstler ebenso wie im Journal oder den Briefen seine ganze Intelligenz darauf verwenden, seine Kräfte auf ein Ziel zu kanalisieren, sehen wir ihn nach diesem einen Ziel streben": "Vollendung"

DIE THEMEN:

1. "Le 28. Juillet - La Liberté guidant le peuple"

a) Eine "positive Ikone der bürgerlichen Revolution"?

Seite 47 (Gaudibert): "Den Namen Delacroix' aussprechen, das heißt in der Regel *La Liberté sur les Barricades* in Erinnerung rufen."

Seite 48, Fußn. 5 (Dumas): "oh, meine Güte, da konnte auch er sich nicht mehr zurückhalten. Der Enthusiasmus trat an die Stelle der Angst, und er verherrlichte das Volk, das ihn zuvor so entsetzt hatte."

Seite 51 (Traeger): "den alten Ruf "Es lebe die Freiheit!"" verkörpern

Seite 52 (Sérullaz): daß die Liberté, "zu einem Symbol geworden", für ein Plakat

Seite 53, Fußn. 18 (Delacroix): "Es gibt eine geheiligte Gußform, in die man die guten wie die schlechten Ideen wirft". Der Maler spricht von einem Muster, "welches die Mode heiligt". - "Welche Musik überdauert tatsächlich die Zeiten...?"

Seite 54 (Delacroix): daß der Anführer und seine Meute [...] "wie ein reißender Fluß aus den Bergen herabstürzen".

Seite 54 (Delacroix): der "Revolutionsmacher", wie Delacroix sie einmal nennt

Seite 56 (Delacroix): die nur an einem "übernatürlichen Wesen" glaubhaft zu machen war

Seite 56, Fußn. 25 (Toussaint/Joubin): "Er ähnelt ihm nicht...". - "Nein, dieser Mann auf der Barrikade ist nicht Delacroix; er gleicht ihm weder physisch noch moralisch. Aber es handelt sich um eine Transposition von Villot, dem Revolutionär...".

Seite 58 (Toussaint): tatsächlich "das ewige Symbol des einer guten Sache geopferten Jugendlichen"?

Seite 58 (Traeger): als "Heldenkind", das, so Traeger, mit der Liberté als "Schutzengel" sogar die Führung übernimmt?

Seite 59 (Toussaint): Vom "Symbol des durch sein Opfer heroisierten Kriegers" spricht Toussaint

Seite 60 (Blanc): sind seine Toten auch nicht "wiedervereint im Tod"

Seite 59, Fußn. 34 (Tolnay): Bei de Tolnay werden sie zu einer "Art Umsäumung".

Seite 61, Fußn. 39 (Delacroix): "die Künste, die Monumente zerstört..."

Seite 63 (Delacroix nach Mozart): daß nämlich Kunst immer Kunst zu bleiben hat, "selbst in den schrecklichsten Situationen".

Seite 65 (Delacroix): "ich hatte einen Freund wie Lambert [...], wir gründeten Republiken, aber ich war weniger enthusiastisch als er".

Seite 65 (Delacroix): in den Julitagen habe er als "einfacher Spaziergänger" die gleiche Chance von einer Gewehrkugel getroffen zu werden gehabt wie jene "improvisierten Helden", jene "Revolutionsmacher"

Seite 66 (Delacroix): richtet er an George Sand diese "rückwärtsgewandten Überlegungen": "Sie sagen ganz richtig, daß in Zeiten wie diesen der Geist nicht zum Zuge kommt und daß Gewehrschüsse und Bajonettstiche die einzigen Argumente sind."

Seite 66 (Delacroix): "Ich habe den Menschen von gestern begraben [...]. Ich bin kalt wie Marmor".

Seite 66 (Delacroix): "dieses Gesindel"

Seite 66, Fußn. 52 (Delacroix): "Das wäre, wenn ich mich von all dem überzeugen könnte, eine der größten Enttäuschungen, die zu machen mir vorbehalten sein konnte."

Seite 66 (Delacroix): seine "kleine Künstlerpolitik"

Seite 67 (Delacroix): "Malerei des Jahrhunderts"

Seite 67 (Delacroix): von "schrecklichen Ereignissen", "blutigen Spektakeln" ist [...] die Rede.

Seite 67, Fußn. 53 (Delacroix): "Es bedurfte einer Revolution wie der von 1830, um anderen Vorstellungen Geltung zu verschaffen."

Seite 69 (Baudelaire): als einen "Hasser der großen Menge".

Seite 69 (Delacroix): "Wie alt wir sind und wie alt uns das machen wird! Ich habe Enthusiasten gesehen, und die waren jung."

Seite 69 (Delacroix): von "Genies [...], die zu spät kommen."

Seite 69 (Delacroix): die Gesellschaft der "reichgewordenen Händler"

Seite 69 (Delacroix): "die blinde Zerstörungswut"

Seite 70 (Delacroix): zu "Philanthropen von Beruf [...], die glauben alle Übel unterdrückt zu haben, nur weil sie ihren Blick davon abwenden."

Seite 71 (Delacroix): eines unaufhaltsamen "sozialen Fortschritts"

Seite 71 (Delacroix): "Oh Feuilletonmacher, Schreiberlinge, Projektemacher! Anstatt die Menschheit in eine abscheuliche Herde zu verwandeln, laßt ihr ihr wirkliches Erbe, die Bindung, die Ergebenheit an den Boden!"

Seite 71 (Delacroix): Er träumt von Epochen, "in denen der Glaube an die höheren Mächte seine ganze Kraft bewahrt hat." In der Zeit der "charmanten Allegorien des Mittelalters und der Renaissance" habe die Seele...

Seite 72 (Delacroix): von einem "unbekannten Wohlbefinden" zu träumen. Heute herrsche genau das Gegenteil: "man sucht uns mit nichts anderem mehr zu amüsieren als mit dem Anblick unserer Misere, von der uns abzuwenden wir begierig sein müßten."

Seite 72 (Delacroix): "unerträglich vor lauter Wahrheit (besser: Realitätstreue)"

b) Der Sinn des Bildes

Seite 73 (Barbier): "mit großen Schritten marschierend"

Seite 77 (Escholier): nennt die Figur des sterbenden Arbeiters überraschend "die schonste Figur dieser großen Komposition", er sagt sogar: "es gibt keine [...] noblere Figur im ganzen Werk von Delacroix."

Seite 80, Fußn. 79 (Hofmann): "Die Fahne und das Gewehr, an die Stelle des Kreuzes des Herzen des Erlösers gesetzt, markieren das Voranschreiten der Säkularisation."

Seite 84 (Delacroix): einen allbefugten "Mann von Verdienst, der sie lenkte"

Seite 84 (Delacroix): von Verstößen gegen "ewige Gesetze" die Rede ist

Seite 84, Fußn. 88 (Delacroix): "Und dann ist das hier eine faszinierende Regierung. Freiheit ist hier kein leeres Wort. Der Hochmut der Noblen und die Unterscheidung der Ränge sind soweit vorangetrieben, daß es mich unendlich schockiert: aber trotzdem resultiert Gutes daraus."

Seite 89 (Delacroix): "erster Gedanke" (Ureinfall)

Seite 89 (Delacroix): "er brilliert vor allem mit seinen Gedanken"

Seite 91 (Delacroix): "nicht zuviel Realität und nicht zuviel Allegorie"

Seite 92 (Delacroix): "Welche neuen Revolutionen bereitet ihr uns vor [...] mit euren Straßenrobespierres?"

Seite 92 (Delacroix): "tragische Neigungen"

2. *"Portrait d'Alfred Bruyas" (1853)*

Seite 94, Fußn. 106 (Lasalle-Bordes): "Porträts zu malen bereitete Delacroix eine große Qual...".

Seite 95 (Silvestre): Dieser sei ihm wie die "Verkörperung eben dieses Hamlet" erschienen, weshalb er ihm auf die Schulter geklopft und ihn aufgefordert habe: "Kommen sie morgen zu mir; ich will ihr Porträt malen."

Seite 97 (Silvestre): "Aber Delacroix hat zu sehr die körperliche Schwäche angeklagt."

Seite 98 (Silvestre): "Das Original [also Bruyas] ist kein Träumer; er ist ein Gedankenmensch."

Seite 98 (Silvestre): "Delacroix übertreibt das Seelische auf Kosten des Körpers", meint wiederum Silvestre

Seite 100 (Silvestre): "in Öl gebadet"

Seite 100 (Silvestre): die Betonung der "moralischen Kraft" vermißt

Seite 101 (Delacroix): in einer Zeit, in der, so der Maler, das Schöne "nur noch ein Zufall sein kann"

Seite 101 (Silvestre): "«Der Maler, hatte er [Delacroix] begonnen uns zu erklären, darf sich nicht zeigen.» *Er hat sich gezeigt.* [...] er erfaßte nur das, was er selbst bevorzugte, was mit seiner eigenen Persönlichkeit am besten zusammenstimmte." In seiner modernen Auffassung des Porträts geht er soweit zu sagen: "diese Leidenschaft sich in dem anderen zu zeigen [...] machte aus ihm, genau genommen, nicht einen Porträtisten, sondern fast das Gegenteil: einen Erfinder."

Seite 102 (Delacroix): "Ohne Kühnheit, und zwar ohne extreme Kühnheit, gibt es keine Schönheit."

Seite 103 (Silvestre): die "innere Flamme"

Seite 104 (Delacroix): "Die [Farb]Töne spielen wieder!"

Seite 104, Fußn. 128 (Delacroix): "Nachdem die Tradition bei David einmal unterbrochen war [...] wurde plötzlich die Nüchternheit zum Kunstprinzip erhoben." Und weiter unten: "die Töne spielen sozusagen nicht mehr. Wenn man vor allem ein Bild Davids neben ein farbiges Bild wie die von Tizian oder Rubens hängt, erscheint es als das, was es tatsächlich ist: erdig, trüb, leblos. *Du bist Erde und du wirst wieder Erde sein...*".

Seite 105 (Delacroix): wie in der "hassenswerten Praxis der Vanloo"

Seite 105 (Delacroix): ein unverzichtbares Mittel "um den Gedanken malerisch zu verwirklichen"

Seite 106 (Baudelaire): nämlich "eine Distanz, die zu groß ist, um das Sujet analysieren oder nur verstehen zu können".

Seite 107 (Delacroix): in dem Vermögen "nur das Wesentliche sehen zu lassen"

Seite 107 (Delacroix): überhaupt "*der* französische Fehler"

Seite 107 (Delacroix): "Alles ist gleich; das Interesse am Kopf ist nicht größer als an den Draperien oder am Sessel."

Seite 108, Fußn. 133 (Delacroix): ...Rembrandt, "dessen launischer Witz sich selbst in den wesentlichen Partien nur auf eine oberflächliche Wiedergabe beschränkt." (Übersetzung von E. Guignard)

Seite 108 (Delacroix): als Kehrseite jener "falschen Gewissenhaftigkeit"

Seite 108 (Delacroix): "ein zu gefälliger und zu sauberer Pinselstrich" nämlich, "diese teuflische Bequemlichkeit [Gefälligkeit] des Pinsels", "das Pittoreske"

Seite 109 (Baudelaire): das "Modellieren mit Farbe"

3. *"Le Tasse dans la maison des fous" (1836)*

a) Künstlereinsamkeit

Seite 119, Fußn. 160 (Couture): "Er hat etwas von Tizian und von einem Affen; [...] er hätte ein bewundernswerter Plagiator werden können, aber, zäh und mutig wie er war, wollte er den Himmel des Genies betreten...".

Seite 119 (Joubin): "zweifeln wir nicht einen Augenblick daran, das ist Delacroix, in den Schmutz gezogen von der Kritik".

Seite 120 (Delacroix): "Meinen Tasso im Gefängnis malen, in Lebensgröße."

Seite 120 (Delacroix): "Man weint über ihn; man rutscht unruhig auf dem Stuhl hin und her während man dies Leben liest".

Seite 120, Fußn. 164 (Delacroix): "Nicht wahr, dieses Leben des Tasso ist höchst interessant? Wie unglücklich war dieser Mensch! Wie sehr erfüllen einen diese unwürdigen Beschützer mit Entrüstung, da sie ihn unter dem Vorwand, ihn gegen seine Feinde zu beschützen, unterdrückten und ihm seine kostbaren Manuskripte vorenthielten! Wieviel Tränen der Wut und der Entrüstung muß er vergossen haben, da er sah, wie sie ihn der Verrücktheit und der Unfähigkeit zur Arbeit anklagten, nur um sie ihm um so sicherer wegnehmen zu können. Immer von neuem wird er, während er an die Niedrigkeit der Menschen dachte, seinen Kopf gegen diese unwürdigen Gitterstäbe geschlagen und die unzulängliche Liebe jener angeklagt haben, die er mit seiner Liebe unsterblich gemacht hat! Welch schleichendes Fieber muß ihn verzehrt haben! [...] Ich bedaure, daß ich die schöne Elegie von Lord Byron nicht habe lesen können."

Seite 126 (Baudelaire): "Mein bloßgelegtes Herz"

Seite 126 (Gautier u. a.): "lichtvoll versiegelt", "noble Resignation", "erhabene Duldsamkeit"

Seite 128 (Delacroix): "die, die er durch seine Liebe unsterblich werden ließ"

Seite 130 (Delacroix): "Wann wird man diese andere Maschine, die erbarmungslose Presse, endlich in ihre Schranken weisen?"

Seite 132 (Haussard): ein Wesen "mit Armen wie Schnee und Füßen wie Rosen"

Seite 135 (Baudelaire): "In seinem Werk ist nichts als Zerstörung, Massaker, Feuersbrunst".

Seite 136, Fußn. 197 (Gaethgens): ...Sardanapale mit einem Künstler vergleicht, "der die Grenzen des Menschlichen erkundet."

Seite 137 (Delacroix): "Rückkehr zu denselben Formen"

Seite 137 (Tolnay): "ein bißchen theatralisch"

Seite 140 (Delacroix): mit den Ansprüchen "der Geliebten [namens] Arbeit"

Seite 140 (Delacroix): er habe beim Malen "einen pechschwarzen [Seelen]Grund" zu befriedigen

Seite 141 (Delacroix): "sein Bedauern ist extrem, da Irrtum und Dummheit hinter ihm weiterhin ihr Unwesen treiben werden." Aus dem Maul jenes Monsters, das wohl nur "Kritik" heißen kann, solle Gift tropfen "auf die Seiten des Gedichts."

Seite 142 (Delacroix): die ihn über so lange Zeit "mit Vergnügen" beschäftigt hat

Seite 146 (Delacroix): "sein Bild gleicht einer Gesellschaft, auf der alle gleichzeitig reden."

Seite 148 (Silvestre): "Delacroix übertreibt das Seelische auf Kosten des Körpers", erkannte Silvestre...

b) Kunst und Natur

Seite 150 (Delacroix): "diejenigen, die mit den Schwierigkeiten der Kunst selbst genug zu tun haben"

Seite 151, Fußn. 226 (Baudelaire): "...daß sich bei einem Volk ohne Aristokratie der Kult des Schönen nur verfälschen und verringern kann, und schließlich verschwinden muß".

Seite 155 (Delacroix): die die Uhr zurückstellen wollen: "um sich Auskunft bei primitiven Meistern zu holen"

Seite 155 (Delacroix): Ihm graue vor Leuten, "die ihre Kontobücher kurz im Schrank verstauen, um einen Ball zu geben".

Seite 155 (Delacroix): "Ein Notar ist bei uns nichts als Notar [...], verlangen sie von einem Kavalleriehauptmann nicht die Beurteilung von Bildern".

Seite 155 (Delacroix): inmitten der gegenwärtigen "Großspurigkeit"

Seite 155 (Delacroix): weil man - "mit Manieriertheiten" - Barbaren zu gefallen hatte: "ein Vorgang, der sich ständig vor unseren Augen abspielt"

Seite 155 (Delacroix): "Sollte es doch einen notwendigen Zusammenhang geben zwischen dem Guten und dem Schönen?"

Seite 156 (Delacroix): daß der soziale Nährboden "der Kraft, der Fruchtbarkeit, der Universalität dieser Menschen des 16. Jahrhunderts" endgültig verschwunden ist

Seite 156 (Delacroix): "Was Raphael und Michelangelo in unserer Epoche noch hätten sein können."

Seite 156 (Delacroix): "In den Zeiten des Verfalls gibt es nur für sehr selbständige Genies eine Überlebenschance. Auch sie können ihr Publikum nicht zum alten Geschmack zurückbringen, er würde von niemandem verstanden; aber sie haben Lichtblicke, die zeigen, was sie in Zeiten der Einfachheit hätten sein können."

Seite 156 (Delacroix): "Man muß sich sagen: dies ist gut für Raphael, das ist gut für Rubens [...]; »ich schaue von nun an in mich und um mich herum.«"

Seite 156 (Delacroix): in Gestalt der alljährlichen Salonjury ein, "deren Ratschläge sehr ernst genommen werden, die aber damit beginnt, an die Ihren und an ihre Freunde auszuteilen".

Seite 156 (Delacroix): ob sie vielleicht dort einziehen "im Namen der Menschenrechte"?

Seite 157 (Delacroix): "Die Kommissionen wären rein beratender Art, und der Mann von Verdienst, der ihnen vorsäße, handelte, nachdem er sie angehört hätte, dennoch allein nach seinem Gutdünken."

Seite 157 (Delacroix): "Ziehen wir uns von Zeit zu Zeit in die großen und schönen Werke zurück! Ich habe diesen Abend meinen Dante hervorgeholt". (Journal 30. 12. 23) - "erinnere dich, um dich unsterblich zu begeistern, gewisser Passagen aus Byron". (Journal 11. 5. 24) - "ernähre dich von großen und ernsten Schönheiten, an denen sich deine Seele laben kann [...] Michelangelo".

Seite 157, Fußn. 235 (Baudelaire): "Als vernünftige und sichere Regierungsform ist nur die aristokratische vorstellbar."

Seite 158, Fußn. 236 (Baudelaire): "Ist er nicht - der schwarze Frack - der unverzichtbare Habit unserer Epoche?"

Seite 159, Fußn. 237 (Delacroix): "dies unmenschliche Schauspiel blinder Zerstörungswut, [...] der Fanatismus der Freiheit [...] ebensogut wie der Fanatismus der Unterordnung"

Seite 160 (Delacroix): wenn Phantasiekunst ihrem Hervorbringer nun "tausendmal mehr Energie" als früher abverlangt

Seite 161 (Delacroix): hat man die Hauptfigur "eine kleine Fade" genannt

Seite 161 (Delacroix): sein Verlangen nach "Einfachheit" ("die nichts anderes ist als das Schöne")

Seite 164, Fußn. 244 (Delacroix): "*Achilles auf Chiron reitend* erschien mir lächerlich".

Seite 164 (Delacroix): "manchmal", schreibt er, "erreicht dich durch das halbgeöffnete Fenster zum Garten ein Hauch der Musik von Chopin, der seinerseits arbeitet; das mischt sich in den Gesang der Nachtigallen und in den Duft der Rosensträucher".

Seite 164 (Delacroix): "dennoch bedarf es der Arbeit, die all dem erst das Körnchen Salz zufügt."

Seite 164 (Sand): "Das war ein Stück Leinen, aus dem ich mir Korsetts machen lassen wollte."

Seite 164, Fußn. 245 (Baudelaire): "E. Delacroix hat zweifellos, wie Michelangelo, der Klarheit seiner Idee zuliebe das Beiwerk unterdrückt."

Seite 166 (Delacroix): An der Tradition schärft sich sein "ganz persönliches Empfinden"

Seite 166, Fußn. 249 (Delacroix): "Aber die religiösen Gegenstände haben unter all ihren Vorzügen auch den, daß sie der Imagination freien Lauf lassen, so daß jeder die Möglichkeit erhält, sein ganz persönliches Empfinden zum Ausdruck zu bringen."

Seite 169 (Régamey): der Katholizismus sei in der Hauptsache "die Religion der Freude"

Seite 169 (Rudrauf): "Unglücklicher als der Christus des Evangeliums", schreibt Rudrauf

Seite 170 (Foucart): ...Bilder vorzustellen, "die Delacroix' Gemälde nicht mehr ganz so erratisch erscheinen lassen."

Seite 171 (Baudelaire): "Wozu taugt die Kritik?"

Seite 174 (Baudelaire): ersticken [...] mit der Seele die "zukünftigen Träume."

Seite 175 (Baudelaire): Kühl erkundet er den "Abgrund", den immer um sich sieht. Das folgende Gedicht sagt: "- He! alles ist Abgrund, - Handlung, Sehnsucht, Traum, / Worte!...". Neben diesem Abgrund wirkt das erstickende "Réel" um Tasso heimatlich: "- Ah! niemals den Zahlen zu entrinnen und dem Menschenwesen!"

Seite 175 (Baudelaire): "die Schrecken des Abgrundes verschleiern" nennt er dies Vermögen der Kunst

Seite 176 (Valéry): "einfühlsam und präzis von Geburt"

Seite 176 (Moisy): "Baudelaire, der Delacroix so geliebt hat und doch so wenig zurückerhalten hat."

Seite 176 (Delacroix): wenn sie "für mich Partei ergriffen haben, [...] im allgemeinen nichts anderes taten als sich das ihnen Gemäße herauszunehmen und für sich selbst Partei zu ergreifen"

Seite 176 (Delacroix): "Das vollendete Gebäude verweist die Imagination auf einen bestimmten Kreis und verbietet ihr, diesen zu überschreiten"

Seite 176, Fußn. 262 (Valéry/Delacroix): Klassisch ist Valéry zufolge ein Künstler, "der einen Kritiker in sich trägt und diesen intensiv an seinen Arbeiten beteiligt." [... er] hätte es Delacroix zuerkennen können, der von sich sagen darf, er habe in seinen Werken "die Fehler immer noch früher als die strengsten Richtern gesehen".

Seite 176, Fußn. 263 (Baudelaire): Delacroix, "den ich so geliebt habe, der die Güte hatte, auch mich zu lieben und der mir so viel beigebracht hat."

Seite 177 (Baudelaire): Delacroix sei "entschieden der originellste Künstler der alten und neuen Zeiten."

Seite 178 (Baudelaire): als "neuesten Ausdruck des künstlerischen Fortschritts" beschrieben

Seite 178 (Baudelaire): "Erbe der großen Tradition"

Seite 179 (Baudelaire): In "Die gesprungene Glocke" vergleicht das Ich sich mit einem Verletzten, "vergessen / Am Ufer eines Sees von Blut".

Seite 179 (Baudelaire): brüsk hereinbrechenden "Wintersonnenstrahl"

Seite 180 (Cellier): zwischen "Spléen" und "Idéal" eine "Symmetrieachse" zu legen

Seite 180 (Prévost): Baudelaire "ist von der reinen Körperlichkeit zur Seele fortgeschritten."

Seite 180, Fußn. 271 (Baudelaire): "Rubens als Sansculotte! oh Kritik! oh ihr Kritiker!"

Seite 181 (Baudelaire): "*Tragischer Himmel*. Ein abstraktes Beiwort auf einen stofflichen Gegenstand angewandt."

Seite 182 (Baudelaire): Kurz zuvor dichtet er in "Erhebung": "Oberhalb der Seen, oberhalb der Täler, / Der Berge, der Wälder, der Wolken, der Meere, ... // Bringst du, mein Geist, mich mit Behendigkeit", und in "Pariser Traum" träumt er, in Umkehrung obiger Meeresmetaphorik, von einem "gebändigten Ozean".

Seite 182 (Baudelaire): ...gibt sie den Albatros, "König des Azur", der Lächerlichkeit preis.

Seite 183 (Delacroix): die "unglaubliche Macht der Imagination"

Seite 183 (Baudelaire): "Diese Stadt liegt am Wasser; man sagt, sie sei ganz aus Marmor gebaut, und das Volk dort haßt das Pflanzliche so sehr, daß es alle Bäume ausreißt. Da hast du eine Landschaft nach deinem Geschmack".

Seite 184 (Baudelaire): jegliches "unregelmäßige Pflanzliche" sei verbannt gewesen zugunsten einer berauschenden "Monotonie des Metalls, des Marmors und des Wassers." [...] und keine Sonne, um diese Herrlichkeiten zu erleuchten: "Die kraft eines eigenen Feuers leuchteten!"

Seite 184 (Baudelaire): "Die ganze Natur hat an der Erbsünde teil".

Seite 184 (Baudelaire): "ein Bild muß vor allem den innersten Gedanken des über das Modell herrschenden Künstlers wiedergeben", die besprochenen Dinge besäßen bleibenden Wert allein "weil der Mensch etwas von seiner Seele hineingibt"

Seite 184 (Baudelaire): Einige Jahre später lautet das Zitat schon: "«Die Natur ist *bloß* ein Wörterbuch»";

Seite 185 (Baudelaire): "Das ganze sichtbare Universum ist nichts anderes als ein großes Magazin mit Bildern und Zeichen, denen erst die Imagination einen relativen Platz und Wert einräumt". Entsprechend definiert Baudelaire die Aufgabe der Imagination: "sie nimmt alle Schöpfung auseinander, und [...] erschafft eine neue Welt".

Seite 185 (Baudelaire): "Edgar Poe sagt [...] daß die Wirkung des Opiums auf die Sinne darin besteht, daß die ganze Natur von einem supernaturalistischen Interesse überdeckt wird, welches jedem Ding einen tieferen, willkürlicheren, despotischeren Sinn verleiht. [...] Nun gut, Delacroix' Malerei scheint mir die Übersetzung dieser Feiertage des Geistes zu sein."

Seite 185 (Delacroix): "Diese Leute - wahrscheinlich ist der Übersetzer auch gemeint - gefallen sich nur im Außer- oder Extranatürlichen".

Seite 185 (Delacroix): "wir andern vermögen das Gleichgewicht nicht bis zu diesem Punkt aufzugeben".

Seite 185, Fußn. 282 (Baudelaire): "Die diesseitige Welt; - ein Wörterbuch aus Hieroglyphen."

Seite 185, Fußn. 284 (Delacroix): "dieser Sinn für das Mysteriöse, der mich vor allem in meinen früheren Bildern beschäftigt hat"

Seite 186 (Delacroix): das Sichfestklammern, "fast sklavisch", am Modell

Seite 186 (Delacroix): mit andern Elementen zu verbinden, "die sich allein dem Inneren verdanken".

Seite 186 (Delacroix): nur so sei die "erstaunliche Sprödigkeit gewisser Konzeptionen" zu erklären

Seite 186 (Baudelaire): Ein gutes Bild entstehe dagegen "wie eine Welt".

Seite 186 (Baudelaire): das Resultat mehrerer übereinanderliegender Schöpfungen, einer "Serie übereinandergelegter Bilder, wobei jede neue Schicht dem Traum zu mehr Realität verhilft".

Seite 187 (Delacroix): Weil sie solches "Arbeiten nach der Natur" beherrschten

Seite 187 (Delacroix): er fordert "Präzision für die Imagination"!

Seite 187 (Delacroix): "keine Kunst ohne poetisches Ziel"

Seite 188 (Delacroix): Deshalb braucht der bildende Künstler "eine starke Erinnerung"

Seite 188 (Delacroix): die "wirklich charakteristischen Details" erfassen

Seite 188 (Delacroix): Manier bedeutet "Mangel an Aufrichtigkeit im Gefühl und in der Nachahmung"

Seite 188 (Delacroix): mit seiner Tendenz zur Identifizierung von "Genauigkeit" und "Wahrheit" (J. 17.10.53) weiterhin als "Antipoden der Kunst" definiert wissen will

Seite 188, Fußn. 287 (Joubin): "Ich habe gehört, wie Claude Monet davon erzählte [...] daß er durch ein Fenster zum Garten hin das Atelier Delacroix' habe sehen können. Manchmal sei ein weibliches Modell ins Atelier gekommen. Nach einiger Zeit sei es wieder herausgekommen, und nachdem das Modell gegangen war habe Delacroix sich an seine Staffelei begeben. Auf diese Weise bestätigte sich das Rezept des Meisters, wonach die Natur nur ein Wörterbuch ist".

Seite 188 (Delacroix): von "rot angestrichenen Wiesen" [...] hat er nicht geträumt.

Seite 189 (Baudelaire): "Meine entflammten Augen öffnend / Sah ich den Schrecken meines Kellerlochs,"

Seite 190 (Baudelaire): wenn von einem "sehr natürlichen Gebaren" die Rede ist, oder davon, daß in Delacroix' Farbe etwas vom "unerreichbaren und zitternden Charakter der Natur" fortlebe.

Seite 191 (Bazin): das Zu-sich-selbst-Finden des "Jahrhunderts der Natur" verzögert

Seite 191 (Delacroix): "Um ein Sujet zu finden, sollte man also ein Buch zur Hand haben, das einen inspirieren kann".

Seite 193 (Cézanne): "Wir alle, die wir heute malen, sind in ihm enthalten."

Seite 193, Fußn. 297 (Dutilleux/Sérullaz): "Kleines Bild, was sage ich, kleine Perle. Und wieder einmal fühlt man es nicht, wieder bleibt alles vor den schön kalten, glatt gemalten Sachen stehen." - "Im Salon von 1827 blieb das Bild unbeachtet."

Seite 195 (Delacroix): die allgemeine Vorstellung von einer Inspiration, "die von was weiß ich woher kommt" [...] Kunst sei, notiert er, "die Vernunft selbst, geschmückt vom Genie".

4. *"Adam et Eve chassés du paradis" (1844)*

Seite 197 (Delacroix): obwohl Thoré "eine sehr detaillierte Notiz" versprochen erhielt

Seite 197 (Kritiker): was denn Adam und Eva zu suchen hätten "inmitten der Gelehrtendarstellungen, von denen sie umgeben sind".

Seite 201 (Baudelaire): "Delacroix hatte die Malerei zu seiner einzigen Muse, zu seiner einzigen Geliebten gemacht [...] schon lange vor seinem Ende hatte er die Frau aus seinem Leben ausgeschlossen."

Seite 201, Fußn. 310 (Baudelaire): "Bildhauerei! göttliche Bildhauerei, du bist meine einzige Geliebte!"

Seite 203 (Deslandres): "man erinnert sich keines weiblichen Gesichtes [...] da gibt es nur diese wunderbaren Körper der Odalisken mit leeren Maskengesichtern".

Seite 204 (Delacroix): übrigens "eine der schönsten Frauen der Epoche", vom Maler "die Verzauberin" genannt

Seite 205 (Kritiker): "Dieser schöne Körper ist nicht nur die Versuchung, das ist der Sündenfall selbst!", schreibt ein Kritiker, "Wer könnte dieser Tochter Evas Widerstehen?"

Seite 205 (de Ris): wobei [...] die Arme den Kopf einfassen "wie ein Diadem"

Seite 207 (Delacroix): in einer Zeit zu leben, in der das Schöne "nur noch ein Zufall sein kann"

Seite 214 (Baudelaire): nur noch "Objekt der Kunst" gewesen sei [...] es fehle ihr [...] "eine ganz wesentliche Sache"

Seite 216 (Baudelaire): von einer dumpfen Welt unter einem Himmel "so schwer wie ein Topfdeckel".

5. *"La mort de Sénèque" (um 1841)*

Seite 223, Fußn. 361 (Haussard): "Die Figuren sind auf die neueste und kühnste Weise pyramidal geordnet."

Seite 232 (Delacroix): "auf der einen Seite die Völker, die verfolgen und morden; auf der andern das vereinzelte Opfer, das sie erleuchtet."

Seite 232, Fußn. 384 (Delacroix): Vehement einer Idee Rousseaus widersprechend kommt er zu der Feststellung: "was das Sittliche betrifft, so ist meines Erachtens dies wesentlich: Unterordnung unter das Gesetz der Natur, Resignation angesichts des menschlichen Leidens, eben das ist die ultima ratio" (J. 5.9.47). [...] Delacroix muß ähnlich gedacht haben, wenn er schreibt: "Die Moralisten, die Philosophen, ich meine die echten wie zum Beispiel Marc Aurel, [...] haben nicht politisiert. [...] vom Menschen haben sie nichts anderes verlangt als das Sichabfinden mit dem Schicksal, *aber nicht im Sinne jenes obskuren fatum der Alten* [...]. Seinen Part spielen an dem Platz, der einem inmitten der universellen Harmonie nun einmal zugewiesen worden ist."

Seite 240 (Delacroix): "Sein Blut fließt und das Leben wird ihn verlassen", beschreibt Delacroix selbst.

Seite 240, Fußn. 401 (Delacroix): "Der Geist [...] ist wie Elektrizität, wie alle unwägbaren Kräfte, die auf die Materie einwirken."

ANHANG

Motto: "...man kennt einen Meister nie gut genug, um absolut und abschließend von ihm sprechen zu können."

LISTE DER ABGEKÜRZT ZITIERTEN LITERATUR

AACHEN 1995: Katalog der Ausstellung "Peter Paul Rubens. Meisterwerke im Kupferstich". Bearbeitet von Christiane Mannheim und Dagmar Preising. Suermondt Ludwig Museum, Aachen. 25. Januar - 26. März 1995

ABEL 1980: Elisabeth Abel: Redefining the sister arts: Baudelaire's response to the art of Delacroix. In: Critical Inquiry 6 (Spring 1980). S. 363 - 384

ADHEMAR 1954: Adhémar, Hélène: La Liberté sur les Barricades de Delacroix étudiée d'après des documents inédits. In: Gazette des Beaux-Arts 1954. S. 83 - 92

ADORNO, THEODOR W.: Theodor W. Adorno: Über Tradition. In: Ders.: Ohne Leitbild. Parva Aesthetica (1967). Frankfurt/M. 1970^{4}. S. 29 - 41

ALAIN 1912: Alain (d.i. Emile Auguste Chartier): Über die Rolle der Tradition in den Künsten. In: Ders.: Spielregeln der Kunst (frz.: Préliminaires à l'esthétique, Paris 1940). Frankfurt/M. 1985. S. 43 - 45

ANTWERPEN 1977: Katalog der Ausstellung: "P. P. Rubens. Gemälde, Ölskizzen, Zeichnungen". 29. Juni - 30. September, Königliches Museum der Schönen Künste, Antwerpen 1977

ATHANASSOGLOU-KALLMYER 1997: Nina Athanassoglou-Kallmyer: Delacroix zwischen "Griechenland" und "Die Freiheit". Anmerkungen zur politischen Allegorie im Frankreich der Restaurationszeit. In: St. Germer, M. Zimmermann (Hrsg.): Bilder der Macht - Macht der Bilder. Zeitgeschichte in Darstellungen des 19. Jahrhunderts. Berlin 1997. S. 257 - 266

BADT 1945: Kurt Badt: Eugène Delacroix, Zeichnungen. Eine Einführung auf Grund der Tagebücher des Künstlers (1945). Wiederabgedruckt in: Ders.: Eugène Delacroix - Werke und Ideale. Köln 1965. S. 9 - 45

BADT 1956: Kurt Badt: Die Kunst Cézannes. Ansbach 1956

BADT 1958: Kurt Badt: Eugène Delacroix - Die Farbenlehre (1958). In: Ders.: Eugène Delacroix - Werke und Ideale. Köln 1965. S. 46 - 74

BADT 1962: Kurt Badt: Eugène Delacroix - Gedanken über Leidenschaft und Vernunft (la vie et la raison) in den Künsten. In: Ders.: Eugène Delacroix - Werke und Ideale. Köln 1965. S. 75 - 103

BADT 1966: Kurt Badt: Der kunstgeschichtliche Zusammenhang (1966/67). In: Ders.: Kunsttheoretische Versuche. Ausgewählte Aufsätze, hrsg. von L. Dittmann. Köln 1968. S. 141 - 175

BADT 1981: Kurt Badt: Die Farbenlehre van Goghs (1961). Köln 1981^{2}

BAROCKMALEREI (MARC): Andreas Burmester, Konrad Renger (Hrsg.): Flämische Barockmalerei. Meisterwerke der Alten Pinakothek München. (Eine Publikation des MARC-Projektes). München 1996

BATTES 1940: Alexander Battes: Die Farbe bei Delacroix. Ihre historischen, psychologischen und theoretischen Strukturelemente. Phil. Diss. Frankfurt/M. 1940

BAUDELAIRE 1845: Charles Baudelaire: Salon de 1845. In: Ders.: Curiosités esthétiques, L'art romantique et autres Oeuvres critiques. Édition de H. Lemaitre (1962). Paris 1986^2. S. 3 - 85

BAUDELAIRE 1846: Charles Baudelaire: Salon de 1846. In: Ders.: Curiosités esthétiques, L'art romantique et autres Oeuvres critiques. Édition de H. Lemaitre (1962). Paris 1986^2. S. 98 - 200

BAUDELAIRE 1855: Charles Baudelaire: Exposition Universelle de 1855. In: Ders.: Curiosités esthétiques, L'art romantique et autres Oeuvres critiques. Édition de H. Lemaitre (1962). Paris 1986^2. S. 210 - 240

BAUDELAIRE 1859: Charles Baudelaire: Salon de 1859. In: Ders.: Curiosités esthétiques, L'art romantique et autres Oeuvres critiques. Édition de H. Lemaitre (1962). Paris 1986^2. S. 305 - 396

BAUDELAIRE 1861: Charles Baudelaire: Peintures murales d'Eugène Delacroix à Saint-Sulpice. In: Ders.: Curiosités esthétiques, L'art romantique et autres Oeuvres critiques. Édition de H. Lemaitre (1962). Paris 1986^2. S. 397 - 400

BAUDELAIRE 1863: Charles Baudelaire: Eugène Delacroix. Ses oeuvres, ses idées, ses moeurs. In: Ders.: Curiosités esthétiques, L'art romantique et autres Oeuvres critiques. Édition de H. Lemaitre (1962). Paris 1986^2. S. 417 - 451

BAUDELAIRE, O. C. I: Charles Baudelaire: Oeuvres Complètes. Texte établi par Claude Pichois. Band I: Poésies, Essais, Journaux. Paris 1975 (Édition Pléiade)

BAUDELAIRE, O. C. II: Charles Baudelaire: Oeuvres Complètes. Texte établi par Claude Pichois. Band II: Critique d'art. Paris 1975 (Édition Pléiade)

BAUDELAIRE (MATERIALIEN): Hartmut Engelhardt (Hrsg.): Baudelaires Blumen des Bösen. Materialien. Frankfurt 1988

BAUDOUIN 1977: Frans Baudouin: Peter Paul Rubens. Königstein 1977

BAZIN 1989: Germain Bazin: Théodore Géricault. Etude critique, documents et catalogue raisonné. Bd. I - IV. Paris 1989

BEENKEN O. JAHR: Hermann Beenken: Die Krise der Malerei. In: Deutsche Vierteljahresschrift für Literaturwissenschaft und Geistesgeschichte. Ohne Jahr. XI/3. S. 421 - 444

BENJAMIN 1992: Walter Benjamin: Charles Baudelaire. Ein Lyriker des Hochkapitalismus (1939). Hrsg. von Rolf Tiedemann. Frankfurt/M. 1992

BERGER 1969: John Berger: Goya: Die bekleidete und die nackte Maja (1969). In: Das Kunstwerk - Über das Lesen von Bildern. Essays. Berlin 1992

BLANC 1864: Charles Blanc: Eugène Delacroix. In: Gazette des Beaux-Arts. Vol. XVI. 1864. S. 5 - 27 u. 43 - 129

BLOOM 1995: Harold Bloom: Einfluß-Angst. Eine Theorie der Dichtung (1973). Basel/Frankfurt 1995

BÖRSCH-SUPAN 1965: Helmut Börsch-Supan: Bemerkungen zu Caspar David Friedrichs "Mönch am Meer". In: Zs. des deutschen Vereins für Kunstwissenschaft. Band XIX. Jg. 1965, 63 - 76

BOHRER 1988: Karl Heinz Bohrer: Das Böse - eine ästhetische Kategorie? (1985) In: Ders.: Nach der Natur. Über Politik und Ästhetik; hrsg. von M. Krüger (Hanser Ed. Akzente). München/Wien 1988. S. 110 - 132

BORTOLATTO 1972: Luigina Rossi Bortolatto: L'opera pittorica completa di Delacroix. Milano 1972

BREMEN 1977: Katalog der Ausstellung: "Rubens und seine Stecherwerkstatt". Bearb. v. Jürgen Schultze und Annemarie Winther. Bremer Kunsthalle, 7. August bis 11. September 1977. Bremen 1977

BREMEN 1964: Katalog der Ausstellung: "Eugène Delacroix". Kunsthalle Bremen, 23.2 - 26.4.1964. Hrsg. v. Günter Busch. Christian von Heusinger, Henning Bock, Jürgen Schultze. Bremen 1964

BRÜCKNER 1997: Christel Brückner: Rembrandts Braunschweiger Familienbild. Seine thematische Figuren- und Farbkomposition und die Kunst Italiens. Hildesheim 1997

BURCKHARDT 1984: Carl Jakob Burckhardt: Richelieu (1935 - 1967). Ausgabe in einem Band. München 1984

BURCKHARDT 1898: Jacob Burckhardt: Erinnerungen aus Rubens (1898). Hrsg. v. Hans Kauffmann. Stuttgart 1938 (Kröner)

BUSCH 1960: Günter Busch: Die Freiheit auf den Barrikaden. Stuttgart 1960 (Reclam Werkmonographie)

BUSCH 1961: Günter Busch: Die Enthauptung des Dogen Marino Faliero von Eugène Delacroix (1961, Fs. Kurt Badt). Wiederabgedruckt in: Ders.: Hinweis zur Kunst. Aufsätze und Reden. Hamburg 1977. S. 61 - 64

BUSCH 1966: Günter Busch: Delacroix und Rembrandt. Zur religiösen Bildwelt des Künstlers (1966). Wiederabgedruckt in: Ders: Hinweis zur Kunst. Aufsätze und Reden. Hamburg 1977. S. 70 - 78

BUSCH 1973: Günter Busch: Eugène Delacroix. Der Tod des Valentin. Frankfurt/M. 1973 (Klostermann, Das Abendland - NF 4)

BYRON 1817: George Gordon Lord Byron: Die Klage Tassos (Laments of Tasso, 1817). In: Ders.: Sämtliche Werke, hrsg. von Siegfried Schmitz, übers. von Otto Gildemeister. München 1977, Band I. S. 427 - 435

BYRON 1821: George Gordon Lord Byron: Marino Faliero. In: Ders.: Sämtliche Werke, hrsg. von Siegfried Schmitz, übers. von Adolf Seubert. München 1978, Band III. S. 49 - 183

CHRISTOFFEL 1951: Ulrich Christoffel: Eugène Delacroix. München 1951

CORRESPONDANCE: Correspondance générale de Eugène Delacroix. Publiée par Andrée Joubin. Paris (Plon) 1935. Tome I: 1804 - 1837, tome II: 1838 - 1849, tome III: 1850 - 1857, tome IV: 1858 - 1863, tome V: Supplément et tables

CRLB.: Corpus Rubenianum Ludwig Burchard. An illustrated catalogue raisonnée of the work of Peter Paul Rubens based on the material assembled by the late Dr. Ludwig Burchard in twenty-six parts. Brüssel 1968ff.

COURTHION 1961: Pierre Courthion: Malerei der Romantik. Genf 1961

DDH.: siehe: de *H*ureaux 1994

DAGUERRE DE HUREAUX 1994: siehe: de *H*ureaux 1994

DAUMIER 1992: Katalog der Ausstellung: "Honoré Daumier - Zeichnungen". Bearbeitet von Margret Stuffmann, Colta Ives, Martin Sonnabend. Städelsches Kunstinstitut Frankfurt, 19. November 1992 - 17. Januar 1993. Frankfurt 1992

DELACROIX (AUTOBIOGRAPH.): Von Delacroix im letzten Lebensjahrzehnt verfaßte autobiographische Notiz, abgedruckt bei L. Véron: Mémoires d'un bourgeois de Paris. Paris 1856. Band 1. S. 265 - 274 (Delacroix' Verriß dieser Publikation im Journal am 17.10.53. Die von Véron unterdrückten Stellen zitiert nach *Oeuvres lit.*)

DELTEIL 1908: Loys Delteil: Le Peintre-Graveur Illustré. Band 3: Ingres et Delacroix. Paris 1908

DESLANDRES 1963: Yvonne Deslandres: "Je suis malheureux, je n'ai point d'amour..." (Delacroix et les femmes). In: Eugène Delacroix. Génies et Réalités. Paris 1963. S. 53 - 68

DITTMANN 1970: Lorenz Dittmann: Die Willensform im Kubismus. In: Argo. Festschrift für Kurt Badt. Hrsg. von Martin Gosebruch und Lorenz Dittmann. Köln 1970. S. 401 - 417

DITTMANN 1973: Lorenz Dittmann: Kunstwissenschaft und Phänomenologie des Leibes. In: Aachener Kunstblätter. Band 44. Aachen 1973. S. 287 - 316

DITTMANN 1979: Lorenz Dittmann: Versuch über die Farbe bei Rubens. In: Erich Hubala (Hrsg.): Rubens. Kunstgeschichtliche Beiträge. Persönlichkeit und Werk, Band 4. Konstanz 1979. S. 37 - 72

DITTMANN 1987: Lorenz Dittmann: Farbgestaltung und Farbtheorie in der abendländischen Malerei. Eine Einführung. Darmstadt 1987

DITTMANN 1987.1: Lorenz Dittmann: Die Farbe bei Marées. In: Katalog der Ausstellung "Hans von Marées". Neue Pinakothek München, 1987. Hrsg. von Christian Lenz. München 1987. S. 97 - 104

DITTMANN 1989: Lorenz Dittmann: Religiöse Dimensionen in der modernen Malerei. In: Ars et Ecclesia. Festschrift für Franz J. Ronig. Hrsg. v. H. - W. Stork. Trier 1989. S. 79 - 95

DITTMANN 1993: Lorenz Dittmann: Französische Malerei im 19. Jahrhundert. Vorlesung gehalten am Kunsthistorischen Institut der Universität des Saarlandes. Sommersemester 1993

ECKERMANN 1835: Johann Peter Eckermann: Gespräche mit Goethe in den letzten Jahren seines Lebens (1835). Hrsg. v. R. Otto. München 1984

ELIOT 1948: T. S. Eliot: Von Poe zu Valéry. In: Ders.: Vier Essays. Wiesbaden 1952, S. 83 - 114

ESCHOLIER 1926-29: Raymond Escholier: Delacroix: peintre, graveur, écrivain. 3 Vol. Paris 1926 - 1929

ESCHOLIER 1963: Raymond Escholier: Delacroix et les femmes. Paris 1963

EVERS 1942: Hans Gerhard Evers: Peter Paul Rubens. München 1942

EVERS 1944: Hans Gerhard Evers: Rubens und sein Werk. Neue Forschungen. Brüssel 1944

FISCHER 1963: Uve Fischer: Das literarische Bild im Werk Delacroix' - Ein Beitrag zur Ikonographie des XIX. Jahrhunderts. Phil. Diss. Bonn 1963

FLOETEMEYER 1992: siehe *Verf.* 1992

FLOETEMEYER 1993: siehe *Verf.* 1993

FLOETEMEYER 1996: siehe *Verf.* 1996

FOUCART 1987: Bruno Foucart: Le renouveau de la peinture religieuse en France (1800 - 1860). Paris 1987

FRANKFURT 1987: Katalog der Ausstellung: "Eugène Delacroix. Themen und Variationen. Arbeiten auf Papier". Hrsg. von Margret Stuffmann. Städtische Galerie im Städelschen Kunstinstitut Frankfurt/M. 24. September 1987 - 10. Januar 1988. Frankfurt/M. 1987

FRIEDLAENDER 1930: Walter Friedlaender: Hauptströmungen der französischen Malerei von David bis Delacroix (1930). Köln 1977

FRIEDRICH 1956: Hugo Friedrich: Die Struktur der modernen Lyrik. Von Baudelaire bis zur Gegenwart. Hamburg 1956, 1960[4] (RdE. 25)

FROMENTIN 1876: Eugène Fromentin: Les maîtres d'autrefois. Belgique - Hollande (1876). Paris, Nelson éditeurs. Ohne Jahr

GAEHTGENS 1969: Thomas W. Gaehtgens: Eugène Delacroix: Der Einzug der Kreuzfahrer in Konstantinopel. In: Jahrbuch der Berliner Museen 1969. S. 178 - 202

GAEHTGENS 1988: Thomas W. Gaehtgens: L'artiste en tant que héros - Eugène Delacroix. In: Katalog der Ausstellung: "Triomphe et mort du héros. La peinture d'histoire en Europe de Rubens à Manet". Musée des Beaux-Arts Lyon 1988. S. 120 - 129 (dt. Köln 1987)

GAUDIBERT 1963: Pierre Gaudibert: Eugène Delacroix et le romantisme révolutionnaire. A propos de La Liberté sur les Barricades. In: Europe. Revue mensuelle. Avril 1963. S. 4 - 21

GAUTHIER 1963: Maximilien Gauthier: Delacroix. München 1963

GEHLEN 1962: Arnold Gehlen: Soziologischer Kommentar zur modernen Malerei. In: Merkur. XII. Jg. 4. Heft (April 1958). S. 301 - 315

GIDE 1900: André Gide: De l'influence en littérature (Conférence de 1900). In: Ders.: Prétextes. Réflexions sur quelques points de littérature et de morale. S. 9 - 30. Paris 1913 (Mercure de France)

GLANG-SÜBERKRÜB 1985: Annegret Glang-Süberkrüb: Einige Anmerkungen zu Tizians und Rubens' "Sündenfall". In: Intuition und Darstellung. Festschrift für Erich Hubala, herausgegeben von Frank Büttner und Christian Lenz. München 1985. S. 117 - 128

GOETHE/DELACROIX 1997: Goethe: Faust. *Illustrations* Eugène Delacroix. *Traduction* Gérard de Nerval. *Introduction* Arlette Sérullaz. Impressions diaboliques Michel Butor. Paris 1997

GOETHE (SCHRIFTEN ZUR KUNST): Johann Wolfgang Goethe: Schriften zur Kunst. Gedenkausgabe der Werke. Zürich 1949. Band 13 (herausgegeben von Ernst Beutler)

VAN GOGH, BRIEFE: Vincent van Gogh: Sämtliche Briefe in 6 Bänden. Hg. v. Fritz Erpel, übers. v. Eva Schuhmann. Lamuv (2001-)-Sonderausgabe. Bornheim-Merten 1985

GOSEBRUCH 1963: Martin Gosebruch: Kunst und Gesellschaft. In: Speculum Artis. 1963/6. S. 41 - 50

GOSEBRUCH 1966: Martin Gosebruch: Von wesentlicher Dante-Illustration. In: Dante Alighieri. Würzburg 1966. S. 169 - 212

GOSEBRUCH 1975: Martin Gosebruch: Aus dem Kreis um den Straßburger Ekklesiameister - oder vom Entgegenwachsen in der Geschichte. In: Beiträge zur Kunst des Mittelalters. Fs. für Hans Wentzel. Hrsg. von R. Becksmann. Berlin 1975. S. 53 - 64

GOSEBRUCH 1978: Martin Gosebruch: Unmittelbarkeit und Reflektion. Erprobung der kunstwissenschaftlichen Begriffe auf dem Neuland des 19. - 20. Jahrhunderts. (1978) Wiederabgedruckt in: Ders.: Unmittelbarkeit und Reflektion. Methodologische Beiträge zur Kunstgeschichtswissenschaft. Hrsg. v. Joachim Poeschke. München 1979. S. 157 - 177

GOSEBRUCH 1979: Martin Gosebruch: Historismus - ein Phänomen historischer Diskontinuität. Vortrag auf der Wissenschaftlichen Konferenz zur "Problematik des Historismus in der Kunstentwicklung des 19. Jahrhunderts". Wernigerode 1979

GRABER 1949: Hans Graber (Hrsg.): Eugène Delacroix. Zeichnungen, Aquarelle und Pastelle. Basel 1949²

GRIMAL 1978: Pierre Grimal: Seneca. Macht und Ohnmacht des Geistes. Darmstadt 1978

GYSIN 1929: Fritz Gysin: Eugène Delacroix. Studien zu seiner künstlerischen Entwicklung. Straßburg 1929

HADJINICOLAOU 1979: Nicos Hadjinicolaou: "La Liberté guidant le peuple" de Delacroix devant son premier public. In: Actes de la recherche en sciences sociales. 28. Juin 1979. S. 3 - 26

HADJINICOLAOU 1991: Nicos Hadjinicolaou: "Die Freiheit führt das Volk" von Eugène Delacroix - Sinn und Gegensinn. Dresden 1991

HAEDEKE 1980: Marion Haedeke: Alfred Bruyas. Kunstgeschichtliche Studie zum Mäzenatentum im 19. Jahrhundert. Frankfurt/M. 1980

HAMILTON 1954: George Heard Hamilton: The Iconographical Origins of Delacroix' "Liberty Leading the People". In: Dorothy Miner (Hrsg.): Studies in Art and Literature for Belle da Costa Greene. S. 55 - 66

HAUTECOEUR 1963: Louis Hautecoeur: Delacroix et l'Académie des Beaux-Arts. In: Gazette des Beaux-Arts. 1963. S. 347 - 363

HAVERKAMP 1988: Egbert Haverkamp-Begemann: Creative Copies. Interpretative Drawings from Michelangelo to Picasso. London 1988

HASKELL/PENNY 1982: Francis Haskell, Nicholas Penny: Taste and the Antique. The Lure of Classical Sculpture. 1500 - 1900. New Haven 1982[2]

HEGEL 1970: Georg Wilhelm Friedrich Hegel: Vorlesungen über die Ästhetik. Werke in zwanzig Bänden. Redaktion Eva Moldenhauer u. Karl M. Michel. Band 13 - 15. Frankfurt/M. 1970 (Suhrkamp TB.W)

AN DER HEIDEN 1984: Rüdiger an der Heiden: Die Skizzen zum Medici-Zyklus von Peter Paul Rubens in der Alten Pinakothek. München 1984

HELD 1980: Julius S. Held: The oil sketches of Peter Paul Rubens. A critical catalogue. 2 Vol. Princeton 1980

HELD 1986: Julius S. Held: Rubens. Selected Drawings. Oxford 1986[2]

HELD 1987: Julius S. Held: Het Pelsken. In: Ders.: Rubens-Studien. Leipzig 1987. S. 64 - 72

HERDING 1989: Klaus Herding: Kunst aus hochgemuter Düsternis. Über Delacroix' Paradoxien. In: Städeljahrbuch 1989. S. 259 - 278

HERSEY 1968: G. L. Hersey: Delacroix's imagery in the Palais Bourbon Library. In: Jounal of the Warburg and Courtauld Institute. Bd. XXXI. 1968. S. 383 - 403

HETZER 1925: Theodor Hetzer: Rubens und Rembrandt. Vorlesung des Wintersemesters 1925/26. Abgedruckt in: Ders: Rubens und Rembrandt. Schriften Theodor Hetzers. Hrsg. v. Gertrude Berthold. Band 5. Mittenwald 1984

HETZER 1932: Theodor Hetzer: Francisco Goya und die Krise der Kunst um 1800 (1932). In: Ders: Aufsätze und Vorträge. Leipzig 1957. Band I. S. 177 - 198

HETZER 1935: Theodor Hetzer: Tizian - Geschichte seiner Farbe (1935). Schriften Theodor Hetzers. Hrsg. v. Gertrude Berthold. Band 7. Mittenwald 1992

HILLER 1988: Friedrich Hiller: Die Entstehung einer subjektivistischen Kunstform in der Pompeianischen Wandmalerei. In: Ders. und H. Büsing (Hrsg.): Bathron. Beiträge zur Architektur und verwandten Künsten für Heinrich Drerup zu seinem 80. Geburtstag. (Saarbrücker Studien zur Archäologie und alten Geschichte, Band 3) Saarbrücken 1988. S. 195 - 212

HOFMANN 1960: Werner Hofmann: Das irdische Paradies. Motive und Ideen des 19. Jahrhunderts (1960), München 1991[3]

HOFMANN 1975: Werner Hofmann: Sur "La Liberté" de Delacroix. In: Gazette des Beaux-Arts. 1975. S. 61 - 70

HRDLICKA 1987: Alfred Hrdlicka: Das Gesamtwerk. Band IV (Schriften). Hrsg. v. Michael Lewin. Wien 1987

HUBALA 1967: Erich Hubala: Rubens, Der Münchner Kruzifixus. Stuttgart 1967 (Reclam Werkmonographie)

HUBALA 1970: Erich Hubala: Peter Paul Rubens: "Der Krieg". In: Martin Gosebruch, Lorenz Dittmann (Hrsg.): Argo. Fs. für Kurt Badt. Köln 1970. S. 277 - 289

HUBALA 1979: Erich Hubala: Figurenerfindung und Bildform bei Rubens. Beiträge zum Thema: Rubens als Erzähler. In: Ders. (Hrsg.): Rubens. Kunstgeschichtliche Beiträge. Konstanz 1979 (Persönlichkeit und Werk. Band 4). S. 129 - 185

HUBALA 1986: Erich Hubala: Peter Paul Rubens. Kolleg Würzburg. Sommersemester 1986

HUBALA 1990: Erich Hubala: Peter Paul Rubens. Die Gemälde im Städel. Frankfurt 1990

HUBALA 1991: Erich Hubala: Peter Paul Rubens: Die Rolle seines Skizzenstils für die Entwicklung seiner Malerei. In: Abhandlungen der Braunschweigischen Wissenschaftlichen Gesellschaft. Band XLII. 1990/91. S. 85 - 126

HUBALA 1992: Erich Hubala: Natur- und Kunststudium bei Rubens. Die Kopie als Mittel thematischer Erfindung. In: Christian Lenz (Hrsg.): Probleme der Kopie von der Antike bis zum 19. Jahrhundert. Vier Vorträge. München 1992. S. 37 - 62

DE HUREAUX 1994: Alain Daguerre de Hureaux: Delacroix. Das Gesamtwerk (frz. 1993). Stuttgart 1994

HUYGHE 1967: René Huyghe: Delacroix (frz. 1964). München 1967

HUYGHE 1990: René Huyghe: Delacroix ou le combat solitaire (1964). Paris 1990 (gestraffte Fassung)

IVES 1996: Colta Ives: Delacroix drawing: A pen and ink skirmish in the war between the Greeks and the Turks. In: H. Bauereisen, M. Sonnabend (Hrsg.): Correspondances. Festschrift für Margret Stuffmann. Mainz 1996. S. 175 - 178

JANTZEN 1913: Hans Jantzen: Über Prinzipien der Farbengebung in der Malerei. Vortrag gehalten 1913 in Berlin. Abgedruckt in: Ders.: Über den gotischen Kirchenraum und andere Aufsätze. Berlin 1951. S. 61 - 67

JANTZEN 1950: Hans Jantzen: Tradition und Stil in der abendländischen Kunst. Vortrag gehalten 1950 in Hamburg. In: : Ders.: Über den gotischen Kirchenraum und andere Aufsätze. Berlin 1951. S. 79 - 94

JAUSS 1978: Hans Robert Jauss: Baudelaires Rückgriff auf die Allegorie. In: W. Haug (Hrsg.): Formen und Funktionen der Allegorie (Symposion Wolfenbüttel 1978). Stuttgart 1979. S. 686 - 700

JAUSS 1991: Hans Robert Jauss: Ursprünge der Naturfeindschaft in der Ästhetik der Moderne. In: K. Maurer, W. Wehle (Hrsg.): Romantik - Aufbruch zur Moderne. München 1991. S. 357 - 382

JOHNSON 1958: Lee Johnson: The formal sources of Delacroix's "Barque de Dante". In: Burlington Magazine. Juli 1958. S. 228 - 232

JOHNSON 1963: Lee Johnson: Delacroix. London 1963 (Masters and Movements)

JOHNSON 1966: Lee Johnson: Delacroix et les Salons. Documents inédits au Louvre. In: La Revue du Louvre. 1966/4-5. S. 217 - 230

JOHNSON 1975: Lee Johnson: Pierre Andrieu, un "polisson"? In: Revue de l'Art. 21. 1975. S. 66 - 69

JOHNSON 1981-89: Lee Johnson: The paintings of Eugène Delacroix. A critical catalogue. Oxford 1981 - 1989. Vol. I - VI (I + II: 1816 - 1831, II + III: 1832 - 1863, IV + V: The public décorations and their sketches)

JOUBIN 1936: André Joubin: Modèles de Delacroix. In: Gazette des Beaux-Arts. XV. 1936. S. 345 - 360

JOURNAL: Eugène Delacroix: Journal 1822 - 1863. Préface de Hubert Damisch, introduction et notes par Andrée Joubin. Paris 1981 (Einbändige Neuausgabe (Plon) von Joubins dreibändiger Ausgabe von 1931 - 32)

KAISERSLAUTERN 1983: Katalog der Ausstellung: "Eugène Delacroix - Ausgewählte Graphik und Zeichnungen aus der Kunsthalle Bremen". Pfalzgalerie Kaiserslautern, 16. Juni - 7. August 1983. Bearbeitet von W. Stolte. Kaiserslautern 1983

KDK: P. P. Rubens. Des Meisters Gemälde in 538 Abbildungen. Hrsg. v. Rudolf Oldenbourg, mit einer Einleitung von Adolf Rosenberg. Berlin 1921[4] (Klassiker der Kunst, Bd. 5)

KELCH 1978: Jan Kelch: Peter Paul Rubens. Kritischer Katalog der Gemälde im Besitz der Gemäldegalerie Berlin. Berlin-Dahlem 1978

KLEE (TAGEBÜCHER): Paul Klee: Tagebücher, 1898 - 1918. Bearbeitet von Wolfgang Kersten. Stuttgart/Teufen 1988

KLEE (KUNST-LEHRE): Paul Klee: Kunst-Lehre. Aufsätze, Vorträge, Rezensionen und Beiträge zur bildnerischen Formenlehre. Hrsg. v. Günther Regel. Leipzig 1991[2]

KLOSSOWSKI 1908: E. Klossowski: Eugène Delacroix. In: J. Meier-Graefe und E. Klossowski: La collection Chéramy. Catalogue raisonné précédé d'études sur les maîtres principaux de la collection. München 1908. S. 19 - 30

KÖLN 1977. I: Katalog der Ausstellung: "Peter Paul Rubens". Band 1: Rubens in Italien. Gemälde, Ölskizzen, Zeichnungen. Triumph der Eucharestie. Wandteppiche aus dem Kölner Dom. Wallraf-Richartz-Museum 15. Okt. - 15. Dez. 1977. Bearb. v. Justus Müller Hofstede, Siegfried Gohr, Angela Simon. Köln 1977

KÖLN 1977. II: Katalog der Ausstellung: "Peter Paul Rubens". Band 2: Maler mit dem Grabstichel. Rubens und die Druckgraphik. Wallraf-Richartz-Museum 15. Okt. - 15. Dez. 1977. Bearb. v. Wolfgang Vomm, Hella Robels, Julian Heynen. Köln 1977

KÖRNER 1988: Hans Körner: Auf der Suche nach der »wahren Einheit«. Ganzheitsvorstellungen in der französischen Malerei und Kunstliteratur vom mittleren 17. bis zum mittleren 19. Jahrhundert. München 1988

KUHN 1984: Rudolf Kuhn: Peter Paul Rubens: Das Grosse "Jüngste Gericht" für die Jesuitenkirche in Neuburg a. D. - Ein Kunstwerk als Geschichtsdenkmal und als politische Tat. In: A. Kraus (Hrsg.): Land und Reich, Stamm und Nation - Probleme und Perspektiven bayerischer Geschichte. Festgabe für M. Spindler. Band II. München 1984. S. 91 - 105

LAMBLIN 1987: Bernard Lamblin: Peinture et Temps. Paris 1987[2]

LANGEWIESCHE 1993: Dieter Langewiesche: Europa zwischen Restauration und Revolution. 1815 - 1849. München 1993[3] (Oldenbourg Grundriss der Geschichte, Band 13)

LANKHEIT 1965: Klaus Lankheit: Revolution und Restauration. Baden-Baden 1965 (Holle, Die Kunst der Welt)

LEJEUNE 1945: Robert Lejeune: Honoré Daumier. Zürich 1945

LENZ 1971: Christian Lenz: "Mann und Frau" im Werke von Max Beckmann. In: Städel-Jahrbuch. 1971. S. 213 - 237

LENZ 1992: Christian Lenz: Ein moderner Künstler bestimmt seinen geschichtlichen Ort: Die Kopien van Goghs. In: Ders. (Hrsg.): Probleme der Kopie von der Antike bis zum 19. Jahrhundert. Vier Vorträge. München 1992. S. 63 - 78

LENZ 1994: Christian Lenz: Wilhelm Leibl - der Maler. In: C. Lenz, G. Czymmek (Hrsg.): Wilhelm Leibl zum 150. Geburtstag. Katalog der Ausstellung in der Neuen Pinakothek München, 12. Mai - 24. Juli 1994. Heidelberg 1994. S. 49 - 79

LENZ 1996: Christian Lenz: "cosi felice, e giudizioso Imitatore". Giambattista Tiepolo als Nachahmer Paolo Veroneses. In: Peter O. Krückmann (Hrsg.): Katalog der Ausstellung "Der Himmel auf Erden. Tiepolo in Würzburg". Residenz Würzburg. Datum - Datum. München 1996. Band II. S. 63 - 69

LICHTENSTEIN 1971: Sara Lichtenstein: Delacroix's copies after Raphael. Burlington Magazine. Band 113. 1971. I: S. 525 - 533, II: S. 593 - 603

LIESS 1977: Reinhard Liess: Die Kunst des Rubens. Braunschweig 1977

MAESTRI (DELACROIX): I maestri del colore - 54: Delacroix. Eingeleitet von Alberto Martini. Mailand 1963

MALRAUX 1951: André Malraux: Les voix du silence. Paris 1951 (Pléiade)

MALTESE 1965: Corrado Maltese: Delacroix. Mailand 1965

MANET 1983: Katalog der Ausstellung: "Edouard Manet". Bearbeitet von Françoise Cachin u. a.. Paris, Galeries Nationales du Grand Palais. 22. April - 8. August 1983. Berlin 1983 (dt. Ausgabe)

MATSCHE 1984: Franz Matsche: Delacroix als Deckenmaler - "Apollon vainqueur du serpent Python". In: Zeitschrift für Kunstgeschichte. 1984. S. 465 - 500

MAURACH 1991: Gregor Maurach: Seneca. Leben und Werk. Darmstadt 1991

MAURER 1977: Emil Maurer: Der Fleischmaler: ach oder oh? Notizen zur Hautmalerei bei Rubens (NZZ 1977). Wiederabgedruckt in: Ders.: 15 Aufsätze zur Geschichte der Malerei. Basel 1982. S. 143 - 150

MEIER-GRAEFE 1922: Julius Meier-Graefe: Eugène Delacroix. Beiträge zu einer Analyse (1913). München 1922[2]

MEIER-GRAEFE 1904: Julius Meyer-Graefe: Entwicklungsgeschichte der modernen Kunst (1904). Neu herausgegeben und mit einem Nachwort versehen von Hans Belting. München 1987 (in zwei Bänden)

MEMORIAL: Maurice Sérullaz: Mémorial de l'exposition Eugène Delacroix organisée au Musée du Louvre à l'occasion du centenaire de la mort de l'artiste. Paris 1963

MESSERER 1968: Wilhelm Messerer: Pole der Bildthematik von Delacroix. In: Kurt Badt, Martin Gosebruch (Hrsg.): Festschrift für Werner Gross. München 1968. S. 325 - 334

MESSERER 1977: Wilhelm Messerer: Brutalität in der neueren Kunst. In: Friedrich Engel-Janosi u.a. (Hrsg.): Gewalt und Gewaltlosigkeit. Probleme des 20. Jahrhunderts (Wiener Beiträge zur Geschichte der Neuzeit. Band 4). München 1977. S. 174 - 184

MESSERER 1983: Wilhelm Messerer: Francisco Goya. Form und Gehalt seiner Kunst. Freren 1983

MOISY 1965: Pierre Moisy: Delacroix et le romantisme français. In: Wallraf-Richartz-Jahrbuch 1965, S 357 - 370

MOSS 1973: Armand Moss: Baudelaire et Delacroix. Paris 1973

MRAS 1960: George Paul Mras: A drawing by Delacroix after Rubens. In: Record of the Art Museum Princeton 19. 1960. S. 58 - 67

MRAS 1962: George P. Mras: Literary sources of Delacroix' conception of the sketch and the imagination. In: The Art Bulletin. Vol. XLIV. März 1962. S. 103 - 111

MRAS 1963: George P. Mras: Ut pictura musica: A study of Delacroix' Paragone. In: The Art Bulletin. Vol. XLV. März 1963. S. 266 - 271

MÜLLER HOFSTEDE 1968: Justus Müller Hofstede: Zur Kopfstudie im Werk von Rubens. In: Wallraf-Richartz-Jahrbuch. Band XXX. 1968. S. 225 - 252

MÜNCHEN 1964/5: Katalog der Ausstellung: "Französische Malerei des 19. Jahrhunderts. Von David bis Cézanne". Bearbeitet von Germain Bazin und Odette Dutilh. Haus der Kunst, München. 7. Oktober 1964 - 6. Januar 1965. München 1964

MÜNCHEN 1996: Katalog der Ausstellung "Corot, Courbet und die Maler von Barbizon". Bearbeitet von Christoph Heilmann u.a. Haus der Kunst, München. 4. Februar - 21. April 1996

MÜNCHEN 1997: Katalog der Ausstellung "Die Pranke des Löwen. Rubens-Skizzen aus St. Petersburg und München". Bearbeitet von Konrad Renger. Neue Pinakothek München. 9. Oktober 1997 - 11. Januar 1998

MUSEE BAUDELAIRE: Yann le Pichon, Claude Pichois (Hrsg.): Le Musée retrouvé de Charles Baudelaire. Paris 1992

NIETZSCHE 1876: Friedrich Nietzsche: Richard Wagner in Bayreuth. Unzeitgemäße Betrachtungen IV (1876). In: Ders.: Sämtliche Werke, herausgegeben von G. Colli und M. Montinari. München 1980 (Tb.). Band 1. S. 429 - 510

NIZZA 1986: Katalog der Ausstellung: "Delacroix: peintures et dessins d'inspiration religieuse". Hrsg. von Sylvie Forestier, Arlette, Maurice Sérullaz. Musée Marc Chagall, Nizza. 5. Juli - 6. Oktober 1986. Paris 1986

NOYER-WEIDNER 1976: Alfred Noyer-Weidner (Hrsg.): Baudelaire. Darmstadt 1976 (Wege der Forschung Band CCLXXIII)

OEUVRES LIT.: Eugène Delacroix: Oeuvres littéraires. Publié par Elie Faure. Paris 1923. Tome I: Études esthétiques. Tome II: Artistes célèbres

V. D. OSTEN 1965: Gert von der Osten: Zur Ikonographie des ungläubigen Thomas angesichts eines Gemäldes von Delacroix. In: Wallraf-Richartz-Jahrbuch XXVII. Köln 1965. S. 371 - 388

PARIS 1982: Katalog der Ausstellung: "La Liberté guidant le peuple de Delacroix". Bearbeitet von Hélène Toussaint. Musée du Louvre, Paris. 5. November 1982 bis 7. Februar 1983. Paris 1982

PARIS 1994: Katalog der Ausstellung: "Delacroix - Le voyage au Maroc". Bearbeitet von Brahim Alaoui. Institut du Monde Arabe, Paris. 27 septembre 1994 - 15 janvier 1995. Paris 1994

PARIS 1995: Katalog der Ausstellung: "Delacroix à l'Assemblée Nationale. Peintures murales, esquisses, dessins". Bearbeitet von Nicole Moulonguet, Arlette Sérullaz, Nathalie Volle. Assemblée Nationale (Palais Bourbon), Paris. 16 février - 1er avril 1995. Paris 1995

JEAN PAUL 1804: Jean Paul: Vorschule der Ästhetik (1804). Sämtliche Werke, hrsg. von Norbert Miller. Band I/5. München 1987[5]

PETROVA 1989: Eva Petrová: Delacroix - A romantická Kresba. Prag 1989 (Der Zeichner Delacroix)

PICHOIS/ZIEGLER 1994: Claude Pichois und Jean Ziegler: Baudelaire (Biographie). Göttingen 1994 (frz. 1987)

PRIDEAUX 1971: Tom Prideaux: Delacroix und seine Zeit. 1798 - 1863. Time-Life - Die Welt der Kunst. 1971

PRINZ 1973: Wolfram Prinz: "The four Philosophers" by Rubens and the Pseudo-Seneca in seventeenth-century painting. In: The Burlington Magazine 50. 1973. S. 410 - 428

REBEYROL 1949: Philippe Rebeyrol: Baudelaire et Manet. In: Les Temps modernes. 1949/4. S. 287 - 725

REGAMEY 1931: Raymond Régamey: Eugène Delacroix. L'époque de la Chapelle des Saints-Anges (1847 - 1863). Paris 1931

RENGER 1994: Konrad Renger: Rubens-Stücke. Die Anstückungen von Münchner »Silen« und »Schäferszene«. In: Wallraf-Richartz-Jahrbuch. LV. 1994 (Festschrift für J. Müller Hofstede). S. 171 - 184

REWALD 1987: John Rewald: Von van Gogh bis Gauguin. Die Geschichte des Nachimpressionismus (1967). Köln 1987

ROBAUT 1885: Alfred Robaut: L'oeuvre complet de Eugène Delacroix. Peintures, dessins, gravures, lithographies. Catalogué et reproduit par Alfred Robaut, commenté par Ernest Chesneau. Paris 1885

ROGER-MARX 1947: Claude Roger-Marx: Avant la destruction d'un monde - De Delacroix à Picasso. Paris 1947 (darin der erste Essay - "Finir", von 1930 - zu Delacroix)

ROSENKRANZ 1853: Karl Rosenkranz: Ästhetik des Häßlichen (Königsberg 1853). Leipzig 1990

RUDRAUF 1937: Lucien Rudrauf: Une variation de Delacroix sur le thème du "Radeau de la Méduse". In: Deuxième congrès international d'esthétique et de science de l'art. Tome II. Paris 1937. S. 500 - 505

RUDRAUF 1942: Lucien Rudrauf: Eugène Delacroix et le problème du romantisme artistique. Paris 1942

RUDRAUF 1956: Lucien Rudrauf: Imitation et Invention dans l'art d'Eugène Delacroix. Delacroix et Rubens. In: Mélanges Georges Jamati. Paris 1956. S. 277 - 284

SCHAWELKA 1979: Karl Schawelka: Delacroix. Sieben Studien zu seiner Kunsttheorie. Mittenwald 1979

SCHNAPPER 1981: Antoine Schnapper: David und seine Zeit. Würzburg 1981

SCHWINN 1987: Christa Schwinn: Darstellungen von Beziehungen zwischen Frau und Mann in der bildenden Kunst - Beobachtungen an Beispielen aus der Renaissance und dem Barock. In: Frauen Forum '87. Dokumentation der Interdisziplinären Arbeitsgruppe an der Universität des Saarlandes. Band 5. Saarbrücken 1987. S. 23 - 49

SEDLMAYR 1948: Hans Sedlmayr: Verlust der Mitte. Die bildende Kunst des 19. und 20. Jahrhunderts als Symptom und Symbol der Zeit (1948). Salzburg 1983[10]

SERULLAZ 1963: Maurice Sérullaz: Les peintures murales de Delacroix. Paris 1963

SERULLAZ, PALAZZO BORBONE: Eugène Delacroix alla Biblioteca di Palazzo Borbone. L'Arte Racconta. Band 44. Eingeleitet von Maurice Sérullaz. Fabbri/Skira. Ohne Jahr

SERULLAZ 1971: Maurice Sérullaz: Dessins inédits de Delacroix pour "La Liberté guidant le peuple". In: Revue de l'Art. 14. 1971. S. 57 - 62

SERULLAZ 1981: Maurice Sérullaz: Delacroix. Paris 1981

SERULLAZ 1984: Maurice Sérullaz, Arlette Sérullaz, Louis-Antoine Prat, Claudine Ganeval: Musée du Louvre. Inventaire Général des Dessins Ecole Française. Dessins d'Eugène Delacroix. Tome 1 + 2. Paris 1984

SERULLAZ 1989: Maurice Sérullaz: Delacroix (Biographie). Paris 1989

SIGNAC 1899: Paul Signac: D'Eugène Delacroix au néo-impressionnisme (1899). Paris 1978[2]. Hrsg. v. Françoise Cachin (Collection Savoir)

SILVESTRE 1856: Théophile Silvestre: Les artistes français (Ersterscheinung 1856 - 1885). Band I: Romantiques, Band II: Eclectiques et Réalistes, Appendices. Bibliothèque Dionysienne. Paris 1926

SIMMEL 1911: Georg Simmel: Rodin. In: Ders.: Philosophische Kultur. Gesammelte Essays. Leipzig 1911. S. 185 - 203

VON SIMSON 1979: Otto von Simson: Politische Symbolik im Werk des Rubens. In: Erich Hubala (Hrsg.): Rubens. Kunstgeschichtliche Beiträge. Konstanz 1979 (Persönlichkeit und Werk. Band 4). S. 7 - 35

VON SIMSON 1986: Otto von Simson: Der Blick nach Innen. Vier Beträge zur deutschen Malerei des 19. Jahrhunderts (Friedrich, Spitzweg, Richter, Leibl). Berlin 1986

VON SIMSON 1996: Peter Paul Rubens - Humanist, Maler und Diplomat. Mainz 1996

SLOANE 1961: Joseph C. Sloane: Delacroix' "Cleopatra". In: The Art Quarterly. XXIX. 1961, S. 125 - 128

SONNENBURG 1979, I: Hubert von Sonnenburg: Rubens' Bildaufbau und Technik. I. Bildträger, Grundierung und Vorskizzierung. In: Ders. u. Frank Preußer: Rubens. Gesammelte Aufsätze zur Technik. München 1979 (Mitteilungen des Doerner-Institutes 3). S. 3 - 26

SONNENBURG 1979, II: Hubert von Sonnenburg: Rubens' Bildaufbau und Technik. II. Farbe und Auftragstechnik. In: Ders. u. Frank Preußer: Rubens. Gesammelte Aufsätze zur Technik. München 1979 (Mitteilungen des Doerner-Institutes 3). S. 27 - 49

SPECTOR 1985: Jack J. Spector: An interpretation of Delacroix's "Michelangelo in his studio". In: M. Mathews Gedo (Hrsg.): Psychoanalytic Perspectives on Art. London 1985, Band I. S. 107 - 131

STAIGER 1939: Emil Staiger: Die Zeit als Einbildungskraft des Dichters. Zürich 1939

STAIGER 1963: Emil Staiger: Stilwandel. Studien zur Vorgeschichte der Goethezeit. Zürich 1963

STAIGER 1978: Emil Staiger (Übers. u. Einl.): Torquato Tasso: Werke und Briefe. München 1978. S. 7 - 70

STEIN 1918: Wilhelm Stein (Übers. u. Hrsg.): Eugène Delacroix. Briefe in zwei Bänden. Basel 1918

STEINER 1994: Reinhard Steiner: Lockung des Abgrunds. Hans Makart als Maler der Décadence. In: Pantheon. Jg. LII. 1994. S. 120 - 132

STEPHAN-MAASER 1992: Reinhild Stephan-Maaser: Mythos und Lebenswelt. Studien zum "Trunkenen Silen" von Peter Paul Rubens. Bochum 1992

STOLTE 1978: Wolfgang Stolte: Zur Imagination im Werk von Eugène Delacroix. Phil. Diss. Bonn 1978

STRAUSS 1964: Ernst Strauss: Zur Frage des Helldunkels bei Delacroix (1964, Münchner Hefte). Wiederabgedruckt in: Ders.: Koloritgeschichtliche Untersuchungen zur Malerei seit Giotto und andere Studien. Hrsg. v. Lorenz Dittmann. München 1983. S. 135 - 151

TACITUS 1801: Publius Cornelius Tacitus: Annalen. Die Geschichte Roms unter dem julisch-claudischen Kaiserhaus. Übersetzt von Carl Friedrich Bahrdt (1801), neu herausgegeben bei Franz Greno. Nördlingen 1987

DE TOLNAY 1962: Charles de Tolnay: "Michelange dans son atelier" par Delacroix. In: Gazette des Beaux-Arts. 1962. S. 43 - 52

TRAEGER 1992: Jörg Traeger: L'épiphanie de la Liberté. La Révolution vue par Eugène Delacroix. In: La Revue de l'Art. 98. 1992. S. 9 - 28

TÜBINGEN 1986: Katalog der Ausstellung: "Ingres und Delacroix. Aquarelle und Zeichnungen". Hrsg. von Ernst Goldschmidt und Götz Adriani. Kunsthalle Tübingen. 12. September - 28. Oktober 1986. Tübingen 1986

TÜMPEL 1986: Christian Tümpel: Rembrandt. Mythos und Methode. Königstein 1986

VALERY 1932: Paul Valéry: Im Umgang mit Corot (1932). In: Ders: Über Kunst. Essays. Frankfurt/M. 1959. S. 72 - 103

VALERY 1936: Paul Valéry: Tanz, Zeichnung und Degas (1936). In: Ders.: Werke (Frankfurter Ausgabe), hrsg. von Jürgen Schmidt-Radtfeldt. Band 6. S. 261 - 351

VERF. 1992: Robert Floetemeyer: Das Bild des ungläubigen Thomas bei Delacroix und Rubens. Eine vergleichende Studie zur religiösen Malerei des 19. Jahrhunderts. In: Zeitschrift für Ästhetik und allgemeine Kunstwissenschaft. Band 35. 1992. S 95 - 130

VERF. 1993: Robert Floetemeyer: Entromantisierte Romantik. Kleist vor Friedrichs "Mönch am Meer" (1810). In: I. Besch, R. Floetemeyer. S. Michaeli (Hrsg.): Von Altdorfer bis Serra. Schülerfestschrift für Lorenz Dittmann. St. Ingbert 1993. S. 97 - 115

VERF. 1996: Robert Floetemeyer: Rezension von: Alain Daguerre de Hureaux: Delacroix - Das Gesamtwerk. Stuttgart 1994 (frz. 1993). In: Kunstchronik 1997/4, S. 173 - 179

WAAGEN 1833: Gustav F. Waagen: Über den Maler Petrus Paulus Rubens. In: Historisches Taschenbuch, hrsg. von F. von Raumer. 4. Jg. Leipzig 1833. S. 183 - 282

WARNKE 1965: Martin Warnke: Kommentare zu Rubens. Berlin 1965

WARNKE 1977: Martin Warnke: Peter Paul Rubens. Leben und Werk. Köln 1977

WEISS 1975: Peter Weiss: Die Ästhetik des Widerstands. Roman in drei Bänden (1975 - 81). Frankfurt 1988[2] (Edition Suhrkamp)

B. WHITE 1967: Barbara Ehrlich White: Delacroix's painted copies after Rubens. The Art Bulletin 1967. S. 37 - 51

C. WHITE 1988: Christopher White: Peter Paul Rubens. Stuttgart 1988

WINTERTHUR 1975: Rudolf Koella (Hrsg.): Die Sammlung Oskar Reinhart, Winterthur - Bilder, Zeichnungen, Plastiken. Zürich 1975

WÖLFFLIN 1888: Heinrich Wölfflin: Renaissance und Barock. Eine Untersuchung über Wesen und Entstehung des Barockstils in Italien (1888). Basel 1986[8]

WÜRZBURG 1977: Katalog der Ausstellung: "Rubens in der Graphik. Rubens, Van Dyck, Jordaens und die Rubens-Stecher". Bearbeitet von Erich Hubala. Graphische Sammlung des Martin von Wagner Museums der Universität, Würzburg. 15. Mai - 28. August 1977. Würzburg 1977 (ungedruckt)

ZEITLER 1966: Rudolf Zeitler (Hrsg.): Die Kunst des 19. Jahrhunderts. Propyläen Kunstgeschichte Band XI. Berlin 1966

ZOFF 1918: Otto Zoff (Übers. u. Hrsg.): Die Briefe des P. P. Rubens. Wien 1918

ZÜRICH 1987: Katalog der Ausstellung: "Eugène Delacroix". Hrsg. von Harald Szeemann, Katalogtext von Günter Metken. Kunsthaus Zürich. 5. Juni - 23. August 1987. Köln 1987

LISTE DER ABBILDUNGEN

((c) der Fotos wo nicht anders vermerkt bei den Museen)

Titelbild
E. Delacroix, *La Liberté guidant le peuple* (Detail des sterbenden Arbeiters), Paris, Musée du Louvre

Abb. 1
E. Delacroix, *Etalon effrayé*, Budapest, Szépmüvészeti Muzeum

Abb. 2
P. P. Rubens, *Die Nilpferdjagd*, München, Alte Pinakothek (Stich von W. van der Leeuw. Köln, Graphische Sammlung des Wallraf-Richartz-Museums)

Abb. 3
P. P. Rubens, *Die Löwenjagd*, München, Alte Pinakothek (Stich von S. Bolswert. München, Staatliche Graphische Sammlung)

Abb. 4
G. Courbet, *Durchgehendes Pferd*, München, Neue Pinakothek

Abb. 5
C. D. Friedrich, *Der Mönch am Meer*, Berlin, Nationalgalerie

Abb. 6
E. Delacroix, *Méphistophélès dans les airs*, Lithographie zu Goethes "Faust", Bremen, Kunsthalle

Abb. 7
E. Delacroix, *Chevalier arabe attaqué par une panthère*, Zeichnung, Cambridge, The Fogg Art Museum

Abb. 8
E. Delacroix, *La Liberté guidant le peuple*, Paris, Musée du Louvre

Abb. 9
E. Delacroix, *La Liberté guidant le peuple* (Detail des sterbenden Kürassiers), Paris, Musée du Louvre

Abb. 10
J. V. Schnetz, *Prise de l'Hôtel de Ville*, Paris, Musée du Petit Palais

Abb. 11
Agasias von Ephesos, *Der Fechter*, Paris, Musée du Louvre (zu Vergleichszwecken seitenverkehrt)

Abb. 12
J. L. David, *La mort de Joseph Barra*, Avignon, Musée Calvet

Abb. 13
P. P. Rubens, *Der Krieg*, Florenz, Palazzo Pitti

Abb. 14
P. Bruegel, *Der Sturz der Blinden*, Neapel, Galleria Nazionale di Capodimonte

Abb. 15
A. Rethel, *Der Tod reitet über die Barrikade*, Holzschnitt

Abb. 16
E. Delacroix, *Scènes des massacres de Scio*, Paris, Musée du Louvre

Abb. 17
E. Delacroix, *L'assassinat de l'évêque de Liège*, Paris, Musée du Louvre

Abb. 18
E. Delacroix, *Boissy d'Anglas à la convention*, Bordeaux, Musée des Beaux-Arts

Abb. 19
E. Delacroix, *La Liberté guidant le peuple*, Zeichnung, Paris, Musée du Louvre

Abb. 20
E. Delacroix, *Médée furieuse*, Zeichnung, Lille, Musée des Beaux-Arts

Abb. 21
E. Delacroix, *La mort du doge Marino Faliero*, London, The Wallace Collection

Abb. 22
P. P. Rubens, *Die heilige Katharina von Alexandrien*, Radierung, Würzburg, Graphische Sammlung des Martin von Wagner-Museums

Abb. 23
P. P. Rubens, *Apotheose Heinrichs IV. und Huldigung vor Maria als Regentin* (Detail der *Victoria*), Paris, Musée du Louvre

Abb. 24
E. Delacroix, *Portrait d'Alfred Bruyas*, Montpellier, Musée Fabre

Abb. 25
P. P. Rubens, *Porträt des Hendrik van Thulden*, München, Alte Pinakothek

Abb. 26
G. Courbet, *Portrait d'Alfred Bruyas*, Montpellier, Musée Fabre

Abb. 27
Anonymus, *Fotographie von A. Bruyas*

Abb. 28
E. Delacroix, *Portrait d'Eugène Delacroix*, Florenz, Galleria degli Uffizi

Abb. 29
E. Delacroix, *Portrait d'Alfred Bruyas*, Zeichnung, Montpellier, Musée Fabre

Abb. 30
P. P. Rubens, *Porträt des Hendrik van Thulden*, Zeichnung, London, The British Museum

Abb. 31
E. Delacroix, *Le Tasse dans la maison des fous*, Winterthur, Sammlung Oskar Reinhart

Abb. 32
E. Delacroix, *Le Tasse dans la maison des fous*, Zürich, Sammlung Ande-Bührle

Abb. 33
E. Delacroix, *Le Tasse dans la maison des fous*, Zeichnung, Paris, Sammlung Roger-Marx

Abb. 34
E. Delacroix, *Le Tasse dans la maison des fous*, Zeichnung, Zürich, Sammlung Peter Nathan

Abb. 35
E. Delacroix, *Le Tasse dans la maison des fous*, Zeichnung, Paris, Musée du Louvre

Abb. 36
E. Delacroix, *Hésiode et la muse*, Wandbild, Paris, Bibliothèque du Palais Bourbon (Foto von Hubert Josse, Paris)

Abb. 37
E. Delacroix, *La mort de Sardanapale*, Skizze, Paris, Musée du Louvre

Abb. 38
E. Delacroix, *Michelange dans son atelier*, Montpellier, Musée Fabre

Abb. 39
E. Delacroix, *Le triomphe du génie*, Zeichnung, New York, The Metropolitan Museum

Abb. 40
P. P. Rubens, *Juno und Argus*, Köln, Wallraf-Richartz-Museum

Abb. 41
P. P. Rubens, *Die Anbetung der Könige*, Antwerpen, Koninklijk Museum voor Schone Kunsten

Abb. 42
E. Delacroix, *L'éducation de la Sainte Vierge*, Paris, Privatbesitz

Abb. 43
P. P. Rubens, *Die Erziehung Mariens*, Antwerpen, Koninklijk Museum voor Schone Kunsten

Abb. 44
E. Delacroix, *Mère et enfant lisant*, Zeichnung, Paris, Privatbesitz

Abb. 45
E. Delacroix, *L'éducation de la Sainte Vierge*, Zeichnung, London, The British Museum

Abb. 46
E. Delacroix, *Le Christ au jardin des oliviers*, Paris, Eglise Saint-Paul Saint-Louis

Abb. 47
E. Delacroix, *Le Christ au jardin des oliviers*, Aquarell, Paris, Musée du Louvre

Abb. 48
E. Delacroix, *Milton dictant le Paradis Perdu à ses filles*, Zürich, Kunsthaus

Abb. 49
J. H. Füssli, *Milton*, Zürich, Kunsthaus

Abb. 50
P. P. Rubens, *Das Kleine Jüngste Gericht* (Detail des Weltenrichters), München, Alte Pinakothek

Abb. 51
E. Delacroix, *Adam et Eve chassés du paradis*, Modello, Dijon, Musée des Beaux-Arts

Abb. 52
E. Delacroix, *Die Aufführung der "Mausefalle", Hamlet III.2* (Detail der Königin), Lithographie, Bremen, Kunsthalle

Abb. 53
E. Delacroix, *La Justice* (Detail der *Force*), Paris, Bibliothèque du Palais Bourbon

Abb. 54
E. Delacroix, *Le lever*, Paris, Privatbesitz

Abb. 55
P. P. Rubens, *Das Pelzchen*, Wien, Kunsthistorisches Museum

Abb. 56
P. P. Rubens, *Andromeda*, Berlin, Staatliche Museen Preußischer Kulturbesitz, Gemäldegalerie

Abb. 57
E. Delacroix, *Andromède enchaînée*, Houston (USA), The Museum of Fine Arts

Abb. 58
E. Delacroix, *Médée furieuse*, ehemals Berlin (Foto von Dumont Verlag, Köln)

Abb. 59
M. Beckmann, *Die Messingstadt*, Saarbrücken, Moderne Galerie des Saarland-Museums

Abb. 60
P. P. Rubens, *Die Vertreibung aus dem Paradies*, Ölskizze, Prag, Národny Galerie

Abb. 61
E. Delacroix, *La mort de Sénèque*, Paris, Bibliothèque du Palais Bourbon (Foto von Hubert Josse, Paris)

Abb. 62
P. P. Rubens, *Der Tod des Seneca*, München, Alte Pinakothek

Abb. 63
Der Fischer, antike Marmorstatue, Paris, Musée du Louvre

Abb. 64
P. P. Rubens, *Die Entdeckung Philopoimens*, Paris, Musée du Louvre

Abb. 65
E. Delacroix, *Nature Morte au homard*, Paris, Musée du Louvre

Abb. 66
P. P. Rubens, *Der Tod des Seneca*, Zeichnung, Mailand, Biblioteca Ambrosiana

Abb. 67
Rembrandt, *Die Kreuzabnahme*, München, Alte Pinakothek

Abb. 68
G. B. Tiepolo, *Die heilige Thekla befreit die Stadt Este von der Pest* (Detail der toten Mutter mit Kind), Ölskizze, New York, The Metropolitan Museum of Art

Abb. 69
E. Delacroix, *La mort de Sénèque* (Detail des Dieners links), Paris, Bibliothèque du Palais Bourbon (Foto von Hubert Josse, Paris)

Abb. 70
E. Delacroix, *Le Christ en croix* (Detail der heiligen Magdalena), Bremen, Kunsthalle

Abb. 71
P. P. Rubens, *Der Tod des Seneca* (Detail des Soldaten mit Panzer), München, Alte Pinakothek

Abb. 72
P. P. Rubens, *Der ungläubige Thomas* (Detail des heiligen Thomas), Antwerpen, Koninklijk Museum voor Schone Kunsten

ABBILDUNGEN 1–72

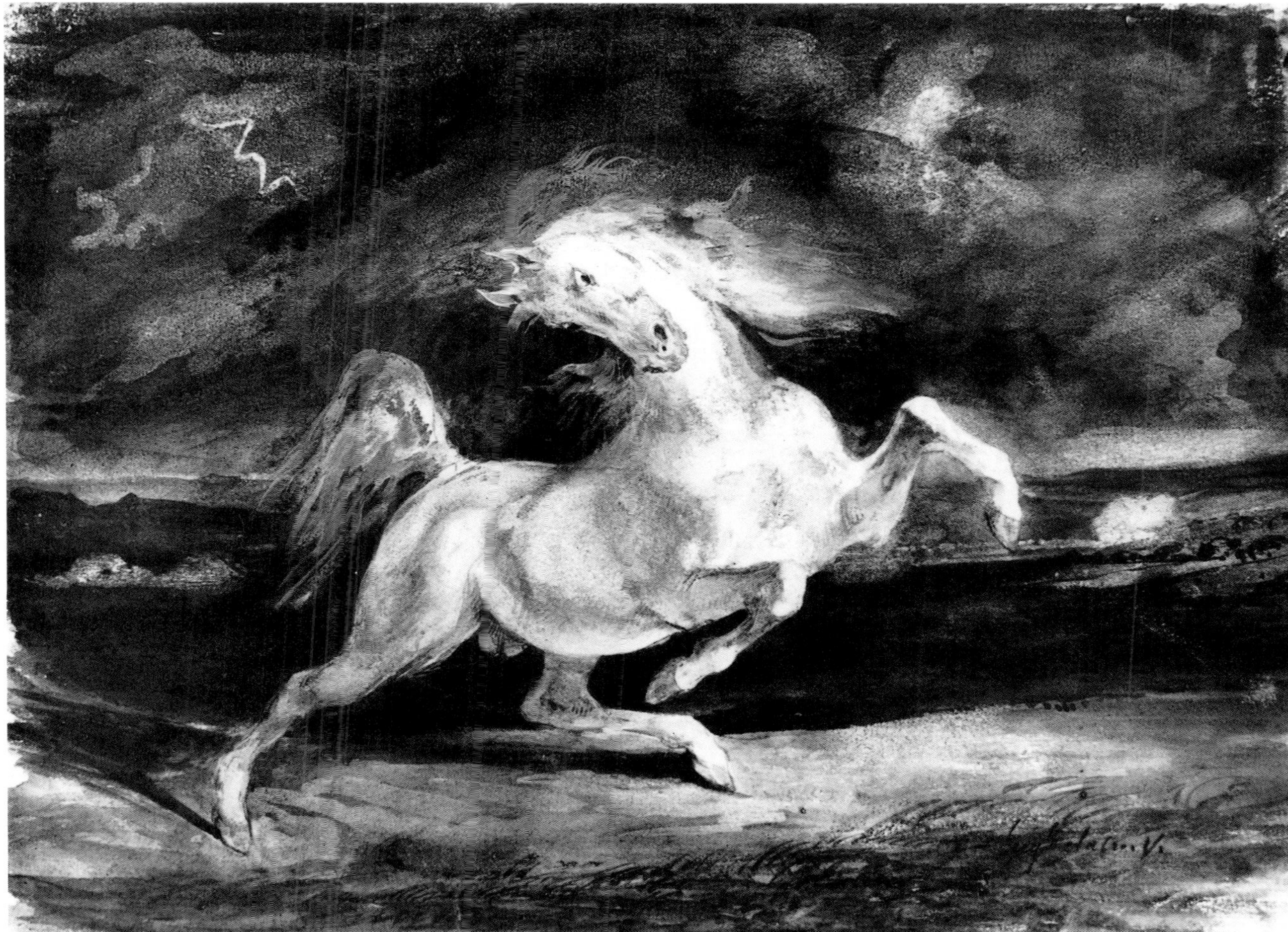

Abb. 1 E. Delacroix, *Etalon effrayé*, Budapest, Szépmüvészeti Muzeum

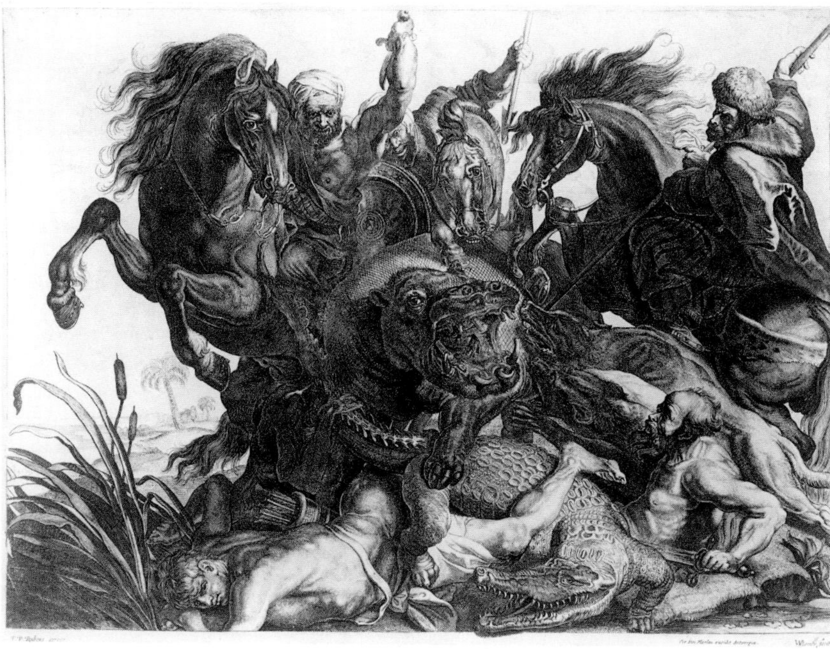

Abb. 2 P. P. Rubens, *Die Nilpferdjagd*, München, Alte Pinakothek (Stich von W. van der Leeuw. Köln, Graphische Sammlung des Wallraf-Richartz-Museums)

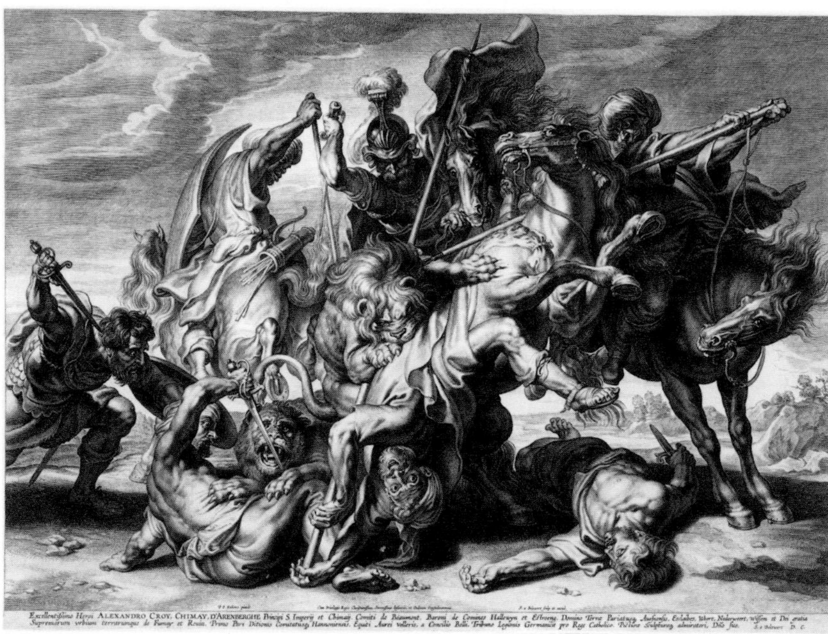

Abb. 3 P. P. Rubens, *Die Löwenjagd*, München, Alte Pinakothek (Stich von S. Bolswert. München, Staatliche Graphische Sammlung)

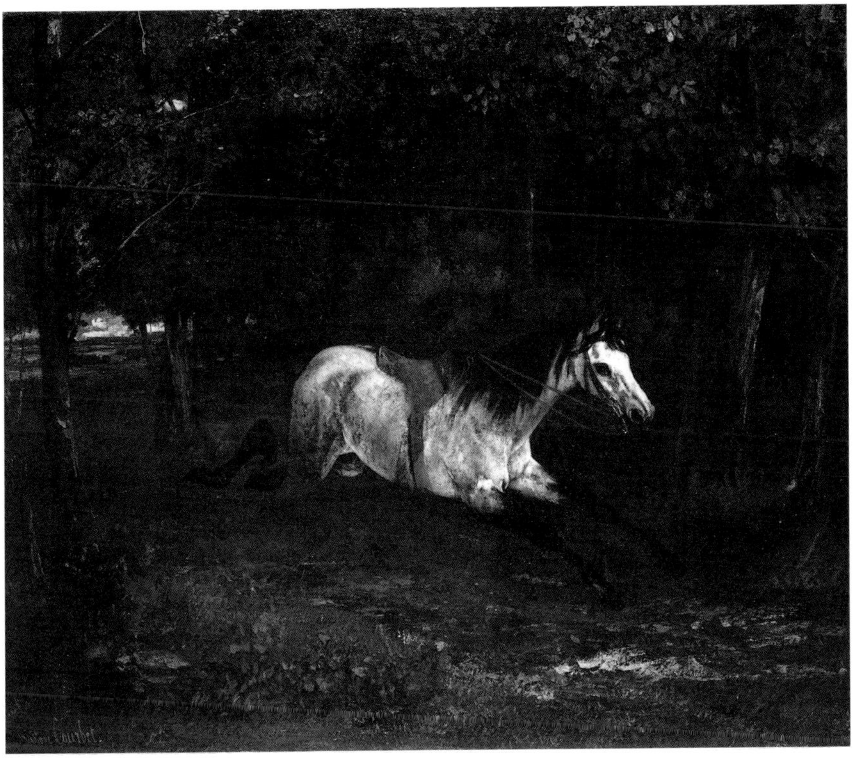

Abb. 4 G. Courbet, *Durchgehendes Pferd*, München, Neue Pinakothek

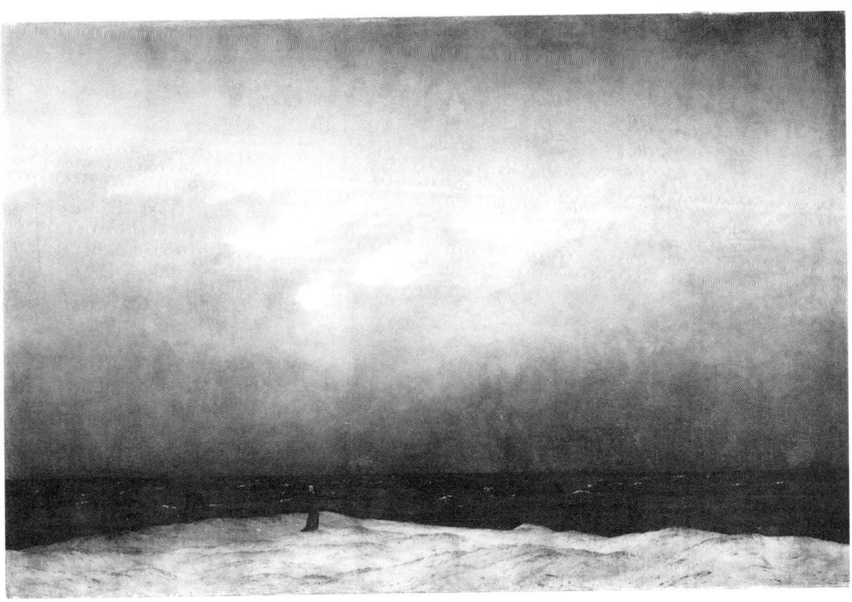

Abb. 5 C. D. Friedrich, *Der Mönch am Meer*, Berlin, Nationalgalerie

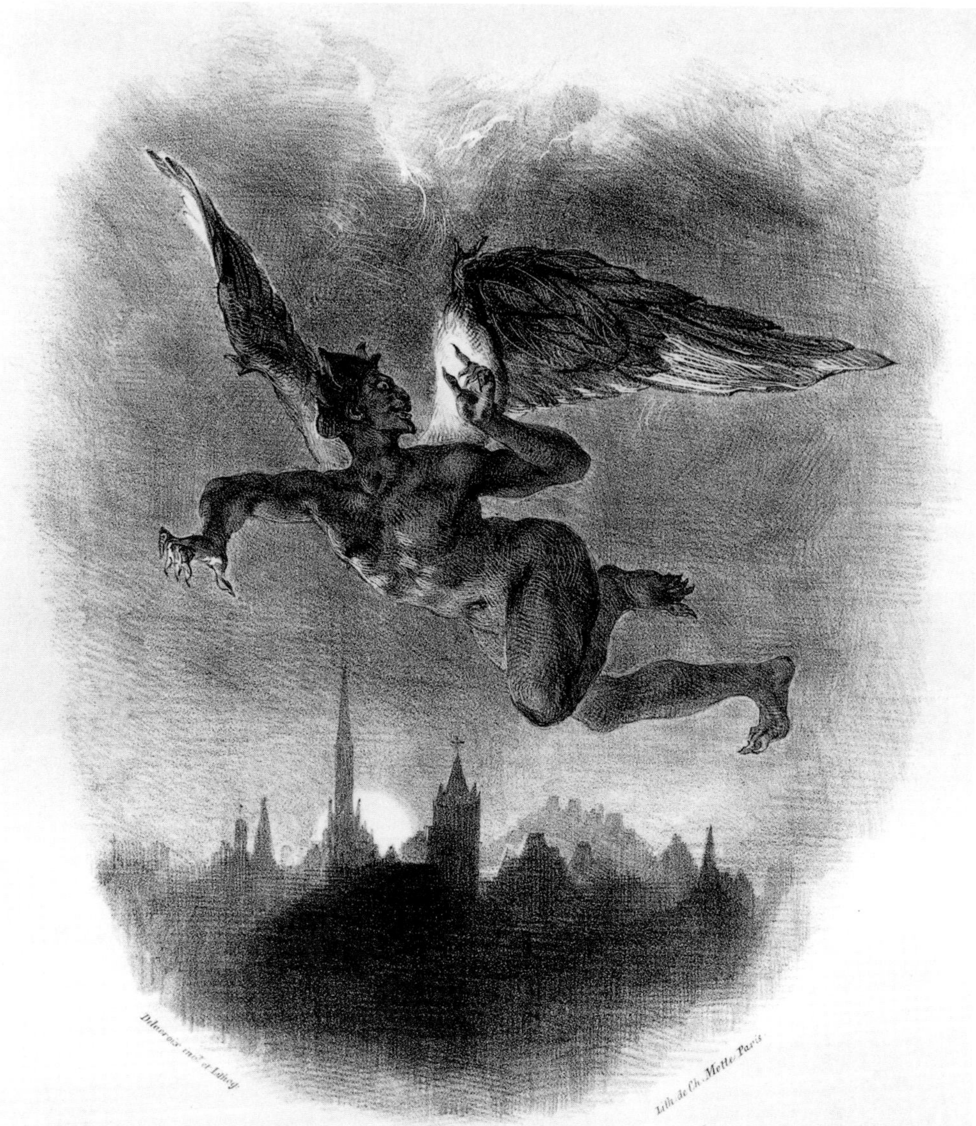

Abb. 6 E. Delacroix, *Méphistophélès dans les airs*, Lithographie zu Goethes "Faust", Bremen, Kunsthalle

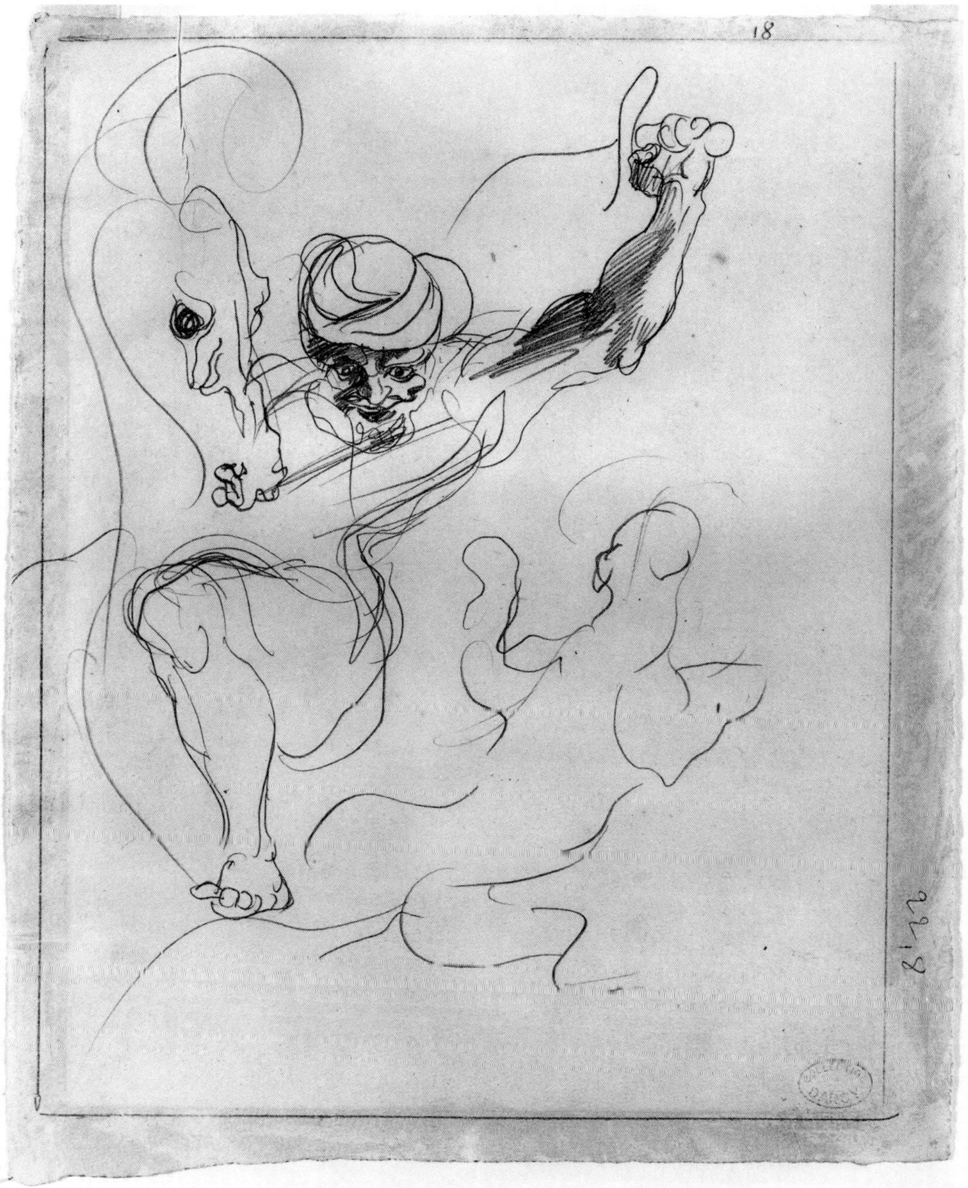

Abb. 7 E. Delacroix, *Chevalier arabe attaqué par une panthère*, Zeichnung, Cambridge, The Fogg Art Museum

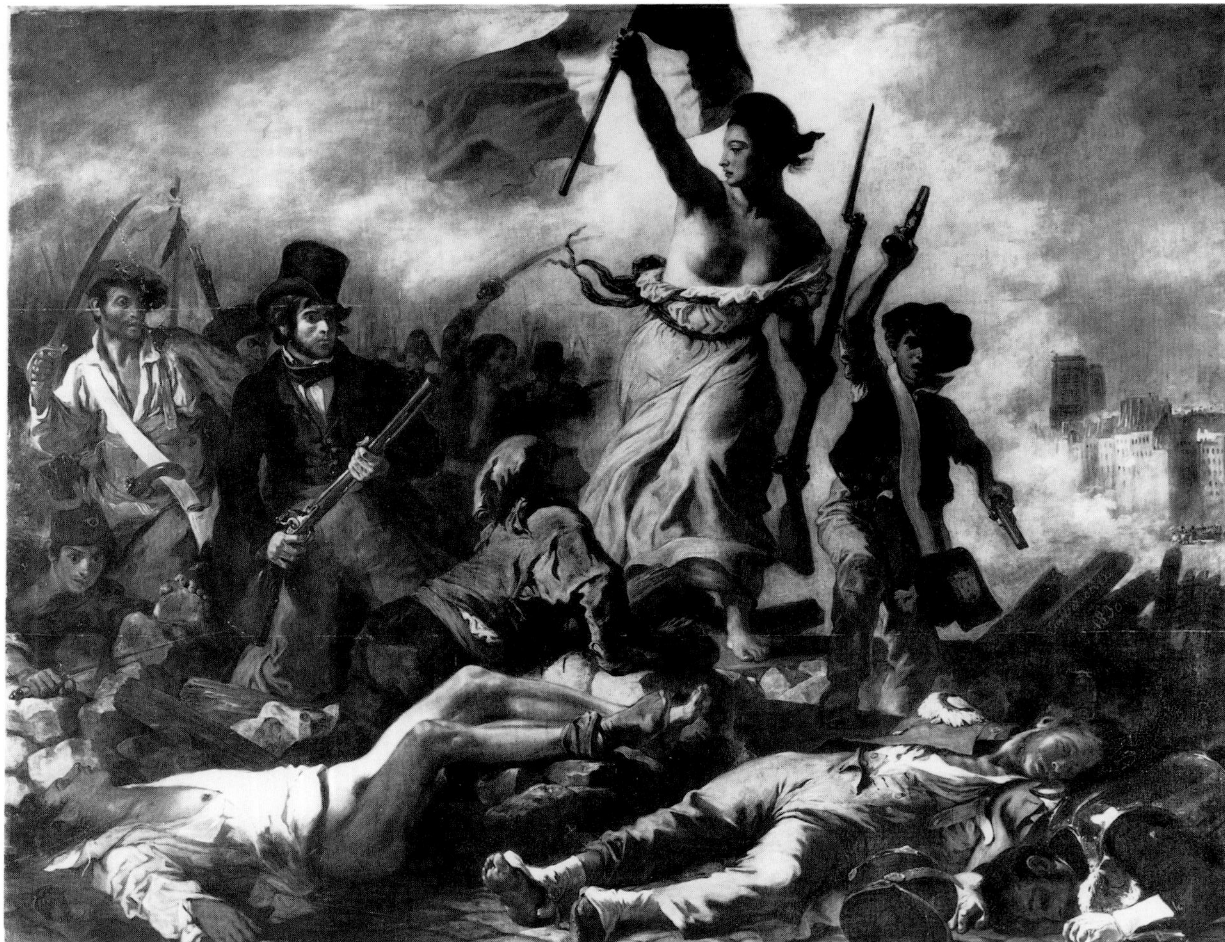

Abb. 8 E. Delacroix, *La Liberté guidant le peuple*, Paris, Musée du Louvre

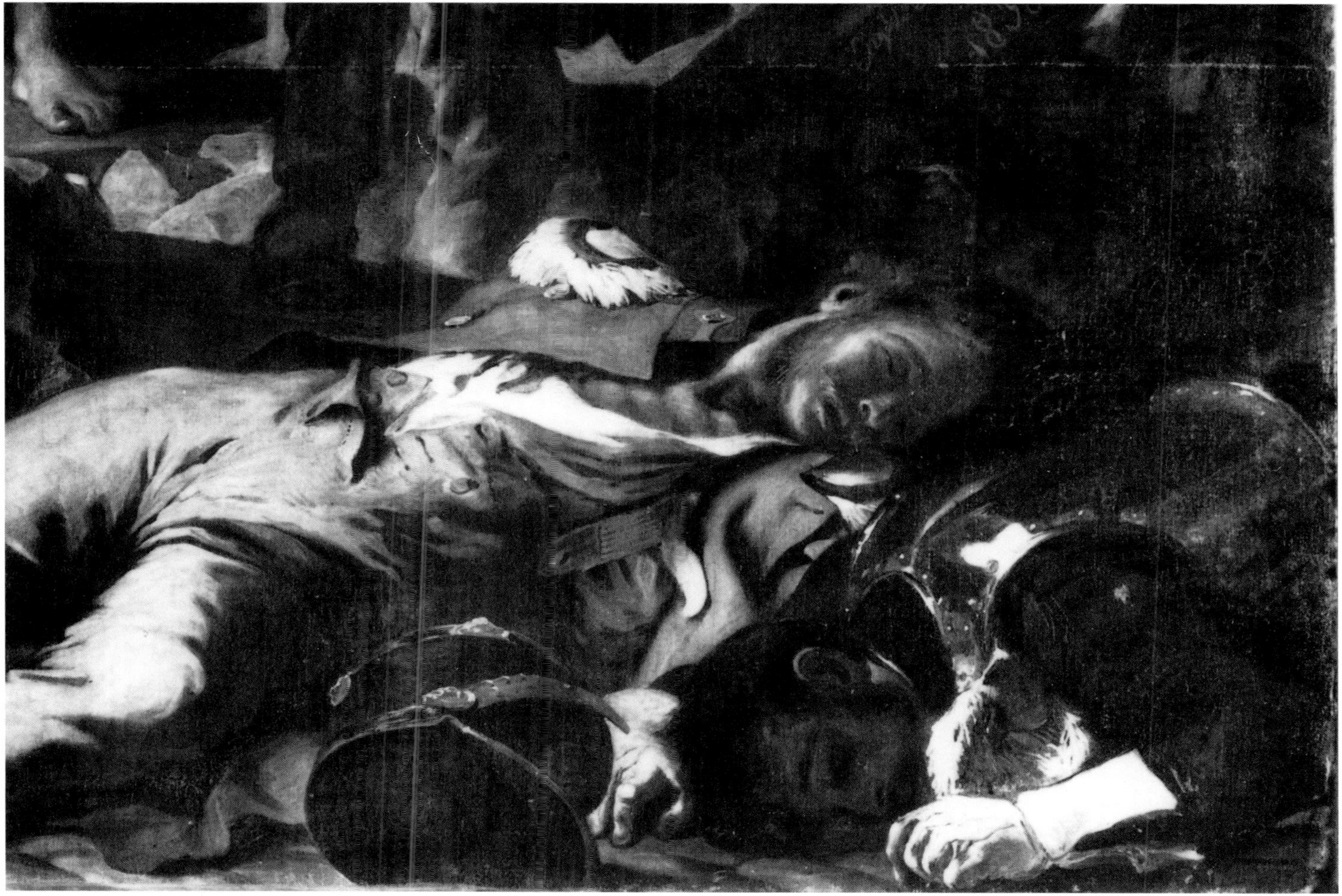

Abb. 9 E. Delacroix, *La Liberté guidant le peuple* (Detail des sterbenden Kürassiers), Paris, Musée du Louvre

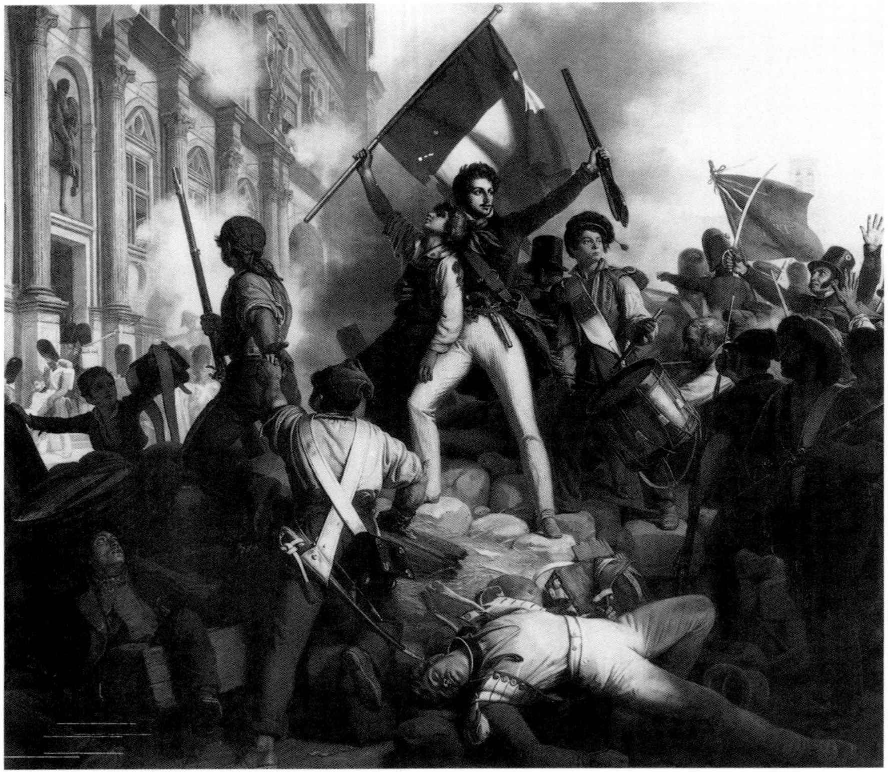

Abb. 10 J. V. Schnetz, *Prise de l'Hôtel de Ville*, Paris, Musée du Petit Palais

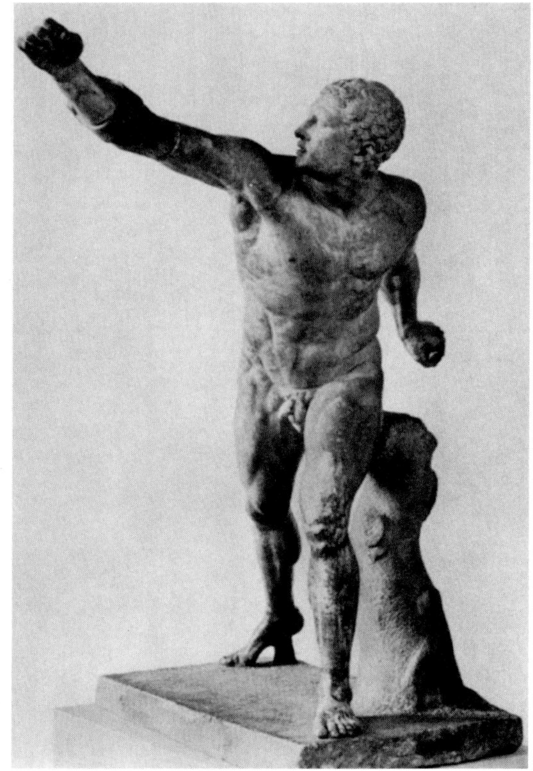

Abb. 11 Agasias von Ephesos, *Der Fechter*, Paris, Musée du Louvre (zu Vergleichszwecken seitenverkehrt)

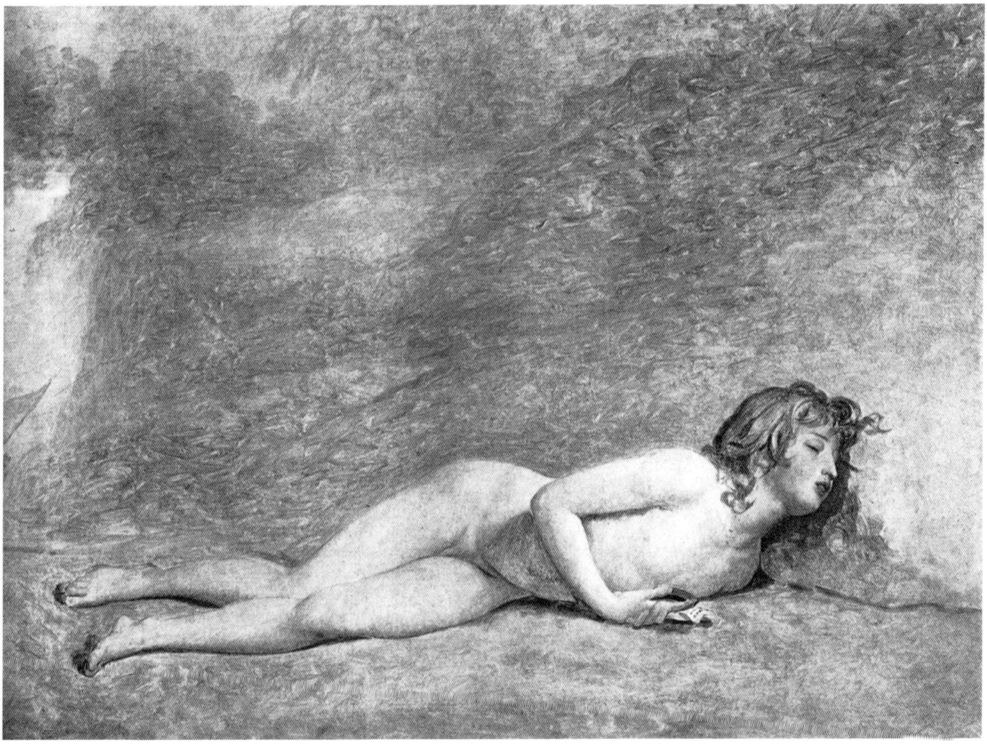

Abb. 12 J. L. David, *La mort de Joseph Barra*, Avignon, Musée Calvet

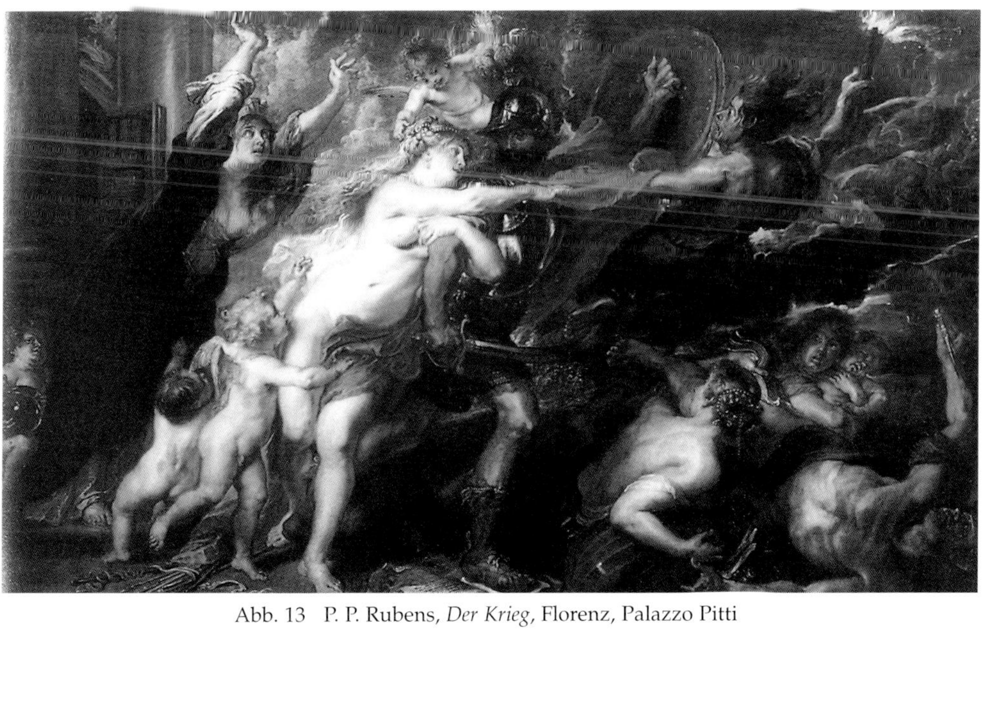

Abb. 13 P. P. Rubens, *Der Krieg*, Florenz, Palazzo Pitti

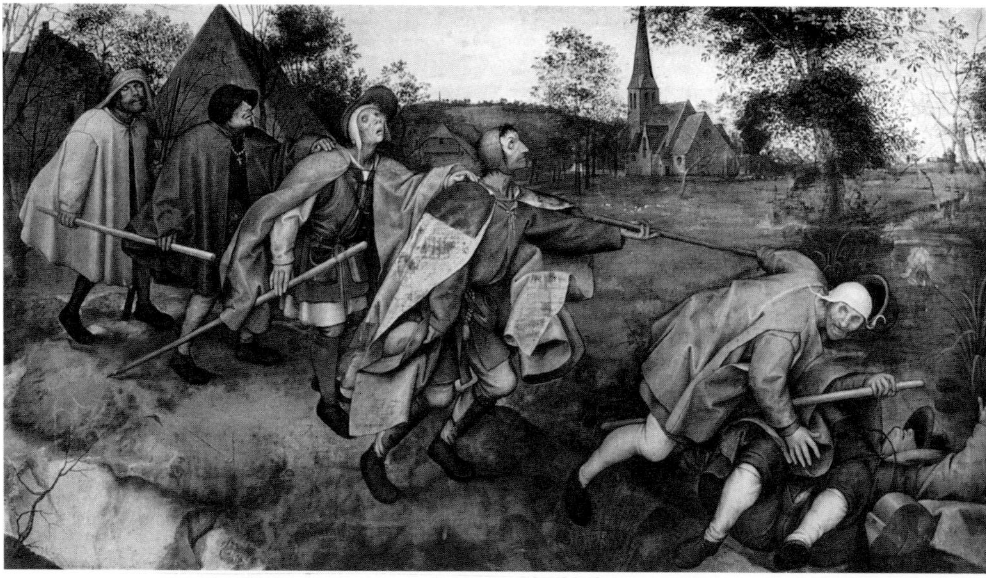

Abb. 14 P. Bruegel, *Der Sturz der Blinden*, Neapel, Galleria Nazionale di Capodimonte

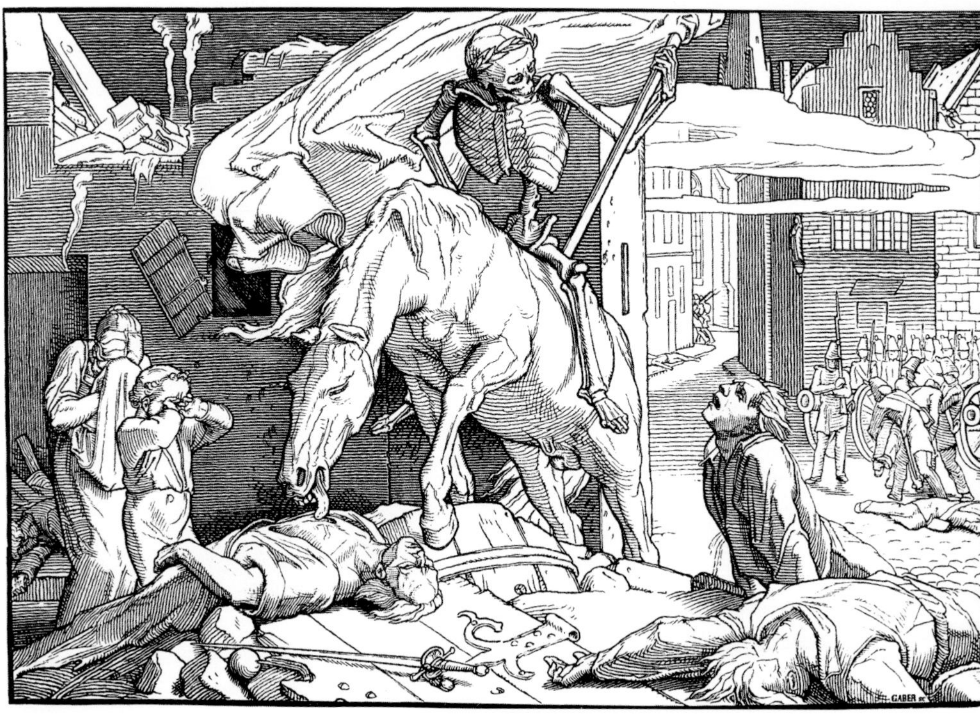

Abb. 15 A. Rethel, *Der Tod reitet über die Barrikade*, Holzschnitt

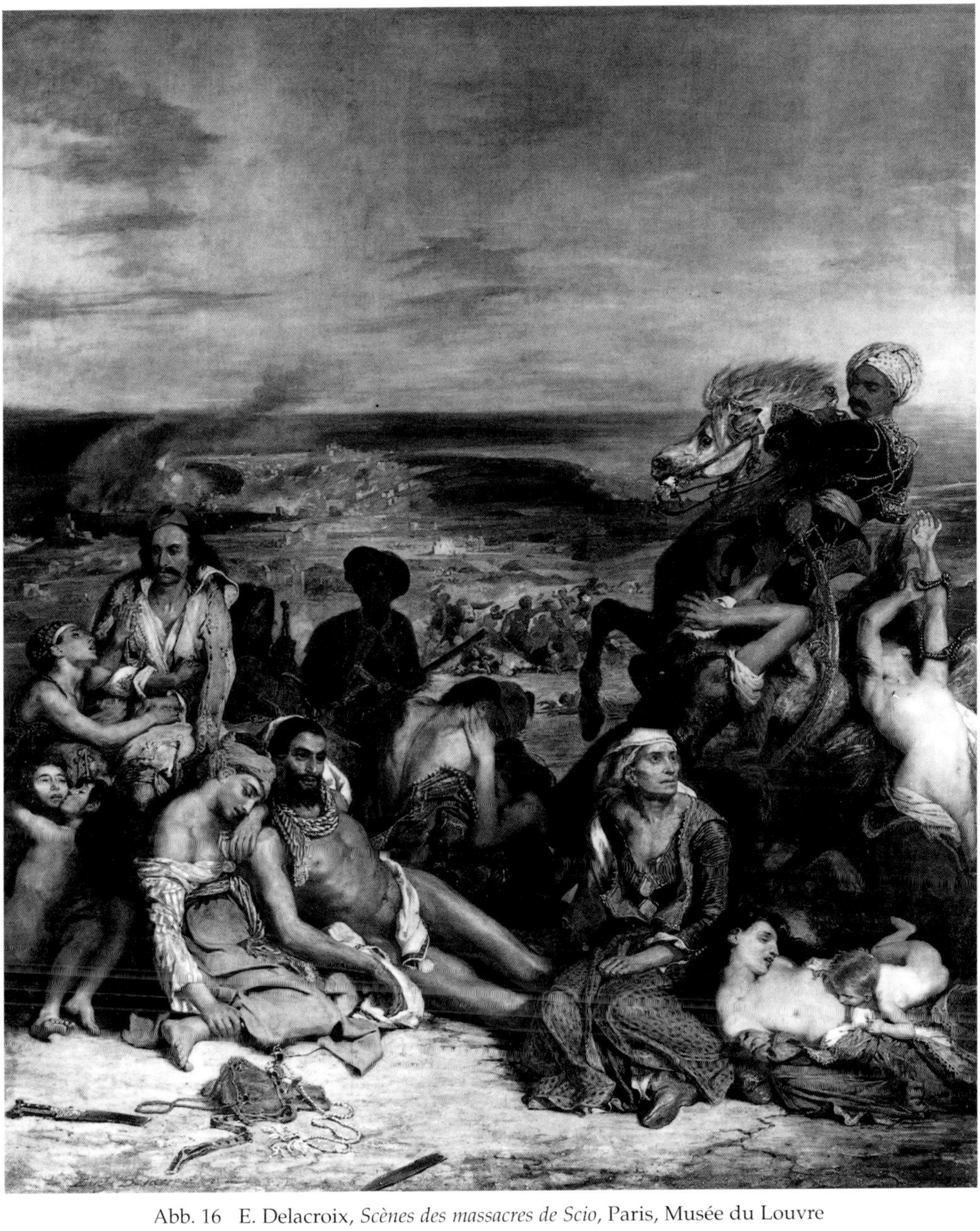

Abb. 16 E. Delacroix, *Scènes des massacres de Scio*, Paris, Musée du Louvre

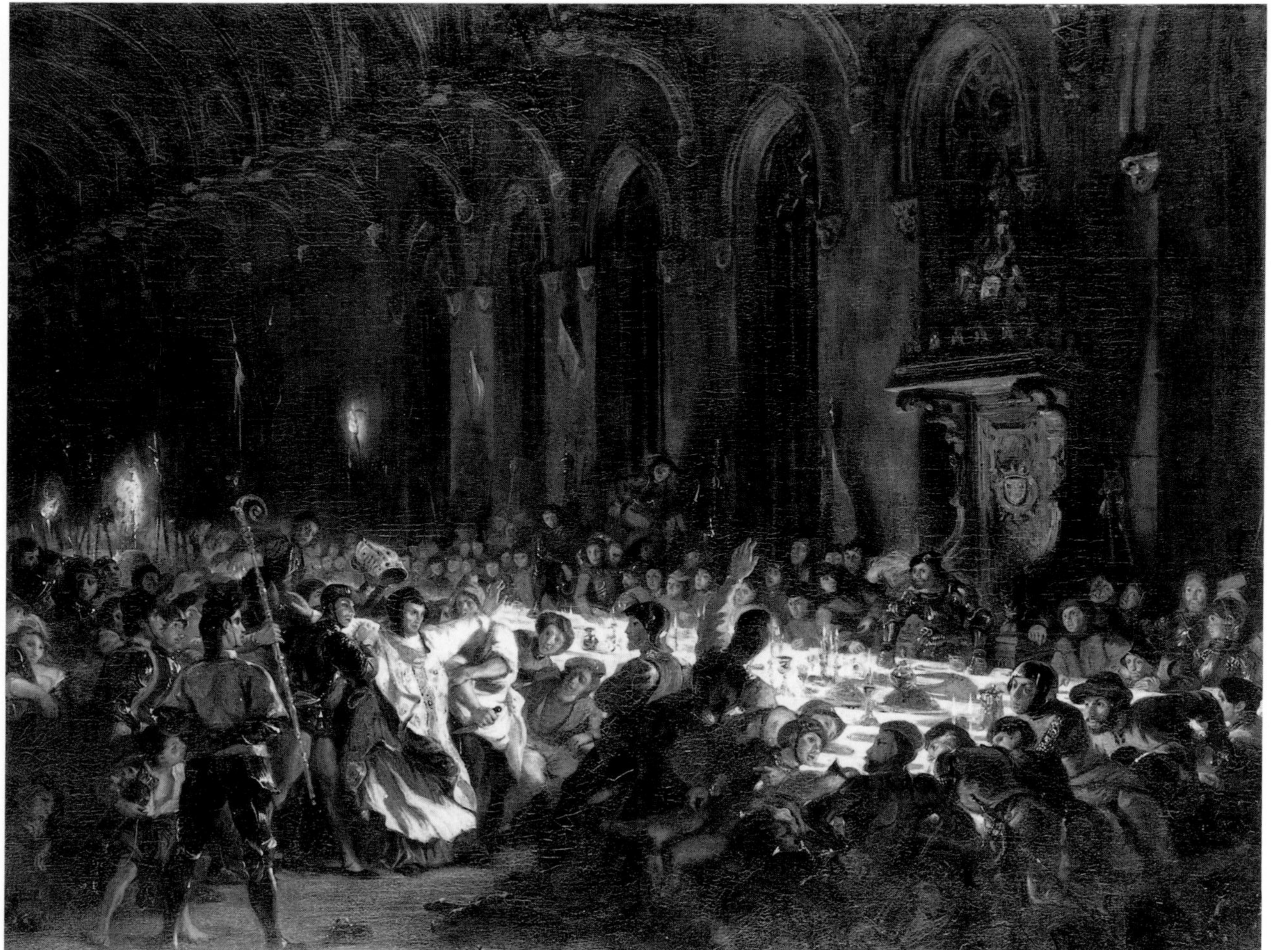

Abb. 17 E. Delacroix, *L'assassinat de l'évêque de Liège*, Paris, Musée du Louvre

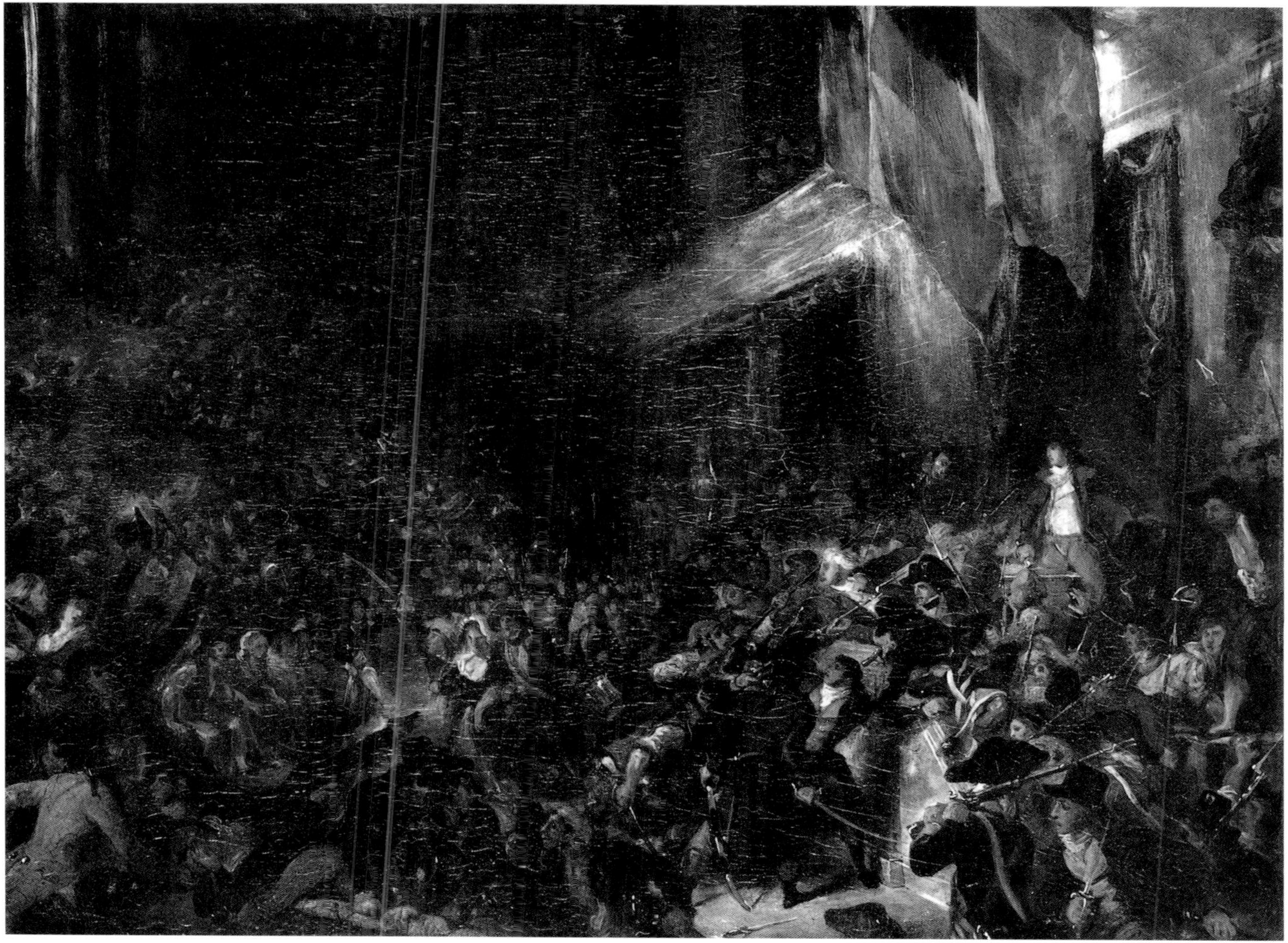

Abb. 18 E. Delacroix, *Boissy d'Anglas à la convention*, Bordeaux, Musée des Beaux-Arts

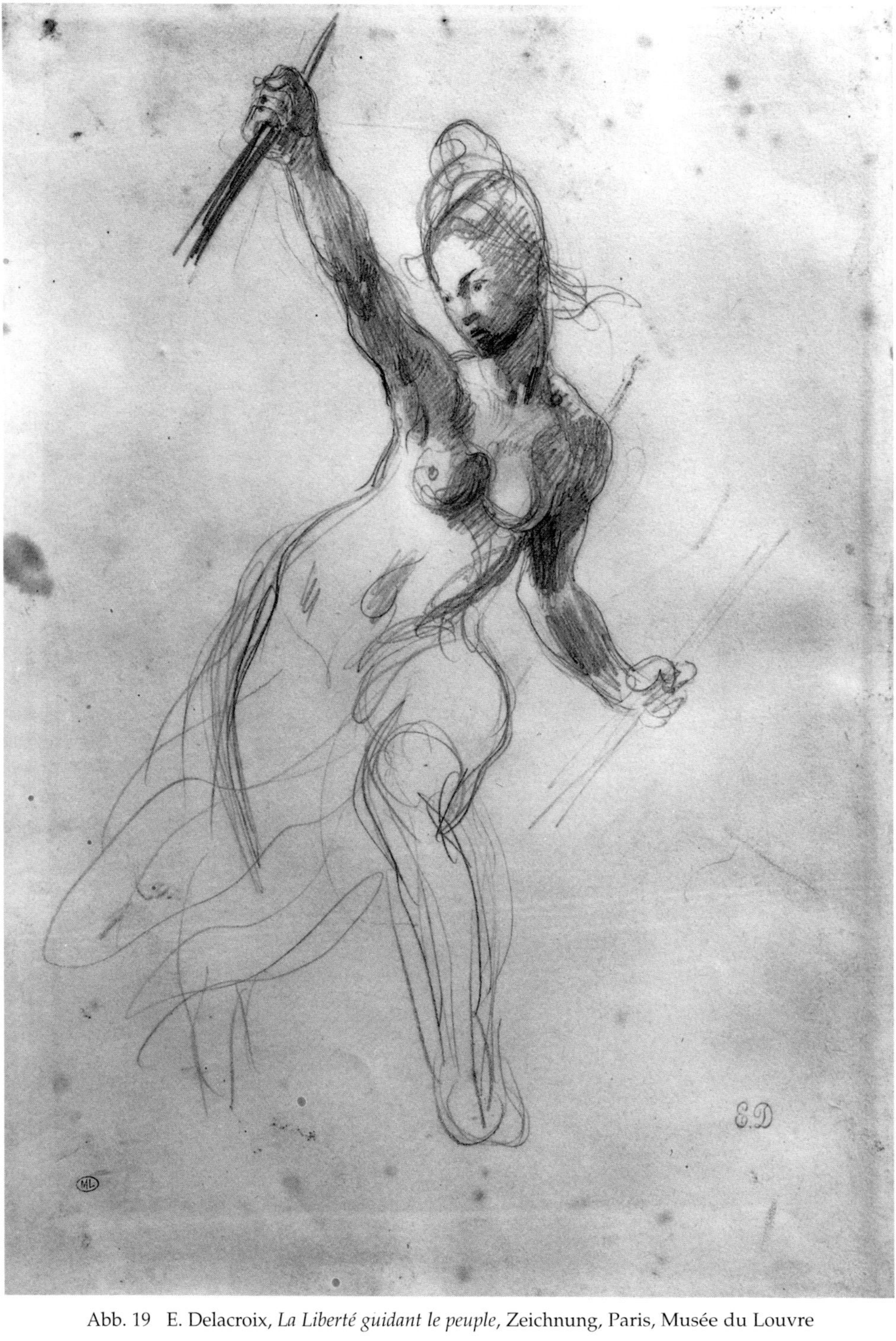

Abb. 19 E. Delacroix, *La Liberté guidant le peuple*, Zeichnung, Paris, Musée du Louvre

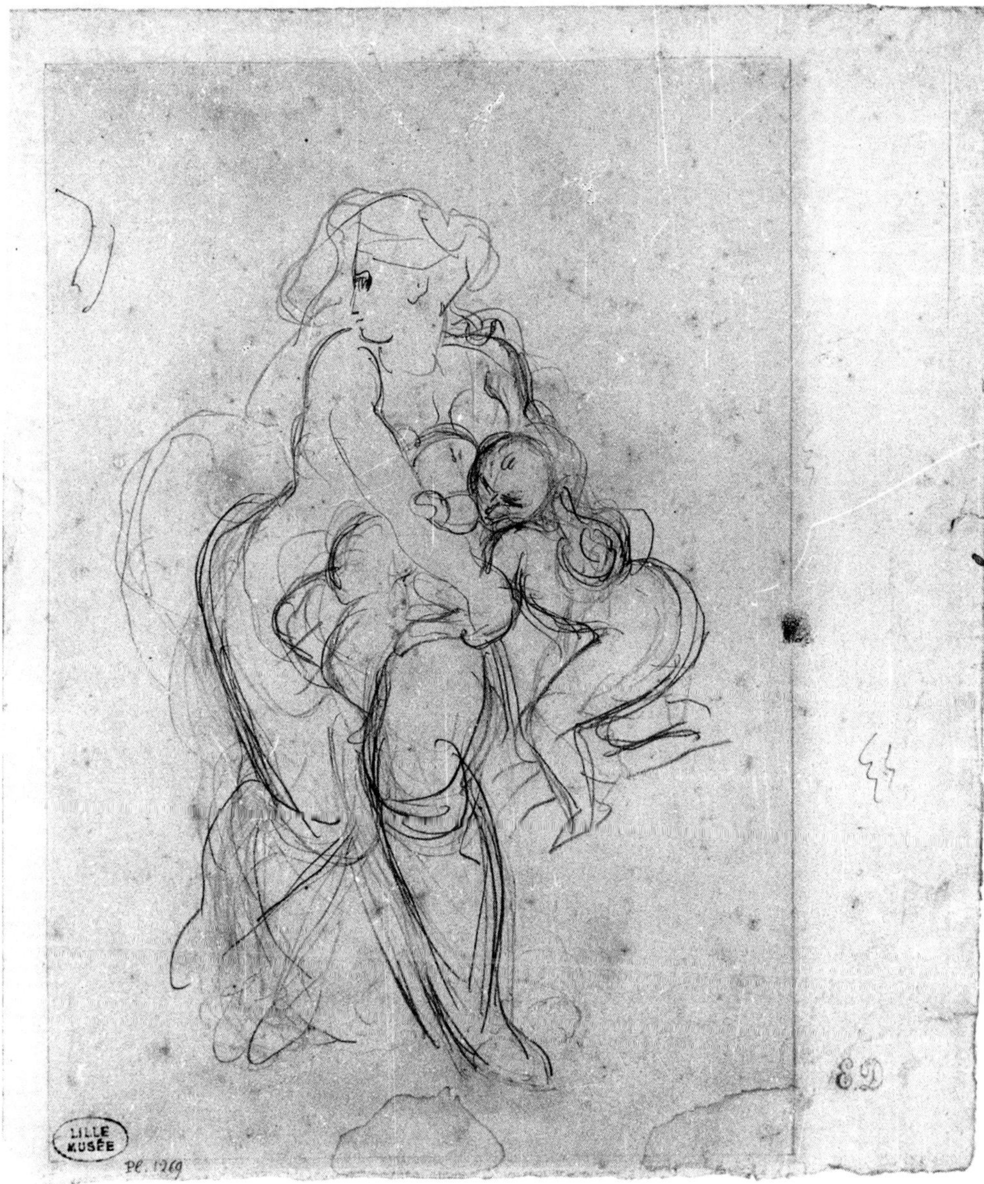

Abb. 20 E. Delacroix, *Médée furieuse*, Zeichnung, Lille, Musée des Beaux-Arts

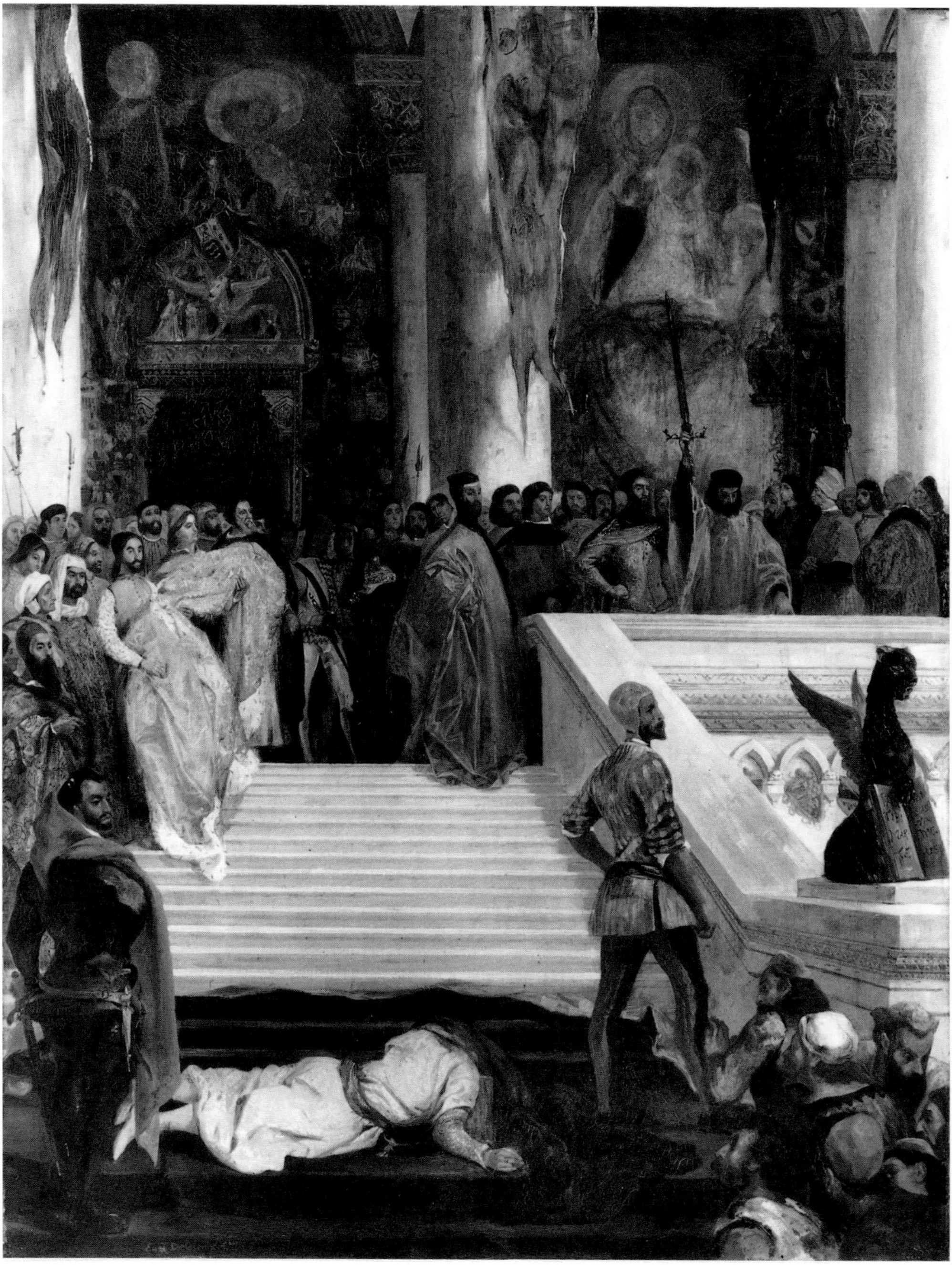

Abb. 21 E. Delacroix, *La mort du doge Marino Faliero*, London, The Wallace Collection

Abb. 22 P. P. Rubens, *Die heilige Katharina von Alexandrien*, Radierung, Würzburg, Graphische Sammlung des Martin von Wagner-Museums

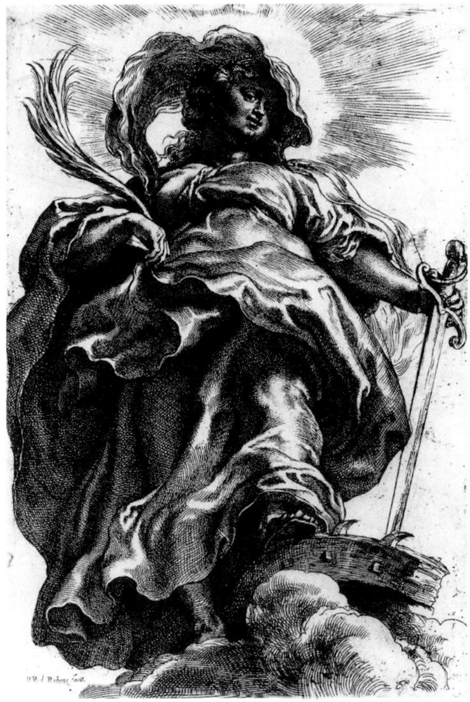

Abb. 23 P. P. Rubens, *Apotheose Heinrichs IV. und Huldigung vor Maria als Regentin* (Detail der Victoria), Paris, Musée du Louvre

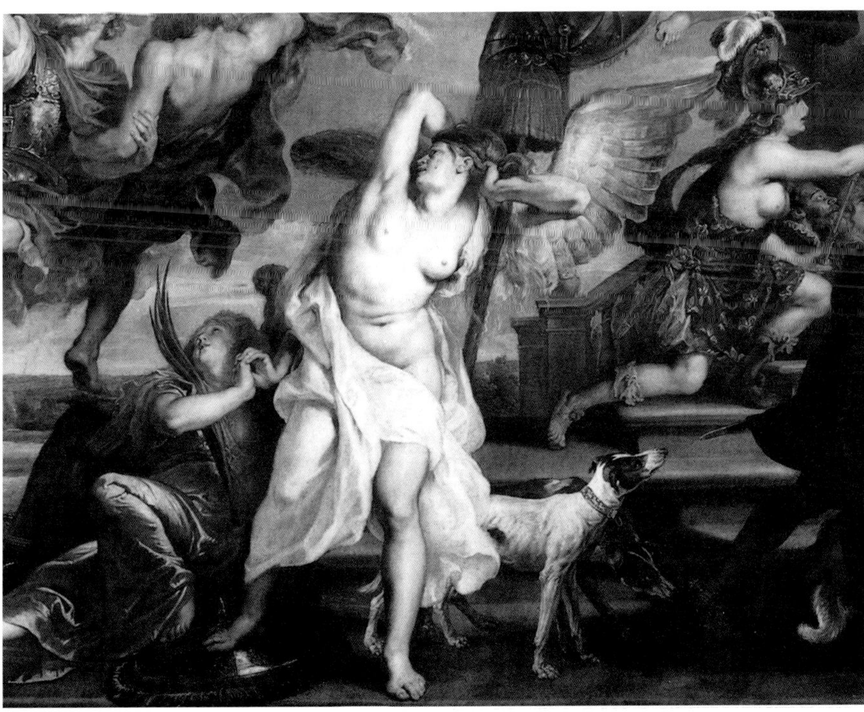

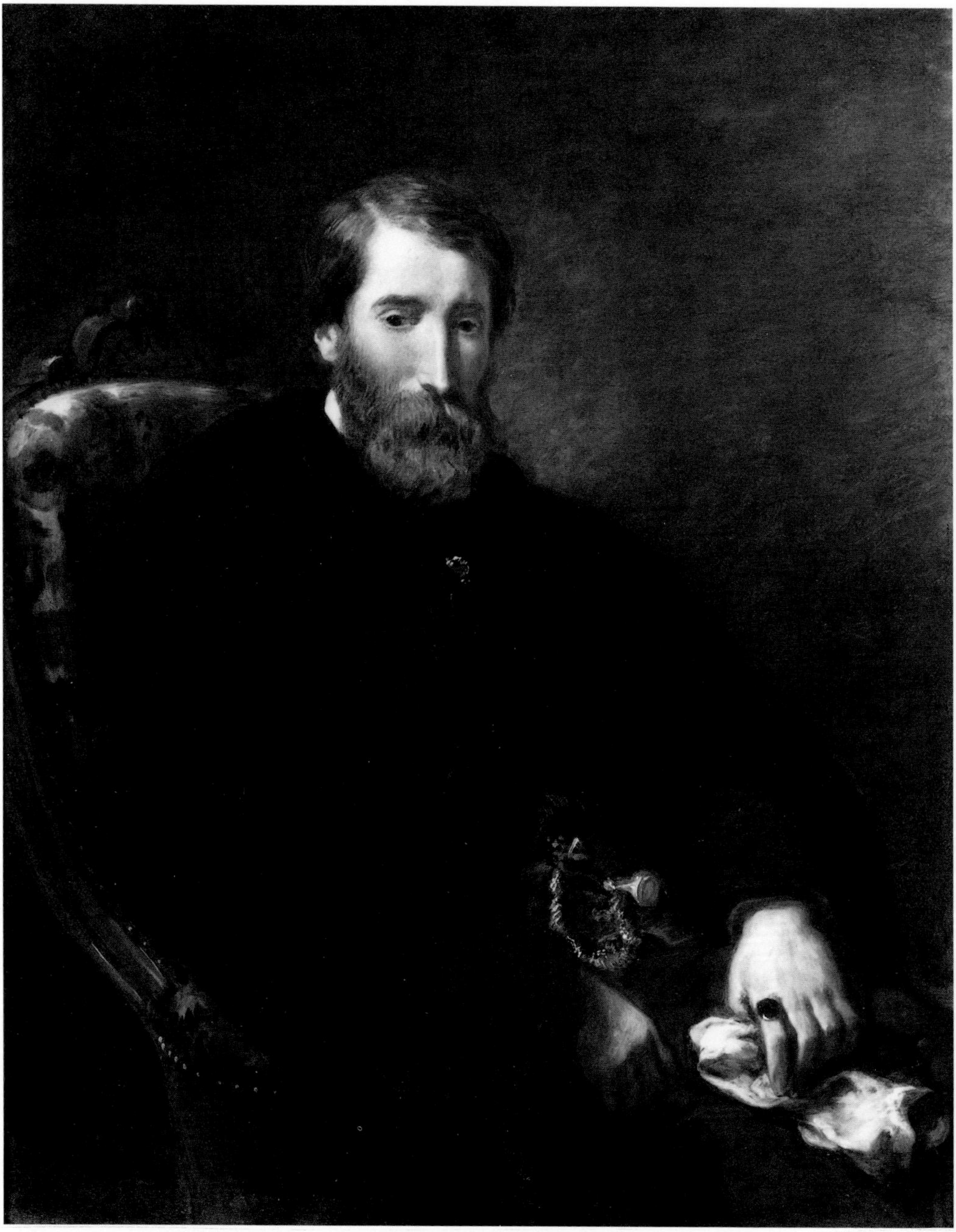

Abb. 24 E. Delacroix, *Portrait d'Alfred Bruyas*, Montpellier, Musée Fabre

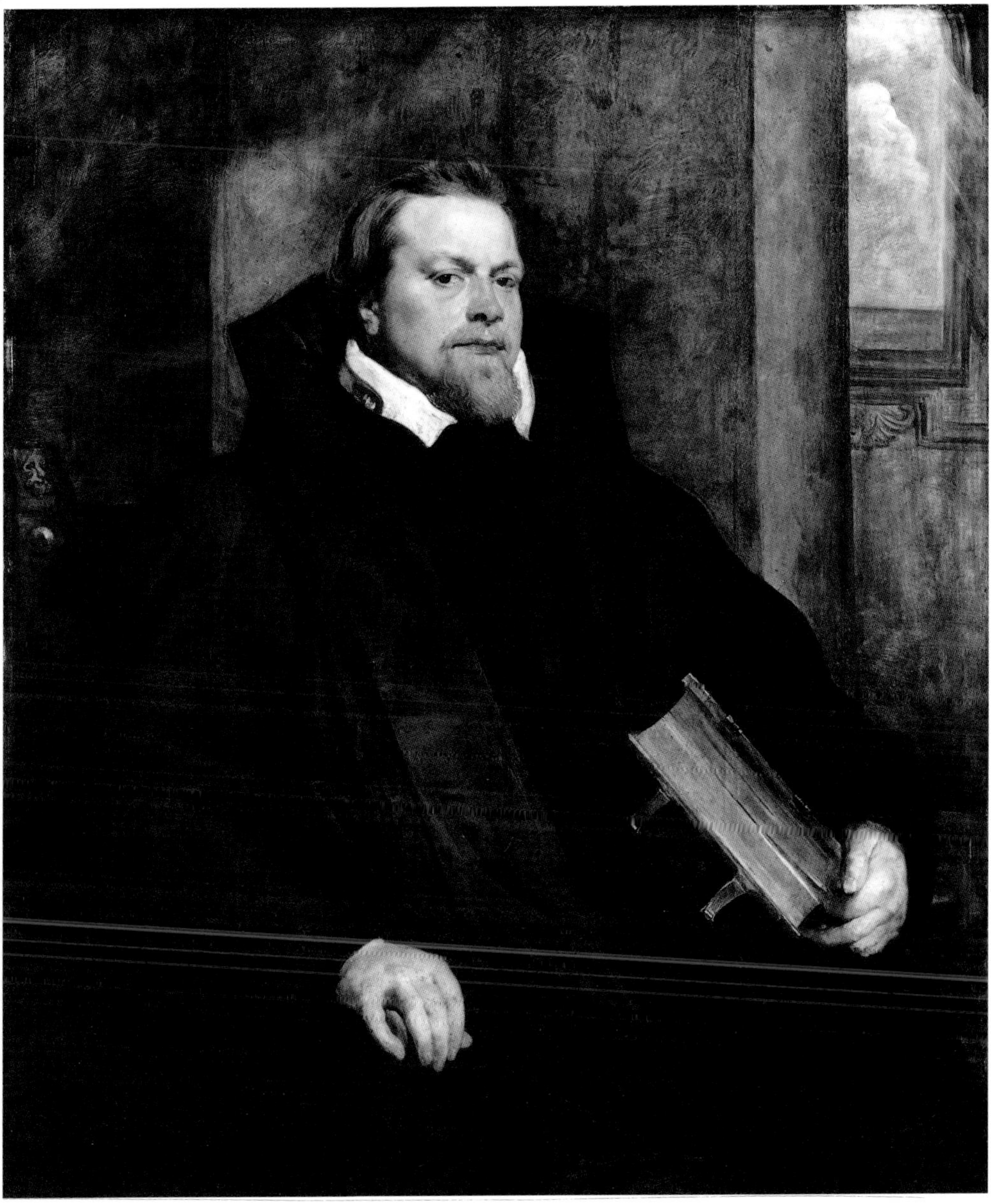

Abb. 25 P. P. Rubens, *Porträt des Hendrik van Thulden*, München, Alte Pinakothek

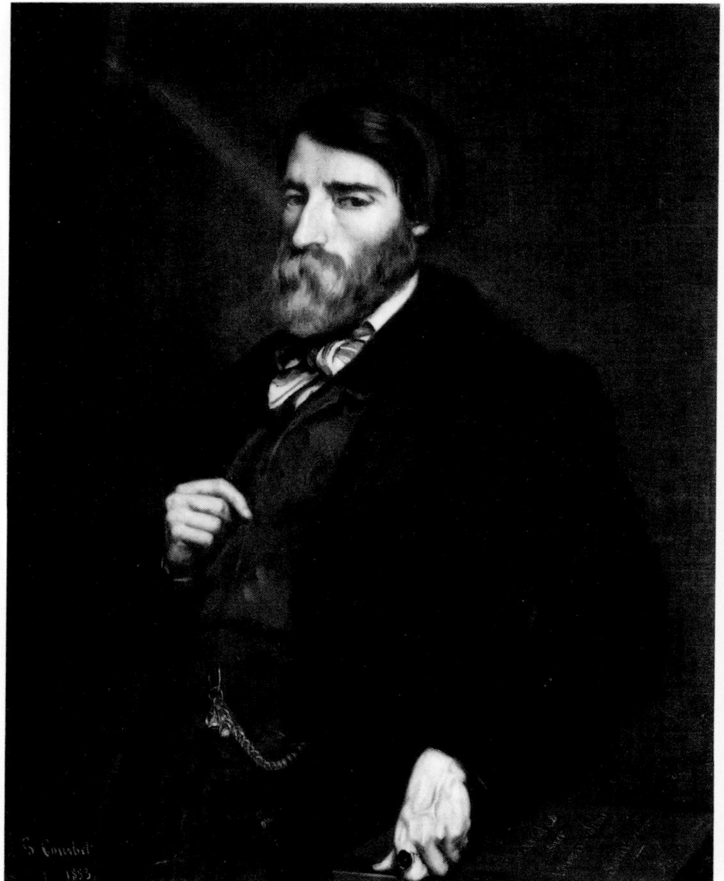

Abb. 26 G. Courbet, *Portrait d'Alfred Bruyas*, Montpellier, Musée Fabre

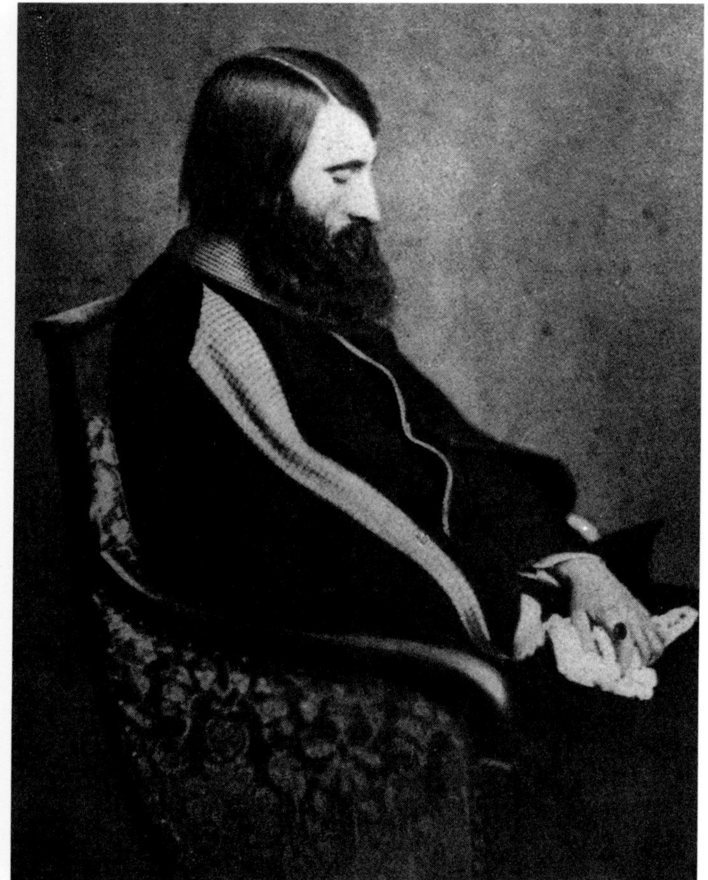

Abb. 27 Anonymus, *Fotographie von A. Bruyas*

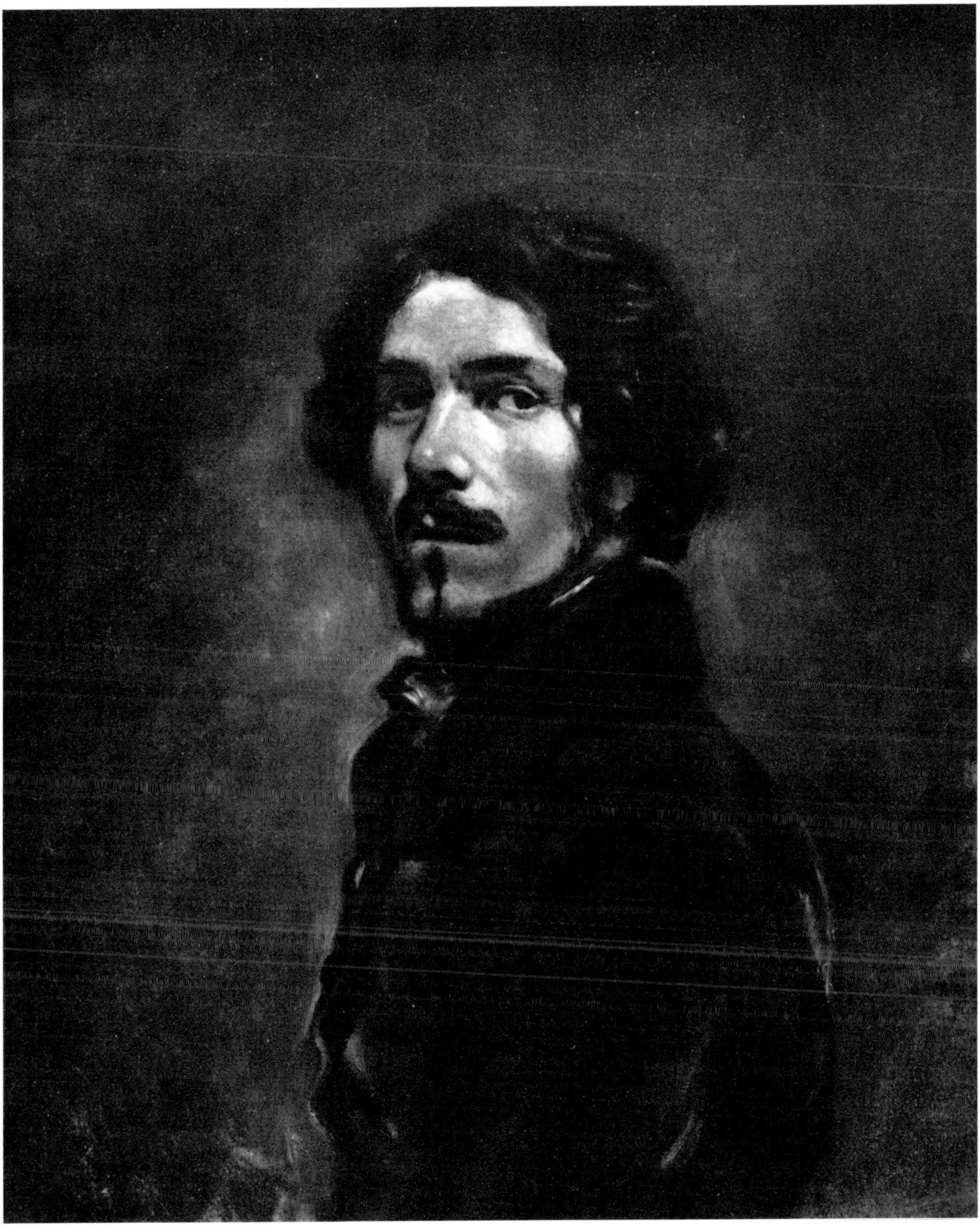

Abb. 28 E. Delacroix, *Portrait d'Eugène Delacroix*, Florenz, Galleria degli Uffizi

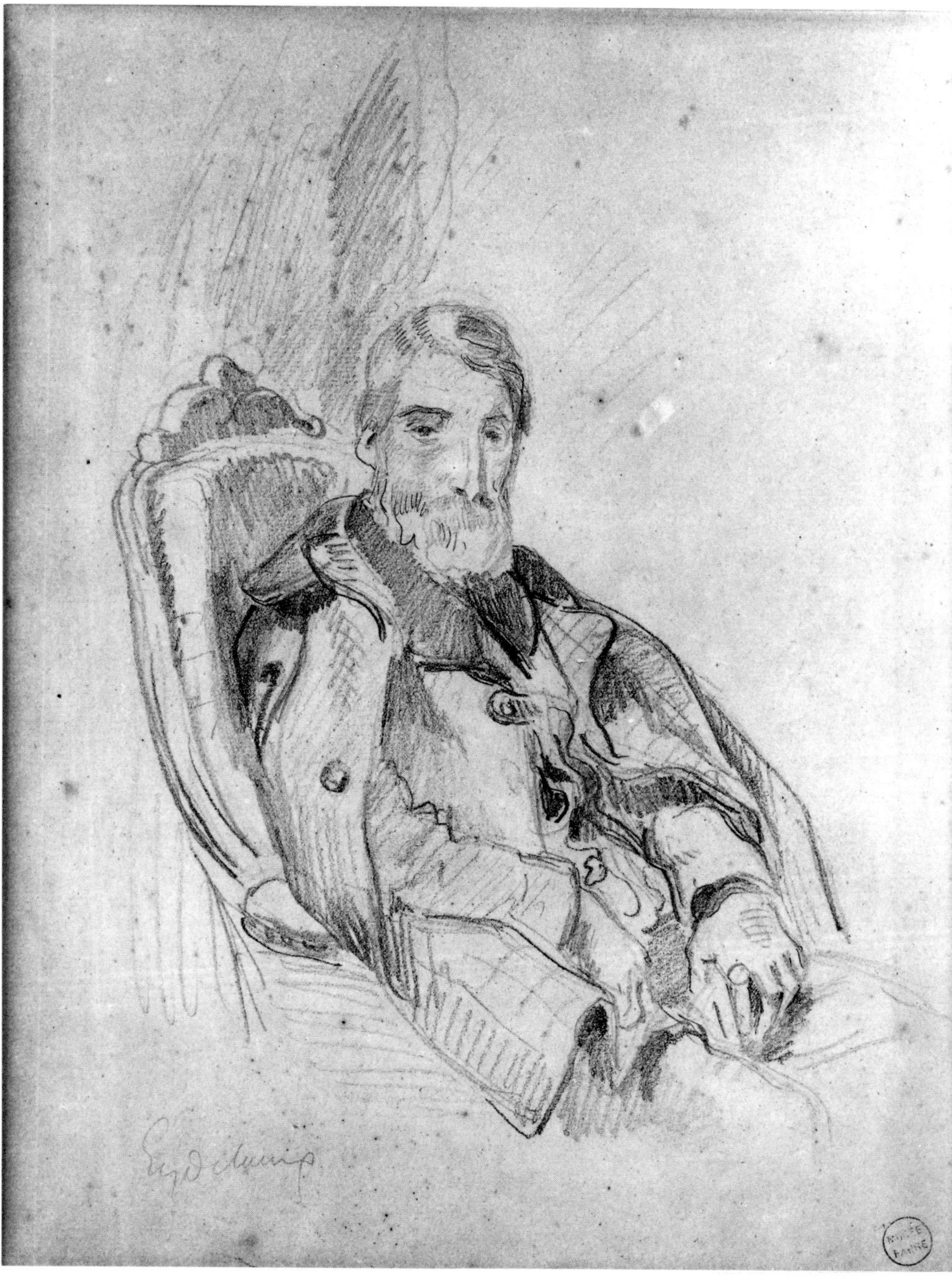

Abb. 29 E. Delacroix, *Portrait d'Alfred Bruyas*, Zeichnung, Montpellier, Musée Fabre

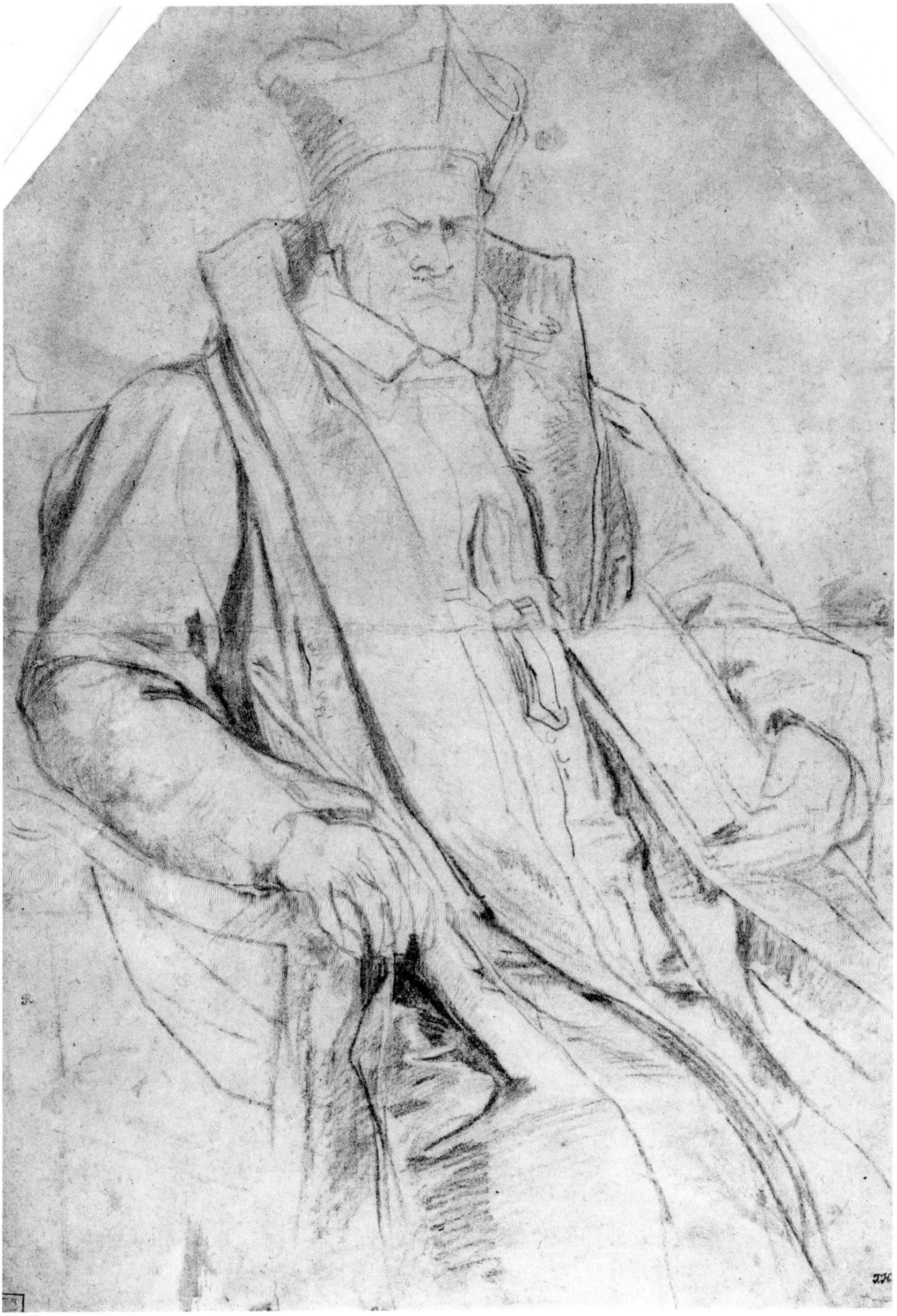

Abb. 30 P. P. Rubens, *Porträt des Hendrik van Thulden*, Zeichnung, London, The British Museum

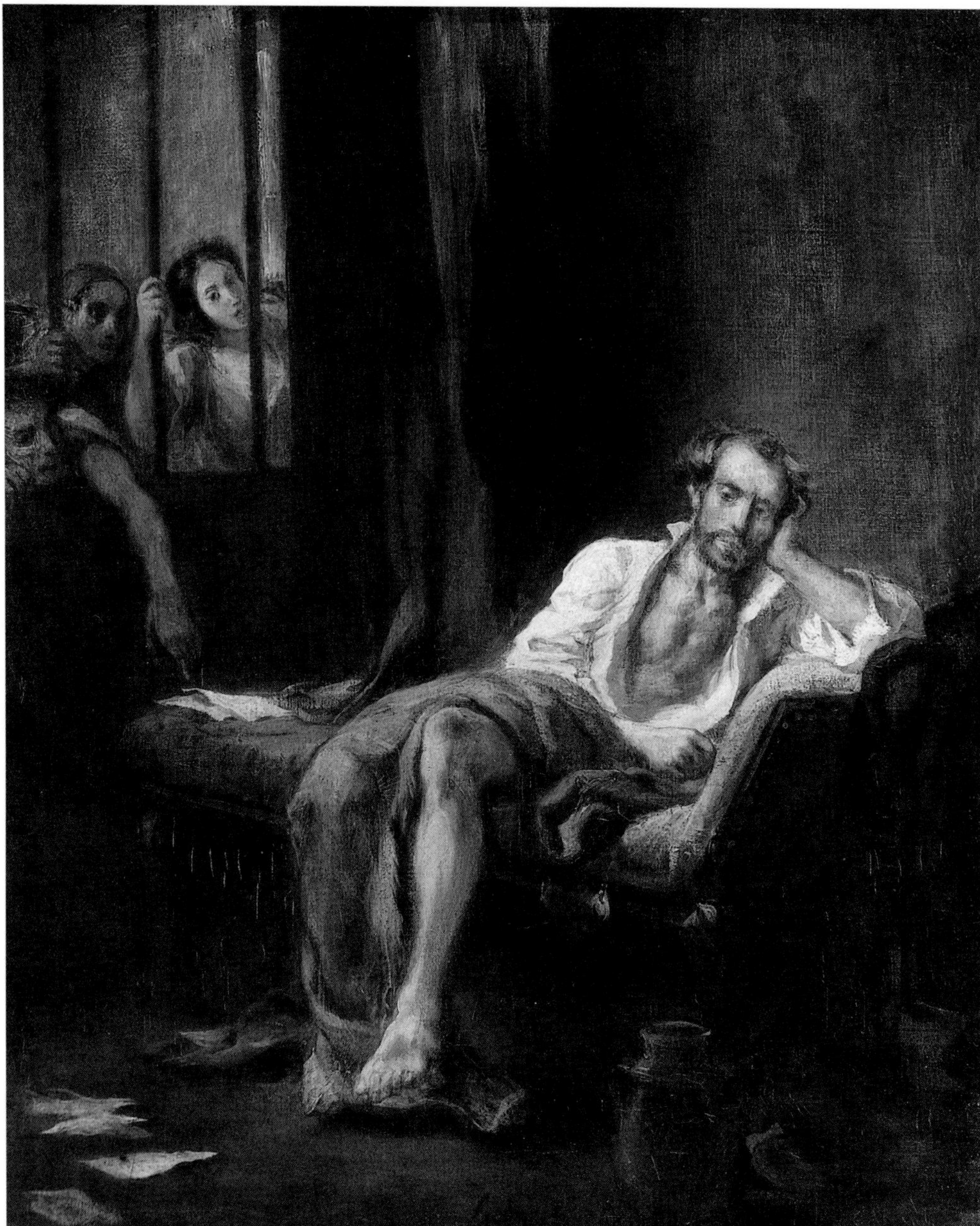

Abb. 31 E. Delacroix, *Le Tasse dans la maison des fous*, Winterthur, Sammlung Oskar Reinhart

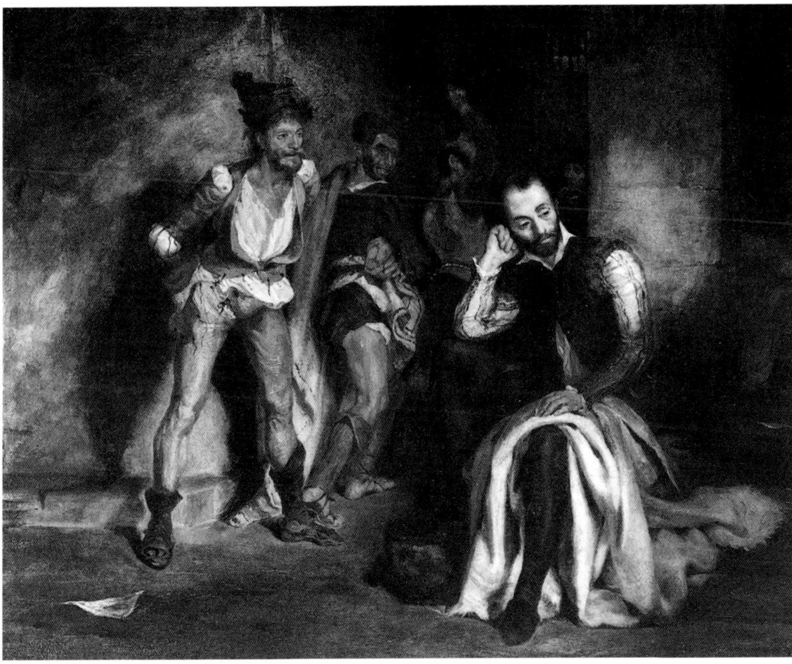

Abb. 32 E. Delacroix, *Le Tasse dans la maison des fous*, Zürich, Sammlung Ande-Bührle

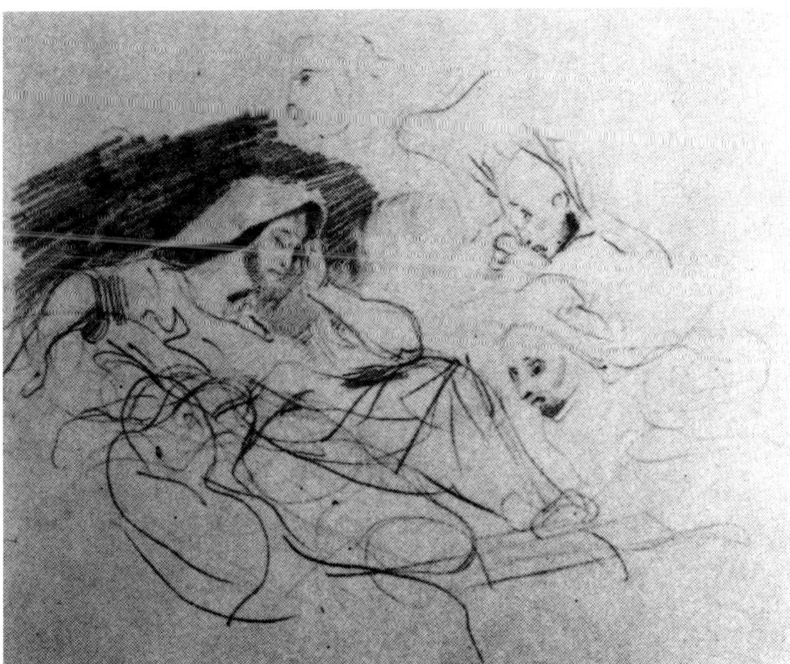

Abb. 33 E. Delacroix, *Le Tasse dans la maison des fous*, Zeichnung, Paris, Sammlung Roger-Marx

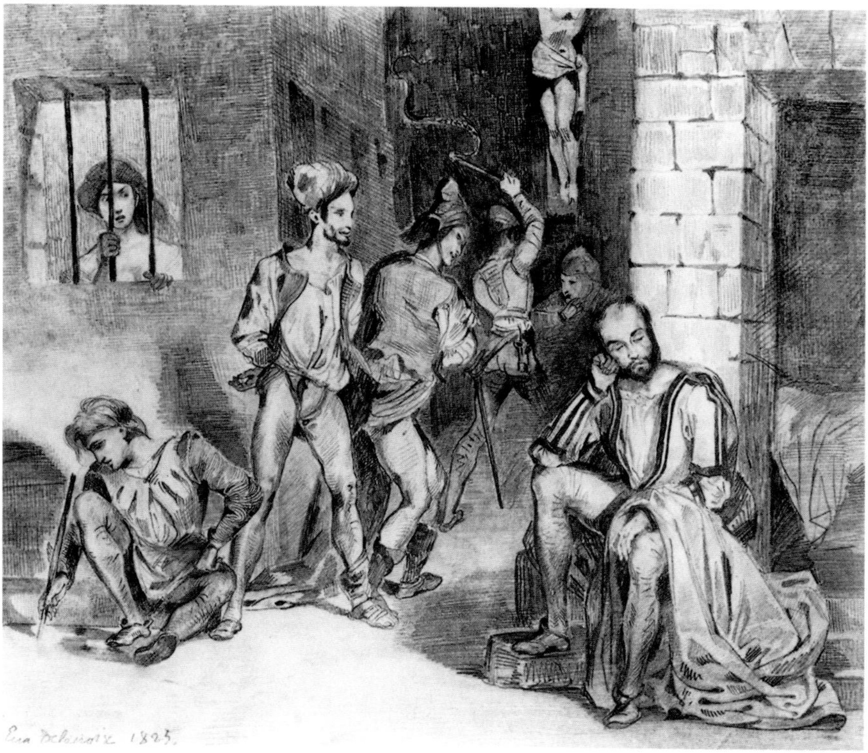

Abb. 34 E. Delacroix, *Le Tasse dans la maison des fous*, Zeichnung, Zürich, Sammlg. P. Nathan

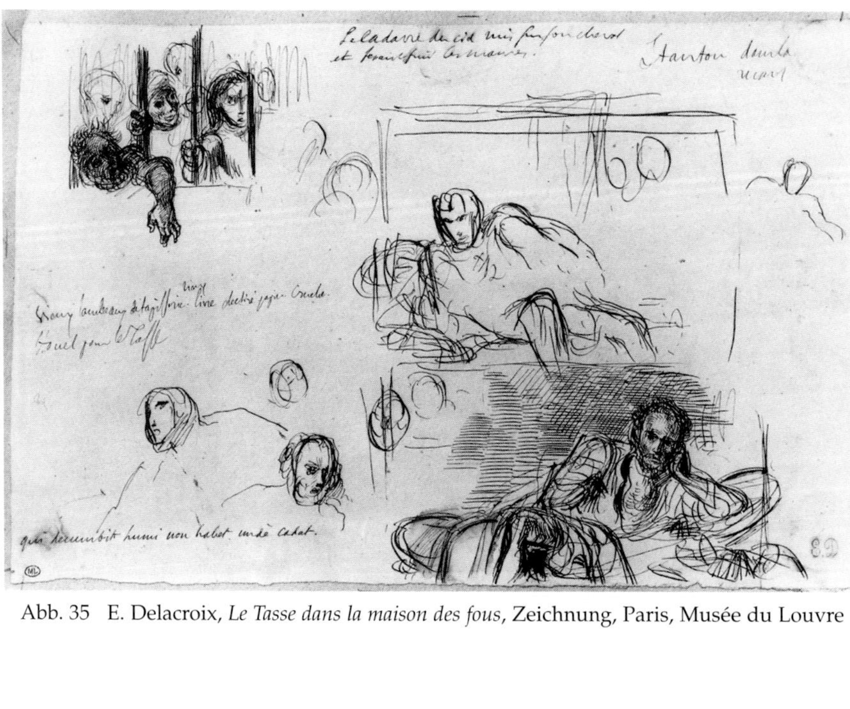

Abb. 35 E. Delacroix, *Le Tasse dans la maison des fous*, Zeichnung, Paris, Musée du Louvre

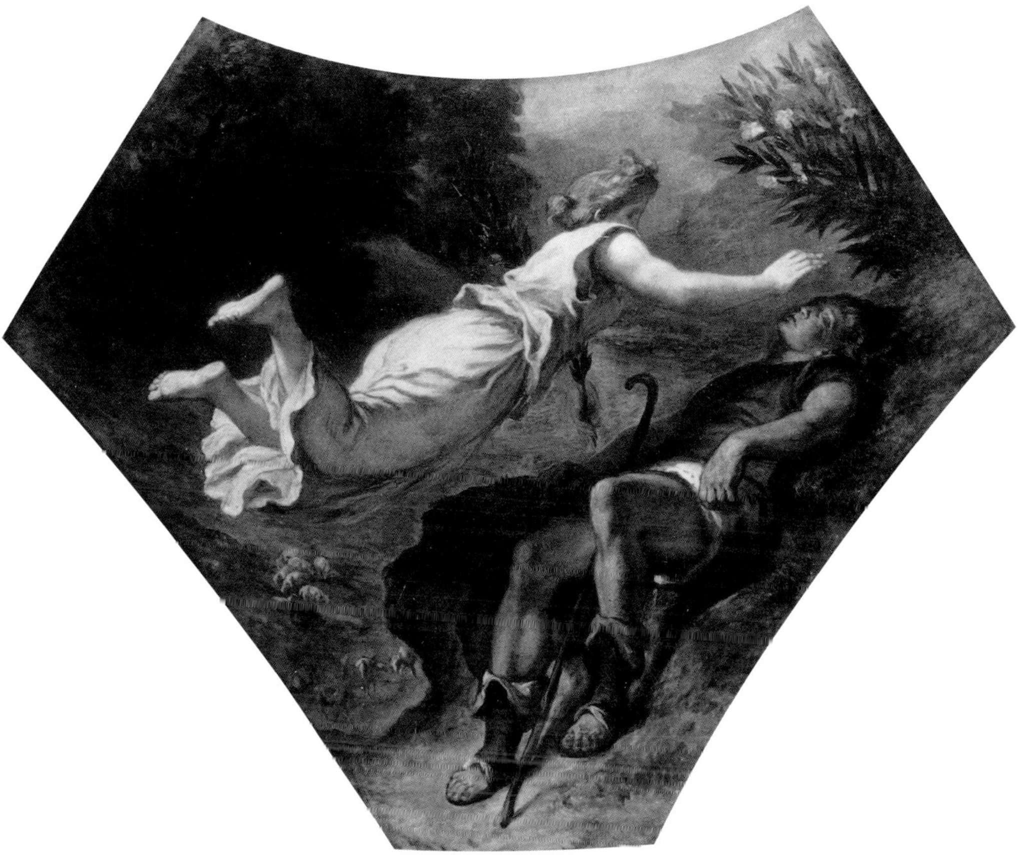

Abb. 36 E. Delacroix, *Hésiode et la muse*, Wandbild, Paris, Bibliothèque du Palais Bourbon
(Foto von Hubert Josse, Paris)

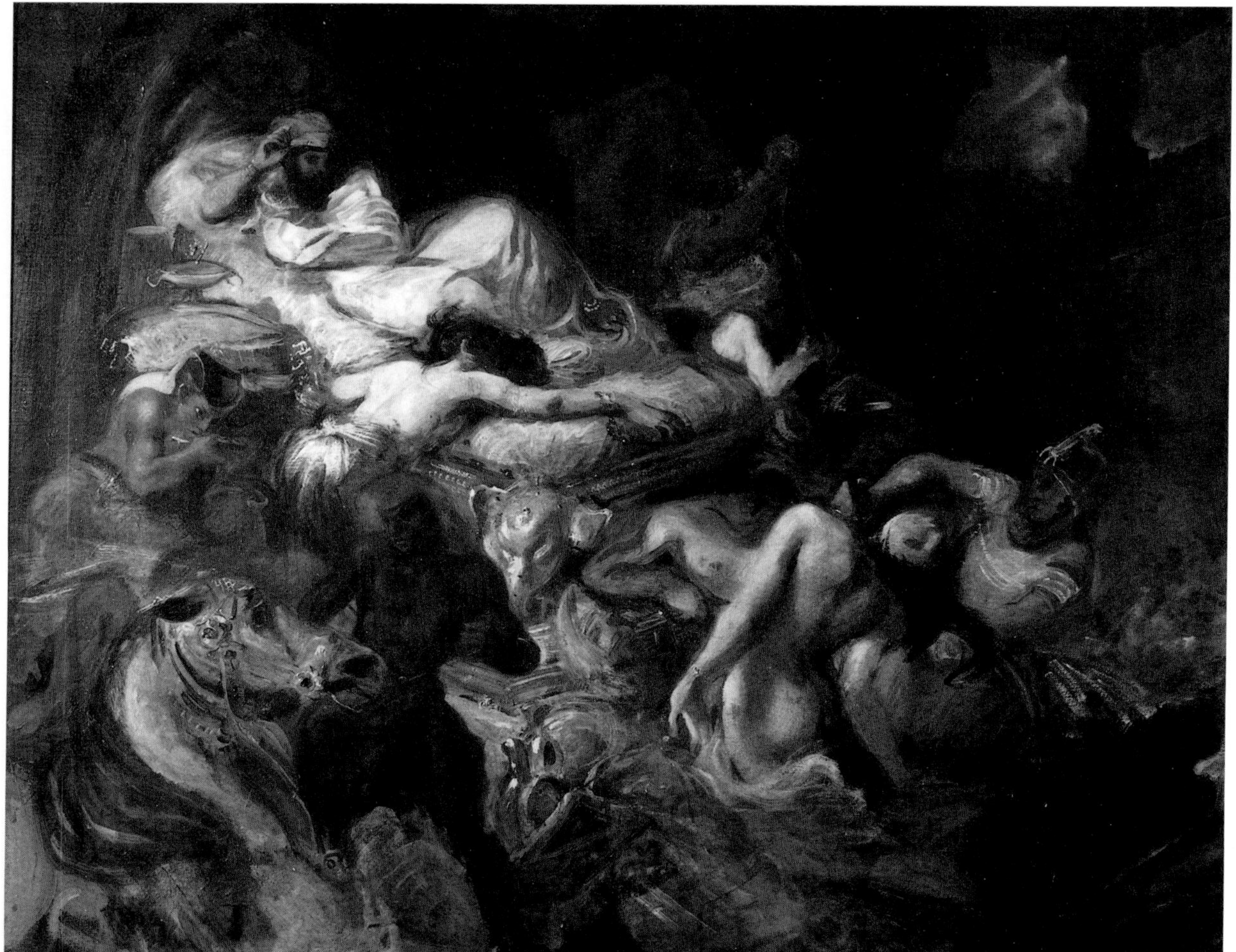

Abb. 37 E. Delacroix, *La mort de Sardanapale*, Skizze, Paris, Musée du Louvre

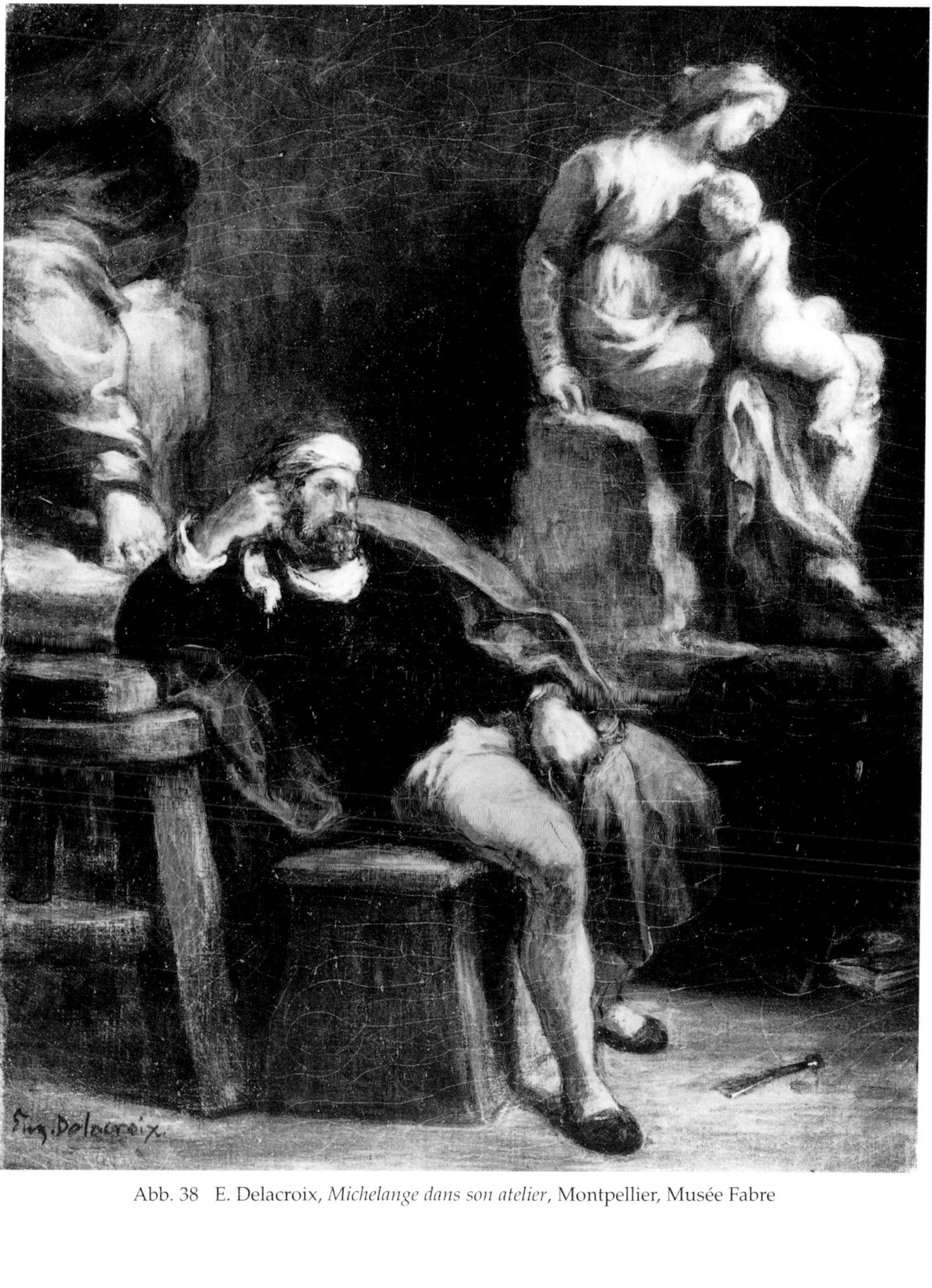

Abb. 38 E. Delacroix, *Michelange dans son atelier*, Montpellier, Musée Fabre

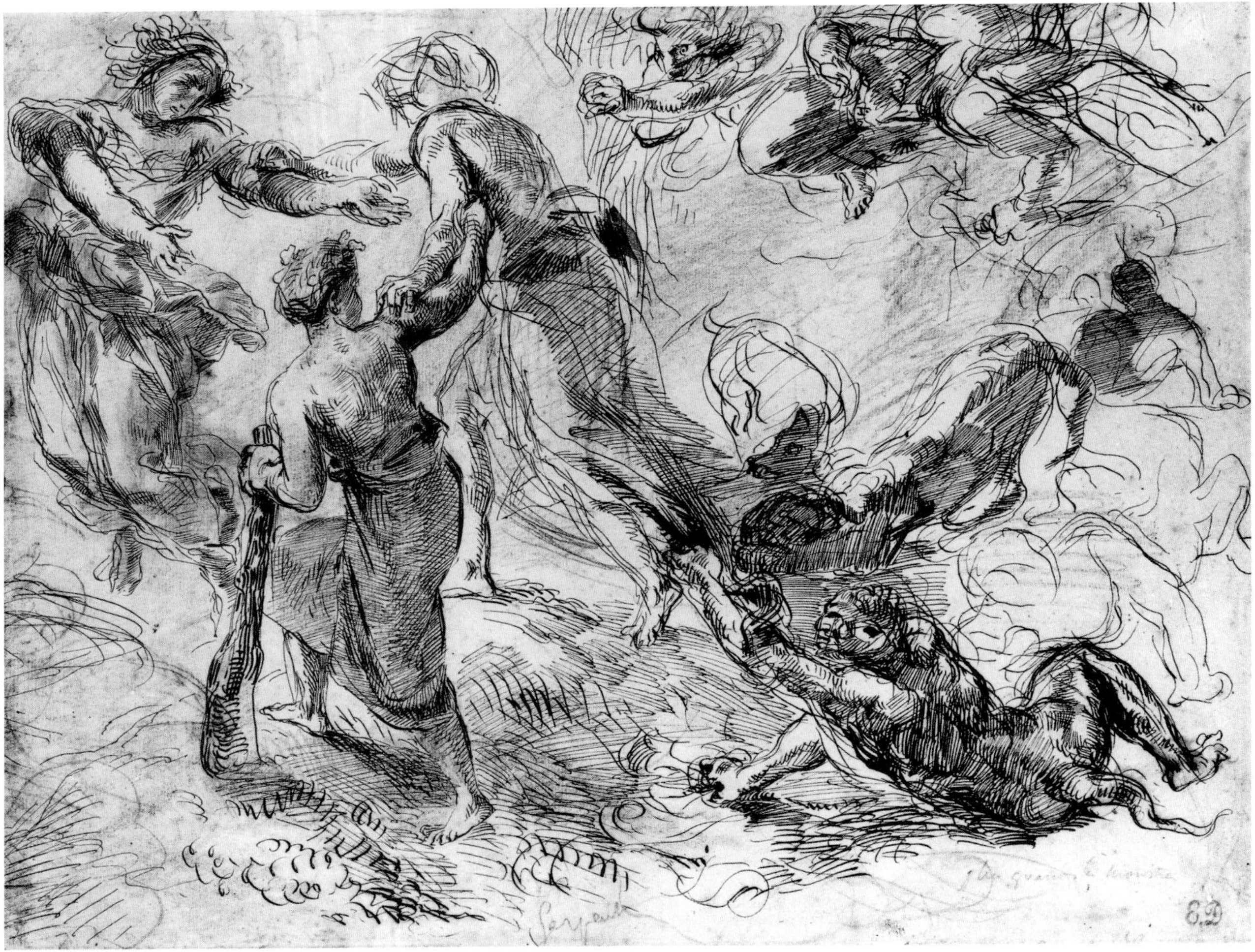

Abb. 39 E. Delacroix, *Le triomphe du génie*, Zeichnung, New York, The Metropolitan Museum

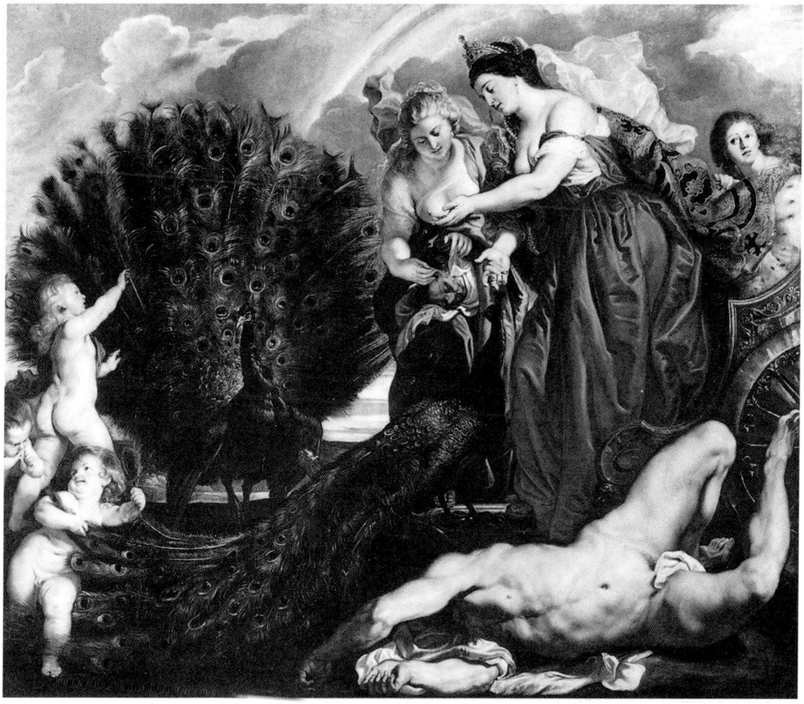

Abb. 40 P. P. Rubens, *Juno und Argus*, Köln, Wallraf-Richartz-Mus.

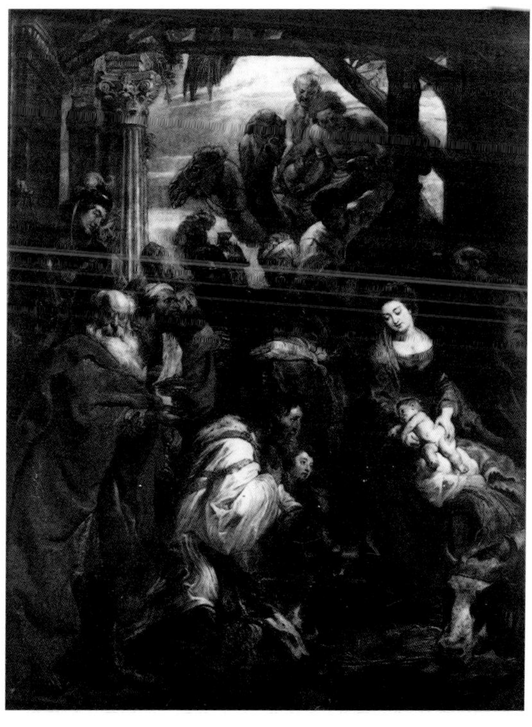

Abb. 41 P. P. Rubens, *Die Anbetung der Könige*, Antwerpen, Koninklijk Museum voor Schone Kunsten

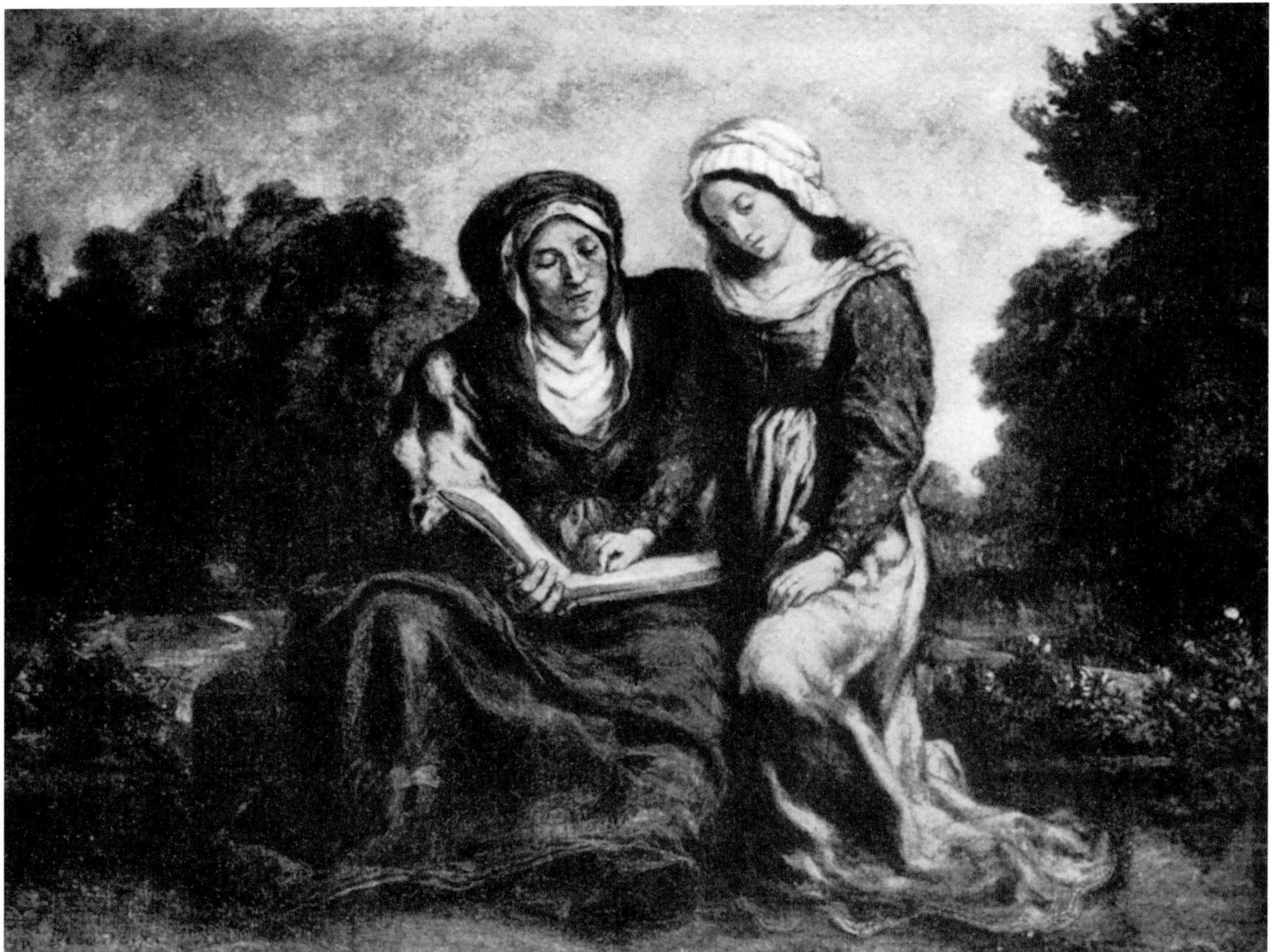

Abb. 42 E. Delacroix, *L'éducation de la Sainte Vierge*, Paris, Privatbesitz

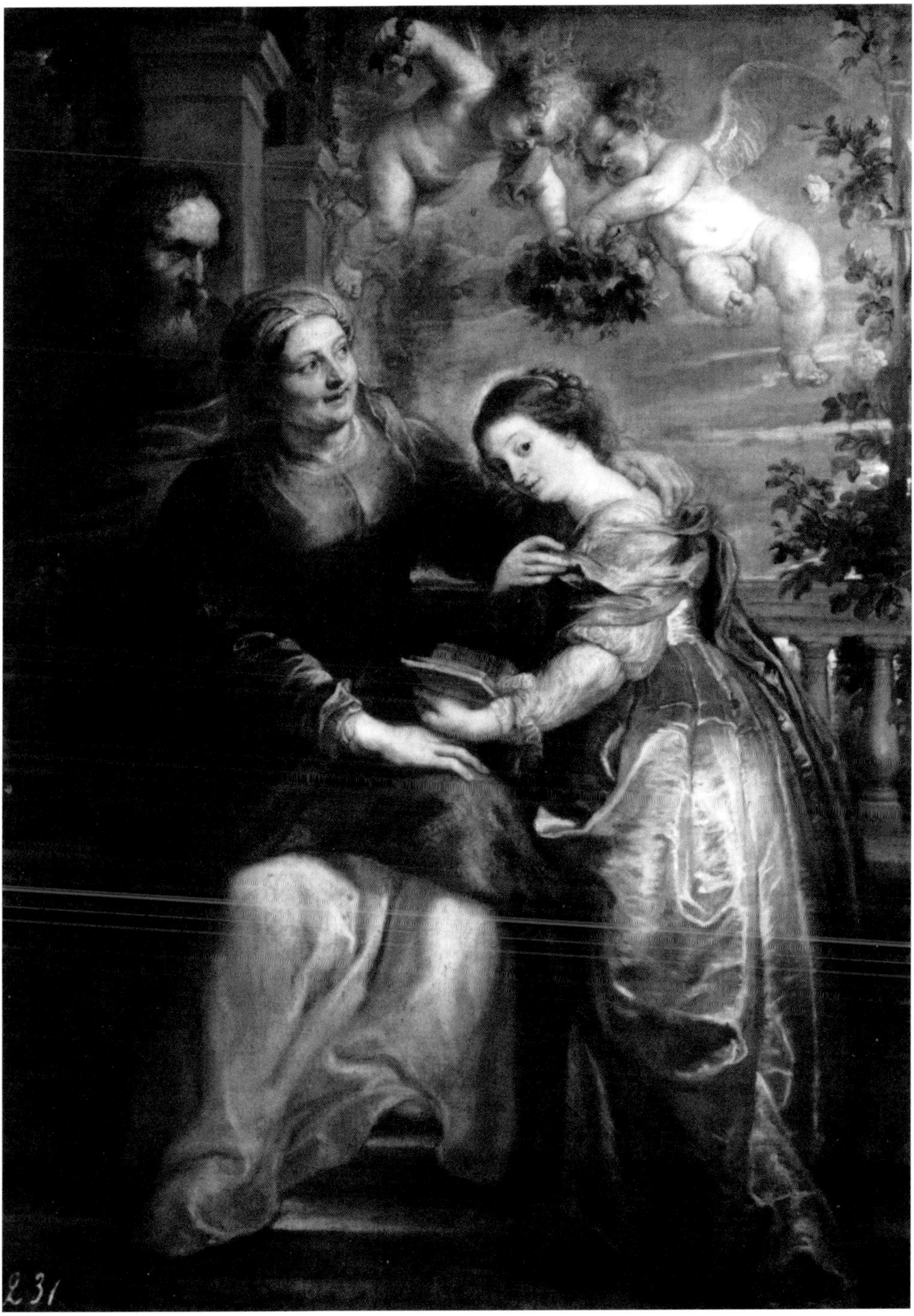

Abb. 43 P. P. Rubens, *Die Erziehung Mariens*, Antwerpen, Koninklijk Museum voor Schone Kunsten

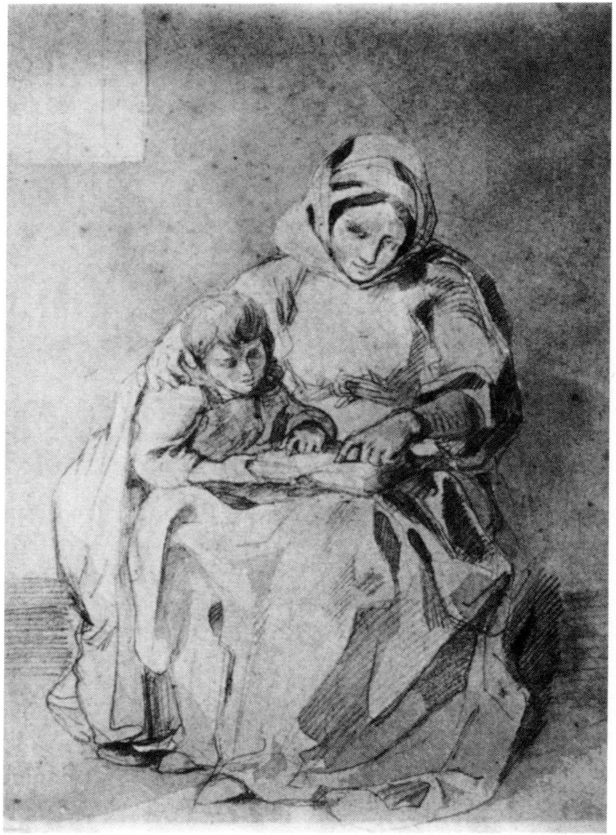

Abb. 44 E. Delacroix, *Mère et enfant lisant*, Zeichnung, Paris, Privatbesitz

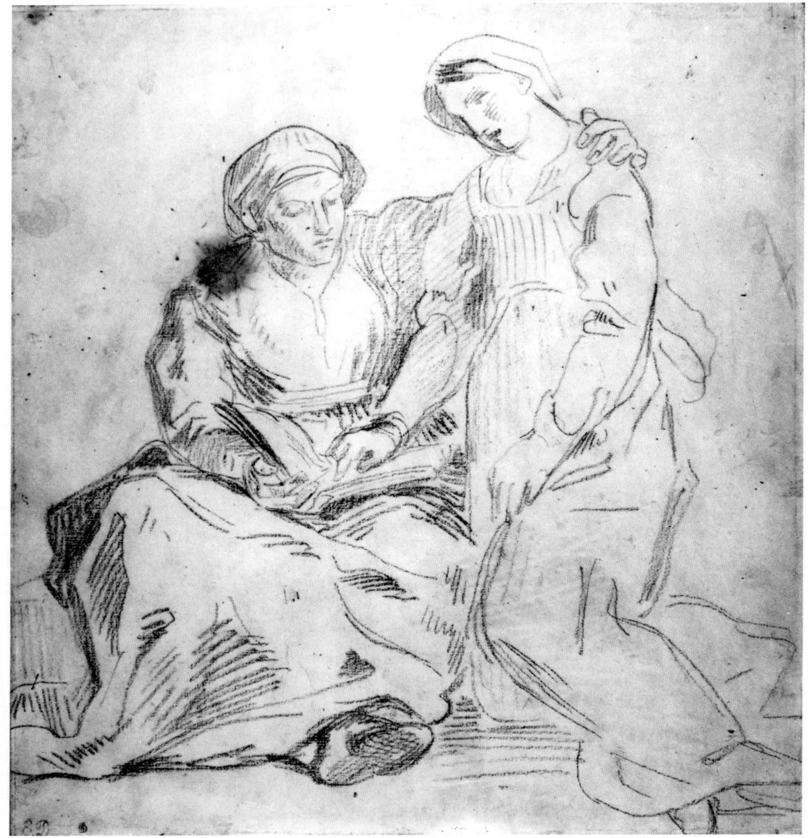

Abb. 45 E. Delacroix, *L'éducation de la Sainte Vierge*, Zeichnung, London, The British Museum

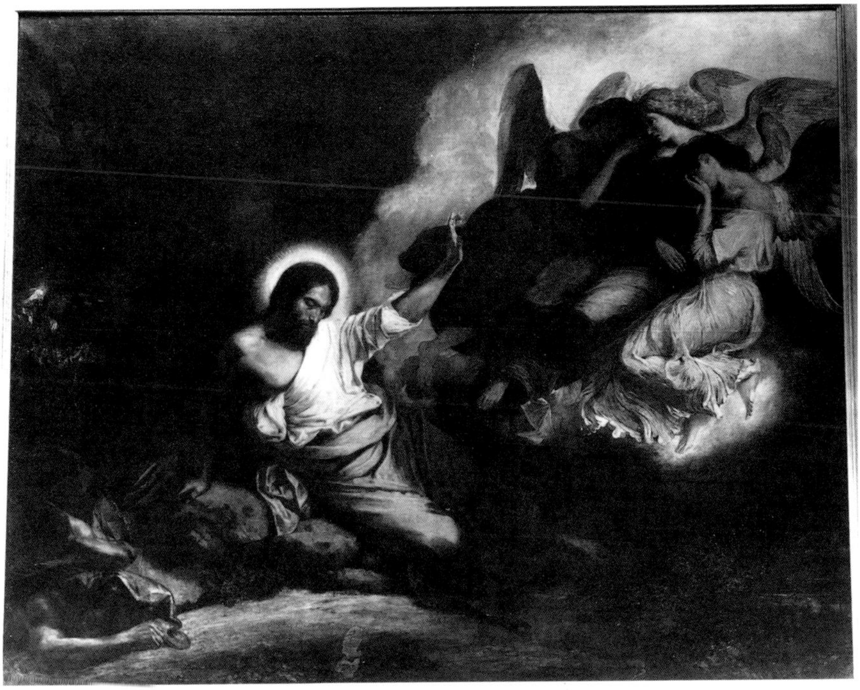

Abb. 46 E. Delacroix, *Le Christ au jardin des oliviers*, Paris, Eglise Saint-Paul-Saint-Louis

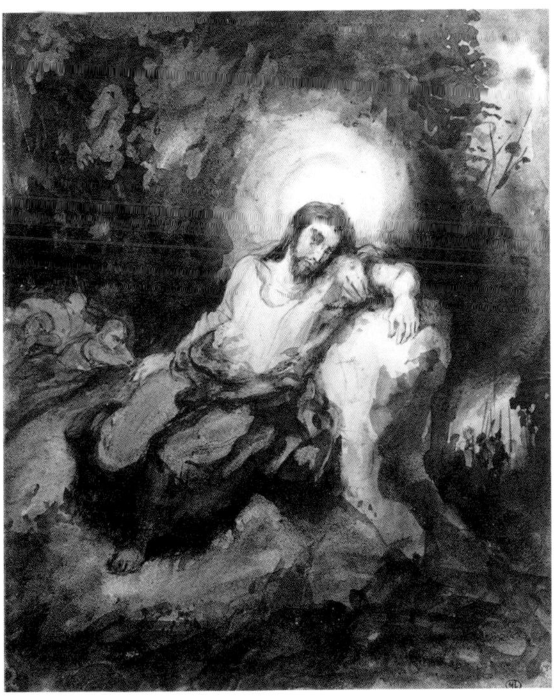

Abb. 47 E. Delacroix, *Le Christ au jardin des Oliviers*, Aquarell, Paris, Musée du Louvre

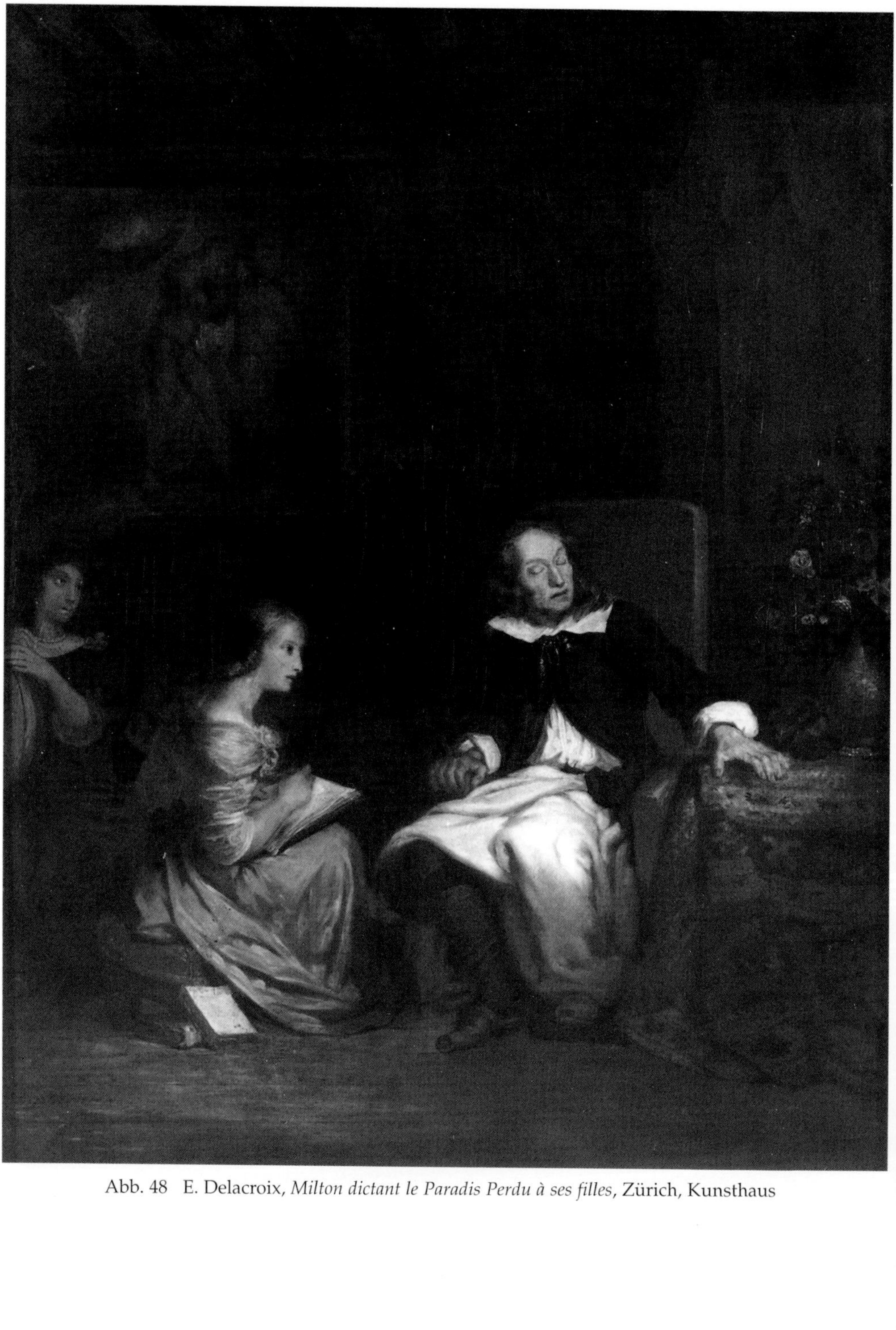

Abb. 48 E. Delacroix, *Milton dictant le Paradis Perdu à ses filles*, Zürich, Kunsthaus

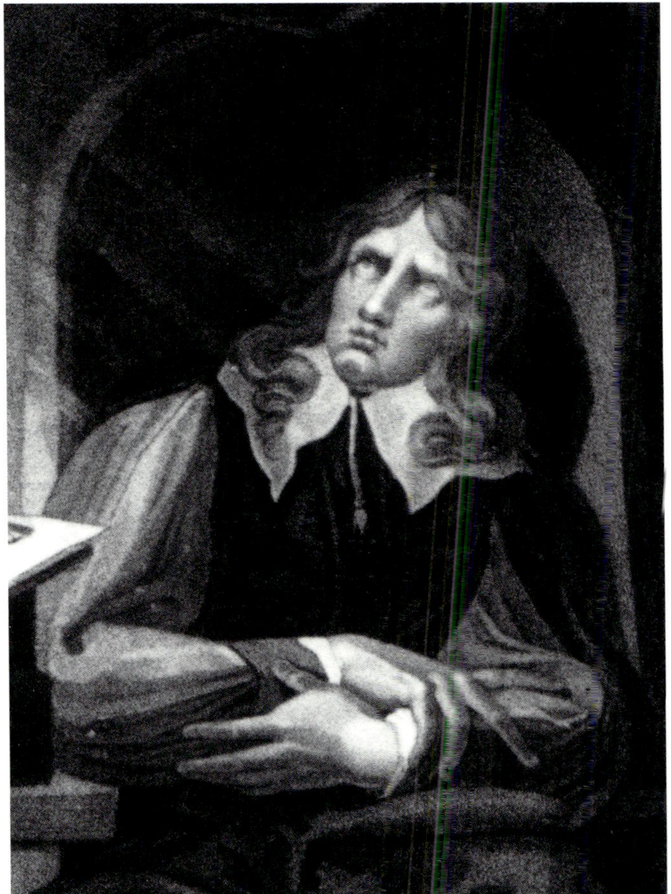

Abb. 49 J. H. Füssli, *Milton* (Detail des Dichters), Zürich, Kunsthaus

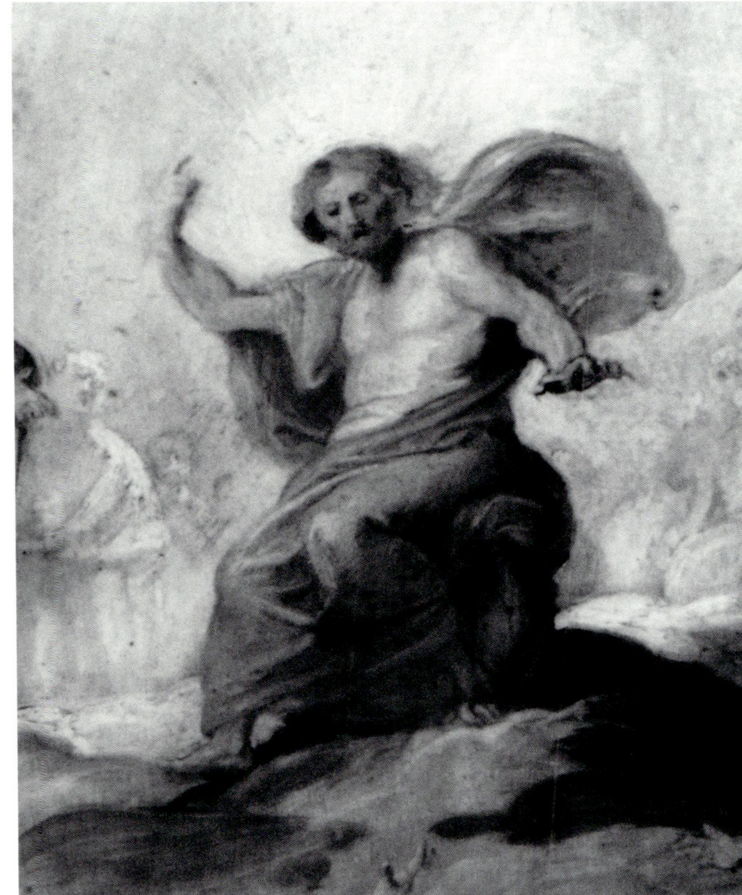

Abb. 50 P. P. Rubens, *Das Kleine Jüngste Gericht* (Detail des Weltenrichters), München, Alte Pinakothek

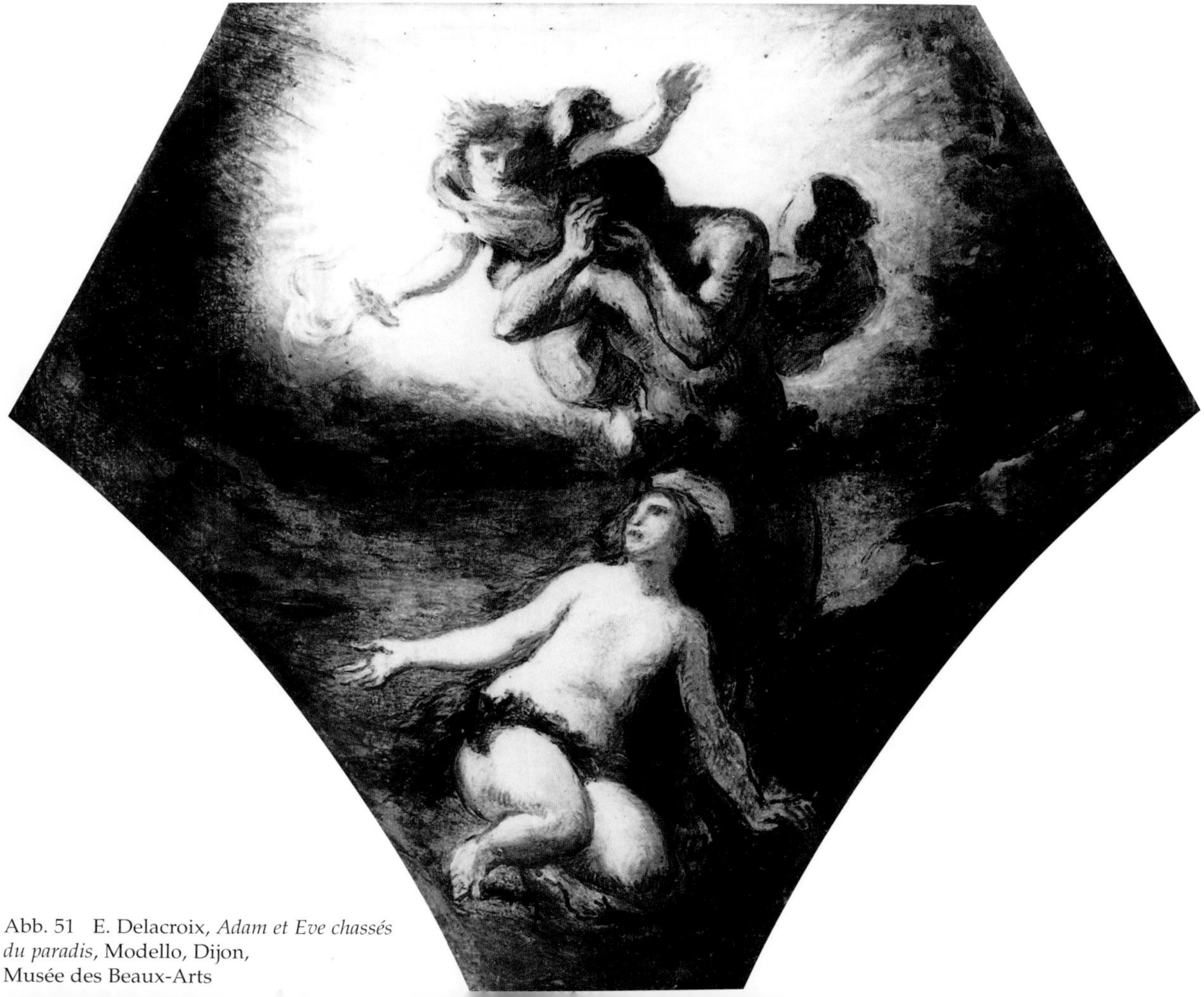

Abb. 51 E. Delacroix, *Adam et Eve chassés du paradis*, Modello, Dijon, Musée des Beaux-Arts

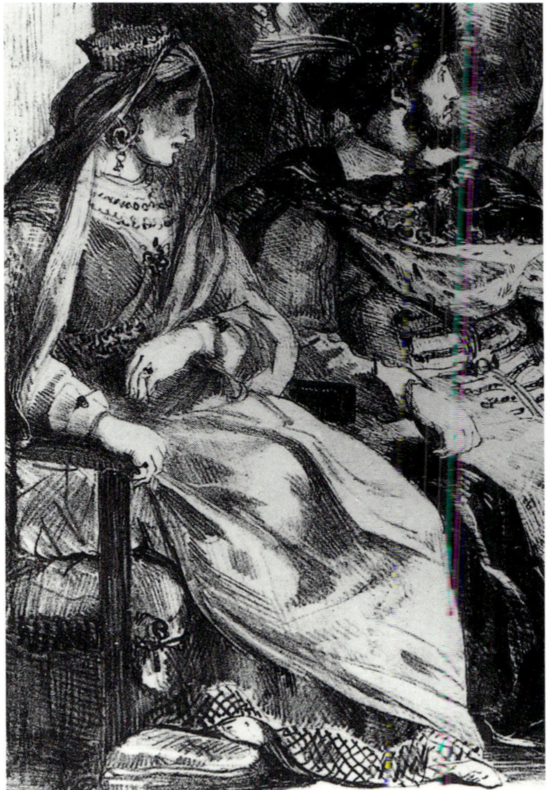

Abb. 52 E. Delacroix, *Die Aufführung der "Mausefalle"*, Hamlet III.2 (Detail der Königin), Lithographie, Bremen, Kunsthalle

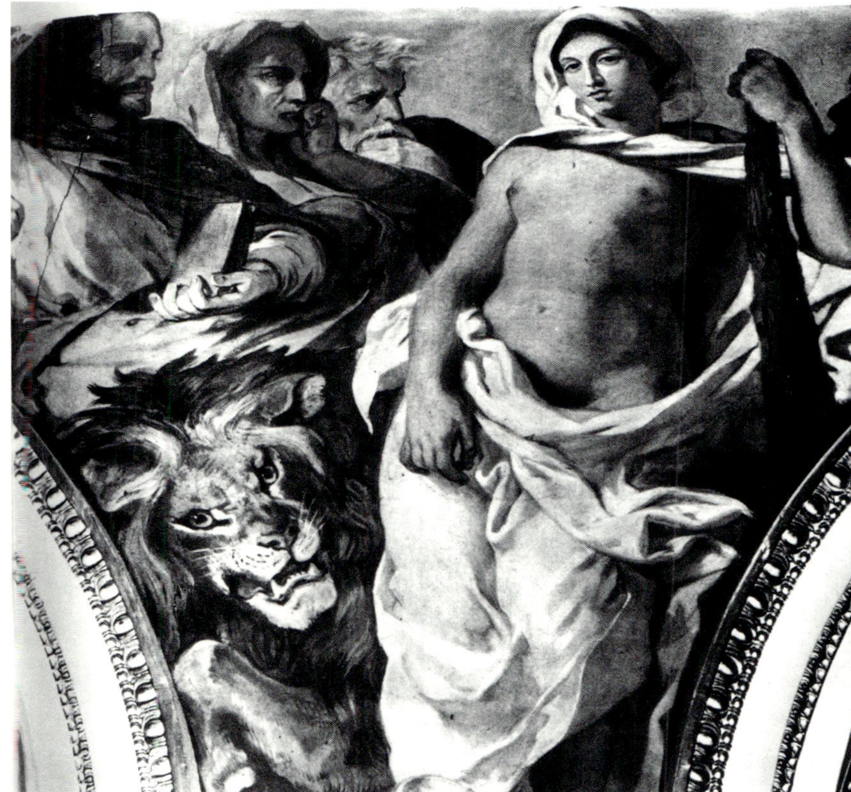

Abb 53 E. Delacroix, *La Justice*, Paris, Bibliothèque du Palais Bourbon

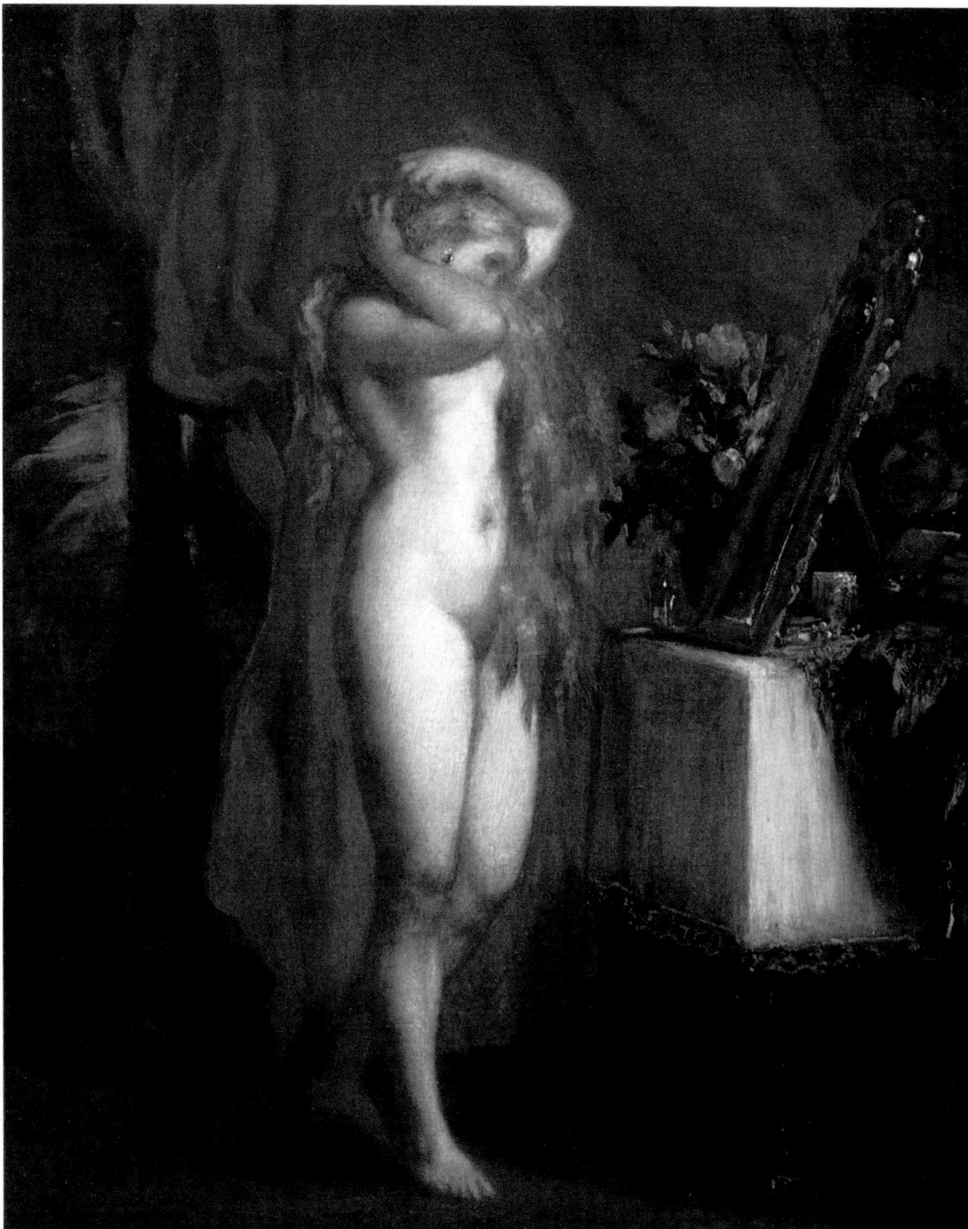

Abb. 54 E. Delacroix, *Le lever*, Paris, Privatbesitz

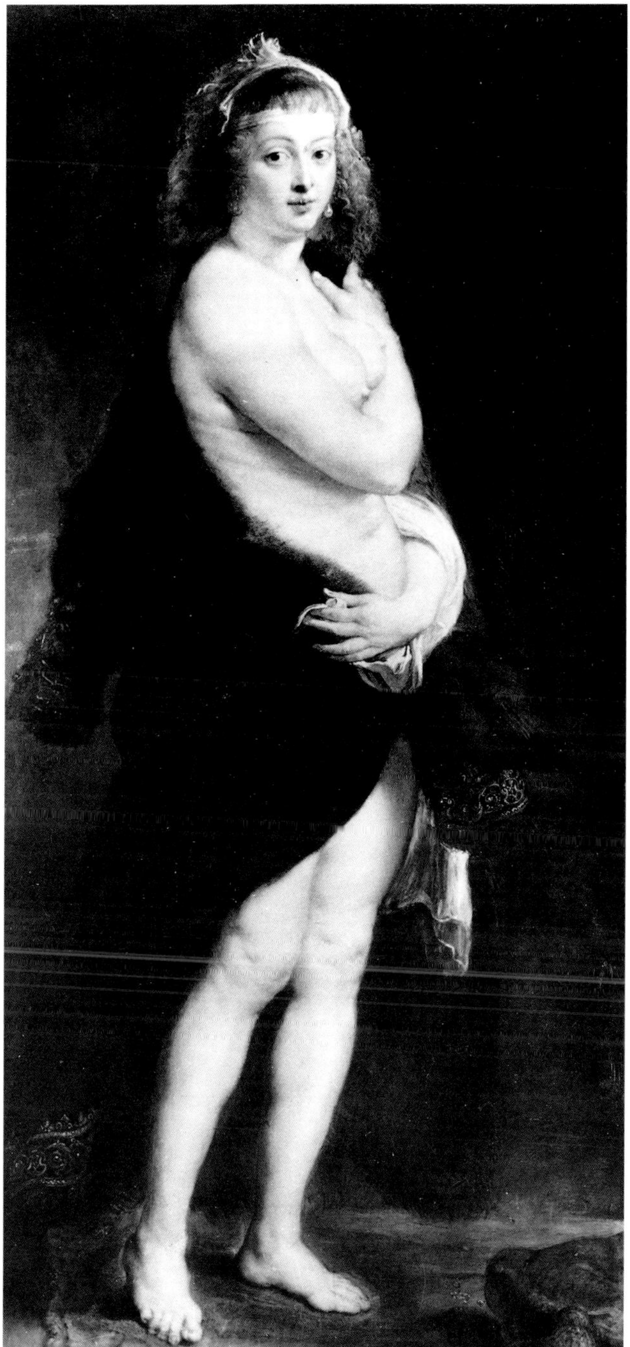

Abb. 55 P. P. Rubens, *Das Pelzchen*,
Wien, Kunsthistorisches Museum

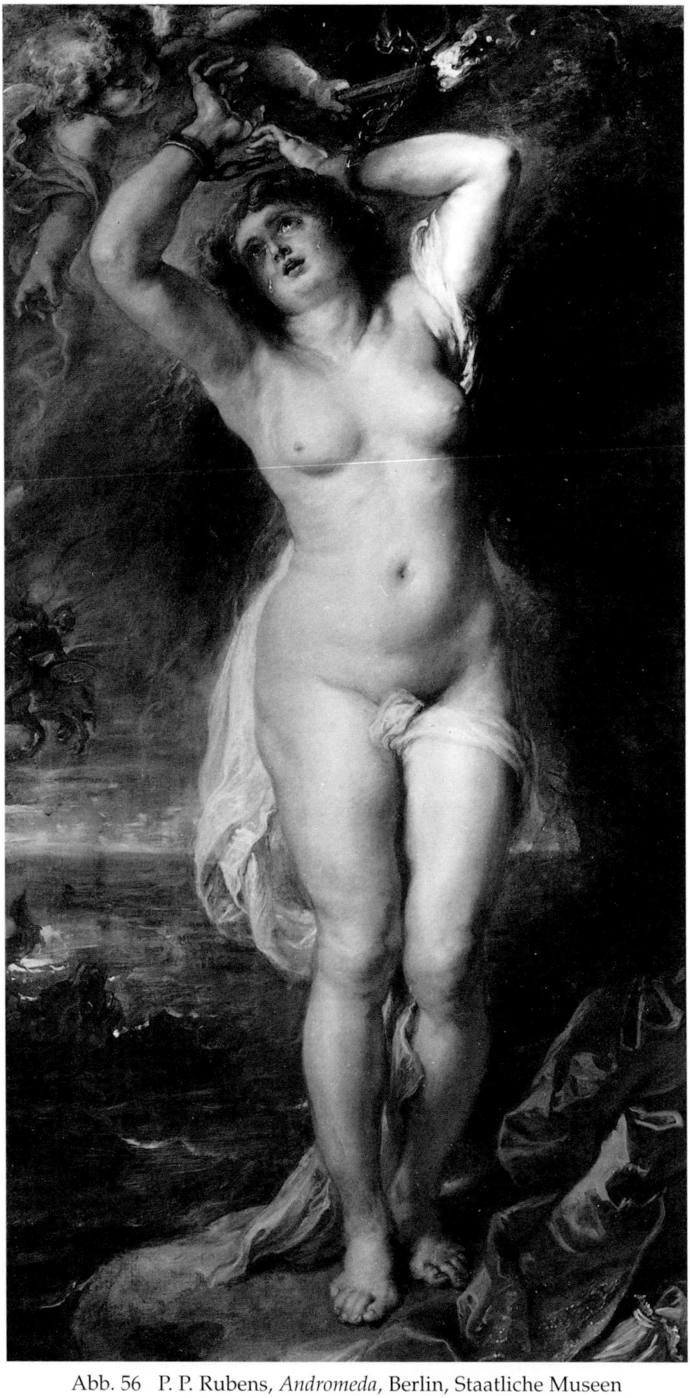

Abb. 56 P. P. Rubens, *Andromeda*, Berlin, Staatliche Museen Preußischer Kulturbesitz, Gemäldegalerie

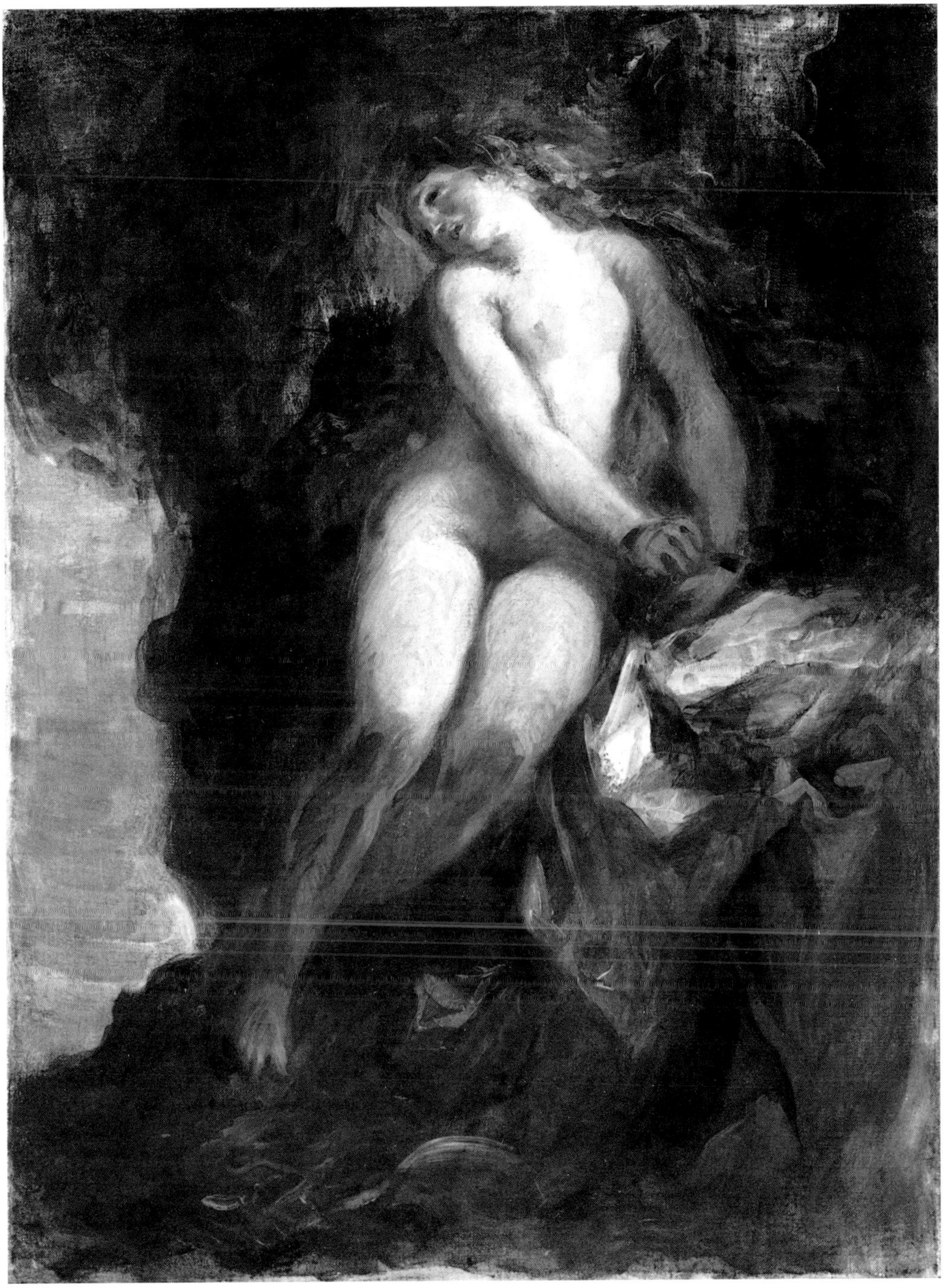

Abb. 57 E. Delacroix, *Andromède enchaînée*, Houston (USA), The Museum of Fine Arts

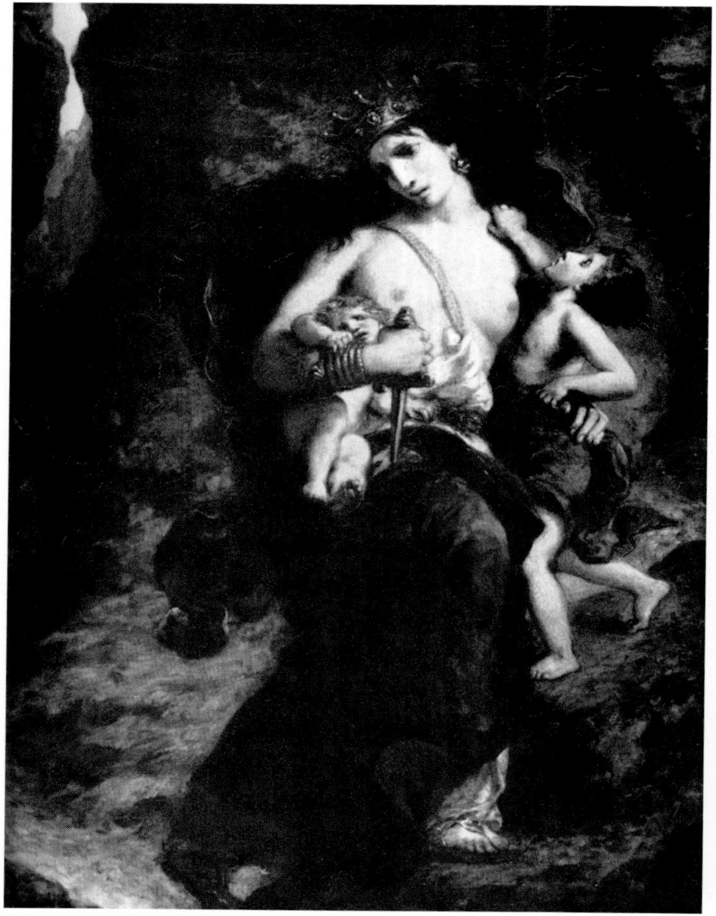

Abb. 58 E. Delacroix, *Médée furieuse*, ehemals Berlin (Foto von Dumont Verlag, Köln)

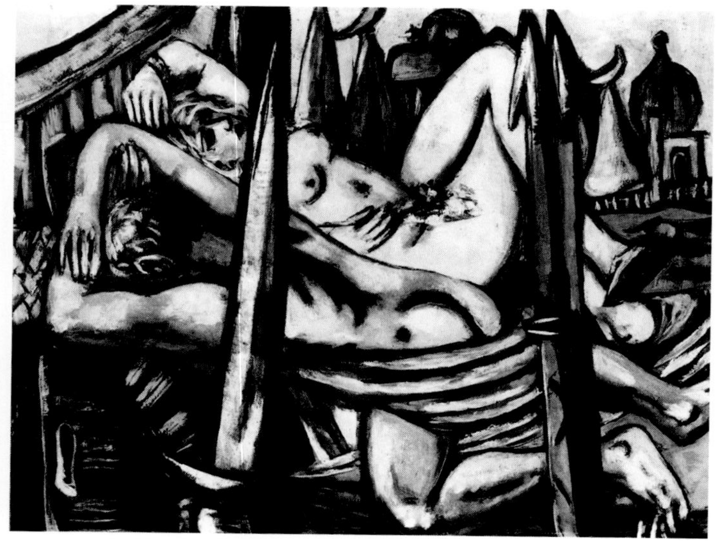

Abb. 59 M. Beckmann, *Die Messingstadt*, Saarbrücken, Moderne Galerie des Saarland-Museums

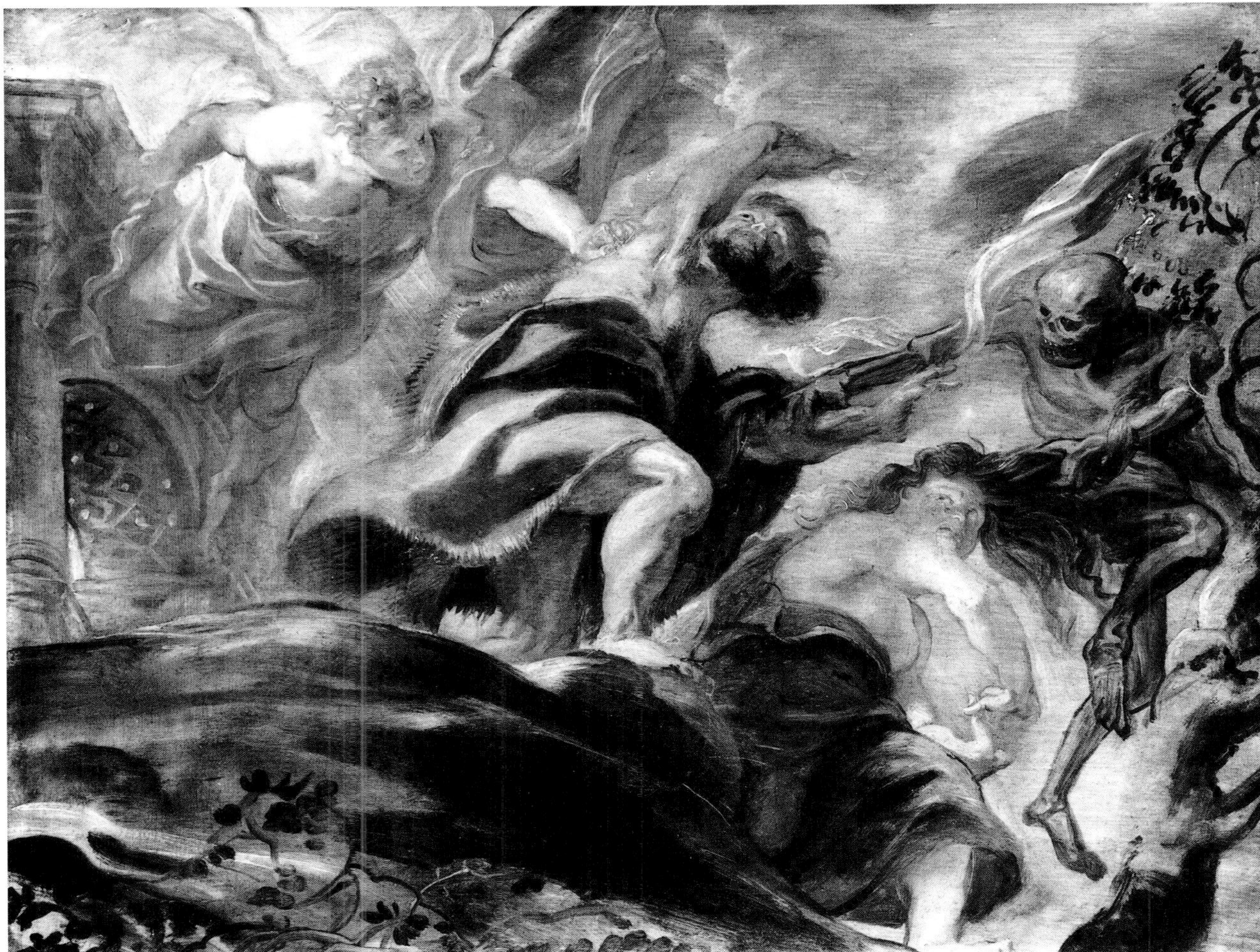

Abb. 60 P. F. Rubens, *Die Vertreibung aus dem Paradies*, Ölskizze, Prag, Národny Galerie

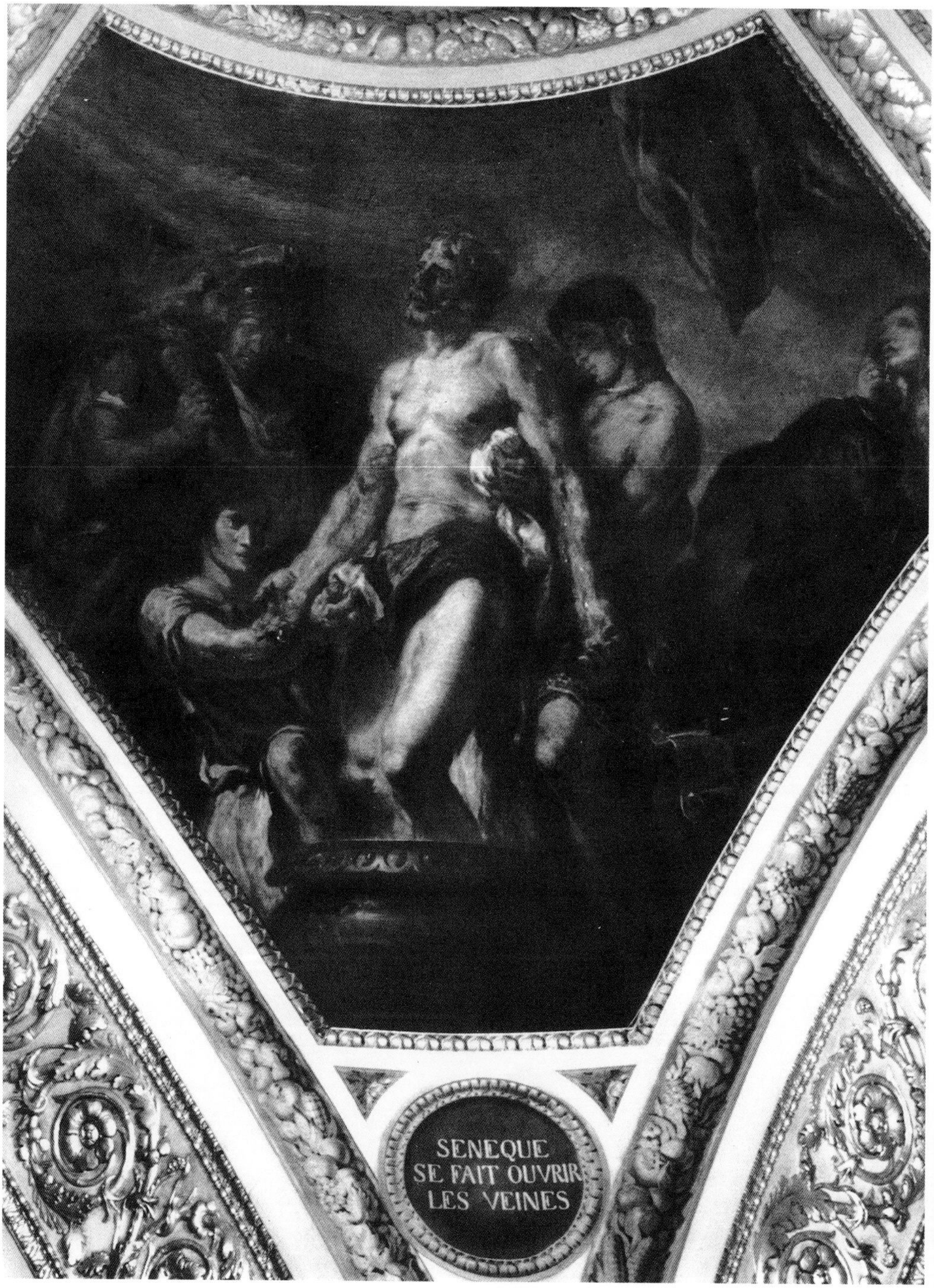

Abb. 61 E. Delacroix, *La mort de Sénèque*, Paris, Bibliothèque du Palais Bourbon
(Foto von Hubert Josse, Paris)

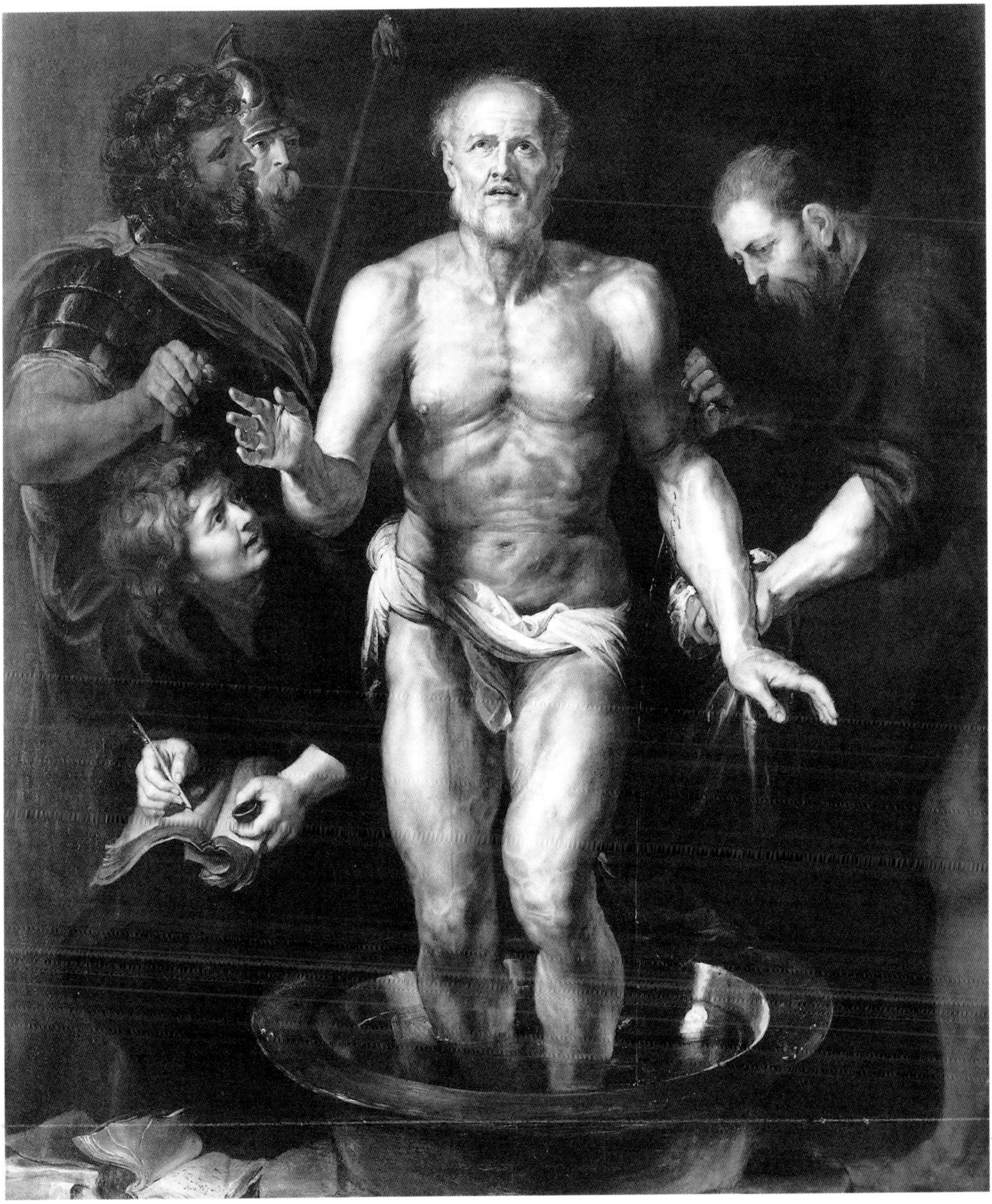

Abb. 62 P. P. Rubens, *Der Tod des Seneca*, München, Alte Pinakothek

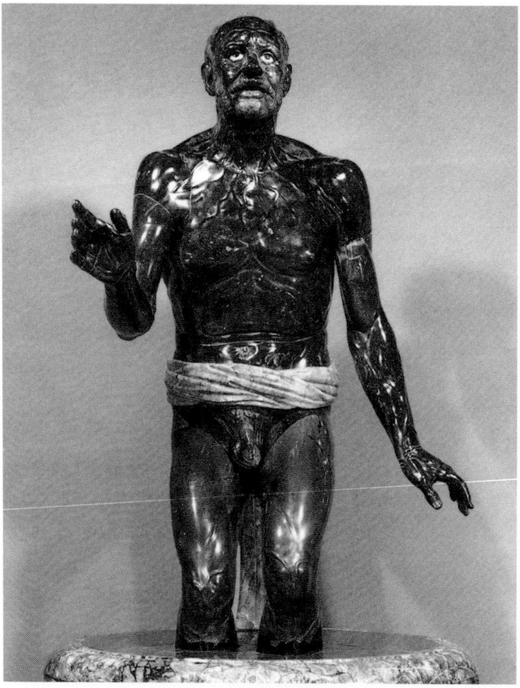

Abb. 63 *Der Fischer*,
antike Marmorstatue, Paris,
Musée du Louvre

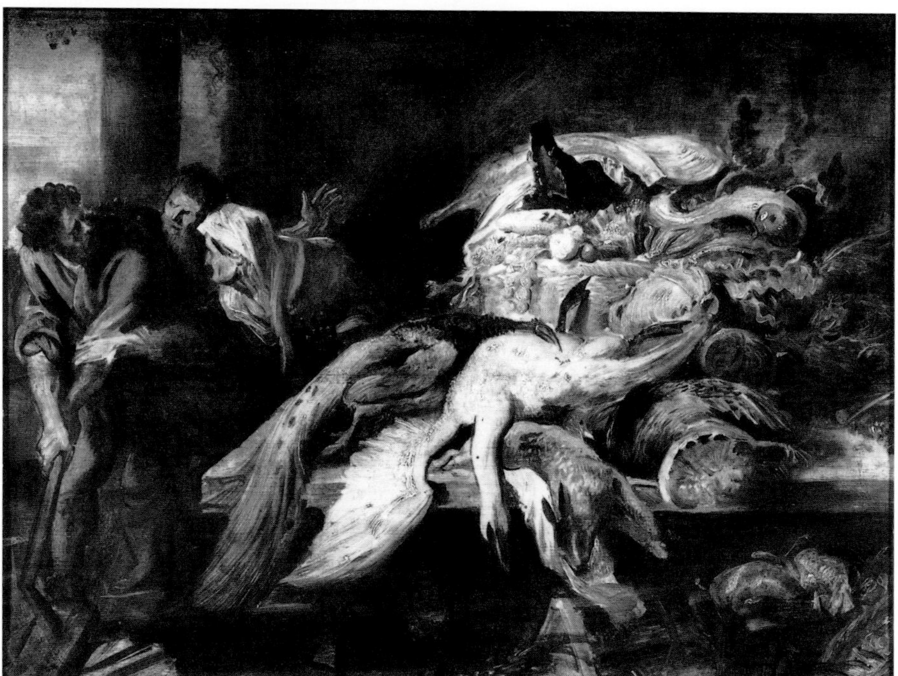

Abb. 64 P. P. Rubens, *Die Entdeckung Philopoimens*, Paris, Musée du Louvre

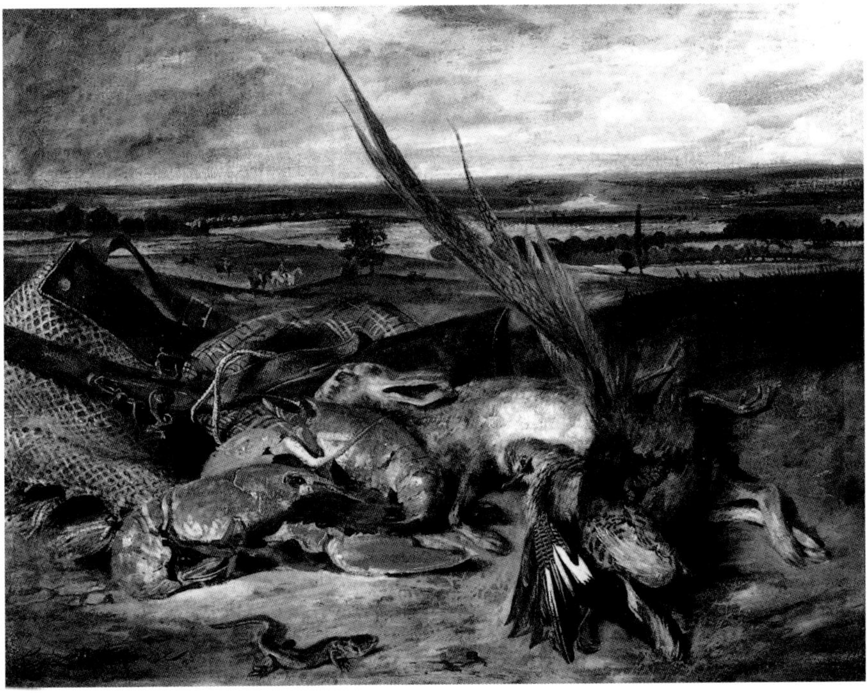

Abb. 65 E. Delacroix, *Nature Morte au homard*, Paris, Musée du Louvre

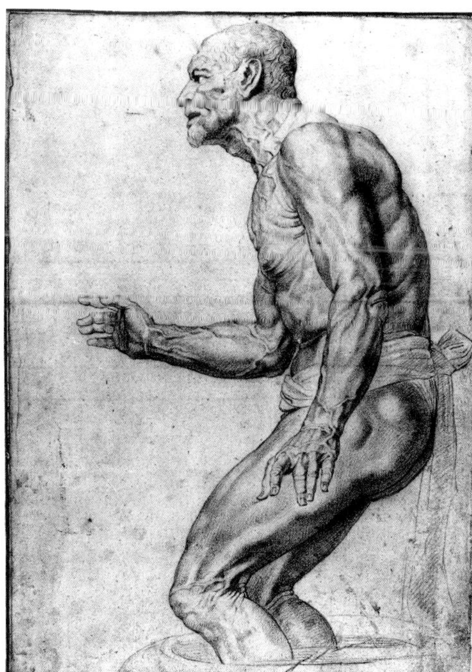

Abb. 66 P. P. Rubens,
Der Tod des Seneca, Zeichnung,
Mailand, Biblioteca Ambrosiana

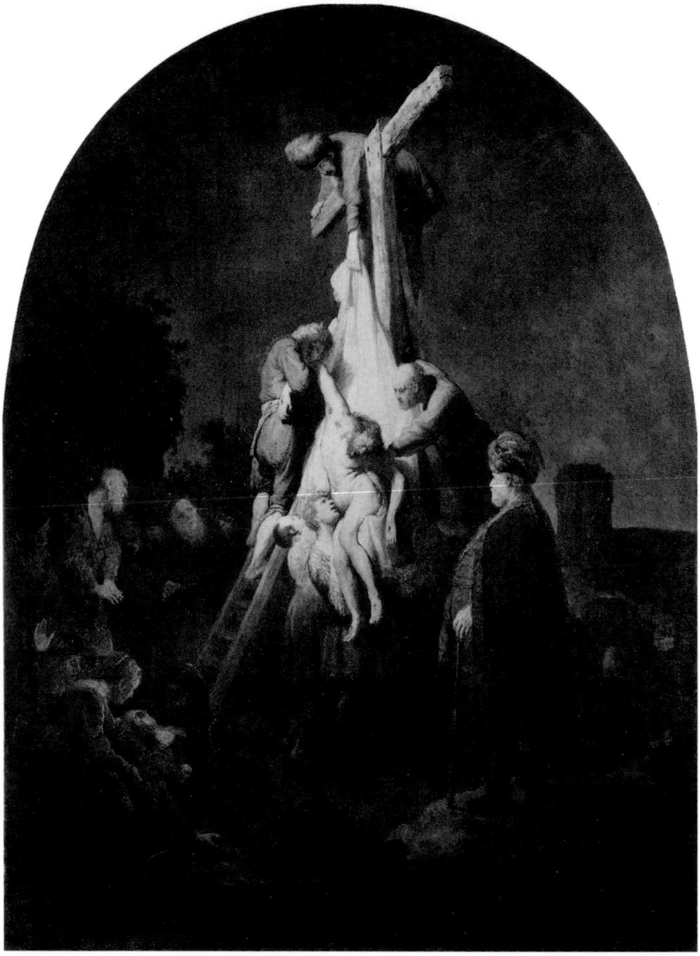

Abb. 67 Rembrandt, *Die Kreuzabnahme*, München, Alte Pinakothek

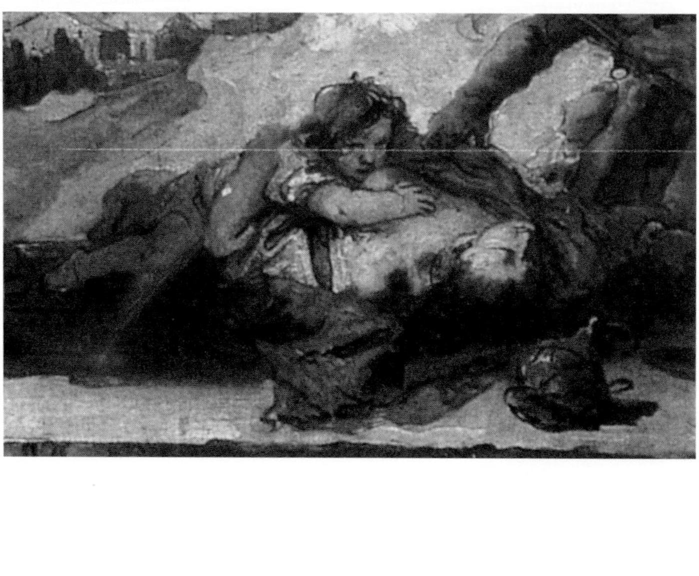

Abb. 68 G. B. Tiepolo, *Die heilige Thekla befreit die Stadt Este von der Pest* (Detail der toten Mutter mit Kind), Ölskizze, New York, The Metropolitan Museum of Art

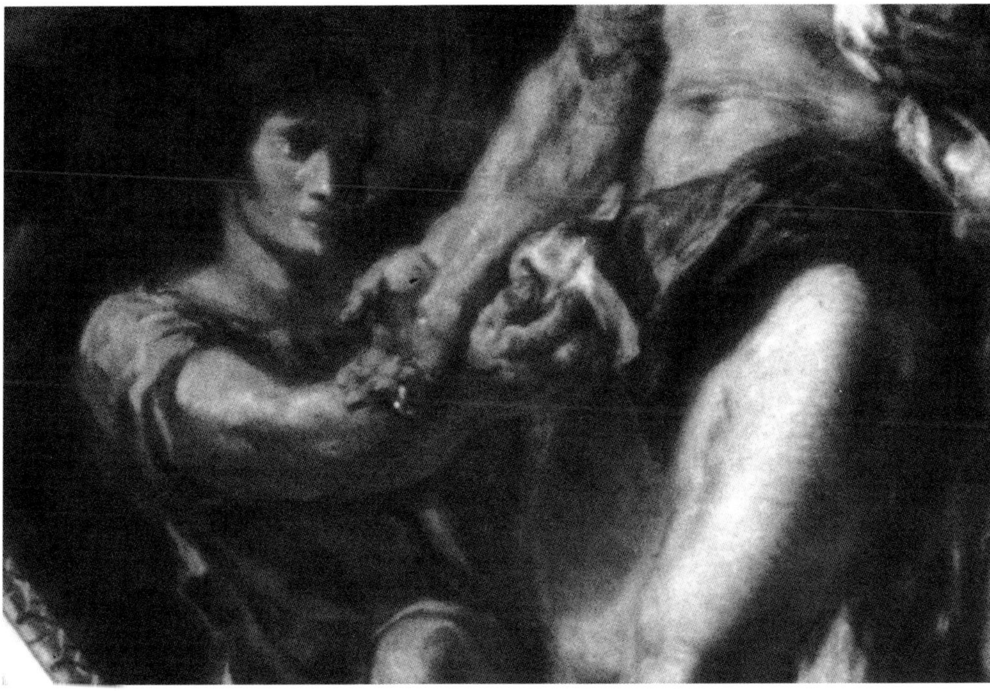

Abb. 69 E. Delacroix, *La mort de Sénèque* (Detail des Dieners links), Paris, Bibliothèque du Palais Bourbon (Foto von Hubert Josse, Paris)

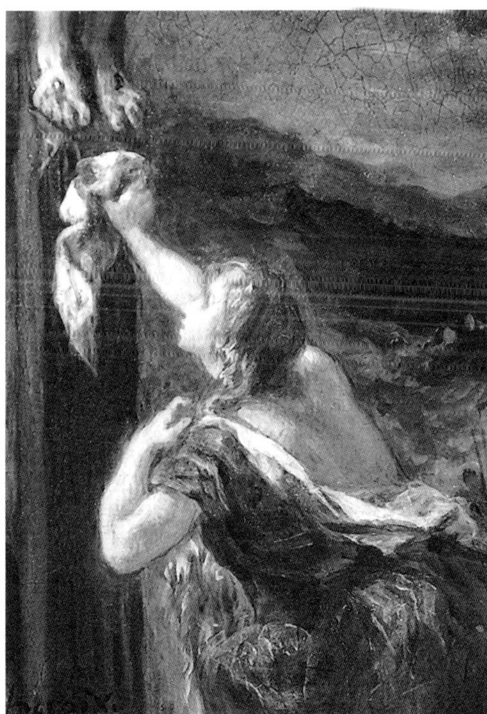

Abb. 70 E. Delacroix, *Le Christ en croix* (Detail der heiligen Magdalena), Bremen, Kunsthalle

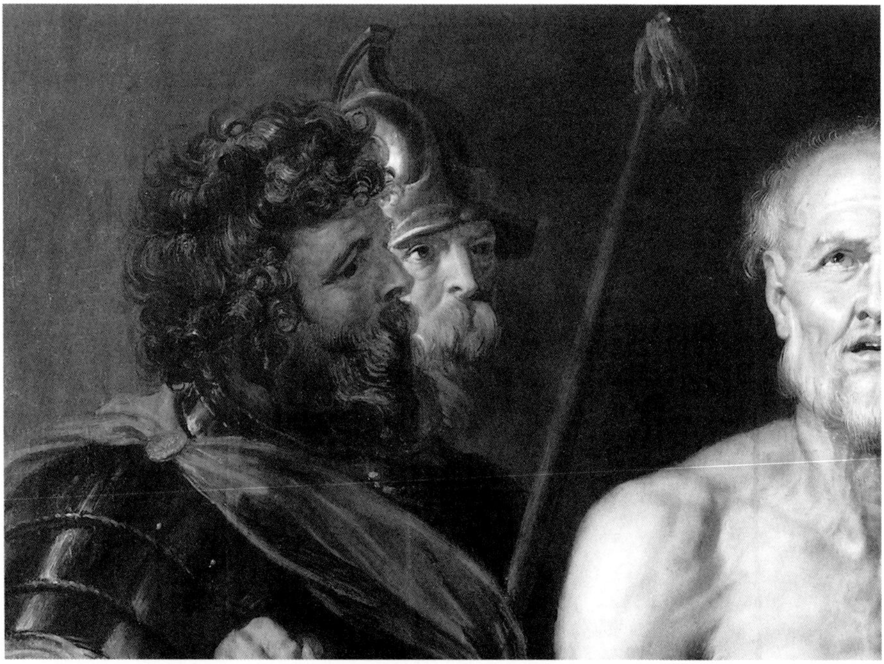

Abb. 71 P. P. Rubens, *Der Tod des Seneca* (Detail des Soldaten mit Panzer), München, Alte Pinakothek

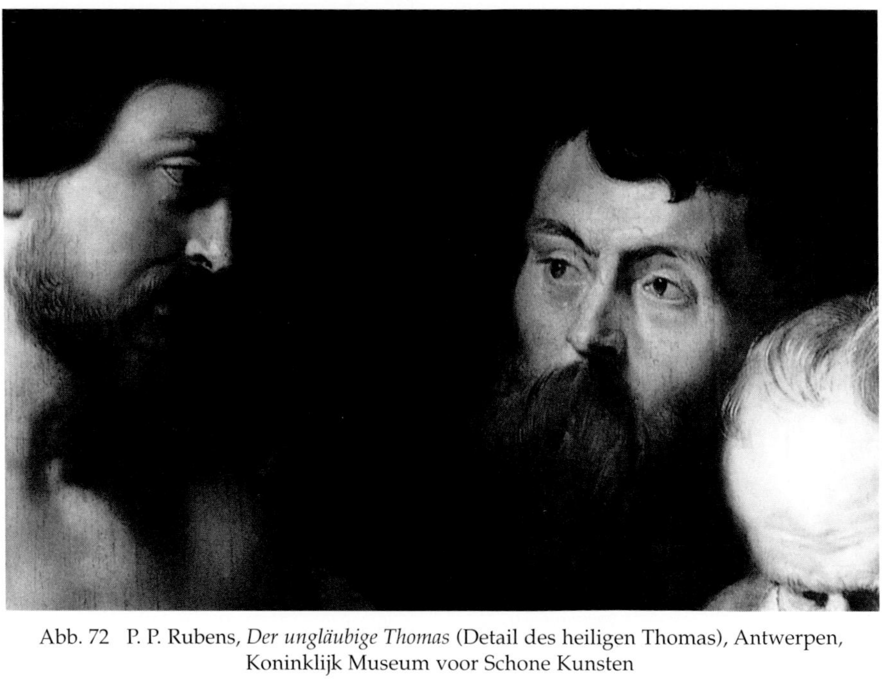

Abb. 72 P. P. Rubens, *Der ungläubige Thomas* (Detail des heiligen Thomas), Antwerpen, Koninklijk Museum voor Schone Kunsten